健康管理学

主　编　马兴铭　陈　煜
副主编　帅　平　梅超南

西南交通大学出版社
·成　都·

图书在版编目（ＣＩＰ）数据

健康管理学 / 马兴铭，陈煜主编. —成都：西南
交通大学出版社，2021.11（2024.6 重印）
大健康系列教材
ISBN 978-7-5643-8350-3

Ⅰ. ①健… Ⅱ. ①马… ②陈… Ⅲ. ①健康 – 卫生管
理学 – 高等学校 – 教材　Ⅳ. ①R19

中国版本图书馆 CIP 数据核字（2021）第 231481 号

大健康系列教材

Jiankang Guanlixue

健康管理学

主编　马兴铭　陈　煜

责任编辑　李芷柔
封面设计　阎冰洁

出版发行　西南交通大学出版社
　　　　　（四川省成都市金牛区二环路北一段 111 号
　　　　　西南交通大学创新大厦 21 楼）
邮政编码　610031
营销部电话　028-87600564　028-87600533
网址　　　http://www.xnjdcbs.com
印刷　　　四川煤田地质制图印务有限责任公司

成品尺寸　185 mm×260 mm
印张　　　21.5
字数　　　480 千
版次　　　2021 年 11 月第 1 版
印次　　　2024 年 6 月第 3 次
定价　　　59.00 元
书号　　　ISBN 978-7-5643-8350-3

《健康管理学》

编 委 会

主　编　马兴铭（西华大学）

　　　　陈　煜（成都医学院）

副主编　帅　平（电子科技大学附属医院·四川省人民医院）

　　　　梅超南（西南财经大学天府学院）

编　委　（按姓氏拼音排序）

　　　　晁　俊（成都医学院）

　　　　邓　玲（电子科技大学附属医院·四川省人民医院）

　　　　段　力（成都医学院）

　　　　李婷欣（电子科技大学附属医院·四川省人民医院）

　　　　马孝湘（电子科技大学附属医院·四川省人民医院）

　　　　张　皓（西华大学）

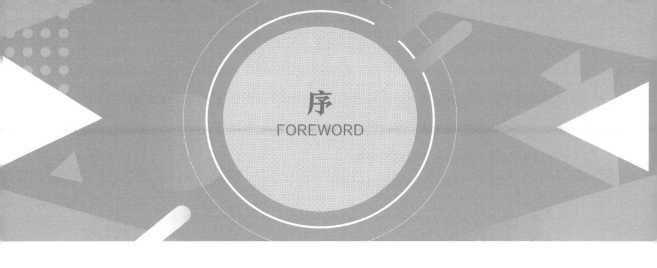

序

FOREWORD

党的十八大以来，以习近平同志为核心的党中央把维护人民健康摆在更加突出的位置。为推进健康中国建设，提高人民健康水平，2016年，中共中央、国务院印发并实施《"健康中国 2030"规划纲要》。2017年，党的十九大作出实施健康中国战略的重大决策部署。2019年6月，国务院印发《国务院关于实施健康中国行动的意见》，指出人民健康是民族昌盛和国家富强的重要标志，为健康中国行动明确了具体目标，也为全民的健康服务事业发展提供了行动指南。

健康中国的内涵，不仅是确保人民身体健康，更涵盖全体人民健康环境、健康经济、健康社会在内的"大健康"。习近平总书记强调，"要倡导健康文明的生活方式，树立大卫生、大健康的观念，把以治病为中心转变为以人民健康为中心"。所谓大健康，就是围绕人的衣食住行、生老病死，对生命实施全程、全面、全要素呵护，不仅追求个体身体健康，也追求心理健康、精神健康。构建大健康体系、推进健康中国建设，需要在各个领域深化改革、守正创新。

2020年上半年，新冠肺炎疫情在全球范围暴发，使"健康"成为全球性议题，也使人们的健康理念发生深刻变化。这场疫情对健康管理服务体系和健康管理学科提出更多、更深层次的要求，也暴露出我们在很多问题上认识的不足，以及相关领域人才的匮乏。

面对疫情提出的新挑战、实施"健康中国"战略的新任务、世界医学发展的新要求，我国医学人才培养结构亟须优化，人才培养质量亟待提高。因此，高校医学类专业如何加快专业教育变革，立足学科体系建设，形成更高水平的人才培养体系，推动后疫情时代相关专业规范化、高质量发展，提升专业人才培养和精准服务能力，成为一个突出的、紧迫的课题。这也对健康教育教材的编写理念，内容的更新速度、全面性和生活性等方面提出了新的更高要求。

在此背景下，西南交通大学出版社立足西南高校，重点针对应用型本科高校学生的特点，以培养应用型、技术技能型人才为目标，适时组织策划了这套"大健康"系列教材。本套教材的编写适应时代要求，以推进"健康中国"建设为使命，符合我国高等医学教育改革和健康服务业发展趋势，突出内容上的两个特点：一是坚持"三基五性三特定"的基本原则，力求体现专业学科特点和"以学生为中心"的编撰理念。二是展现大健康体系建设的开创性与实用性，并按照"课程思政"教学体系改革的要求，体现了教材的"思政内涵"；丰富了教材的呈现方式，实现了数字技术与教材的深度融合，也体现了本套教材侧重应用型的编写初衷。

无论是常态化疫情防控，还是推进"健康中国"建设，都需要党和政府强力推进，更需要全社会普遍参与。把健康融入所有政策之中，将卫生健康事业从少数部门的业务工作变成全党全社会的大事，才能为提高人民健康奠定更广泛的社会基础。本套教材的出版，对推动建设具有中国特色的健康管理学科，培养复合应用型公共卫生与健康人才，构建大健康体系，助力"健康中国"战略实施，具有一定的推动作用。同时，本套教材可作为各地培养大健康产业发展急需专业人才的通用性系列教学用书，还可以满足广大读者对大健康产业发展知识与技能的自学之需，填补了目前国内这方面教材的短板与不足，实现了编写者们辛勤努力的共同愿景。

为此，特以作序。

海南医学院管理学院
海南南海健康产业研究院　　曾渝
2021 年 5 月于海口

前言
PREFACE

随着"大健康"领域相关产业及服务业的迅速成长，人才培养层次逐步完善，全方位健康管理是实现大健康的重要基础。"大健康"方向的教材需要优化，以支撑健康服务与健康管理专业人才培养，适应我国高等医学教育的改革和我国健康服务业发展的需求。

在西南交通大学出版社的组织策划下，《健康管理学》由西华大学、成都医学院、电子科技大学附属医院·四川省人民医院、西南财经大学天府学院等高校从事健康管理学教育教学的教师共同编写，在编写过程中，充分体现"三基"即基本理论、基本知识和基本技能；力求突出"五性"即思想性、科学性、先进性、启发性和实用性，注重知识传授和价值引领，使本教材更加符合教学大纲的要求和 21 世纪医学人才培养目标的需要。

健康管理学是一门多学科交叉的新兴应用型医学学科，基于健康管理学的学科及发展特点，本书内容包括健康管理的基本技术和技能、国家基本公共卫生服务与健康管理、慢性非感染性疾病健康管理三个模块，并兼顾了健康管理师国家职业标准的技能要求。健康管理的基本技术和技能模块包括健康管理基本策略、健康风险评估与干预、常用健康干预技术，国家基本公共卫生服务与健康管理模块包括健康信息与健康档案、中医特色健康管理、重点人群健康管理、特殊场所健康管理，慢性非感染性疾病健康管理模块包括代谢性疾病、心脑血管疾病、退行性疾病、恶性肿瘤等方面的常见慢性病健康管理。一方面引导学生树立健康管理学的知识体系和基本构架；另一方面，使学生掌握健康管理的基本理论、基本技术和技能，为后续专业课程的学习奠定基础。

全书共十二章，马兴铭编写第一章和第八章，陈煜编写第二章，张皓编写第三章，晁俊编写第四章，梅超南编写第五章和第七章，段力编写第六章，邓玲编写第九章，马孝湘编写第十章，李婷欣编写第十一章，帅平编写第十二章。在每一章罗列了本章学习目标和思考题，帮助学生巩固所学内容，引发学生兴趣和思考；并在文中通过二维码链接扩展案例，帮助学生开拓思维，深化对知识的理解。

本书适合健康服务与管理专业的本、专科学生及相关领域从业人员使用，同时也可作为普及性读物供有兴趣的读者阅读。

本书在编写过程中参阅了大量论著、教材和指南，编写工作得到各位编者所在院校和西南交通大学出版社的支持和帮助，在此表示衷心的感谢！

尽管各位编者在编写过程中尽心尽力，但由于时间仓促，以及编者水平和经验有限，难免存在纰漏和错误，恳请同行专家及广大读者提出宝贵意见，以便修订时进一步完善。

编 者

2021 年 7 月

二维码目录

LIST OF QR CODE

序号	二维码名称	资源类型/数量	页　码
19	扩展案例 10-1	PDF 1 个	224
20	扩展案例 10-2	PDF 1 个	234
21	扩展案例 10-3	PDF 1 个	243
22	扩展案例 11-1	PDF 1 个	252
23	扩展案例 11-2	PDF 1 个	260
24	扩展案例 11-3	PDF 1 个	266
25	扩展案例 11-4	PDF 1 个	274
26	扩展案例 12-1	PDF 1 个	284
27	扩展案例 12-2	PDF 1 个	289
28	扩展案例 12-3	PDF 1 个	294

目 录
CONTENTS

第一章

绪　论

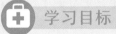 学习目标

掌握　健康、健康管理、健康危险因素、健康风险评估、健康教育、健康促进、健康管理学的基本概念，健康危险因素的特点。

熟悉　健康管理的基本特点与步骤。

了解　健康管理的组织形式、目标任务及应用，健康管理的起源与发展。

 课程思政目标

培养对我国健康管理方面系列改革及相关制度的认识，树立对中国特色社会主义制度的自信。

 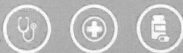

　　健康管理源于对人们对健康认识和追求的不断提高，意识到人自身才是支配健康的主体，逐步形成健康管理理念，建设健康管理学科和发展健康管理产业，实现以促进健康为目标的全程、全方位的健康管理。

第一节　　健康管理概念与发展

一、健康管理基本概念

（一）健　康

　　传统的健康定义是指"没有疾病"。此定义既没有揭示出健康的本质与特性，也没有表达出人体生命过程的不同状态及变化规律。从生物医学的角度看健康，会得出许许多多关于健康的定义或概念表述。如被大众普遍接受的"健康就是身体的良好状态""健康是正常的功能活动""健康是人体检查数据的统计学正常值范围"等观点。虽然这些定义为健康体检与健康管理提供了一个可测量的、相对准确及量化的概念，但其缺陷是忽视了健康的心理与社会适应性方面的属性及评价要求。

　　世界卫生组织关于健康的定义不断完善。1978 年，世界卫生组织（WHO）在召开的国际卫生保健大会上通过的《阿拉木图宣言》中重申了健康概念的内涵，指出："健康不仅仅是没有疾病和痛苦，而是包括身体、心理和社会功能方面的完好状态"。在《渥太华宪章》中提出："良好的健康是社会、经济和个人发展的重要资源"。1984 年，在《保健大宪章》中进一步将健康概念表述为："健康不仅仅是没有疾病和虚弱，而是包括身体、心理和社会适应能力的完好状态。"1989 年，WHO 又进一步完善了健康概念，指出健康应是"生理、心理、社会适应和道德方面的完好状态"。

（二）亚健康

　　亚健康是指人体处于健康和疾病之间的一种状态。处于亚健康状态者，不能达到健康的标准，表现为一定时间内的活力降低、功能和适应能力减退等症状，但不符合现代医学有关疾病的临床或亚临床诊断标准。尽管部分专家对亚健康的概念有不同看法，但作为一种医学与健康新概念及健康状态理念，其理论研究与实践意义不容置疑。

（三）疾　病

　　疾病是指"一定的原因造成的生命存在的一种状态，在这种状态下，人体的形态和功能发生一定的变化，正常的生命活动受到限制或破坏，或早或迟地表现出可觉察的症状，这种状态的结局可以是康复（恢复正常）或长期残存，甚至导致死亡"。随着医学科学的不断发展，人们查明一些症状常由一定的原因引起，此原因在人体内造成特定的病理改变，症状只是这些病理改变基础上出现的形态或功能的变化，该过程有一定的转归（痊愈、死亡、致残、致畸等），于是人们称这一过程为"疾病"，对尚未查明原因者则称之为"综合征"。

根据国际疾病分类手册（International Classification of Disease，ICD-10），疾病名称有上万个，而且因为新的疾病还在不断发现中，疾病的名称会越来越多。分析目前人们关于疾病概念的认识，可以将其归纳为广义的疾病和狭义的疾病两大类。广义的疾病是针对健康而言，也就是说只要不符合健康的定义，就可以认为是有"病"了；狭义的疾病是根据疾病分类手册而言，也就是指具有一定诊断标准的、具体的疾病名称（包括综合征）。

（四）健康管理

健康管理的概念基于不同的专业视角，国内外有关其定义或概念也不尽相同。如从公共卫生角度，健康管理就是找出健康的危险因素，然后进行连续监测和有效控制；从预防保健角度，健康管理就是通过体检早期发现疾病，并做到早诊断早治疗；从健康体检角度，健康管理是健康体检的延伸与扩展，健康体检服务就等于健康管理；从疾病健康管理角度，健康管理说到底就是更加积极主动地疾病筛查与及时诊治。从职业健康与产生力管理角度，健康管理是提前发现和管理职业损伤或早发现慢性病风险，减少因病伤导致的损失，提高职业健康能力与生产效率；从公共或商业健康保险的角度，健康管理是通过定期预防性健康检查，发现慢病高危人群和个体疾病风险，并依据健康风险评估结果制定健康管理险种，以减少健康损失和保险赔付。因此，基于不同的专业视角的定义表述、概念及内涵的界定上均存在明显的不足或不完整。

在 2009 年由中华医学健康管理学协会和《中华健康管理学》杂志共同组织专家讨论下形成的"健康管理概念与学科体系的中国专家初步共识"中，统一了对健康管理的学术认识，中国专家初步共识中对健康管理概念的表述为：以现代健康概念（生理、心理和社会适应能力）和新的医学模式（生理-心理-社会医学模式）以及中医治未病为指导，通过采用现代医学和现代管理学的理论、技术、方法和手段，对个体或群体整体健康状况及其影响健康的危险因素进行全面检测、评估、有效干预与连续跟踪服务的医学行为及过程。其目的是以最小的投入获取最大的健康效益。

（五）健康危险因素

健康危险因素是指能使疾病或死亡危险性增加的因素，或者是能使健康不良后果发生概率增加的因素，包括生物、化学、物理、心理、社会环境及不良生活方式与习惯等。而慢性病的危险因素是指对非传染性疾病的发病率和死亡率具有重要的归因危险和通过基本的健康干预手段能够改变，并且在人群中比较容易测量的那些因素。

健康危险因素主要特点：① 潜伏期长，人长期反复接触危险因素之后才能发病，而且潜伏期不易确定；② 联合作用，多种危险因素常同时存在，可明显增加致病危险性；③ 特异性弱，一种危险因素往往与多种疾病有联系，也可能是多种危险因素引起一种慢性病；④ 广泛存在，危险因素广泛存在于人们日常生活之中，未能引起人们的足够重视。

（六）健康风险评估

健康风险评估（Health Risk Assessment，HRA）是指用于描述或估计某一个体或群体未来发生某种特定疾病或因某种特定疾病导致健康损害甚至死亡的可能性的方法或工具。健康风险评估以风险因子调查、检测/监测所获取的相关信息分析为基础，以循证医学为主要依据，结合评估者的直接观察和经验，对个体当前和未来疾病发生风险作出客观量化的评估与分层，为个体健康解决方案的制订和健康风险的控制管理服务。

（七）健康教育与健康促进

健康教育是以传播、教育、干预为手段，以帮助个体或群体改变不良健康行为和建立健康行为为目标、以促进健康为目的所进行的系列活动及其过程总称，是通过教育培训方法技能和信息传播手段宣传、传播健康理念、知识、技能的理论与实践概括。健康教育的重点是健康相关行为，目标是鼓励个体或群体养成健康的生活方式，合理地利用现有卫生资源，提高公众健康素养与自我保健能力及水平。

健康促进是"促使人们维护和提高自身健康的全过程"，指运用行政或组织手段，广泛动员和协调社会各相关部门以及社区、家庭和个人，使其履行各自对健康的责任，共同维护和促进健康的一种社会行为和社会战略。健康促进是协调人类与环境的战略，它规定了个人与社会对健康各自所负的责任。《渥太华宣言》中明确指出健康促进涉及五个主要活动领域，即制定促进健康的公共政策、创造支持性环境、加强社区的行动、发展个人技能、调整卫生服务方向。倡导、赋权、协调是健康促进的三个基本策略。

二、健康管理学的概念、学科范畴与分类

健康管理学是研究人的健康与影响健康的因素以及健康管理相关理论、方法和技术的新兴的医学学科，是对健康管理医学服务实践的概括和总结，是健康医学的重要组成部分。

健康管理学的学科范畴：健康管理学是集医学科学、管理科学与信息科学于一体，重点研究健康内涵与评价标准、健康风险因素监测与控制、健康干预方法与手段、健康管理服务模式与实施路径、健康信息技术以及与健康保险的结合等一系列理论和实践问题。

健康管理学学科分类：根据健康管理学研究层次分为宏观健康管理、微观健康管理。前者包括健康管理宏观理论体系与政策研究，后者包括健康测量与健康检查、健康问题与疾病风险评估、健康干预方法与手段、健康监测与跟踪、健康管理信息标准与大数据、健康管理实施模式与路径等。根据健康管理学研究维度分为生理健康管理学、心理健康管理学、社会适应性健康管理学、环境健康管理学等。根据健康管理学研究主体分为慢性疾病（简称慢病）风险管理、生活方式管理、健康保险、社区健康管理及劳动生产力管理等。根据健康管理学研究主要对象分为健康人群、亚健康人群、慢病人群、特殊人群等健康管理。

三、健康管理学与相关学科的关系

健康管理学是一门新兴的医学学科，它依赖于基础医学、临床医学、预防医学的理论与技术。它不同于传统的医学。它研究的主要内容、服务对象、服务内容与服务模式，从理论到实践都具有很大的创新性。因此，它应成为医学科技创新体系的组成部分。现代医学科技创新体系应包括：基础医学创新体系、预防医学创新体系、临床医学创新体系、特种医学创新体系、健康管理学创新体系。健康管理学科体系应包括：宏观健康管理学科与服务体系、微观健康管理学科与服务体系、健康风险控制管理学科与服务体系、健康教育培训学科体系、健康信息技术学科体系、中医治未病与特色养生保健学科与服务体系等。

四、健康管理兴起与发展

（一）健康管理的起源

早在六千年前，古埃及人认为食物除了滋养身体所需的一部分外，多余的部分如果不及时进行清除，最终将影响健康。他们通过禁食、催吐、灌肠等方法，以求提高健康水平，这可能是现存记载最早的健康维护实践。

医学模式是认识健康与疾病等医学问题的思维方法，在从古代神灵主义、自然哲学到生物医学的演变之中，逐步形成了对健康比较客观的认识，也蕴涵了健康管理的思想。罗马大百科全书记载的医学实践包括生活方式治疗、药物治疗和手术治疗三部分。生活方式治疗就是在营养、运动、睡眠、穿着和对身体护理、按摩和洗澡、合理限度内的性生活等方面提供健康生活方式的处方和建议。

古罗马的医生盖仑认为健康和疾病与人本身的意愿和行动影响的六个因素有关，即空气、运动和休息、睡眠和觉醒、食物和饮料、满足和疏泄、情绪性兴奋，这一期对健康及影响因素的可控制性形成了一定的认识。古罗马之后的欧洲进入黑暗统治期，医学发展受到严重阻碍，对健康的认识水平与相关维护实践长期处于停滞状态。

1977年美国学者恩格尔（Engel）提出了生物-心理-社会医学模式，认为导致人类疾病的不只有生物因素，还有社会因素和心理因素，应从患者的社会背景和心理变化出发，对个体或群体进行全面的分析，制订有效的综合治疗与管理方案，全面提高人类的健康水平。1978年，美国学者 Eding tond 提出健康管理（Health Management）一词并成立健康管理研究中心，标志着现代健康管理的起步。

中国传统医学"上医治未病"思想与现代健康管理理念一脉相承。早在春秋时期的《左传》就有描述："若君身，则亦出入饮食哀乐之事也，山川星辰之神，又何为焉。"同时描述六气致病论，初步对疾病与健康形成客观的认识，意识到饮食、情志、生活方式等因素对健康的影响，形成新思想的萌芽。秦汉时期《黄帝内经》记载，"是故圣人不治已病治未病，不治已乱治未乱，此之谓也。夫病已成而后药之，乱已成而后治之，譬犹渴而穿井，斗而铸锥，不亦晚乎。"这是现有可考记载中对"治未病"思想的最早描述。张仲景在《伤寒论》中奠定了个体化辨证的基础及疾病传变规律。两者奠定了后世中医学对健康与疾病进行系统管理的理论根基。

纵观魏晋至明清时期，各代医家在早期《黄帝内经》"治未病"思想及相关理论的基础上不断扩充发展。如孙思邈将健康至疾病的转变分为"未病""欲病""已病"三个阶段，认为医生要"消未起之患，治未病之疾，医之于无事之前"，阐明防重于治、有病早治的观点。中国传统医学经过两千多年的实践升华，已成为一个涉及生活起居、衣食住行、心神调护等全方位、多角度的具有中国特色的健康管理系统，涵盖健康、亚健康与患病三大人群。而中国传统医学本身蕴含着健康管理对疾病预测及前瞻性干预的核心思想，充分体现了对健康全方位维护的意识。

（二）国外健康管理的发展

健康管理的发展与生产力和人力资源观念的演变密切相关，最先由美国的保险行业提出并广泛应用，1914 年美国保险公司全面引入推行健康检查制度；1929 年形成以"蓝十字/蓝盾"组织为代表非营利性组织经营的健康保险计划；1940 年，Lewis C. Robbins 医生首次提出健康风险评估的概念，之后的几十年内对健康风险评估系统的不断完善，也为现代健康管理的形成奠定基础。

1947 年美国医药协会首次提出了"健康体检"的概念，并建议 35 岁以上的健康人应每年做一次全面身体检查；20 世纪 60 年代末，基本形成以私人健康保险为主体、公益健康保险为补充的医疗保障体系；美国政府在 1969 年出台政策将健康管理纳入国家医疗保健计划，自此健康管理得到了迅速发展。美国健康与人类服务部先后于 1980 年、1991 年、2000 年和 2010 年颁布"健康公民"战略规划，以促进健康服务业的发展。

进入 20 世纪 90 年代，随着美国健康管理的兴起，英国、德国、芬兰、日本等发达国家也相继效仿，逐步建立不同形式的健康管理组织。英国在 2001 年推出一项为 60 岁以上老年人提供卫生服务的十年计划 NSFOP（the National Service Framework for Older People）。德国采用美国健康管理策略，对民众进行健康知识普及教育，建立多种健康管理组织形式。芬兰自 1972 年开始实施以社区卫生服务为中心的新型健康管理模式。日本建立"健康促进支持体系"，为家庭建立健康档案，负责家庭的健康管理。

（三）国内健康管理的发展

健康管理在中国起步晚，但发展较快，目前国内已有众多健康管理的机构。国内关于健康管理理念及其相近行为的活动可追溯到中华人民共和国成立初期，1950 年第一届全国卫生会议确立了"面向工农兵、预防为主、团结中西医、爱国卫生运动"的卫生工作方针，在"预防为主"方针指导下的基本医疗保健实践，为当前中国开展健康管理打下了良好的基础，为今天深入开展健康管理创新理论研究与实践，推进全人群慢病风险因素的"零级预防"与全生命周期健康管理提供了很好的借鉴与深刻启迪。

健康管理名词在我国传播，最早可追溯到 1988 年我国确立健康管理师作为新职业并大力发展之前，健康管理工作主体体现为对特定职业健康管理的探索及健康保险产业的尝试。健康管理在我国的主要发展历程可概括为四个阶段。

第一阶段（1994—2005 年）是健康管理理念的传播阶段。1994 年中国科学技术出版社出版的《健康医学》中首次提出了健康管理的基本概念。2004 年由中华医学会发起和主办的首届"中国健康产业论坛",引领和带动以健康体检为主要形式的健康管理服务行业兴起和发展。

第二阶段(2005—2010 年)是健康管理学术组织与科研引领阶段。自 2005 年起有关全国性学会、协会相继申请成立了健康管理相关学术组织或机构。2007 年中华医学会正式成立了健康管理学分会,且《中华健康管理学杂志》创刊,2009 年"健康管理概念与学科体系的中国专家初步共识"发布,对正确引领健康管理研究与实践具有里程碑意义。

第三阶段(2010—2013 年)是健康管理机构与学科建设阶段。这一阶段开展了全国范围健康管理(体检)机构与行业现状调查,2013 年在"第二届中国健康管理机构与行业发展高峰论坛"上系统论述中国特色健康管理创新理论与实践,标志着中国特色健康管理创新理论与学科体系的基本形成。

第四阶段(2013 年至今)是健康管理与促进服务业发展阶段。2013 年在《国务院关于促进健康服务业发展的若干意见》(国发〔2013〕40 号)文件中,国家首次明确提出加快发展健康服务业,把提升全民健康素质和水平作为健康服务业发展的根本出发点、落脚点。2013 年,国家多部门联合发布《关于做好 2013 年国家基本公共卫生服务项目工作的通知》,要求将中医药健康管理服务纳入基本公共卫生服务范围。2016 年 10 月,中共中央、国务院发布了《"健康中国 2030"规划纲要》。2019 年,国务院印发《国务院关于实施健康中国行动的意见》,推动从以治病为中心转变为以人民健康为中心,动员全社会落实预防为主方针,实施健康中国行动,提高全民健康水平,形成具有中国特色的健康管理学。

第二节 健康管理内涵与流程

健康管理的主体是经过系统医学教育或培训并取得相应资质的医务或健康管理工作者。健康管理的客体是健康人群、亚健康人群(亚临床人群、慢性非传染性疾病风险人群)以及慢性非传染性疾病早期或康复期人群。健康管理的重点是健康风险因素的干预和慢性非传染性疾病的管理。健康管理服务的两大支撑点是信息技术和健康保险。

一、健康管理的基本特点

个体从健康、亚健康到疾病要经历一系列的发生发展过程,健康管理的科学性和可行性建立在慢性非传染性疾病的两个特点上:其一是慢性非传染性疾病的发展过程较长,通常来说,是从处于低危险状态到高危险状态,再到发生早期改变,继而出现临床症状的发展过程。在慢性病中,这一过程可以很长,往往需要几年甚至十几年乃至几十年的时间。这期间的变化多数并不被轻易地察觉,各阶段之间也并无截然的界限。若在被诊断为疾病之前，进行有针对性的预防干预，有可能成功地阻断、延缓甚至逆转疾病的发生和发展进程，从而实现维护健康的目的。其二，引起慢性病的危险因素大多数属于可控制性因素，这是健康管理可行性的又一重要科学基础。世界卫生组织指出，高血压、高血脂、超重及肥胖、缺乏体力活动、蔬菜及水果摄入量不足以及吸烟是引起慢性病的重要危险因素。与这些危险因素相关的慢性病在目前医学发展情况下虽难以治愈，但却属于可以预防和有效控制的疾病。

健康管理具有前瞻性、综合性、全程性、普适性、标准化等特点：

① 健康管理是一种前瞻性的卫生服务模式，通过对引起疾病的风险因素进行准确的预测、评估及干预，从而延缓或防止疾病的发生发展，提高人群生活质量的同时有效降低社会的医疗成本。

② 健康管理是综合运用医学、管理学知识分析危险因素、制定有效干预措施的健康服务过程，调动一切社会资源，建立切实有效的健康管理方案，确保达到准确有效的健康干预，保证健康管理的落实。

③ 健康管理是对个体或群体健康实现全人全程全方位的维护，做到未病先防，既病防变，愈后防复。

④ 健康管理服务的对象几乎涵盖所有人群，具有普适性，包括健康人群、亚健康人群以及患病人群。

⑤ 全面完整地标准化采集健康信息，这对个体和群体的健康风险评估至关重要，没有健康信息的标准化，就不能保证健康管理的科学性和可靠性。

二、健康管理的基本步骤

健康管理是以人的健康为中心，长期连续、周而复始、螺旋上升的全人、全程、全方位的健康服务。落实到目前的操作流程，健康体检是前提，健康评估是手段，健康干预是关键，健康促进则是目的。一般来说，健康管理流程主要包括了解和掌握你的健康、关心和评价你的健康、改善和促进你的健康三个基本步骤。

（一）了解和掌握个体的健康，开展健康状况检测和信息收集

只有了解个人的健康状况才能有效地维护个人的健康。具体地说，第一步是通过问卷或者健康体检采集健康信息等方式收集服务对象的个人健康信息，找出危险因素，为下一步制订健康管理计划、健康维护做准备（见第二章）。

（1）个人健康信息。个人一般情况（性别、年龄等），目前健康状况、疾病家族史、职业特点、生活方式（膳食、体力活动、吸烟、饮酒等），心理情况、体格检查（身高、体重、血压等）和实验室检查（血、尿常规、血脂、血糖等）。

（2）健康体检。或称健康检查，是指对无症状个体和群体的健康状况进行医学检查与评价的医学服务行为及过程，其重点是对慢性非传染性疾病及其风险因素进行筛查与风险甄别评估，并提供健康指导建议及健康干预方案。健康体检是实施疾病早期预防和开展健康管理的基本途径及有效手段之一。健康体检是以人群的健康需求为基础，按照早发现、早干预的原则，来选定体格检查项目。检查的结果对后期的健康干

预活动具有明确的指导意义。健康管理体检项目可以根据个人的年龄、性别、工作特点等进行调整。目前一般的体检服务所提供的信息应该能够满足这方面的要求。

（二）关心和评价个体的健康，开展健康风险评估和健康评价

根据所收集的个人健康信息，对个人的健康状况及未来患病或死亡的危险性采用统计学、数学模型、现代信息技术等手段进行综合分析处理和量化评估（见第四章）。其主要目的是帮助个体综合认识健康风险，鼓励和帮助人们纠正不健康的行为和习惯，制订个性化的健康干预措施并对其效果进行评估。

（1）健康状况评估。通过分析个人健康史、家族史、生活方式和精神压力等问卷获取的资料，可以为服务对象提供一系列的评估报告，其中包括用来反映各项检查指标状况的个人健康体检报告、个人总体健康评估报告、精神压力评估报告等。

（2）健康风险评估。健康风险评估是一个广义的概念，包括简单健康风险分级方法、患病危险性评估及复杂的群体健康风险评估模型。传统的风险评估一般以死亡为结果，多用来估计死亡概率或死亡率。随着循证医学、流行病学、统计学、信息技术的发展，传统的健康风险评估方法已逐步被以疾病为基础的患病危险性评估所取代，因为患病风险比死亡风险更能有助于个人理解风险因素的作用。患病危险性的评估也被称为疾病预测，可以说是慢性病健康管理的技术核心。其特征是估计具有一定健康特征的个人在一定时间内发生某种健康状况或疾病的可能性。

（三）改善和促进个体的健康，开展健康危险干预和健康促进

在前两步的基础上，以多种形式来帮助个人采取行动，纠正不良的生活方式和习惯，控制健康危险因素，实现个人健康管理计划的目标。

（1）健康干预。健康干预是指对影响健康的不良行为、不良生活方式及习惯等危险因素以及由此导致的不良健康状态进行综合处置的医学措施与手段，包括健康咨询与健康教育、营养与运动干预、心理与精神干预、健康风险控制与管理以及就医指导等（见第五章）。健康干预是健康管理的关键所在，是社区慢病综合防治的重点。由于健康危险因素具有规范性、复杂性与聚集性，因此健康干预一般采取综合干预的策略。健康干预与一般健康教育和健康促进的不同之处是，健康管理过程中的健康干预是个性化的，即根据个体的健康危险因素，由健康管理师进行个体指导，设定个人目标，并动态追踪效果。

（2）健康干预的常用方式。包括个人健康咨询、个人健康管理后续服务、专项健康与疾病管理服务。

① 个人健康管理咨询：在了解健康情况及进行风险评估后，可以为个人提供不同层次的健康咨询服务。个人可以在健康管理服务中心接受咨询，也可以由医务工作者或健康管理师通过电话、网络等与个人进行沟通。其主要内容包括：解释个人健康信息、评估健康检查结果、提供健康指导意见、制订个人健康管理计划和制订随访跟踪计划等。

② 个人健康管理后续服务：个人健康管理后续服务是健康管理计划实行的监督、

保证和完善步骤，可以根据个人及人群的需求提供不同的服务，结合实际的医疗资源实施。后续服务的形式可以是通过互联网查询个人健康信息和接受健康指导，定期寄送健康管理通信和健康提示，以及提供个性化的健康改善行动计划。监督随访则是检查健康管理计划的实施状况，并检查和测量主要危险因素的变化状况。此外。健康教育课堂也是后续服务的重要措施，在营养改善、生活方式改变与疾病控制方面有良好的效果。

③ 专项健康及疾病管理服务：针对特殊个体或专属人群，还可根据特定的健康或疾病的预防指向，提供专项的健康管理服务。如中医特色健康管理（见第六章）、重点人群健康管理（见第七章）。对已患有慢性病的个体，可选择针对特定疾病或疾病危险因素的专项服务（见第九～十二章），如糖尿病管理、高血压管理、心血管疾病危险因素管理、精神压力缓解、戒烟、运动、营养及膳食咨询等。对未患慢性病的个体，可选择的服务也很多，如个人健康教育、生活方式改善咨询和疾病高危人群的教育等。

三、健康管理的目标和任务

在"健康中国2030战略"总体框架下，紧紧围绕我国政府建设高水平小康型社会的总体要求，创立现代健康管理创新体系，创新服务模式与技术手段，加快转变健康领域发展方式，全方位、全周期维护和保障人民健康，使人民健康水平持续提升，人均健康预期寿命显著提高，主要健康危险因素得到有效控制，健康服务能力大幅提升，健康产业规模显著扩大，促进健康的制度体系更加完善。使健康管理成为引领和推动中国科技与产业发展的重要领域，最终使我国成为健康管理与健康服务产业大国。

健康管理的宏观目标是不断完善健康管理的理论和学科体系，充分调动个体、群体及整个社会的积极性，最大限度地利用有限的资源来达到最大的健康效应。健康管理的微观目标是提高个体或群体的健康意识，促进个体或群体学习与掌握健康管理知识和技能，使其最终实现自我管理，降低疾病危险因素，避免或延缓疾病的发生、发展，减少医疗保健费用，提升健康水平。其最终目标是提高生活质量，达到身心健康的生活状态。

健康管理的任务是针对健康需求对健康资源进行组织、指挥、协调和控制，即对个体和群体健康进行全面监测、分析、提供健康咨询和指导及对健康危险因素进行干预的过程。健康需求可以是针对一种危险因素或一种疾病状态。健康管理主要是对健康危险因素进行分析、量化评估，制定健康管理方案，或对健康干预过程进行监督指导，一般不涉及疾病的诊断和治疗过程，疾病诊断和治疗过程属于临床医学，而不属于健康管理的工作范畴。

四、健康管理的组织形式

健康管理的组织形式是指完成健康管理过程的各类组织结构、组织制度、组织场所所构建的系统。该系统通常由政府、事业单位、企业、公益机构等组织机构来构建，其组织形式主要包括学校健康管理组织、生活社区健康管理组织、工作场所健康管理组织及医院健康管理组织等。无论哪种组织形式，都需要个体的配合，只有个体拥有正确的健康管理理念和共识，融合到各种健康管理的组织形式里，才能实现真正有效力的健康管理。本章仅简要介绍学校健康管理、生活社区健康管理、工作场所健康管理的概念和特点，详见本书第八章。

生活社区健康管理是以生活社区全体居民为服务对象，对全社区居民的生命过程进行系统的监控、指导和维护服务，是以生活社区为基础的健康管理模式。针对生活社区健康人群、亚健康人群、慢性病患者、残障人士、心理疾病患者等各类人群均可实行社区健康管理模式及急性流行病期间的健康管理。生活社区健康管理的特点是人群类型较为广泛，提供的服务较为基础。优点在于跟踪随访方便，所需医疗成本较低，但具有专业性和针对性低等缺点。

工作场所健康管理是促使工作场所提高对影响健康的因素的控制能力，以及改善工作场所所有成员健康的过程。工作场所健康管理的特点是人群共同因素较多，特征性较强。其优点在于便于针对群体制订健康管理方案，具有跟踪随访性强等特点；缺点在于提供的服务专业性较为有限。

学校健康管理是对学生的健康危险因素进行全面管理的过程，其宗旨是调动学生的积极性，有效地利用有限的资源来达到最佳的效果。学校健康管理的特点主要以教育为主，目的在于培养学生的健康观念。其优点是具有较强的可行性和可操作性，成本低，缺点是提供的服务专业性较低。

此外，医院健康管理立足于控制慢性病，进行人群健康筛查，开展患者教育，从而达到降低人群危险因素，减少慢性病的患病率和死亡率，改善社会致病因素，减少医疗费用等目的。医院健康管理的特点是人群类型具有针对性、提供服务较为专业，但其可接纳服务对象较少，成本较高。体检中心健康管理是为参加体检的个人或单位提供全方位的健康资料，对健康状况做出评估，对健康危险因素做出评价，建立完整的健康档案。体检中心健康管理的特点是人群类型有较明显的共同因素，适合针对群体制定健康管理方案，但跟踪随访性较低。

第三节　健康管理应用与前景

一、健康管理改善和促进个体的健康水平

世界卫生组织的统计数据显示，非传染性疾病主要包括心血管病、糖尿病、癌症和慢性呼吸道疾病等，这些已成为人类头号死因。健康管理是面向个人或群体，采用多学科知识与科技手段，预防疾病，维护和促进个体的健康水平，为个体或群体健康及自我价值的实现提供保障。

扩展案例 1-1

二、健康管理促进社会发展

（1）促进生产力及提高生产效率，提高社会文明程度。社会生产力是推动历史前进的根本动力，而人是生产力中最具能动性的因素，也是决定生产效率的重要因素之一。人民的健康是国家兴盛发展的基础，也是文明进步的基础。健康管理促进和维护个人或群体健康，既保障人的生产力水平和社会功能，又提高个体工作效率，使资源得到合理分配，有助于构建和谐文明的社会。

（2）减少国家医疗开支，合理配置资源。随着慢性非传染性疾病患病人数的增长，国家花费在这些疾病的医疗开支逐年增加，但收效甚微。健康管理的目的是调动个体、群体及整个社会的积极性，减少个体和国家医疗支出，最大限度地利用有限的资源来达到最大的健康效应。

三、健康管理在市场中的应用

（1）健康管理在健康保险中的应用。健康保险、医疗保险是健康管理应用的一个主要方面。从健康保险的经营目的出发，健康管理通过提供专业化的健康风险控制和干预服务，降低保险公司的诊疗赔付费用，帮助保险公司扩大公司的利润空间。从健康保险的现实需要来看，健康管理涉及医疗服务全过程的管理，理想的风险控制效果，是保险经营各环节中实现费用保障与服务保障相结合的有效手段。高水平的健康管理服务能够体现健康保险专业化经营的水准，是体现健康保险专业化经营效益和水平的重要标志。

（2）健康管理在社区卫生服务中的应用。社区卫生服务融合预防、医疗、保健、康复、健康教育、计划生育服务六位一体，健康管理可从三方面提供帮助：其一是识别控制健康危险因素，实施个性化健康教育；其二是指导医疗需求和医疗服务，辅助解决临床决策；其三是实现全程健康信息管理。

（3）健康管理在企业中的应用。企业人群是健康管理的又一重要目标人群，越来越多的国内企业认识到员工健康对于企业的重要性，疾病预防而非治疗获得企业的广泛关注与认可。健康管理在企业中的主要应用方向是针对企业的特点和健康需求，开展企业员工体检、健康干预与促进，实施工作场所和职业人群的健康管理。

四、健康管理的前景展望

在全球受非传染性疾病威胁日益严重的情况下，健康管理为其不断攀升的发病率造成的威胁提供了有效的解决路径。国家颁布多部法规推进我国的健康管理与服务事业的稳步发展，如 2016 年中共中央、国务院发布了《"健康中国 2030"规划纲要》、2019 年 6 月国务院印发《国务院关于实施健康中国行动的意见》，2020 年 6 月起实施《中华人民共和国基本医疗卫生与健康促进法》等，动员全社会落实预防为主方针，实施健康中国行动，提高全民健康水平。而伴随健康管理理念的普及、中医特色化发展、科学研究力度提升、人才培养体系健全、国家监管的完善及行业共识的达成，健康管理学科及相关产业必然迎来稳定蓬勃的发展形势。

　　健康管理相关学科的发展与技术革新都将对健康管理产业产生明显的促进效应，随着生物医学技术的发展，健康管理服务可延伸到个体出生前，服务范围也扩展到优生优育。随着互联网＋时代的发展，其服务的空间限制将逐步减少，远程健康管理服务将成为可能，个体的健康管理档案与医疗档案的一体化将逐步实现，健康管理与医疗活动之间的联系与信息交流逐步完善。

【思考题】

1. 健康管理的组织形式及基本步骤有哪些?
2. 试述我国健康管理理念的起源与发展。
3. 健康管理的主要应用在哪些方面?

第二章

健康管理基本策略

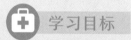 学习目标

掌握　健康管理六个基本策略的概念及特点；生活方式管理策略和疾病管理策略的方法与应用。

熟悉　亚健康人群健康管理主要策略内容和步骤；慢病人群健康管理主要策略内容和步骤。

了解　灾难性病伤管理的应用；残疾管理疾病常用技术。

课程思政目标

提升对健康服务与管理方面的基本知识掌握程度，同时通过案例启发和引导主动思考、自主学习以及创新能力；通过选择、制定健康管理策略帮助学生形成正确世界观、人生观、价值观。

健康管理大体由健康恢复、健康维护、健康促进三大部分组成，具体包括健康咨询、健康体检、健康治疗和健康数据库管理等。健康管理基本程序包括信息收集、风险评估、健康改善。在收集个人健康信息管理的基础上，通过疾病危险性评价模型分析计算得出按病种的疾病危险性评价报告，健康管理者及个人能够清楚地了解个人患慢性病的危险性，一旦明确了个人患慢性病的危险性及疾病危险分布，健康管理服务即可通过个人健康改善的行动计划及指南，对不同的危险因素实施个人化的健康指导。健康管理的基本策略是通过健康评估控制健康风险以达到维护健康的目的，通常包括6 种手段：生活方式管理、需求管理、疾病管理、灾难性病伤管理、残疾管理和综合群体健康管理。

第一节　健康管理策略概述

一、基本概念

策略一般是指可以实现目标的方案集合，就是为了实现某一目标，首先预定根据可能出现的问题制定的若干对应的方案，并且在实现目标的过程中根据形势的发展和变化优化方案，并最终实现目标。

健康管理策略是以预防疾病促进健康为目标而制定的健康管理策略，可以从宏观和微观两个方面去理解。宏观的健康管理策略，通常是指国家医疗及健康服务的总体方向、目标和工作、重点以及对国家总体健康资源的管理策略。微观的健康管理策略主要是以个体或群体为对象，针对个体或群体存在的健康问题制定的促进健康、预防疾病的管理方案。本章讨论的主要是微观的健康管理策略。

二、分　类

微观健康管理策略主要包括生活方式管理、需求管理、疾病管理、灾难性病伤管理、残疾管理和综合的人群健康管理等。

（一）生活方式管理

生活方式管理主要关注健康个体的生活方式、行为可能带来的健康风险，这些行为和风险将影响他们对医疗保健的需求。生活方式管理使用对健康或预防有益的行为塑造方法，促进个体建立健康的生活方式和习惯，以减少健康风险因素，帮助个体做出最佳的健康行为，选择调动个体对自己健康的责任心，通过采取行动降低健康风险和促进健康行为来预防疾病和伤害，因此生活方式管理的效果取决于如何使用干预技术来激励个体和群体的健康行为，生活方式管理的策略，也可以是其他健康管理的基本组成部分。

1. 生活方式管理的概念

生活方式即人们采取的生活模式，包括饮食结构、工作、睡眠、运动、文化娱乐、社会交往等诸多方面，它以经济为基础，以文化为导向，其核心要素是生活习惯，受价值观、道德伦理等影响较大，与健康密切相关。

生活方式管理是通过健康促进技术来保护人们，使其远离不良行为，减少健康危险因素对健康的损害，预防疾病，改善健康。它的核心就是通过科学的方法指导或帮助人们矫正不良生活方式。

2. 生活方式管理的特点

（1）以个体为中心。强调个体的健康责任和作用，由于不同的文化背景，使人们在情绪、爱好、价值取向方面有所不同，因而生活习惯、风度气度也有所差异，生活方式是由人们自己来掌控的，选择什么样的生活方式纯属个人意愿。

（2）以健康为中心。在健康管理过程中，要始终以人的健康为中心，树立科学的生活方式，构筑健康的四大基石，即合理的膳食、适量的运动、戒烟限酒、心理平衡。

（3）形式多元化。在实际应用中，生活方式的管理可以以多种不同的形式出现，也可以融入健康管理的其他策略当中去。不管应用了什么样的方法和技术，生活方式管理的目的都是相同的，即通过选择健康的生活方式，减少疾病的危险因素，预防疾病或伤害的发生。

3. 生活方式干预技术

（1）教育。教育的重点是教育人们树立健康意识，促使人们改变不健康的行为生活习惯，养成良好的行为生活习惯，以减少或消除影响健康的危险因素，将生活管理策略通过教育的手段实施，是干预技术中最直观的方式。

（2）激励。激励是组织通过设计适当的外部奖酬形式和工作环境，以一定的行为规范和惩罚性措施，借助信息沟通来激发引导保持和规范组织成员的行为，以有效实现组织及其个人目标的过程。在行为干预过程中，通过正面强化、反面强化、反馈促进、惩罚等措施来进行行为矫正，达到干预的最终目的。

（3）训练。训练是通过一系列的参与式训练与体验培训，使个体掌握行为矫正的技术，通过训练使个体有计划、有步骤地学习和掌握生活方式的管理技术，不断提升个体的生活方式管理，这是生活方式管理干预技术中最高效的技术。

（4）营销。营销是利用社会营销技术推广健康行为，营造健康的大环境，促进个体改变不健康的行为，是生活方式管理干预技术中最具社会性的手段。营销的前提是明确社会群体中不同人群的不同需求，并抓住不同人群的不同需求。一般来说营销可以通过社会营销和健康交流，帮助建立健康方案的知名度，增加健康管理方案的需求和帮助直接改变不良的生活方式行为。

（二）需求管理

以人群为基础，通过帮助健康消费者维护健康以及寻求适当的医疗保健来控制健康消费的支出和改善对医疗保健服务的利用。需求管理试图减少人们对原以为必需的、昂贵的和临床上不一定有必要的医疗保健服务需求。需求管理一般使用电话互联网等远程病人管理方式,来指导个体正确地利用各种医疗保健服务来满足自己的健康需求。

1.健康需求管理的概念

(1)人的需求。按其重要性和层次具有一定的次序,从低到高可分为生理需求、安全需求、社交需求、尊重需求和自我实现需求。当人的某一级的需要得到最低限度满足后,才会追求高一级的需要,如此逐级上升,成为推动继续努力的内在动力。需求是健康管理产生的动力。

(2)健康需求。这是指从经济和价值观念出发,人们愿意而且有经济消费能力的相关卫生服务量,个体层次健康需求有两种类型:一种是由需要转化而来的需求,主要取决于个体的自身健康状况,是个体依据实际健康情况与理想健康状况之间存在的差距,而提出的对预防保健医疗康复等卫生服务的客观需求,与居民本身是否察觉到有某种或某些健康需求有关,还与其收入水平、社会地位、享有健康保健制度、交通便利程度、风俗习惯以及医疗卫生机构提供的服务类型和质量等多种因素有关。二是没有需要的需求,通常由不良的就医和行医两种行为造成,如大处方、延长不必要的住院时间、做不必要的检查等。

(3)健康需求管理。主要指通过为人们提供各种可能的信息和决策支持、行为支持以及其他方面的支持,帮助其在正确的时间、正确的地点寻求恰当的卫生服务、指导个人恰当地选择医疗保健服务,其实质是通过帮助消费者维护自身健康以及寻求恰当的医疗保健来控制健康消费的支出和改善对医疗保健的利用。健康需求管理并非不让人们利用卫生服务,而是要人们减少不合理的和非必需的对医疗保健服务的利用,帮助人们维护自身健康和更合理地利用医疗卫生服务资源。

2.健康需求管理实现途径

健康需求管理主要有两种实现途径,一种是通过对需方的管理来实现,另一种是通过对供方的管理来实现。前者主要包括寻求手术的替代疗法,帮助患者减少特定的危险因素,并采纳健康的生活方式,鼓励自我保健干预等;后者可通过对患者进行健康教育,提倡对医疗服务的理性消费,提供24小时电话免费咨询服务,通过互联网等多种管理方式来指导个体正确地利用各种医疗保健服务来满足自己的健康需求。

3.健康需求管理方法

健康需求管理通过一系列的服务和手段,影响和指导人们的卫生保健服务需求,帮助解决一些就医和健康管理等方面的问题。通常采用的方法有:

(1)自我保健服务。包括电话咨询、临床体检、解答寻医问药等。

(2)就医服务。为门诊患者指定专家、定时间、定地点,给予绿色通道,挂号预约,专家陪同就医,帮助取药,联系住院床位等。

(3)转诊服务。包括联系医疗机构、预约专家等相关业务。

(4)数据库服务。提供基于互联网的卫生信息数据库服务。

(5)健康课堂。定期派出专家到客户、企业进行咨询、指导、讲课等。

另外，健康管理专业人员还可以通过提供自助决策支持系统和行为支持，使个人更好地利用医疗保健服务，为消费者在正确的时间、正确的医疗机构，选择正确的健康服务类型。

（三）疾病管理

疾病管理着眼于一种特定疾病，为患者提供相关的医疗保健服务，目标是建立一个实施医疗保健干预和人群间沟通与强调病人自我保健重要性相协调的系统。该系统可以支持良好的医患关系和保健计划。疾病管理强调利用循证医学来指导和增强个人能力，预防疾病恶化。疾病管理以改善病人健康为基本标准来评价所采取行动的临床效果、社会效果和经济效果。

1. 疾病管理的概念

根据美国疾病管理协会（Disease Management Association of America，DMAA）的定义，疾病管理是一个协调医疗保健干预和与人沟通的系统，强调患者自我保健的重要性，疾病管理支撑医患关系和保障计划，强调应用循证医学和增强个体能力的策略来预防疾病的恶化，它以持续性改善个体或群体健康为基准来评估临床人文和经济方面的效果。从 DMAA 的观点看，疾病管理是一种产业，也是健康管理的一种策略和方法，应用这种方法可以为人们提供最好的个体对个体的卫生保健实践。

疾病管理策略是以系统为基础的疾病管理，是以疾病发展的自然过程为基础的综合的一体化的保健和费用支付体系。其目的是改善患者的健康状况，减少不必要的医疗费用并以循证医学为基础，通过确定目标进行临床综合分析，协调保健服务和提供医疗支持。

2. 疾病管理的特点

疾病管理是一种国际通行的医疗干预和沟通辅助系统，通过改善医生和患者之间的关系，制订详细的医疗保健计划，以循证医学方法为基础，对于疾病相关服务提出各种有针对性的建议、策略来改善病情或预防病情加重，并在临床和经济结果评价的基础上，达到不断改善目标人群健康的目的。

其特点包括：① 目标人群是特定疾病的个体，疾病管理以人群为基础，重视疾病发生发展的全过程管理，强调预防保健医疗等多学科的合作，提倡资源的早利用，减少非必需的医疗花费，提高卫生资源和资金的使用效率；② 关注个体或群体的连续性的健康状况与生活质量，不以单个病例和或其单次就诊事件为中心；③ 强调医疗卫生服务及干预措施的综合协调。疾病管理关注健康状况的持续改善性过程。而大多数情况下，医疗卫生服务系统的多样性和复杂性，使协调来自多个服务提供者的医疗卫生服务和干预措施的一致性和有效性特别艰难。

3. 疾病管理方式

疾病管理强调注重临床和非临床相结合的干预方式，任何时候这两种干预方式都能发挥其积极的影响。理想情况下，疾病管理可以预防疾病恶化并减少昂贵的卫生资源的使用，把预防手段和积极的病例管理作为绝大多数疾病管理计划中两个重要组成部分。

（四）灾难性病伤管理

灾难性病伤管理是指为发生灾难性病伤的患者及其家庭提供的各种医疗保健服务，是疾病管理的一个特殊类型。这里的灾难性有两层含义：第一层含义是指重大疾病对患者的身体损伤是灾难性的，例如患肿瘤、脏器衰竭、严重外伤等；第二层含义是指所患疾病需要的医疗费用支出金额巨大，对患者家庭造成灾难性影响。巨大医疗支出也被称为灾难性医疗保健支出，因此灾难性病伤可指对健康的危害十分严重，也可指其造成的医疗卫生花费巨大，常见于肿瘤、肾衰竭、严重外伤以及突发公共事件等情形。灾难性病伤是十分严重的病伤，管理复杂，经常需要多种服务和转移治疗地点，与普通慢性病在强度和效果方面具有的可预知性不同，灾难性病伤的发生和结果都比较难以预测。

（五）残疾管理

残疾管理是试图减少工作地点发生残疾事故的频率和费用代价，并从雇主的角度出发根据伤残程度分别处理，以尽量减少因伤残造成的劳动和生活能力下降，残疾管理的具体目标是：① 防止残疾恶化；② 注重残疾人的功能性能力恢复，而不仅仅是病人病痛的缓解；③ 设定残疾人实际康复和返工的期望值；④ 详细说明残疾人今后行动和限制事项，以及可行事项；⑤ 评估医学和社会心理学因素对残疾人的影响；⑥ 帮助残疾人和雇主进行有效的沟通；⑦ 有时需要考虑残疾人的复工情况。

（六）综合的人群健康管理

综合的人群健康管理是通过协调以上五种健康管理策略，来对人群中的个体提供更为全面的健康和福利管理，这些策略都是以人的健康需要为中心而发展起来的。

健康管理在中国还处于起步阶段，多数健康管理公司主要开展了生活方式管理、需求管理和疾病管理。随着健康管理在中国发展，灾难性病伤管理、残疾管理和综合的群体健康管理也会逐步开展。

第二节 亚健康状态健康管理主要策略

亚健康是目前在社会上比较常见的状况。亚健康介于亚健康与疾病之间，处于亚健康的人会出现轻度的不适，但是又没有特别明显的病理体征，因此往往会被人们所忽略，以致引发更严重的后果，目前应对亚健康最常用的是生活方式管理策略。

一、亚健康状态概述

亚健康状态是指人体既不是健康也不是患病，而是处于一种健康和患病的中间状态，且可逆双向转化。临床表现为精神不振、情绪低落、反应迟钝、烦躁、易怒、头昏脑涨、失眠、健忘、食欲不振、皮肤干燥等，也有一些人表现为情绪紧张、心情郁闷、注意力不集中、工作效率低下、周身酸痛、倦怠少言等。亚健康状态，经过积极的综合防治干预措施，可以恢复到正常状态。若忽视保健，不注意防病，随时可以转化为疾病，这种介于健康和疾病之间的状态，有些学者也称为第三状态、非健康和灰色状态。世界卫生组织调查显示，全球健康人仅占人群总数的 5%，被确诊患有各种疾病的，占人群总数的 20%，处于健康与疾病之间的亚健康状态约占人群总数的 75%。亚健康状态产生的原因主要有以下几个方面：

1. 饮食结构不合理

一项对学龄前儿童、中小学生、城市上班族、新婚夫妇、城市情侣、城市居民等不同群体的调查显示，大部分人群都不同程度存在饮食结构不合理的问题；公众对饮食健康知识普遍缺乏；家长的喂养理念存在误区，强迫喂养问题较普遍。

2. 生活无规律，休息不足，过度疲劳

这表现为三个阶段：第一阶段是感觉异常，自觉疲劳，食欲下降，睡眠欠佳，学习效率差，对活动不感兴趣，有厌倦情绪；第二阶段是体重下降，脉搏较快，心脏机能试验有不良反应，易疲劳，恢复慢，工作能力下降；第三阶段是各内脏系统功能紊乱失调。对生活无规律、休息不足引发的过度疲劳进行健康管理的关键是早发现，及时处理。

3. 紧张程度过高，压力太大

压力过大会造成注意力不集中，记忆力下降，理解力、创造力下降；经常担忧，烦躁不安，焦虑。会使人体对烟、酒、茶、咖啡的依赖性增加，出现强迫行为。最明显的反应就是肌肉紧张、心跳加快、血压升高、出汗等症状。

4. 长久的情绪低落紧张，烦躁焦虑

焦虑是预感到将要有不利情况发生，而自身难以应对的紧张状态。最好的调整方法就是科学合理地安排工作、学习时间，工作一小时左右要到外面放松放松，最好能去广场跑跑跳跳；晚上不要熬夜，应早睡早起，保证 6 ~ 7 小时的睡眠时间。

5. 不良的环境因素

如大气污染、长期接触有毒有害物质也会出现亚健康状态。

随着社会竞争的日趋激烈，生活节奏的逐步加快，越来越大的压力导致人们的生活、工作和行为方式等发生了极大的改变，其中起居无常、饮食失调、运动不足等不良生活方式以及学习工作竞争激烈容易引起情绪应激，成为导致亚健康状态的重要原因之一。

二、亚健康状态生活方式管理核心要点

1. 强调个体的健康责任和作用

我们可以告诉人们哪些是有利于健康的生活方式，比如应该坚持运动、戒烟、不挑食等，我们也可以通过多种方法和驱动帮助人们做出决策，比如访谈讲座俱乐部提供条件，供大家进行健康生活方式的

扩展案例 2-1

体验，指导人们掌握改善生活方式的技巧等。但这一切都不能替代个人做出选择何种生活方式的决策。所以我们要反复地向服务对象强调个体对于健康负主要责任。

2. 全过程强调预防为主

预防是生活方式管理的核心，其含义不仅仅是预防疾病的发生，还在于逆转和延缓疾病的发展历程，我们能够通过对自己生活方式的调整，适当采取保障措施来达到最大限度地促进自身健康。处于亚健康状态的人不少，他们对自己的身体状况是缺乏客观认识的，也不具备应有的自我保健意识，所以对亚健康人群的健康干预就是使人们在亚健康状态时就进入疾病预防阶段，介入健康向疾病发展的途径，使其向健康方向转化，减少人群疾病的发病率。

3. 强调多种方式和手段的综合运用

亚健康是处于身体健康和不健康的一个临界状态，机体没有任何的器质性病变，但是出现了功能性改变，生命质量较差。需要通过饮食、运动、情绪、起居等多方面的健康生活方式来进行调整。同时还可以结合需求管理、疾病管理帮助人们更好地选择食物，提醒人们定期进行预防性的医学检查等。

三、亚健康状态生活方式改变模式与策略

行为改变理论发展的超理论模式已经被广泛研究和应用。超理论模式认为健康行为的改变和进步要经历几个阶段，行为阶段模型认为可以把人的行为分割成一些阶段，每个人处于不同的阶段中，而且人们可以在不同的阶段之间移动来实现期望要做的行为，行为阶段模型设计的干预措施，是在不同的行为阶段采取特定的干预。

1. 分阶段行为改变模式

健康行为的改变和进步按照行为阶段模型可以划分成不同的阶段，每个人的行为在不同时期处于不同的阶段，人们的行为可以在不同的阶段之间移动，不同阶段的行为干预需采取不同的干预措施。已得到广泛认可的行为改变5个阶段划分为考虑前期阶段、认真考虑阶段、准备阶段、行动阶段和维持阶段，也有人分为5期即意向前期、意向期、准备期、行动期和维持期。

（1）考虑前期阶段（意向前期，per-contemplation）。这时当事人并没有打算在近期内改变自己的某种行为方式，他们通常会把改变的期限定为6个月内，处于当前阶段的亚健康人群一般并不认为自己的行为方式存在着什么不妥。

（2）认真考虑期（意向期，contemplation）。这时人们往往已经意识到他们的行为方式存在着很大的问题，如亚健康人群已经意识到自己有失眠、厌食或者无法集中精力的表现，而且准备在近期内（一般为6个月内）对自身行为做出改变。

（3）准备阶段（准备期，preparation）。这时人们希望马上改变自身的行为方式，通常期限在下个月内或者是他们目前已经在尝试着对自身行为方式做零星的改变，例如减少每天的吸烟量，或者是偶尔参加一些户外有氧活动。

（4）行动阶段（行动期，action）。这时人们往往会为自己制定某个指标水平，如每周锻炼三次，每次20分钟或者更长时间，或是6个月内不喝咖啡，并积极地改变着

自身的行为。

（5）维持阶段（维持期，maintenance）。这一时期是一个人对自身行为的改变已经维持了一段时间。在实际操作中，我们通常把这一时间定为 6 个月或更长，我们就认为它目前处于维持阶段。

通常人们处于前几个阶段的时间会相对长一些，而且往往会在行动阶段或者维持阶段功亏一篑，而不得不再次重复前面几个阶段，即考虑前期考虑阶段、准备阶段。

2. 不同阶段行为改变措施与方法

根据行为改变的阶段变化模型，每个个体能否从一个阶段过渡到另一个阶段取决于每个阶段的认知过程，认知过程和 5 个变化阶段的整合才能有效促进个体行为的改变。个体的认知过程共有 10 种，包括知觉因素和行为因素两大类，前者包括对特定行为的意识觉醒、情感体验，对自我和周围环境的自我评价，以及自我决议，后者包括反制约、社会支持关系、强化管理、对行为改变的承诺和刺激控制。具体来说对特定行为的后果的知觉、情感体验，以及对周围环境的再评价决定了个体是否进入觉醒阶段。对行为改变的价值和个人目标的探索以及对自我的再评价，促使个体从觉醒阶段发展到行为阶段，最后强化管理、刺激控制和社会准则变化的知觉，导致个体最终从改变阶段发展到维持和巩固阶段，因此有效的行为干预方案，不仅应充分考虑到个体当前所处的改变阶段，还要根据实际情况采取与个体所处阶段相匹配的预防干预方案。现以增加体育运动为例，说明行为改变的 5 个阶段，以及相对应的行为改变的 10 个方法。（见表 2-1）

表 2-1　不同阶段生活方式改变策略（以运动为例）

行为改变阶段	问题	改变行为的方法
考虑前期阶段	没有考虑要增加身体锻炼	分析目标行为的消极和积极方面，并提供简单的信息（意识觉醒，情感唤起）
认真考虑阶段	想要增加身体锻炼	鼓励和帮助对方做出承诺，增加自我效能，选定锻炼课程（社会解放）
准备阶段	询问医生并考察锻炼场所	确定目标，确定开始锻炼的时间和锻炼方式，利用社会支持（帮助的人际关系），利用刺激控制
行动阶段	参加锻炼场所活动	评价人们的目标实现程度，给人们提出建议应对疲劳、不适、缺乏动机的方法，对高自我效能的人们表示赞扬（增强管理，反制约，刺激控制）
维持阶段	在 6 个月内，每周三次去锻炼场所锻炼身体	评价人们各种应对方法的有效程度，调整锻炼目标和锻炼方法

当个体处于改变的早期阶段时，干预方案应着重于提升个体对健康危险性的意识并学习有效的预防方法，当个体处在干预的中期阶段时，应着重于帮助他们分析行为改变的益处和代价，而对于所处改变后期的个体干预方案，应重点强调奖励以新行为代替旧行为以及避免出现行为的反复，了解个体行为的改变的动机，以此确定适合个

体的干预措施和方法，行为改变过程及其常见的干预方法包括：

（1）意识觉醒。指提高亚健康人群对自身不良生活方式及其结果的感知，消除对不良行为的意义和有关问题的认识，发现和学习改变行为的新思路和方法，可应用健康咨询、媒体宣传等办法进行干预。

（2）情感体验。在亚健康人群行为改变初期会出现一些负面情绪，而减轻负面情绪有利于行为矫正，可用方法主要是行为治疗如角色扮演、成功实例见证等。

（3）自我再评价。请对方从认知和情感方面评估自己有某种不良习惯和无某种不良习惯自我意象的差异，自我价值认定、健康角色模式和心理意向等技术有助于完成这一过程。

（4）环境再评价。从认知和情感方面评估某些习惯对社会的影响，也包括对他人所起到的好的或者不好的角色示范的感知，可采用同情训练和家庭干预等方法进行干预。

（5）自我决议。指人们改变行为的信念与落实信念的许诺。

（6）关系帮助。为不良生活方式行为的改变寻求和使用社会支持、家庭支持、同伴帮助、电话咨询是获得社会支持的有效途径。

（7）反制约学习。用健康的行为替代不健康的行为，可应用放松、厌恶和脱敏疗法。

（8）增强管理。适时地在一定的行为改变方向上提供结果，强化这一时期，可用行为契约策略。

（9）刺激控制。去除强化不健康行为的暗示，激励有利于健康的改变，可通过环境再造、自我帮助小组等方法实现干预。

（10）社会解放。社会规范是所有人行为的变化向着有利于健康的方向发展，可应用政策改变或健康促进方案达到。

四、亚健康状态生活方式管理策略步骤

（一）收集资料，了解生活方式

在进行生活方式管理前，首先要了解管理对象的生活方式，包括饮食起居、运动、娱乐爱好，还要了解管理对象的价值取向和对健康行为的态度：① 食物结构，进食频率和量以及口味等；② 运动项目频率和量等；③ 起居作息时间；④ 是否吸烟，吸烟的品种，每天吸的量，开始吸烟的年龄，吸烟的年限，是否饮酒，酒的品种，每天饮的量，开始饮酒的年龄，饮酒的年限等。

（二）评估行为危险因素

根据管理对象的生活方式分析判断存在的健康危险因素，如三餐时间不规律、摄入量过多或者不足，睡眠时间不够，不参加运动，工作压力大，长期紧张等。

（三）判断行为改变所处的阶段

在使用行为改变阶段模型时，要评估确定管理对象所处的行为改变阶段，应该先

做一些小调查，比如用简短的谈话或问卷调查来了解人们所处于哪个行为改变阶段，然后针对每个具体的人所处的阶段，确定有针对性地帮助他改变行为的方法。比如：这个人是不是读过与身体锻炼有关的文章，对身体锻炼有多深的了解（如果答案是否定，就可以采用意识觉醒方法）；这个人是不是相信锻炼身体能让他更健康（如果答案是否定，就可以再用自我再评价方法）。

还可以要求参与者做一份问卷调查回答问题。

以运动为例：

（1）我现在不锻炼，A是B否；

（2）我打算在未来的6个月内开始锻炼，A是B否；

（3）我现在就在进行有规律的锻炼，A是B否；

（4）我已经进行了有规律的锻炼，并保持了6个月，A是B否。

根据问卷答案判断：

如果第1题为"是"，并且第2题为"否"，那么阶段为意向前期。

如果第1题为"是"，并且第2题为"是"，那么阶段为意向期。

如果第1题为"否"，并且第3题为"否"，那么阶段为准备期。

如果第3题为"是"，并且第4题为"否"，那么阶段为行动期。

如果第3题为"是"，并且第4题为"是"，那么阶段为维持期。

在实际工作中阶段评估仅适用于对管理对象初次进行行为干预的行为所处阶段评估，多数情况下阶段评估以沟通的方式完成，不宜过多使用问卷，过多使用问卷调查，会增加管理对象合作的障碍，口头沟通形式更有利于健康管理师了解具体情况，包括管理对象个人对事物的认识、理解和态度，而问卷无法代替人与人的沟通。此外，面对面的沟通会增进彼此了解，有利于管理对象建立良好的依存性。

（四）制订和实施管理计划

根据个体行为改变所处的阶段提出阶段计划并与管理对象进行沟通，在计划实施过程中将行为的改变与管理对象本人的自我主观感受和相关指标的调整相联系，有利于增强管理对象执行计划的信心，也有利于提高计划的执行率，在管理对象接受行为改变的建议并尝试进行行为改变后，应当为管理对象制订该行为改变的计划阶段，并鼓励其付出行动。

生活方式管理的成败在很大程度上取决于被管理者对管理计划的参与和配合程度的高低，多数不良的行为和生活方式是人们长期养成的生活习惯，是经常性的固定行为习惯，要改变它并非易事，所以健康管理者在帮助建立健康的生活方式时不能急于求成，设置管理目标要兼顾理想与现实，注意可操作性，并且在开始时要重点选择优先改变的项目，以后逐渐增加。此外生活方式管理一般需要较长的时间才能出现管理效果，所以管理者和管理对象都应该要有耐心，但改变不良的生活方式是防治许多疾病的有效方式，一旦显效其效果稳定而长久，具有较好的预防价值。

五、亚健康状态生活方式管理策略的应用

（一）调查了解生活方式

扩展案例 2-2

调查了解客户家庭情况、工作情况、人际关系情况、收入情况、心理压力情况、24 小时饮食结构、长期睡眠习惯、日常运动情况等。

（二）评估行为危险因素

工作压力大、三餐不规律、久坐不运动、睡眠时间不足等为主要危险因素。

（三）判断行为改变所处阶段

扩展案例 2-2 中，目前何某处于意向期，已经意识到自己生活行为方式存在着很大的问题而且准备在近期内对自身行为做出改变。故准备采用社会解放策略，鼓励和帮助对方做出承诺，增加自我效能，选定锻炼课程。

（1）何某本人对该危险因素的认知和理解。目前处于初步认知状态，知道自己很多生活方式的是不对的，目前的生活方式已经影响到了自己的健康，但具体影响到哪些方面不清楚，对自己未来的健康与正确生活方式没有认知。

（2）获取家庭帮助。大部分家人都知道服务对象的生活习惯不好，压力很大，但不知道如何劝说，也没有过多好的建议。可以将干预方案提前告知家人，帮助获取家庭支持。

（3）教育。在让服务对象充分认识亚健康人群疾病风险的基础上，积极改变生活方式，首先要做到劳逸结合规律休息，定一个计划，每周抽出一定时间进行适合自己的身体锻炼；其次要有合理的膳食结构和规律的饮食习惯，饮食要粗细搭配，对高脂、高蛋白等高热量饮食要适当控制，避免暴饮暴食，限烟限酒，防止工作过劳，正确面对来自工作上的压力，做到统筹安排，以积极的心态迎接工作中的挑战，定期进行体检，及早了解机体是否处于转归状态。

（四）制订和实施干预计划

提出分阶段计划并与会员进行沟通，在会员接受行为改变的建议并尝试进行行为改变后，为会员制订该行为改变的阶段计划，有利于行为的进一步改善。

1. 基本内容

（1）膳食指导。进行膳食调查分析，由营养师制定个性化的饮食方案，根据各种危险因素的营养治疗原则制定营养干预方案，制定中医食疗方案，指导合理平衡膳食。

（2）运动技能和方法指导。根据个体情况指导开展运动项目，由运动专家对运动方式方法以及运动不适时的紧急处理进行指导，通过佩戴能量仪对运动和能量消耗进行分析，帮助确定有效的运动方式和时间。

（3）心理辅导。由心理专家根据个体情况进行心理咨询辅导，缓解心理压力。

（4）中医疗法。首先用专业软件进行中医体质辨识，根据个人体质、健康状况、季节等因素，由中医专家制定个性化的中医药养生调理方案，进行中医养生指导。结

合健康需求进行推拿、按摩、刮痧、拔罐，调理机体功能，改善机体不适状况。

（6）物理疗法。结合健康需求，用物理疗法改善局部的不适感及症状，如肩、颈、腰、腿痛等。

（7）保健品选择。根据个体健康状况指导选择适宜的保健食品、用品，讲解保健品的使用方法和功效。

（8）牙齿保健。指导其在专业口腔医疗机构每年进行一次口腔检查与清洁牙齿。

（9）定期进行健康改善评估。

2．主要措施

在日常随访中跟进会员对此危险因素改变的想法，并了解近期生活、工作、家庭、心理变化情况。通过生活情况跟进了解会员对生活方式转变的关注程度是否加深，可以通过制定运动记录表、睡眠记录表等方式监督执行。进行适当指导，强调措施的可行性和易接受性，比如每天多睡一小时，按时吃早饭，可以使多巴胺释放增多，增加抗压能力等。多方面收集会员饮食信息、生活信息、运动信息，不仅听本人反馈，还要听家人或同事对其状态改变的反馈。对会员取得的任何进步给予积极肯定，并及时向家人或单位进行反馈，以取得会员进一步改变行为的信心。

第三节　慢性病健康管理策略

慢性病已成为 21 世纪危害人们健康的主要问题,近年来我国慢性病发病死亡率持续上升，心脑血管疾病、癌症、糖尿病等慢性病，已成为严重威胁人们身体健康和生命安全的主要疾病，同时造成医疗费用不断增加。目前在慢性病健康管理方面最常用的是疾病管理、生活方式管理和需求管理三种策略相结合的方式。本章节重点阐述疾病管理策略。

一、慢性病健康管理概述

慢性非传染性疾病（NCD）简称慢性病，是病程长，缺乏明确的病因证据，发病后难以痊愈，可终身带病的一大类疾病的概括性总称。通常指以心脑血管疾病、肿瘤、糖尿病、慢性阻塞性肺疾（COPD）、慢性牙病、骨质疏松症、神经精神病、慢性肝肾疾病、慢性骨关节病、良性前列腺肥大和先天异常等为代表的一组疾病，具有病程长、病因复杂、健康损害和社会危害严重等特点。慢性病发病与生活方式和心理因素密切相关，同时具有流行广、治疗费用高、病死率和伤残率高的特点。现阶段国内外大量研究结果已经表明，慢性病是可防可控的，通过开展全人群的健康促进、开展高危人群和患者的健康管理等干预活动，可以有效地预防和控制慢性病的发生发展，降低慢性病的发病率，控制和稳定病情。

　　慢病是在多个遗传基因轻度异常的基础上，加上不健康的生活习惯和饮食习惯，长期紧张疲劳，忽视自我保健和心理应变平衡逐渐积累而发生的疾病。其中生活习惯是主要原因，即使有慢性病的遗传背景，最终发病与否大部分取决于生活习惯。在我国，随着人口的老龄化以及社会经济发展所引起的人们生活方式与习惯的变化，慢性病已成为影响人民健康和死亡的首要原因。慢性疾病与生活方式的关系有一些共同的特点，都与不健康饮食体力活动减少、吸烟饮酒、长期精神紧张、心理压力大等几种危险因素有关，所以对这些慢病的规范化管理即对慢性病采取综合防治管理措施，是实现以预防慢性病发生与发展为目的的一种健康工作方式。

　　慢性病健康管理是通过有针对性的、系统的健康管理活动，使管理对象增加健康知识，纠正不健康的生活方式，自觉地采纳有益于健康的行为和生活方式，坚持合理药物治疗，以达到促进健康，延缓慢性病进程，减少并发症，降低伤残率，提高生活质量的目的。通常慢性病管理周期至少为 1 年，其中包括三个月的强化管理和 9 个月的巩固期以及随访管理。慢病专项干预的技术依据应为国家制定的相应技术指南。

二、我国慢性病快速攀升的原因

1. 健康素养水平低

　　2009 年首次《中国居民健康素养调查报告》显示，我国居民具备健康素养的总体水平为 6.48%，即每 100 人中不到 7 人具备健康素养。从健康素养的三个方面内容来看，具备基本知识和理念、健康生活方式与行为基本技能素养的人口比例分别是14.97%、6.93%和 20.39%。

2. 慢性病危险因素普遍存在

　　从慢性病四大危险因素来看，首先，男性吸烟率常年居高不下，总体烟民规模在不断扩大；其次，饮酒人群比例有所下降，但农村地区过量饮酒状况仍然值得关注；再次，不合理膳食模式普遍存在，减盐措施效果不明显；最后，全民锻炼参与程度仍处于较低水平，静坐生活方式影响面不断扩大。

三、慢性病健康管理策略与步骤

　　目前对于慢性健康管理主要运用疾病管理的策略。疾病管理主要利用一定的管理方式来指导个体恰当地利用各种医疗保健服务，针对小病提供自助决策和行为支持，使个人更好地利用医疗卫生保健资源，维护自身健康，寻求恰当的卫生服务控制卫生成本，或通过决策支持信息系统等帮助个人，使其可以在合适的时间、合适的地点获取合适的服务。

　　疾病管理策略是为患有特定疾病（如慢性病）的人提供需要的医疗保健服务，主要是在整个医疗服务系统中为病人协调医疗资源，强调病人自我保健的重要性，实质上是病人的自我管理，病人必须监督自己的疾病进展，在各个方面改善自己的行为，如坚持服药、饮食和症状监控等。病人必须每天和医护人员交流自己的疾病状态。一般来说整个疾病管理的计划，包括设计实施评价和推荐4个步骤，其中以病人为中心的管理团队模式，强调疾病管理责任师的特殊作用，患者自我管理和家庭社会支持的作用，强调个性化的综合干预。

（一）疾病管理的目标人群

疾病管理的目标人群一是疾病的高危人群，二是疾病患者。首先对高危险度、高医疗费用的人群要开展早期预防和治疗，开展疾病管理要尽早。确定高危险人群要对患者的风险度进行评价，确定患者患其他疾病的风险度以及患疾病本身并发症的风险度。

最适合疾病管理的疾病必须满足以下基本条件：① 依照循证医学，容易并能够制定疾病治疗和预防指南的疾病；② 是可以衡量的疾病；③ 5年内容易看到成效的疾病；④ 耗费医疗成本极大的疾病。

首先，依照国内外的文献，最为适合疾病管理的疾病有糖尿病、心脏病、脑卒中、癌症、哮喘、前列腺疾病、皮肤疾病和心理健康疾病；其次，适合的疾病为高血压、肾脏透析、药物泛滥和消化性溃疡、AIDS 等，这些疾病往往医疗费用较高，但是通过对病人进行健康教育，并进行医生培训会大大提高治疗效果，提高患者治疗的依从性，减少并发症和死亡。

（二）疾病管理步骤

1. 筛查病人

通常可以用以下几种方法：① 从已建立的健康档案中找出所要管理的患者进行登记和核实，最好是将健康档案与社区常规的诊疗信息系统连接起来，开展持续性的保健服务；② 对常规体检发现属于管理范畴的病人进行登记等；③ 对常规门诊就诊的属于管理范围的病人进行登记等；④ 对其他途径的筛查，如流行病调查等。

2. 管理病人分层

为确定随访的频率、干预的方式和干预的强度，要将主要力量放到危险度高、自我保健意识差的人群中，将预备管理的人群进行分层，确定不同层别病人的个体危险（如情感和心理功能状况、社会工作和支持系统、经济状况、环境健康行为和知识、病史、医疗状况、疾病过程等）。一般分为 3~5 层即可。以高血压为例，分3层，1层为血压大于 140/90 mmHg，并且有并发症和相关临床症状的高血压患者；2层为血压大于 140/90 mmHg，无并发症和相关临床症状的高血压患者，未定期监测血压；3层为所有其他的高血压病人。

3. 制订保健计划

针对每个患者的实际情况，在患者的共同参与下，一步一步地设立小的具体的目标，逐步达成最终的目标。目标设定要具体可行，要十分具体、清楚、可操作。一次不要设定太多的目标，最好一次一个目标。如指导患者减重，可以定为把早餐的油条改为馒头或面包。管理好患者是科学和艺术的结合，每个人的问题都不一样，健康管理师要学会与患者沟通的技能，建立良好的医患关系，要为患者提供更多的健康教育和更多的疾病预防知识，尽可能地改变患者的不良生活方式，减少疾病危险因素的危险，这样患者的依从性就会加强，制订的保健计划才有针对性。

4. 执行保健计划、定时随访

对疾病管理患者定时随访内容包括健康教育、临床用药指导、健康行为生活方式建立，如患者是否减少了盐的摄入、是否戒烟等。具体干预执行手段有以下几种：

（1）常见的疾病管理干预方式。包括电话咨询指导、邮寄健康教育材料或上网阅读以及上门家访。对危险度低的患者，可采用邮寄健康教育的文字材料或上网阅读的干预方式，这种方式成本最低，但干预效果也最差；多数患者的管理采用电话干预的方式，电话干预成本中等效率高，干预效果中等；上门家访的方式成本最高，但干预效果最好。由于这种方式很浪费人力物力，建议用于行动困难的老年人、残疾患者或者非常困难的家庭。

（2）指导患者自我管理。疾病管理成功的关键是患者的自我治理能力。以高血压为例，患者的自我治理能力主要包括对自己血压监测的能力，患者对自己血压评估的能力，患者对药物作用及副作用的简单了解，患者用药物依从性的能力，患者把握行为矫正的基本技能，选择食物进行体育锻炼的能力，戒烟、戒酒、减重压力管理的能力，寻求健康知识的能力和就医的能力。

（3）对患者进行培训。理解和贯彻医学会社区卫生协会制定的有关技术指南和规范是医生培训的主要内容，技术指南提供的信息具有权威性，是根据大量循证医学研究的结果，由专家集体论证达成一致的建议，因此医生应把握技术指南的精神并应用到医疗实践中，这样才能给患者提供最好的医疗保健。

（4）协调上下级，建立良好转诊通道。疾病管理责任师应为患者建立双向转诊的通道，为患者进一步到上级医院就诊提供方便，减少不必要的重复检查，节省卫生经费。在这个环节中，疾病管理责任师要经常积极与患者沟通，与医生和患者共同制订个体化的疾病防治计划，并进行健康教育危险因素干预，连续观察患者病情及治疗依从性的变化，了解患者需求，并及时向医生反馈患者病情，帮助患者提高自我管理及获得家庭和社会支持的疾病管理。

5. 疾病管理效果评价

评价干预效果应测量以下几个方面：

（1）临床结果测量。临床指标并发症，发病及死亡情况等。

（2）经费结果测量。医疗费用，住院急诊和门诊次数，误工天数，生活质量等。

（3）行为结果测量。患者和医生的依从性，患者的自我治理能力。

（4）服务质量结果测量。患者的满意度，医生的满意度和治理者的满意度。

四、慢性病健康管理策略应用

慢性病专项健康管理方法如下。

1. 健康评估

为每一位健康管理对象配有专门的健康管理师，在健康管理前由健康管理师收集管理对象的健康信息调查表和体检结果。采用健康评估软件对管理对象进行健康危险因素评估，健康预警分层评估。根据健康评估结果，健康管理师要制订全过程跟踪个性化的健康改善计划，确定符合管理对象管理需求的强化干预和健康维护项目，并向健康管理对象详细介绍计划内容。

2. 强化健康管理

健康管理师要指导进行全过程的健康管理，及时了解管理对象的健康状态、健康改善情况，及时完善健康档案及指导方案。

第1个月：通过4次健康管理指导使管理对象掌握合理膳食基本知识，用药基本知识、了解自己膳食和药物服用方面存在的主要问题及解决方法；学会适量规范运动，包括运动习惯、运动量、有效运动量；健康管理师和管理对象互动，医务人员要以诚恳热情的态度，科学优质的服务质量调动管理对象的主观能动性和依从性，使其积极参加到管理中来。

第2个月：管理对象能够执行规范的膳食运动处方，遵从医嘱按期定量服药，建立健康生活方式态度价值观，并在健康管理师指导下改进其他不良生活习惯。

第3个月：管理对象能够巩固各项干预措施，建立起健康的生活方式，降低减少健康危险因素。

3. 巩固期随访健康管理

巩固期健康管理时间从第4个月开始到第12个月结束，根据具体情况确定随访内容和随访方法，每个月至少随访一次。随访手段重点采用电话随访跟踪指导，主要是检查巩固强化管理期的成果，鼓励管理对象坚持健康的生活方式，同时利用短信、微信发送健康信息，发送健康知识资料，鼓励管理对象每三个月进行一次基本检查，了解疾病发展变化情况，必要时进行面对面指导。在健康管理过程中，健康管理师要根据服务对象健康需求进行血压、血糖等指标的远程监控，根据监测情况及时进行健康指导。巩固期结束，要安排管理对象进行全面健康体检并填写个人信息调查表，为健康管理效果评估收集必要的信息。

4. 健康管理效果评估

健康管理一年后进行健康管理效果评估：① 是否掌握必要的健康知识；② 是否坚持健康的生活方式；③ 危险因素临床指标改善情况；④ 医患关系、患者依从性改善情况；⑤ 下一步健康改善的建议。

第四节 灾难性病伤健康管理

灾难性病伤管理是疾病管理的一个特殊类型，它关注的是对健康危害十分严重、医疗卫生花费巨大的灾难性疾病或伤害，如为患癌症、肾衰竭等病伤的病人及家庭提供各种医疗服务，要求高度专业化的疾病管理，解决相对少见和高价的问题，通过帮助协调医疗活动和管理，实施多维化的治疗方案。灾难性病伤管理可以减少花费和改善结果，综合利用病人和家属的健康教育、病人自我保健选择和多学科小组的管理使医疗需求复杂的病人在临床财政和心理上都能获得最优化的结果。

一、灾难性病伤管理的特点

疾病管理的特点同样适用于灾难性病伤管理。因灾难性病伤本身所具有的一些特点，如发生率低，需要长期复杂的医疗卫生服务，服务的可及性受经济、家庭、保险等各方面的影响较大等，注定了灾难性病伤管理的复杂性和艰巨性。

一般来说，优秀的灾难性病伤管理项目具有以下一些特征：① 转诊及时；② 综合考虑各方面因素，制订出适宜的医疗服务计划；③ 具备一支包含多种医学专科及综合业务能力的服务队伍，能够有效应对可能出现的多种医疗服务需要；④ 最大程度地帮助病人进行自我管理；⑤ 患者及其家人满意。

二、灾难性病伤管理的运用

健康管理是指对个体或群体的健康进行全面的监测、分析、评估，提供健康咨询和指导以及对健康危险因素进行干预的全过程。通过对恶性肿瘤目标人群进行健康信息收集、风险评估，从而将人群分为低危、中危和高危 3 类，然后针对不同人群进行个性化的行为指导和干预，并且对其进行动态的效果评价，对恶性肿瘤等灾难性疾病的防治具有重要意义。以恶性肿瘤为例，恶性肿瘤的健康管理是典型的灾难性病伤管理，不论是病伤本身还是经济负担，对于患者及其家庭都是灾难性的打击。目前我国在恶性肿瘤防治方面仍然存在一些问题：第一，重治疗、轻预防。在癌症的治疗方面，我国目前医院依然以治疗中晚期患者为主，治疗花费较大，医疗资源浪费现象较为突出。第二，治疗不及时的现象较为普遍。因为癌症病程长，发生原因复杂，所以早期诊断率较低，误诊情况较为普遍，大多数肿瘤患者被确诊时基本上已发展为中晚期。此外，因为肿瘤早期临床表现复杂、隐匿、轻重不一，病人发现以及就诊的时间往往较晚，因而延误治疗的现象极为常见。第三，临床治疗效果尚未取得较大突破。先进的仪器设备和雄厚的医疗力量虽然使癌症的治疗取得了一定程度的进展，但仍未突破手术、放疗、化疗的传统治疗模式，目前肿瘤仍属不治之症，其疗程长、预后差的现状仍未改变。

首先，在肿瘤预防方面，健康管理可对人群暴露的不同程度的危险因素进行评估或对患者进行疾病分析，从而进行有针对性的干预，从源头上预防肿瘤的发生或提高患者生命质量。例如通过健康体检以及生活方式问卷调查筛查肿瘤危险因素，进而运用健康管理系统对所筛查的危险因素进行评估，并据此对人群进行高、中、低危分类或确诊肿瘤患者，为下一步制定具有个性化的肿瘤干预方案提供依据。

其次，进一步进行肿瘤风险评估或疾病分析，制定针对性的肿瘤管理方案，根据所筛查的肿瘤危险因素，评估目标人群患肿瘤的风险大小，或对肿瘤患者进行疾病分析：第一，对目标人群膳食结构进行评估。通过填写个体膳食评估问卷，对其膳食结构进行评价和检测，从而给出膳食分析报告和个性化的膳食处方。使个体了解自身饮食结构的合理性，目前还存在哪些不良饮食习惯，比如蔬菜纤维素摄入量是否充足，是否存在高脂高盐的饮食习惯，这些膳食习惯对肿瘤发生的危险性有多大，进而制定适合个体自身的膳食指导方案；第二，对目标人群运动状况进行评估。通过记录运动日记和上传运动数据，从而评估个体目前的运动量和运动方式是否科学、合理。另外，还要结合现代运动管理理念以及个体的自身健康状况，制订适合个体自身的运动计划；第三，评估个体心理状况。精神心理因素对肿瘤的发生、发展有影响，而心理健康管理可通过心理健康调查，了解目标人群的心理健康状况，从而进行心理疏导和心理干预，并全程伴随健康教育和对病人家属的恶性肿瘤健康管理相关知识技能指导。

最后，可以以健康管理系统为平台，指导肿瘤防控方向，由个体、医生和管理师三者共同进行，个体主要利用此系统实现与健康管理师或医生在线互动交流，从而获得及时、正确的指导。健康管理师或医生可依托该平台，实时了解个体的信息反馈情况，比如健康指标的变化、膳食、运动执行的情况等。根据反馈情况给予有针对性的指导，比如关键信息的传达，危险信号的提醒，膳食、运动处方的调整等。

综上所述，健康管理将从信息收集、危险因素的评估、行为指导和干预、效果评估等方面对肿瘤进行全程管理和干预，具有科学、可操作性强等特点，在灾难性疾病防治中发挥举足轻重的作用，是未来防控重大灾难性疾病的重要方针。

第五节　　残疾健康管理

残疾，尤其是重症残疾，极大地影响了患者正常生活能力及生活质量。研究指出，科学、有序、合理、高效的健康管理有助于改善重症残疾患者负面情绪，提升其生活质量。残疾人群健康管理策略中相较于慢病人群和灾难性病伤人群健康管理最特殊的一点就是增加了残疾管理。残疾最早来源于美国联邦雇员补偿制度，即工伤保险制度，是用于预防残疾、控制成本、提高保障水平和改善服务的一项重要管理手段。近年来残疾管理策略已由单纯的个案管理发展成为有质量的个案管理、周期管理、职业康复和再就业支持等多项管理技术组成的综合性管理策略。

一、残疾管理的概念与目标

残疾管理是指通过预防和康复活动使工伤和疾病所导致的健康损害可以得到及时的鉴定和治疗，除此之外还需要管理人员及时和公司进行协商，说服雇主们去利用员工们尚有的能力，对从业者采取相应的补救措施。残疾管理可以帮助这些雇主找到能够再次有效吸纳这些工人的方法，残疾管理的重点并不是对残疾人的护理，而是激发他们恢复健康并能够重新工作的动力。

残疾管理的目的是减少工作地点发生残疾事故的频率和费用代价。对于雇主来说，残疾的真正代价包括失去生产力的损失，这是以全部替代员工的所有花费来估算，必须用这些员工替代那些由于残疾而缺勤的员工，因此残疾管理的具体目标包括防止残疾恶化、注重功能的恢复、实行循环管理和帮助重返社会等。

其目标主要体现在以下几方面：① 防止残疾恶化；② 注重功能性能力；③ 设定实际康复和返工的期望值；④ 详细说明限制事项和可行事项；⑤ 评估医学和社会心理学因素；⑥ 与病人和雇主进行有效沟通；⑦ 有需要时要考虑复职情况；⑧ 实行循环管理。

二、残疾管理的常用技术

（1）有质量的个案管理（Quality Case Management，QCM）。主要包括按照严重程度进行伤病分类，医疗证据系统分级、早期介入、职业康复和及时完成劳动能力损失测定。20 世纪 90 年代后期，联邦雇员补偿计划办公室利用医学搜索引擎设置介入点和建立合约护士制度，合约护士是独立于基金之外的专业人员，负责监督治疗计划和制订执行，协助雇主完成工商职工的岗位调整，以及帮助工伤职工理赔等。

（2）周期管理。提取专项基金支付在周期内领取长期待遇的工伤人员的医学检查、职业康复和就业安置等费用，促进这类人员重返工作。一方面周期管理有利于及时发现长期待遇领取者残疾变化的情况，当残疾程度减小时，能够及时调整福利待遇，减少非必需的补偿。另一方面以再就业为最终目标，支持长期待遇领取者重返工作，控制长期待遇领取人数的增长。

（3）职业康复。以美国为例，对于经过医学治疗后仍然不能回到原工作岗位的伤者，由专家就近指派签约职业康复治疗师提供职业康复服务，最长时间达两年，最高支付限额为 5000 美元。此外，必要时职业康复治疗师还可以提供两个月的工作场所跟进服务。法律也要求职工配合以重返工作岗位，如果伤者拒绝接受职业康复服务，则不能享受补贴，如果拒绝重返适宜的岗位，待遇将惩罚性地下降。

（4）再就业支持。主要是针对那些难以返回原单位的工伤职工，可以由有权限的康复专家鉴定后，由国家支付给雇主 6 个月超过 75% 的工作补偿。其最高工作支付限额等于完全不能再就业职工所能享受到的最高残疾赔偿金。

三、残疾管理的作用

目前，各国都在积极引入残疾管理，其目的是预防工人患病或在事故中遭受伤害，对患病或事故中受伤害的工人帮助其早期回归工作岗位或确保新的工作岗位。现在以能力开发机构和介绍工作的援助形式已被以企业为主的地区性社会资源网络或协调员所代替，并根据每个残疾人的不同需要而开创出多样化工作场所进行就业帮助。

有质量的个案管理和周期管理策略组成工伤保险的"守门人"，有利于提高基金使用效率，以护士和治疗师等专业人员组成的有质量的个案管理和周期管理人员，成为基金管理的"守门人"，能够从提高基金使用效率角度更加合理地行使一定的资源和资金支配的权限，为费用的控制提供专业的意见，从而发挥积极的控费作用。

职业康复服务通过专业技术服务和干预，引导工伤职工在生理、心理甚至技能方面达到回归工作岗位的条件，也为工伤职工提供了信息沟通，降低了信息壁垒，促进了工伤职工更加及时有效地重返工作岗位，也减轻基金的长期负担。

专业技术人员的准入和协议管理强化了工伤医疗和康复的微观管理力度，由于医疗技术人员的个人准入和协议管理，保险公司可对签订服务协议的医疗技术人员的行为进行监督考核。一方面提高了医疗和康复服务市场化水平，引入竞争机制；另一方面对服务者个人能力的考核和管理也更加直接，强化了工伤医疗和康复服务的微观管理力度。

【思考题】

1. 健康管理基本策略有哪些？
2. 试述不同阶段生活方式管理策略的要点。
3. 结合本章节所学知识，请尝试阐述对脑卒中患者进行健康管理可以运用哪些策略？

第三章

健康信息与健康档案

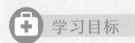 学习目标

掌握　健康体检的概念、体检报告的解读；健康信息概念和采集方式、数据库的建立；居民健康档案的分类。

熟悉　健康体检流程、体检报告的解读；健康信息来源、信息更新与整理。

了解　体检报告的分类和形式、指导原则；健康信息采集方法；居民健康档案基本要求。

课程思政目标

引导学生自愿参与健康体检建档工作。

随着经济的飞速发展，社会不断进步，人们对于健康的意识逐渐增强，从以往的"有病才去医院"转变为如今的定时体检。目前我国健康体检行业处于健康体检与健康中介服务的阶段，健康管理兴起的时间不长。而将健康管理做到真正意义上的服务是健康管理的发展方向。健康管理服务以调动群众与个体积极性为基础，将有限资源最大化地应用，通过对个体或群体的健康体检，开始针对健康风险因素进行干预。在健康体检中信息采集是一切服务的来源，有关信息资料的采集是否完善直接关系健康管理是否能够成功，而创建健康档案是将采集来的健康信息充分利用、管理的最佳方法。

第一节　健康体检

健康体检（health examination）是依据现代健康新概念与现代医学模式，通过医学手段和方法对受检者进行身心整体检查，了解受检者整体健康状况、早期发现疾病线索和健康隐患的诊疗行为；是用于个体和群体健康状况评价与疾病风险预警、预测及早期筛查的一种医学方法、行为与过程；是以健康为中心的身心整体医学检查。

健康体检有别于"诊疗性体检"（diagnostic examination）。诊疗性体检是以临床疾病诊治为目的，针对症状或疾病及其相关因素的诊察行为与过程，主要通过临床医学手段和方法对受检者进行检查，以确诊或排除疾病。健康体检是指受检者在"身体健康"时，主动到医院或专业体检中心对整个身心进行的医学检查。

一、健康体检与诊疗性体检区别

（1）理论体系不同。健康体检依据的是健康管理学理论体系；诊疗性体检依据的是临床医学理论体系。

（2）体检目的不同。健康体检的主要目的是通过检查发现是否有潜在的疾病，以便及时采取措施，并通过疾病风险评估、健康分级评估，开展健康促进、健康教育与疾病风险干预等，为健康管理提供科学依据；诊疗性体检的目的是根据病痛症状，通过体检发现其原因和部位，明确诊断，为临床治疗提供依据。

（3）方法体系不同。健康体检主要依靠健康管理学相关检测手段，主要有健康问卷、生活方式评估、心理体检、中医体检、诊疗性体检等，主要目的是实现健康分级评估、疾病风险评估预警、亚健康评估、疾病早期筛查；诊疗性体检主要依靠临床检测手段，主要是体格检查、临床检验、影像学检查等，主要目的是做出正确的疾病诊断。

（4）指导思想不同。健康体检指导思想是"治未病""健康促进""预防为主"；诊疗性体检指导思想是"救死扶伤""治病救人"。

（5）服务对象不同。健康体检的服务对象是主动防病查体的"健康人"；诊疗性体检服务对象是因疾病或伤痛而就医的"患者"。

（6）围绕中心不同。健康体检是以"健康"为中心的体检过程；诊疗性体检是以"疾病"为中心的体检过程。

（7）体检项目不同。健康体检的项目与诊疗体检项目有所区别。例如，国家有关部门颁布的《学生健康标准》《中国成年人体质测定标准》是我们评定体质的标准；心理健康体检与中医体质辨识属于健康体检的常规项目，这些项目在诊疗性体检中还未列入必检项目。

（8）体检场地不同。健康体检机构具有独立空间，实行医检分离，甚至设计男女不同性别体检线；而诊疗性体检依托临床辅助检查科室，完成全项检查多需与患者交叉，增加了感染机会。

（9）体检结果不同。健康体检的结果是健康评估报告，并提出健康管理方案，通过健康管理来促进健康、预防疾病；而诊疗性体检的结果是疾病诊断，为临床诊疗提供依据，通过临床治疗来消除病痛和症状。

二、健康体检的应用

健康体检主要有以下几方面的应用：

① 对战士、学生、企事业单位职工和社会人群定期进行健康体检，可以早发现和早诊断职业病、多发病、地方病、传染病，为早发现、早预防、早治疗提供科学依据，从而达到有病早治，无病早防的目的。

② 招工、招干、招生、征兵体检，是及时发现就业、入伍、升学医学禁忌证的一项必不可缺的重要工作，是保障新工、新兵、新生体格素质，培养合格人才的重要手段。

③ 开展婚前健康体检，在婚前发现配偶双方中的性病、传染病、遗传病或其他暂缓或宜终身放弃结婚的疾病，是保证婚后家庭幸福、婚姻美满，减少和预防后代遗传病的发生，提高人口素质的重要手段。

④ 对入境、出国、食品和公共场所从业人员进行健康体检，及时发现他们中的传染病，是控制传染源、切断传染途径的重要措施，从而使社会人群免受传染，也能保证受检者的健康。

⑤ 对职工工伤和职业病进行诊断和劳动力鉴定，体现了国家和企事业单位对职工因工致残的关心，同时也是抚恤伤病人员的医学依据，关系到因公致伤残者的切身利益。因此，做好对职工工伤和职业病致残程度鉴定，使其献身有心、致残有靠，对稳定社会安定团结、调动广大职工的劳动积极性更具积极意义。

⑥ 通过普通人群健康体检，可了解一个单位或一个地区人群健康状况及各种疾病的发生情况，是衡量人群健康水平和卫生保健措施的主要指标，是制定防治措施和卫生政策的重要依据。

⑦ 健康体检是一种重要的医学科研方法，可以发现许多疾病的发病及流行规律，有助于开展流行病学调查。

⑧ 健康体检获得的大量体检数据，为国家制定体检标准提供依据，为环境学、医学人口学、社会学等学科提供人群健康数据。

三、健康体检的机构设置

健康体检机构按机构类别可分为二级、三级医院内设立的健康体检科；一级医院门诊内部设立健康体检部门；独立的专业化体检机构。

医院附设体检中心的优点是：检出疾病可立即安排进一步专业检查与确诊，甚至及时住院治疗，缺点是医护人员大部分是医院其他科室人员兼职，并不固定，检查仪器、设备与临床患者难以完全分开，部分检查区域与患者共用。现在大多数大型医院都已建立独立的健康体检中心，拥有专职体检人员，配备体检专用检查仪器及设备，实现医检分离。

独立的专业化体检机构是指单独设立的专门从事健康体检的相关机构，在服务与规模上具有优势。

（一）健康体检的机构场所要求

① 独立的体检空间和受检者通道，建筑总面积不小于 600 m²，独立的检查室使用面积不小于 6 m²，配有洗手池。特殊科室符合相关规定，专用通道宽度不小于 2 ~ 2.5 m；② 场所设置体现"一站式"服务流程，并设候检区、体检区、就餐区和健康教育区，要求区域布局、环境整洁、通风良好、流程合理；③ 保证采血室光线充足，应在采血前后做好通风和物体表面的消毒清洁，环境卫生达到相关规定的要求；④ 严格按照相关规定配备污水、污物、医疗垃圾处理以及急救设施。

（二）健康体检的诊疗科目要求

① 健康体检中心应根据原卫生部《健康体检基本项目目录》，制定本单位《健康体检项目目录》，并向有关部门备案；② 制定体检项目时需根据本机构专业技术条件和医疗服务水平制定《健康体检项目目录》，确保医疗服务的安全；③ 超声诊断、医学检验科、心电图诊断所含项目应当满足原卫生部《健康体检基本项目目录》的要求。

（三）健康体检机构的人员要求

（1）医师。① 从事健康体检的医师应具有《医师执业证书》，按照《医师执业证书》注册的执业类别、执业范围、执业地点执业，参加执业医师定期考核，并考核合格；② 每个体检专业科室至少配备 1 名相对固定的中级以上专业技术职务任职资格的执业医师从事健康体检工作；③ 从事放射科检查的医师应持有《放射工作人员证》；从事彩色多普勒超声诊断的医师应持有《大型医用设备上岗证》；④ 至少配备 2 名外科或内科副主任医师及以上专业技术职务任职资格的执业医师，并经过卫生行政部门指定的机构培训考核合格，取得"健康体检主检医师证书"，健康体检主检医师取得证书后需每 2 年培训 1 次。

（2）护士。① 从事健康体检的护士应当具有《护士执业证书》，按照《护士执业证书》注册的执业地点执业，并按规定定期参加护士注册和继续医学教育；② 至少有 10 名注册护士。

（3）其他卫生技术人员。① 从事健康体检的医技人员应当具有专业技术职务任职资格及相关岗位的任职资格，按规定必须持有相关上岗合格证的岗位，必须持证上岗；

② 从事艾滋病检测筛查的检验技师应持有《艾滋病检测培训合格证》；③ 具有能够满足健康体检需要的其他卫生技术人员。

（四）健康体检的机构设备要求

（1）健康体检基本设备。各科检查设施包括：检查床、血压计、听诊器、身高体重机、叩诊锤、心电图机、超声检查仪等，医用诊断 X 射线机，检验科相关检验设备，一次性医疗用品、急救设备、紫外线灯、安全个人防护设备等。

（2）健康体检需要的其他设备。打印机、传真机、计算机等办公设备以及根据健康体检需要配备的其他相关设备及信息网络相关设备。

（3）健康体检需要强制检定的设备。身高体重机、血压计、心电图机、超声检查仪、医用诊断 X 射线机等设备。

四、健康体检项目

（一）基本项目

体检基本项目主要有：

（1）一般情况。主要检查体重、身高、臀围、腹围、胸围等，对照《中国成年人体质测定标准》，使用形态发育评估、营养、健康问卷等。

（2）内科。主要检查血压、心肺听诊、腹部触诊、神经反射等项目。

（3）外科。主要检查皮肤、淋巴结、脊柱四肢、肛门、疝气等。

（4）眼科。检查视力、辨色、眼底，使用裂隙灯显微镜，判断有无眼疾。

（5）耳鼻咽喉科。检查听力、耳疾及鼻咽部的疾病。

（6）口腔科。包括口腔疾患和牙齿的检查。

（7）妇科。已婚女性的检查项目，根据需要行分泌物涂片、宫颈刮片、TCT（液基薄层细胞检测）等检查。

（8）放射科。进行胸部 X 线片。

（9）检验科。包括血、尿、便三大常规，血生化（包括血糖、血脂、蛋白、肝功能、肾功能等）等检查。

（10）心理体检（SCL-90）。

（11）中医体质辨识（中医体质量表）。

（12）辅诊检查科室。包括心电图、乳腺红外线、B 超（肝、胆、胰、脾、肾、子宫、附件、甲状腺、颈动脉、心脏、前列腺）、TCD（经颅多普勒超声检查，判断脑血管的血流情况）、骨密度等项检查。

（二）特色检查项目

内分泌学检测、肿瘤标志物、糖尿病相关检查、血液流变学检查、24 小时动态心电图检查（Holter）、24 小时动态血压、脑功能检查、肺功能检查、风湿免疫全套检查、核素显像（ECT）、微量元素检查、体能测试检查、CT、MRI、PET-CT、双源 CT、胶囊胃镜、胃肠镜、乳腺钼靶等。

（三）女性检查项目

一般妇科检查包括腹部、外阴、阴道、宫颈、子宫、盆腔、双附件触诊等。排除妇科常见的阴道炎、宫颈炎及妇科肿瘤等疾病。

（1）宫颈脱落细胞学检查。包括外阴、阴道、宫颈细胞学检查，对早期宫颈癌的发现很有帮助。

（2）妇科超声检查。了解子宫、附件有无肿瘤、囊肿等疾病。

（3）性激素检查。常用的性激素检查即性激素6项，包括雌二醇（E2）、孕酮（P）、睾酮（T）、黄体生成激素（LH）、卵泡生成激素（FSH）、催乳激素（PRL）。通过测定性激素水平来了解女性内分泌功能和诊断与内分泌失调相关的疾病。

（4）人乳头瘤病毒（HPV）检测。了解HPV感染情况。

（5）乳房检查。乳房形态与轮廓、乳房皮肤、乳头、乳晕的视诊检查；局部皮肤温度、肿块触诊及乳房挤压等触诊检查；乳腺红外线检查，用于乳腺增生、乳腺肿块等初步筛查；乳腺X线钼靶摄片，用于乳腺癌的筛查；乳腺超声检查，了解乳腺肿块及区域淋巴结情况。

五、健康体检流程

健康体检是否顺利实施，首先要设置合理的健康体检流程（health examination process）。健康体检在短时间内人员相对集中，所以统一、规范的流程设置显得十分重要。其各环节的连贯、畅通，直接影响体检秩序和体检质量。以下为健康体检常规流程图（图3-1）。

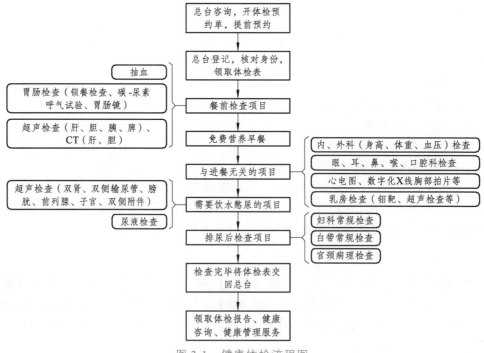

图 3-1 健康体检流程图

六、健康体检报告

体检报告主要分为个人体检报告和团检分析报告两类。体检报告的书写形式主要分为手工书写式的健康体检报告和电子版式的健康体检报告。现在大多数健康体检中心已采用电子版的健康体检报告形式。该形式是在实现了体检流程的信息化、网络化管理的基础上完成的，其优点在于简化流程，提高工作效率；减少人为差错，提高服务质量；便于统计、对比与信息共享。

（一）健康体检报告书写的指导原则

（1）规范化原则。原卫生部颁布的《健康体检管理暂行规定》中明确规定健康体检报告属于病案范畴，健康体检报告及其表格的设定、书写质量和签署审核都必须遵从临床医学的相关规定，按照原卫生部下发的《病历书写基本规范》和《电子病历基本规范（试行）》执行。

（2）指导性原则。受检者到医疗机构寻求健康体检服务是为了解决和改善健康问题，这就要求健康体检报告不仅具有真实、客观、完整、准确、规范的性质，还要深入浅出、通俗易懂，对受检者起到健康评价、健康指导与健康干预的作用。

（3）综合性原则。健康体检报告不是对各项检查的阳性结果的汇总罗列，应把受检者作为一个统一的有机整体，对其检查出的各项异常进行综合分析，结合既往病史和体检资料，从而得出准确判断和正确评价。

（4）共享性原则。随着信息化技术和管理的发展，医疗资源的共享成为可能。健康体检报告逐步实现标准化，为体检机构之间、体检机构与医疗机构之间的信息共享打下良好的基础。

（二）健康体检报告的解读

体检出来的各种检验数值指标，有些可直接判断，有些则需全面考虑、综合分析，生化指标的参考值也会因为检验设备的不同有所差别。当某些数据高于或低于参考值时，有时有确诊价值，有时可能只是一个讯号，还需要其他检查结果来综合分析。解读体检报告，应遵循以下原则。

（1）单个系统的关联。体检报告中反映出某个特定指标异常时，我们不能凭这一个指标就确定是否患病，要寻找相关联的其他指标来综合评判。如血糖值的升高，只有一次的高值不能判定为糖尿病，这时要看历年体检的血糖水平、尿糖是否为阳性等，甚至可以通过调查问卷及访谈了解既往病史、家族史来支持诊断。

（2）相关系统的关联。体检中发现的疾病，只有很少一部分是单个独立的，有很大部分与其他相关器官或系统有关联，因此我们在解读体检结果时，一定要把所有的异常和正常值的指标联系起来，全面分析。例如：一位历年体检都发现血糖高的人，除了要观察血糖的动态变化外，还要关注肾、周围血管的一些病理变化，以判断高血糖是否对这些器官造成损害，同时，也要关注血脂、血压等与之密切相关的情况。

（3）把握纵横两条线。解读体检不仅要结合其他体检结果横向地综合分析，更需做纵向的随访，用时间来检验诊断。纵向就是要将历年的体检数据、指标进行连贯对比，综合分析，通过对比直观地了解此次健康检查与往年相比有哪些不同、有哪些新异常。即使都在正常范围内，对比几年的数据，可以对身体指标有一个连续、动态的观察，密切追踪，全面了解体检者的健康状况，寻找出可能的致病危险因素和疾病发展趋势，预知未来患某种疾病的概率。

那么，解读体检报告的时候应注意以下几方面的问题。

（1）一次阳性结果不轻易下诊断。健康体检是针对多数人群的初筛，有些指标敏感性高，本身就处于动态水平上，检测到的数值只代表某一刻的水平，很可能受其他因素的影响。所以仅凭报告单中的某几个数据和阳性体征是不能够直接下结论的，需要重复检测，或辅以其他指标、其他检测，"点""面"结合，综合分析，共同诊断。

（2）一个结果多种考虑。一个阳性结果往往代表多种可能，比如肝功能检查中的谷丙转氨酶（ALT）升高，可能是肝炎，也可能是体检期间服用了某些对肝脏有损害的药物引起的药物性肝损害，还有可能是脂肪肝引起的 ALT 升高以及熬夜、过度疲劳等多种情况。这些必须向受检者说明，并嘱其进一步随访、观察、检查。

（3）注意体检细节不误读。有些体检结果经常受体检流程和体检环境的影响而出现假阳性结果，单看体检报告必然引起误解。比如：血压在餐前、餐后就会有不同变化，有人在爬楼梯后立即量血压，这时会出现血压高。还有前列腺特异抗原（TPSA）对早期没有症状的前列腺癌的诊断有意义，但如果做了直肠指检及前列腺按摩后抽血做了这项检查，就很可能出现升高的假象，给体检者造成不必要的紧张。

（4）解读体检报告要透彻。在分析报告时，医生从不良生活方式、疾病史和遗传史入手，沿时间纵向分析，同时根据体检中采集的生理数据横向分析，最终找出危害因素间的相互关系，确定主次，给受检者以完整的思路，而非孤立地看待某一异常数据，使受检者既知晓目前健康问题可能产生的危害，又明确如何纠正不健康的生活行为。

扩展案例 3-1

第二节　　健康信息

Sangel & Wolf（1996）认为健康信息的范围是：有计划推广的健康促进或预防性健康行为的知识、特殊的疾病或慢性病所需的治疗与服务、医疗救护提供者的硬件设施与各科医学资料及健康保健的相关资料。因此，从广义角度来看，健康信息即是与健康有关的所有健康或疾病知识、健康数据、健康消息、事实与资料。

健康信息系统（Health Information System，HIS）是指利用集健康档案建立、健康评估、健康促进等于一体的综合信息平台，对个人或人群的健康危险因素进行全面管理的过程。健康信息系统具有集成化信息管理、自动化健康信息采集、健康信息系统集成以及医疗服务、医疗保障、健康管理等健康信息资源共享等功能。

一、健康信息来源

由于人的健康和疾病问题一般是在接受相关卫生服务（如保健、预防、医疗、康复等）过程中被发现和被记录，所以健康管理相关信息主要来源于各类卫生服务记录。常见的有卫生服务过程中的各种服务记录、专题健康或疾病调查记录、定期或不定期的健康体检记录。

卫生服务记录的主要载体是卫生服务记录表单。卫生服务记录表单是卫生管理部门依据国家法律法规、卫生制度和技术规范的要求，用于记录服务对象的有关基本信息、健康信息以及卫生服务操作过程与结果信息的医学技术文档，具有医学效力和法律效力。

与健康管理相关的卫生服务记录表单主要有以下六个部分：

（1）基本信息。个人基本情况登记表。

（2）儿童保健。① 出生医学登记：出生医学证明；② 新生儿疾病筛查：新生儿疾病筛查记录表；③ 儿童健康体检：0~6岁儿童健康体检记录表；④ 体弱儿童管理：体弱儿童管理记录表。

（3）妇女保健。① 婚前保健服务：婚前医学检查表、婚前医学检查证明；② 计划生育技术服务：计划生育技术服务表；③ 妇女病普查：妇女健康检查表；④ 孕产期保健与高危管理：产前检查记录表、分娩记录表、产后访视记录表、产后42天检查记录表、孕产妇高危管理记录表；⑤ 产前筛查与诊断：产前筛查与诊断记录表；⑥ 出生缺陷监测：医疗机构出生缺陷儿登记卡。

（4）疾病控制。① 预防接种记录：个人预防接种记录表；② 传染病记录：传染病报告卡；③ 艾滋病防治：艾滋病防治记录表；④ 结核病防治：结核病患者登记管理记录表；⑤ 慢性丝虫病管理：慢性丝虫病患者随访记录表；⑥ 血吸虫病管理：血吸虫病患者管理记录表；⑦ 职业性健康监护：职业健康检查表。⑧ 职业病记录：职业病报告卡、尘肺病报告卡、职业性放射性疾病报告卡；⑨ 行为危险因素记录：行为危险因素监测记录表；⑩ 伤害监测记录：伤害监测报告卡；⑪ 中毒记录：农业中毒报告卡；⑫ 死亡医学登记：居民死亡医学证明书。

（5）疾病管理。① 糖尿病病例管理：糖尿病患者随访表；② 肿瘤病病例管理：肿瘤报告与随访表；③ 高血压病例管理：高血压患者随访表；④ 精神分裂症病例管理：精神分裂症患者年检表、随访表；⑤ 老年人健康管理：老年人健康管理随访表。

（6）医疗服务。① 成人健康体检：成人健康检查表；② 门诊诊疗记录：门诊病历；③ 住院诊疗记录：住院病历；④ 住院病案记录：住院病案首页。

二、健康信息采集

健康信息采集是指根据特定的目的和要求将分散在不同时空的有关信息采掘和积聚起来的过程，它是健康信息资源能够得以充分开发和利用的基础。

（一）健康信息采集范围

采集的信息为特定的目标服务，卫生信息采集也是有范围和时效性的，卫生信息采集的范围一般有 3 种类型，即内容、时间和地域范围。

（1）内容范围。内容范围是指在信息的内容上，根据与信息采集目标和需求具有一定相关性的特征所确定的范围，一般分本体内容的范围和环境内容的范围。本体内容范围是由与事件本身具有相关性的内容组成的范围；环境内容范围是由处于事件周边，又与事件相关的内容组成的范围。

（2）时间范围。时间范围是指在信息发生的时间上，根据与信息采集目标及需求具有一定相关性的特征所确定的范围。这是由信息的时效性决定的。

（3）地域范围。地域范围是指在信息发生的地点上，根据与信息采集目标与需求具有一定相关性的特征所确定的范围。这是由信息的地域分布特征和信息采集的相关性要求所决定的。

（二）健康信息采集途径

信息采集途径是指获取健康信息的渠道。不同的信息用户，经常利用不同的信息采集途径；不同类型的信息，其获取渠道也有所不同。

1. 内部途径

从卫生领域内部信息流来看，主要通过管理部门、专业部门、内部信息网络等内部信息采集途径获取。

卫生部门管理层主要包括卫生工作的行政管理、业务管理、财务管理、人事管理、物资管理等。从这些部门可以收集到组织管理各环节的现状信息，它们主要是各种统计资料、财务报告和文件，这些信息不仅是决策、组织、控制、监督的前提，而且通常要用适当的方式向上级机关报告，为上级计划部门和管理部门制订计划提供充分的依据。这一途径纵横交错，上下贯通，对信息采集来说十分便利。

内部专业部门包括各有关科室、图书馆、信息中心等。信息来源主要是疾病监测数据、个人健康保健、病案、调查报告、卫生服务、学位论文等各种内部资料以及公开出版的专业书籍、检索工具和杂志等。由于卫生医疗与事业单位的主要任务是为社会提供卫生公共服务，这些内部资料对于制定卫生政策、做好卫生服务管理至关重要，同时也是科学研究所利用的重要数据。通过专业图书与杂志则可以获取大量的外部信息。

随着信息化技术的发展，各卫生组织开始建立起自己的信息系统，并且通过通信线路与各部门联系起来，形成单位或本系统内部信息网络。传统的单位内部信息网都是以局域网（Local Area Network，LAN）技术为基础的，通过内部局域网，可以做到本单位的各部门信息共享，根据不同用户的权限对信息加以采集和利用。今后的发展方向是在单位或整个系统内部建立可以跨平台交换信息的综合性信息网络，将各自独立的信息系统在更大的范围内形成有机统一的网络体系。

2. 外部途径

外部途径是指本单位或部门以外的各种信息来源，主要包括以下几种方式。

（1）文献部门。文献部门是传统的外部途径，通过它可以进一步获得公开出版物，如图书、专业杂志、文摘、年鉴、索引、目录、统计资料等。一些大学或研究机构内部的图书馆一般会有限制性地对外开放，这也是获取专业文献的重要途径。

（2）外部信息网络。国际互联网（Internet）是世界上最大的计算机网络，互联网上拥有不计其数的网络资源，用户可以从互联网上获得所需要的信息，包括国内外一些大型科技数据库的有偿服务。目前世界上已有150多个国家和地区联网，链接的大型主机有几百万台。在我国已有中国科技网（CSTNet）、中国教育网（CERNet）、中国公用计算机互联网（ChinaNet）和金桥信息网（ChinaGBNet）四大骨干网联入国际互联网，为我们提供各种信息服务。

（3）社团组织及学术会议。通过协会、学会等专业和行业团体，可以收集到本行业、本系统的内部通讯、专业简报、学会论文集等非公开出版物。通过学术会议可以在第一时间了解本专业的最新动态和科学研究的新进展。

（4）政府部门。政府部门掌握着丰富的信息资源，其直属的卫生信息中心汇集了全国各地的卫生统计报表，掌握着用于宏观管理的各种数据，该机构发布的法规和政策性文件都是重要的信息来源。

（5）大众传播媒介。通过电视、广播、杂志、报纸等可以得到各种内容的信息，其特点是报道速度快、涉及内容广。但由于它们都是面向大众的，故一般来说缺乏针对性，也比较肤浅，需要进一步分析后加以利用。

（6）个人交往。主要指与专家、教授、顾问及有关人员进行座谈和交流获得各种有用的信息。

（7）健康管理服务对象。从服务对象那里可以获得大量的卫生需求信息和反馈信息，这对于提高卫生服务水平、改进服务质量来说是不可忽视的信息来源。

（三）健康信息采集方法

通常可以采用常规和非常规两种采集方法获得。

（1）常规数据采集方法。通过与医疗保健对象进行接触，由卫生医疗单位负责收集数据，可以在卫生单位内进行或通过巡诊、社区、人口登记等方式实现。它是最常用的一种信息采集方法，数据由卫生医疗机构内的工作人员在完成日常卫生医疗保健工作时进行记录，包括保健对象管理、卫生医疗服务、卫生保健管理、监控资源使用、疾病监测等。包括我国在内的许多发展中国家，由于卫生信息系统不够完善，依靠这种方式所收集到的数据质量一般不高。可以通过一定数量的卫生医疗机构（一般是大医院）工作人员接受专门训练和监督，收集和报告较为复杂的疾病信息来提高数据质量。社区数据收集则是以人群为基础，把医疗服务扩展到家庭。

常规卫生医疗单位收集的数据除质量不高外，还有一个缺点——它们属于不同项目信息收集系统，如保健、医疗、疾病控制、妇幼卫生、扩大免疫规划等都建立了各自的信息系统。随着信息化建设的发展，各种卫生信息标准的制定，不同卫生领域的集约化信息系统模型和框架的建立，数据的收集将变得更为系统化，并能够获得更完整可靠的数据。

（2）非常规数据采集方法。为某种特殊目的采用试验或调查的方法获得数据，它既可以是前瞻性的，也可以是回顾性的。调查是指在自然暴露状态下对某些现象进行的观察，如观察疾病的发生及发展过程，即疾病在人群中是如何发生的，表现出什么特点和规律。调查可以采用普查或抽样调查方式。普查的规模和范围较大，必须有上级行政部门强有力的支持，如我国开展的人口普查。实际中用得较多的是抽样调查，各种抽样技术的具体运用可以参考有关统计学书籍。

调查采用的工具一般是问卷或测量。数据质量的关键是调查表的设计和抽样框的选择。调查中的调查项目要安排合理，提问语言尽可能通俗易懂，并依照一定逻辑关系和顺序列成表格，调查表的填写应力求清楚、简便，多用简单符号（如√、O）、数字，尽量少用文字回答。抽样框可以是地区的名单、医生或医院的名单、邮编号、住宅门牌号、电话号码等。另外还有典型调查，即个别访谈不用调查表，需要录音和对内容编码，也可以通过名义小组讨论的方式进行。

常规和非常规两种数据采集方法互为补充，如在免疫接种和扩大免疫规划领域，常规报告可以提供有关发放疫苗数量的数据，一次扩大免疫项目的抽样调查可以获得以人群为基础的覆盖率信息，而相关的医疗单位则可以提供有关社区接种效果的数据。

（四）健康信息采集方式

健康管理相关信息主要来源于各类卫生服务记录，这些记录按照规定长期填写积累，可以充分利用。当需要解决某些专门问题时，经常的记录和报表往往不能提供足够数量的信息，因此需要通过专题调查来获取资料。专题调查的形式可分为访谈法、实地观察法及问卷法。

（1）访谈法。这是以谈话为主要方式来了解某人、某事、某种行为或态度的一种调查方法，即访问者通过走家访户、信件、现代通信工具直接与被调查者进行口头交谈，从而获得信息的方式。可以是访谈者单独访问被调查者，也可以对多个调查对象进行访谈。

（2）实地观察法。这是由调查员到现场对观察对象进行直接观察、测量、检查或计数而取得资料的方法。实地观察法主要是观察者单方面进行观察活动，被观察者不管是人还是物，都是被动处于观察者的视野中，如调查员在现场进行体检、收集标本。本法取得的资料较为真实可靠，但所需人力、物力、财力较多。实际调查中，访谈法与实地观察法常结合使用，互相补充。

（3）问卷法。这是调查者运用事先设计好的问卷向被调查者了解情况或征询意见，是一种书面调查方法。调查问卷简称问卷，实际上就是一种调查表格。问卷调查主要用于了解研究对象的基本情况、人们的行为方式、人们对某些事件的态度以及其他辅助性情况。

健康信息采集应遵循系统性、针对性、计划性、完整性、及时性及真实性的原则。

三、数据库的建立

数据库（database）是按照数据结构来组织、存储和管理数据的仓库。20世纪90年代以后，数据管理不再仅仅是存储和管理数据，而转变成用户所需要的各种数据管理的方式。数据库有很多种类型，从最简单的存储（有各种数据的表格）到能够进行海量数据存储的大型数据库系统都在各个方面得到了广泛的应用。

当用户需要利用关系数据库管理系统管理一个数据时，首先要建立关系数据模型，进而按照关系规范化的要求建立起每一个关系，即每一个数据库文件。医学研究的原始数据常列成类似于表 3-1 的二维结构。表中的首行给出了表的结构，又称为记录结构，以后每一行为一条记录，每条记录对应一个记录号，它是该记录在表中的位置序号，即第一条记录的记录号为 1，第二条记录的记录号为 2，依此类推。表中的每一列为一个变量（又称属性），每个字段的名称在表的顶行列出，依此为编号、儿童姓名、母亲文化、出生日期、出生身高、免疫时间和阳性反应结果。表 3-1 记录的原始数据是一个由 128 例观察单位和 8 个变量组成的数据库。

表 3-1 128 名儿童接种乙肝疫苗情况记录

编号	儿童姓名	母亲文化	出生日期	出生体重（kg）	出生身高（cm）	免疫时间	阳性反应结果
1	王×涵	本科	2020.06.03	2.80	40.00	2020.12.03	阴性
2	沈×轩	高中	2019.12.15	2.70	44.00	2020.06.16	阳性
3	陈×冰	硕士	2020.04.21	3.00	46.21	2020.10.19	阴性
4	何×莹	大专	2020.11.07	3.35	47.12	2021.05.05	阳性
...	...	...	...	...	...	...	...
128	张×韫	博士	2021.05.02	3.30	48.50	2021.11.04	阳性

原始数据中，变量分为标识变量和分析变量两种。标识变量主要用于数据管理，包括数据的核对与增删等，是研究记录中不可缺少的内容，如表 3-1 中的编号和儿童姓名即为标识变量，其他均为分析变量。

分析变量又被分为反应变量和解释变量。反应变量是表示试验效果或观察效果大小的变量或指标。解释变量又称为分组变量、分类变量、指示变量、协变量等。例如表 3-1 中，如果进行乙肝疫苗接种效果的评估，反应变量为阳性反应结果，其他变量为解释变量。

在进行数据分析前，原始数据需录入计算机，录入的文件类型大致有：数据库文件，如 dBASE、FoxBASE、Lotus、EPIinfo 等；Excel 文件；文本文件，如 Word 文件、WPS 文件等；统计应用的相应软件，如 SPSS 数据库文件、SAS 数据文件、STATA 数据文件等。上述文件类型大多数都可以相互转换。

录入数据时，应遵循便于录入、便于核查、便于分析的原则。

四、信息更新与整理

（一）数据核查

数据录入后，首先必须对录入的数据进行核查。核查数据的准确性分两步进行，第一步是运行统计软件的基本统计量过程，列出每个变量的最小值和最大值，如果某变量的最小值或最大值不符合逻辑，说明数据有误。例如，如果年龄的最大值为 500 时，一定有误，利用统计软件的查找功能可找到该数据。第二步是数据核对，将原始数据与录入的数据一一核对，更正错误，有时为了慎重起见，采用双份录入方式，然后用程序一一比较，不一致一定是数据录入错误。

（二）信息整理

信息的整理就是将所获取的信息资料分门别类地加以归纳，变成能说明事物的过程或整体。资料的整理一般分为三步：

（1）根据信息资料的内容、性质或特征进行分类。将相同或相近的资料合为一类，将相异的资料区别开来。

（2）进行资料汇编。汇编就是按照研究的目的和要求，对分类后的资料进行汇总和编辑，使之成为能反映研究对象客观情况的完整、系统、简明、集中的材料。汇编有三项工作要做：① 审核资料是否准确、真实和全面，不准确的予以核实准确，不真实的予以淘汰，不全面的补全找齐；② 根据研究目的要求和研究对象客观情况，确定合理的逻辑结构，对资料进行初次加工；③ 汇编好的资料要层次分明、井井有条，能系统完整地反映研究对象的全貌。还要用简短明了的文字说明研究对象的客观情况，并注明资料来源和出处。

（3）进行资料分析。运用科学的分析方法对所占有的信息资料进行分析，研究特定课题的现象、过程及内外各种联系，找出规律性的东西，构成理论框架。

（三）信息更新

健康管理过程具有连续性，健康管理信息需要不断进行更新。由于人的主要健康和疾病问题一般是在接受相关卫生服务（如保健、预防、医疗、康复等）过程中被发现和被记录，所以健康管理相关信息主要来源于各类卫生服务记录。健康管理信息更新本质上就是将存于各类卫生服务记录中的有关健康信息加以累积并进行分析。

第三节　居民健康档案

居民健康档案是居民健康管理（健康保护、健康促进、疾病防治）过程的规范、科学记录。健康档案是以个人健康为核心，动态测量和收集生命全过程的各种健康相关信息，满足居民个人和健康管理需要建立的健康信息资源库；是社区顺利开展各项卫生保健工作，满足社区居民的预防、保健、健康教育、医疗、康复、生育指导等"六位一体"的卫生服务需求及提供有效、经济、连续、综合的基层卫生服务的重要保证。通过建立个人、家庭和社区健康档案，能够了解和掌握社区居民的健康状况和疾病构成，了解社区居民主要健康问题和卫生问题的流行病学特征，为筛选高危人群，开展疾病管理，采取针对性预防措施奠定基础。社区卫生服务中心需要建立完善的社区居民健康档案，并严格管理和有效利用，有针对性地开展系统的社区卫生服务。

在我国，一般将居民健康档案的内容分为三个部分，即个人健康档案、家庭健康档案、社区健康档案。

一、建立健康档案的基本要求

（1）资料的科学性。居民健康档案作为医学信息资料，应按照医学科学的通用规范进行记录。各种文字描述、图表制作、计量单位使用都要符合有关规定，做到准确无误，符合标准。实际工作中经常使用的健康问题名称，要符合疾病分类的标准，健康问题的描述符合医学规范。

（2）资料的真实性。健康档案是由各种原始资料组成的，这些原始资料应能真实地反映居民当时的健康状况，如实地记载居民的病情变化、治疗经过、康复状况等。在记录时，对于某些不太明确的情况，一定要通过调查获取真实的结果，绝不能想当然地加以描述。已经记录在案的资料，绝不能出于某种需要而任意改动。健康档案除了具有医学效力，还具有法律效力，这就需要保证资料的真实可靠。

（3）资料的连续性。以问题为导向的记录方式及其使用的一些表格与传统的以疾病为导向的记录方式有显著区别。以疾病为导向的记录方式是以患者某次患病为一个完整资料保存下来，对患者整个生命过程中的健康变化很难形成一个连续性的资料。而以问题为导向的记录方式是把居民的健康问题进行分类记录，每次患病的资料可以累加，从而保持了资料的连续性。而且通过病情流程表，可以把健康问题的动态变化记录下来。

（4）资料的完整性。居民健康档案在记录方式上虽然比较简洁，但记录的内容必须完整。这种完整性一是体现在各种资料必须齐全，一份完整的健康档案应该包括个人、家庭和社区三个部分；二是所记录的内容必须完整，如居民个人健康档案应包括患者的就医背景、病情变化、评价结果、处理计划等。

（5）资料的可用性。一份理想的健康档案应该查找方便、保管简便，能充分体现其使用价值，这就需要我们对健康档案的设计要科学、合理，记录格式要简洁、明了，文句描述要条理清晰，善于使用关键词、关键句。

二、健康档案的分类

（一）个人健康档案

个人健康档案是指一个人从出生到死亡的整个过程中，其健康状况的发展变化情况以及所接受的各项卫生服务记录的总和。

个人健康档案包括两部分内容：一是以问题为导向的健康问题记录；二是以预防为导向的记录。以问题为导向的健康问题记录通常包括患者的基础资料、个人生活行为习惯记录、健康问题描述、健康问题随访记录、转会诊记录等。以预防为导向的记录通常包括健康体检记录、预防接种等，通过预防服务的实施，达到早期发现病患及危险因素，并加以干预的目的。综合两方面要素，个人健康档案包括三类表格：居民基本情况表、健康体检表、服务记录表（接诊记录表、会诊与转诊记录表、计划免疫记录表、各种重点人群随访表）等。

1. 问题为导向的记录

以问题/患者为导向（Problem/Patient-oriented Medical Record，POMR）的记录方式，由 Weed 在 1969 年首先提出。1970 年，Bjom 添加了暂时性问题目录，1997 年 Grace 等又添加了家庭问题目录。由于用该记录方式所收集的资料具有简明、重点突出、条理清楚、便于统计和同行间交流等优点，在美国的家庭医疗中首先被采用，后在其他国家的全科/家庭医学住院医师培训项目中被广泛推广和使用。现在，世界各地的基层医疗和大医院的病历广泛使用 POMR 方式进行记录，在全科医疗中该记录方式不仅用于个人健康档案，也应用于家庭健康档案的记录。

个人基础资料、问题描述、健康问题随访记录、转会诊记录构成了以问题为导向记录方式的基本要素。

（1）基础资料。个人的基础资料包括：① 个人的人口学资料，如性别、年龄、职业、教育程度、种族、婚姻状况、家庭状况、社会经济状况及家庭重大事件；② 健康行为资料，如酗酒、吸烟、饮食习惯、运动、就医行为等；③ 临床资料，如患者的主诉、过去史、家族史、个人史（月经史、生育史、药物过敏史等）、各种检查及结果、心理精神评估资料等（见附表 1、附表 2）。

（2）健康问题描述（problem statements）。其又称为接诊记录，是 POMR 记录的核心部分，是每次服务对象就诊内容的详细资料记录，常采用 SOAP 的形式对就诊问题逐一进行描述。SOAP 记录形式中的四个字母分别代表不同的含义，具体如下：

S（subjective data）：代表服务对象主观资料。主观资料是由服务对象或其就医时的陪伴者提供的主诉、症状、患者的主观感受、家族史、疾病史和社会生活史等构成。健康管理者对以上情况的描述要求尽量贴近患者对问题的表述，避免将医疗者的看法加诸其中。

O（objective data）：代表客观资料。是健康管理者在诊疗过程中所观察到的患者的资料，包括体检所见、心理行为测量结果、实验室检查结果以及医生观察到的患者的行为、态度。

A（assessment）：代表对问题评估。是问题描述中的最重要的一部分。完整的评估应包括诊断、鉴别、问题的轻重程度及预后等。它不同于以往的以疾病为中心的诊断模式。健康问题可以是心理问题、生理问题、社会问题或未明确原因的症状和（或）主诉。

对于以上三个部分的内容不必逐条列项记录，可视具体情况、参照病历书写规范进行记录。

P（plan）：代表对问题的处理计划。处理计划是针对问题而提出的，体现以健康为中心、预防为导向以及生物—心理—社会医学模式的全方位考虑，而不仅限于开出药物处方。计划内容一般应包括诊断计划、治疗计划、对患者的各项健康指导等。

（3）健康问题随访记录表。这是对某一主要健康问题的进展情况进行跟踪的动态记录，多用于慢性病患者的病情记录。病情流程表的内容一般为事先设定好的，可包括症状、体征、辅助检查、用药、转诊原因等。

在实际工作中，通过使用流程表，健康管理者可方便地利用表中记录的资料，快速了解居民某个特定健康问题的进展，并对干预效果做出及时的评估；若对该表格记录资料定期进行小结，不仅可以达到以上目的，还有助于健康管理者自我学习和加强临床经验积累。例如：高血压患者随访服务记录。（见附表3）

（4）转会诊记录。全科医生在患者病情需要时，应及时地做出转诊或会诊决定。患者在转出之后，全科医生仍对其负有追踪和关注其医治情况的责任，一般情况下，全科医生除了接收和保存其他医生或照顾者转回来的患者资料外，还需要自己在患者的健康档案中写一份患者在社区外就医情况的小结。会诊记录填写主要会诊原因、会诊医生及其所在医院、会诊意见等（见附表4）。

双向转诊（转出）单中的患者基本信息应与个人一般情况表一致。初步诊断填写疾病名称的全称。转诊目的应具体、简练、明确。主要现病史、既往史、检查结果、已施处置等应简明扼要。双向转诊（转回）单中的治疗经过、进一步治疗方案及康复建议应对社区医生具有指导作用，是社区医生制订患者疾病恢复期治疗计划的重要依据（见附表5、附表6）。

2. 预防为导向的记录

全科医生常用的预防医学服务方法包括健康体检、预防接种、危险因素筛查及评价等，通过预防服务的实施，达到早期发现病患及危险因素，并加以干预的目的。

（1）健康体检。这是根据不同年龄、性别、职业，针对社区的主要健康问题和健康危险因素，为个人设计的终身性定期健康检查，因其具有很强的系统性、科学性和针对性，是各国全科医生日常诊疗工作中的重要内容。

实施健康体检，首先要为个体设计好健康检查计划，每个人都应有一个适应自己的健康方案，但是这个个体健康方案的设计应建立在明确社区诊断的基础上，也就是说我们可以通过社区诊断中获得的社区人群健康资料，设计出一个普遍适用于社区人群的通用方案。（见附表7。）

（2）预防接种。该项预防服务内容的记录，不仅适用于儿童，对老年人和特定的患者均适用，预防接种卡参见附表8。

（二）家庭健康档案

家庭健康档案是居民健康档案中的重要组成部分，其内容包括家庭的基本资料、家庭评估资料、家系图、家庭主要问题目录、问题描述、家庭各成员的个人健康记录和家庭生活周期健康维护记录。

家庭健康档案在各国建立和使用的形式不一，但以全科、家庭医学的专业特点为主，要求全科医生必须考虑患者家庭及其家庭中影响健康的各种因素，并充分利用家庭资源为患者服务。下面详细论述家庭健康档案的具体内容。

1. 家庭基本资料

包括家庭各成员的基本资料，如姓名、年龄、性别、职业、宗教信仰、教育程度、健康资料等，以及家庭类型、内在结构、居住环境等。

家庭基本资料收集的途径除了常见的询问患者以外，还有家庭医生通过家访和与患者及家庭长期的良好医患关系带来的对患者家庭的了解，这使得家庭医生所掌握的有关患者家庭的资料更真实、丰富、可靠。这些资料，可以用多种方式记录下来，如表格、病历、家系图等，以便供社区卫生服务团队中的其他成员共享。家庭基本资料通常放在家庭档案的最前面，记录表格范例见附表9、附表10、附表11。

2. 家系图

家系图是以绘图的方式来描述医疗史、家庭结构、家庭关系、家庭成员疾病间的遗传联系及家庭重要事件等，它可以使医生快速地掌握大量信息，评判家庭成员的健康状况，是掌握家庭功能、家庭生活周期以及家庭资源等资料的最好工具。

绘制家系图的目的是对家庭背景和潜在的健康问题做出一个实际的总结，所用的技术和符号应是医生认为在医疗中最方便、最有意义的。

绘制家系图时应遵循以下原则：① 标准的家系图应描述3代或3代以上的家人，包括夫妇双方家庭成员。② 绘制时可以从最年轻的一代开始，也可以从中间开始，一般是从家庭中首次就诊的患者这一代开始，向上下延伸。③ 绘制家系图时所使用的符号尽量简单，代表各种问题的符号应尽可能无须解释，标注信息尽量简明扼要，以便马上找出所需的信息。④ 代表每个人的符号旁边，应标记姓名、出生年月日、重大生活事件及其发生的时间、遗传病、慢性病等。⑤ 长辈在上、晚辈在下；同辈中，长者在左，幼者在右；夫妻中，男在左，女在右；同一代人应位于同一水平线上，符号大小应大小相等。⑥ 用虚线圈出同一处居住的成员。⑦ 家系图绘制可一次完成，也可在照顾患者的过程中逐渐完成。

3. 家庭主要问题目录及描述

主要记录家庭和家庭生活周期各阶段存在或发生的较为重大的心理、生理和社会问题及家庭功能评价结果等，对家庭问题的具体描述可依编号以POMR中SOAP的方式加以描述。

家庭问题的诊断需要征得服务对象的知情同意，家庭生活周期的划分对社区医生实施以家庭为单位的照顾有较大帮助。社区医生可根据家庭所处生活周期的不同阶段，对家庭提出保健指导建议，并可用表格记录家庭所在周期出现的健康问题以及干预的措施等。

4. 家庭成员的健康记录

在家庭健康档案中，每一个家庭成员应有一份自己的健康资料记录，主要内容同个人健康档案。

（三）社区健康档案

社区健康档案是记录居民健康状况和社区自身特征的资料库。较完整的社区健康档案一般包括社区基本资料、社区居民健康状况、社区卫生服务状况、社区卫生服务资源等内容。

1. 社区基本资料

（1）社区的自然环境状况。包括社区所处的地理位置、范围、水源、自然气候及环境状况、交通情况、卫生设施和卫生条件、宗教及传统习俗等。不同社区的自然状况间可能存在着很大区别，影响社区居民的危险因素也会有所不同，导致社区存在的卫生问题不同，社区健康档案中，这部分资料可以用社区地图的形式来表示。

（2）社区的经济和组织状况。包括社区居民的消费水平、人均收入，社区的各种组织机构尤其是与全科医疗服务相关的一些组织和机构，如居委会、街道办事处、健康促进会、志愿者协会等。了解社区的经济和组织状况对全科医生开展社区健康促进和进行慢性病管理等服务大有帮助。

（3）社区动员潜力。这是指社区内可被动员起来参与和支持社区居民健康服务活动的人力、物力和财力资源。通常这些资源要靠全科医生或相关人员来发现或开发。

2. 社区居民的健康状况

包括社区的人口学资料；社区居民健康问题的分布及严重程度；社区人群的患病率、发病率及疾病构成、病死率及残疾率；社区疾病谱及死因谱等；社区居民健康危险因素评估。

（1）社区人口学资料。包括社区的总人口数、职业、年龄性别构成、负担人口比例、文化构成、教育程度、婚姻构成、出生率、死亡率、平均寿命、人口自然增长率、种族特征等。此类资料的收集可用表格的形式来反映。

① 人口数量：是反映社区居民健康状况的重要指标，是社区卫生服务的规划及确定卫生政策的重要依据。国际上统计人口数量的方法有两种：一是实际制，只计调查时刻某地实际存在人数（包括临时在该地的人）；二是法定制，只计算某地的常住人口数。我国人口普查采用法定制，在非普查年，人口的计算取相邻两年年末（12月31日）人口平均值。全科医生可以在当地村委会、居民委员会或派出所获得本项资料。

② 人口构成：社区人口构成可以按年龄、性别、职业、文化等进行计算，其中最基本的是人口的性别年龄构成。两者可以结合起来，用人口金字塔表示（塔底为男女人口数或构成比，通常5岁为一组）。此外，负担人口数也是反映社区人口构成的一项指标。

（2）社区患病资料。包括社区人群的患病率、发病率、社区疾病谱等内容。

（3）社区死亡资料。常用的死亡指标有死亡率、社区死因谱、特殊人群死亡率、婴儿死亡率、社区死亡顺位等。全科医生可以根据具体情况统计以上资料。

（4）危险因素调查、评估与干预。通过问卷调查、个人健康档案资料的积累或其他形式收集社区人群中危险因素的情况，来分析该社区居民健康危险因素评估结果，提出该社区居民健康危险因素的干预手段与方法，主要目的是用客观数据来提示患者，激励其改变不健康的生活方式和行为习惯，提高社区居民的健康水平。

3. 社区卫生服务状况

① 一定时期内的患者就诊原因分类、常见健康问题的种类及构成、门诊量、门诊疾病种类及构成；转会诊病种及转至单位和科室、转会诊率、转会诊的适宜程度分析等；② 家庭病床数、家访原因、家庭访视人次、家庭问题分类及处理情况等；③ 住院情况统计，包括患病种类及构成、住院率、住院的时间等。

4. 社区卫生服务资源

社区的卫生服务资源包括社区的卫生服务机构和卫生人力资源状况两部分。社区卫生服务机构是指社区内现存的、直接或间接服务于社区居民的专业卫生机构。健康管理者掌握这些资料，有利于社区居民的协调性服务，也利于健康管理者向同行进行业务咨询，充分利用社区内资源。而社区卫生人力资源，则是指在社区中各类医务人员及卫生相关人员的数量、职称结构、年龄结构和专业结构等。以上资料可以用图或表来反映。

【思考题】

1. 健康体检与诊疗性体检主要区别是什么？
2. 健康体检的基本项目包括哪些？
3. 如何获取健康信息及其内容包括哪些？
4. 建立居民健康档案有哪些基本要求？

第四章

健康风险评估与干预

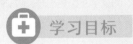 学习目标

掌握 健康危险因素的分类；健康风险评估的基本步骤；一般健康风险评估的方法；掌握健康风险评估的应用。

熟悉 健康危险因素概念和特点；疾病风险评估、生命质量及行为生活方式评估的方法；评估的方法；健康干预方案的设计内容；健康管理效果评价方法。

了解 健康干预方案的应用；常见的健康干预效果评价方案。

课程思政目标

树立健康理念，增强社会责任感，为健康中国建设培养实践技能型人才。

健康管理最核心和基础的内容是针对健康危险因素所开展的干预和管理活动，因此全面了解和掌握健康危险因素的相关知识、掌握健康危险因素的评价方法成为开展健康管理活动必备的知识基础和核心技能。

第一节 健康风险评估

一、健康相关危险因素

（一）健康危险因素的概念及特点

1. 健康危险因素的概念

健康危险因素（health risk factor）是指机体内外环境中存在的与疾病的发生、发展及预后有关的各种诱发因素，包括生物、心理、行为、经济和社会等因素。也就是说，因为健康危险因素的存在，所以疾病或死亡发生的可能性增加，或者使健康不良结果的发生概率增加。健康危险因素有些是先天存在的，有些是后天形成的；有些是自然的，有些是人为的；有些是稳定的，有些是变化的。尽管健康危险因素本身的性质以及对健康的作用千差万别，但是不同危险因素间有着一些共同的特点。

2. 健康危险因素的特点

（1）长潜伏期。人群长期、反复接触危险因素之后才能发生疾病，通常把在危险因素暴露与疾病发生之间存在的较长时间间隔称作潜伏期，潜伏期因人、因地而异，并且受到很多因素的影响。例如吸烟是肺癌的一个危险因素，肺癌患者吸烟史经常要长达数十年之后才发病；缺乏锻炼、高盐、高脂、高热量饮食，也需要长时间不断积累，最后才有可能引发心脑血管疾病。由于危险因素的潜伏期长，所以使危险因素与疾病之间的因果联系不易确定，给疾病预防工作带来一定的困难。但是正是由于潜伏期长，才给我们消除或减弱危险因素，阻断或延缓疾病的发生提供了时机。

（2）弱特异性。危险因素对健康的作用，往往是一种危险因素与多种疾病有联系，也可能是多种危险因素引起一种疾病。正是因为许多危险因素的广泛分布及混杂作用，所以在一定程度上危险因素具有弱特异性。例如吸烟是引起肺癌、支气管炎、心脑血管疾病和胃溃疡等多种疾病的危险因素；超重与冠心病、糖尿病有关，但冠心病、糖尿病的危险因素不止超重一个。不同因果关系网络模型，显示出危险因素与疾病发生之间有较弱的因果联系。正是由于危险因素与疾病之间具有弱特异性，加上存在个体差异，所以很容易引起人们对危险因素的忽视，也容易忽视或轻视其对健康的危害。

（3）联合作用。多种危险因素同时存在，可以明显增强致病危险性。这说明多种危险因素同时存在具有联合作用，特别是协同作用更为明显。而一因多果、多因一果、多因多果、因果关系链和因果关系网络模型，更是提示人们多种危险因素之间存在联合作用。例如高血脂是冠心病发病的诱发因素，加上高血压引起血管内膜损伤促使脂质在血管内膜沉积提高了冠心病的发病危险。正是由于协同作用，具有多个危险因素的个体，即使每个危险因素水平轻度增加，也比有一个高水平危险因素个体的发病概率要高，而这种情况很少引起人们的重视。

（4）广泛存在。危险因素广泛存在于人们的工作和生活环境中，存在于人们的日常活动之中，甚至伴随着个体的生存而存在。各因素紧密伴随、相互交织。其健康危害作用往往是潜在的、明显的、渐进的和长期的，这就增加了人们认识危险因素的困难程度。特别是不良行为生活方式已经形成习惯，要改变习惯势必会有一定的困难。因此，深入、持久、灵活、有效的危险因素干预策略将变得非常重要。

（二）健康危险因素的分类

对健康危险因素的分类可以有多种形式，如群体健康危险因素、个体健康危险因素；直接健康危险因素和间接健康危险因素等。即使引起人类疾病和死亡的危险因素包含了极其广泛的内涵，如生物因素、心理因素、行为因素、文化因素和社会因素等许多种类，但总的来说，主要包括以下几类。

1. 环境危险因素

环境是人类社会赖以生存和繁衍生息的重要条件。环境主要包括原生环境、次生环境和社会环境。环境质量的好坏对人类健康至关重要。自然和社会环境中的危险因素对人类健康也有重要影响。但由于人类对自然环境的过度改造，不仅严重地破坏了赖以生存的生态系统，而且导致大量的危险因素进入人们的生存环境，各种环境健康危险因素从来没有像今天这样对人类社会的整体生存带来严重的影响。

（1）自然环境危险因素：自然环境危险因素主要包括生物、物理和化学危险因素。其中理化污染是工业化、现代化带来的次生环境危险因素，其正成为严重的健康杀手。

① 生物性危险因素：自然环境中影响健康的生物性危险因素包括细菌、病毒、生物毒物等，是传染病、寄生虫病和自然疫源性疾病的直接病原。这些疾病原因大多清楚，具有明显的疾病"三间"分布特征。

② 物理性危险因素：自然环境中的物理性危险因素有噪声、振动、电离辐射、电磁辐射等。如长时间使用计算机或某些精密仪器，即使只有微量的电磁辐射，也会对人体健康造成威胁，而移动电话的普及和高频率的使用，也同样是健康危险因素。

③ 化学性危险因素：自然环境中的化学性危险因素有各种生产性毒物、粉尘、农药、交通工具排放的废气，以及排放到河流中造成生活用水污染的废水等。

（2）社会环境危险因素：社会环境对健康的影响，已经逐渐为人们所清醒地认识。随着人类现代化、网络化和信息化步伐的不断加快，社会环境因素对人类健康的影响越来越大。国家间、地区间和群体间的健康差距呈现出逐步加大的趋势。在贫困国家和地区，许多健康危险因素出现了一定的聚合之势。同时，由于贫困导致教育机会减少，从而在一定程度上又造成对其发展能力的剥夺，进一步导致社会地位的低下，导致精神上的压抑、社会隔离、就业困难及生存压力。这些健康危险因素相互叠加、互为因果，最终落入贫困影响健康的境地，反过来不健康又导致更贫困的恶性循环产生。

2. 心理、行为危险因素

行为危险因素是指由于自身行为和生活方式而产生的健康危险因素，亦称自创性危险因素。《2017 年世界卫生统计》报告公布：全球 70%死亡与慢性非传染性疾病有关，在死亡事件中，前四位死因为心血管疾病、癌症、慢性呼吸系统疾病和糖尿病。慢性病的发生与不健康的行为、生活方式密切相关。可见，预测慢性非传染性疾病，成为世界上大多数国家及我国大部分地区所面临的主要健康问题。

2018 年，世界卫生组织报道提出了烟草使用、缺乏运动、不健康饮食以及有害使用酒精等会增加患非传染性疾病的风险，但这些行为是可以改变的。早期世界卫生组织便明确指出，影响全球的十大健康危险因素是：营养不良、不安全性行为、高血压、吸烟、酗酒、不安全饮用水及不良卫生设施和卫生习惯、铁缺乏、室内烟尘污染、高胆固醇肥胖等，并提出控制非传染性疾病的一个重要方式就是将重点放在减少与这些疾病相关的危险因素方面。目前政府和其他利益相关方具备低成本解决方案，可以减少常见的可改变危险因素。因此，有必要加强对各种健康危险因素，尤其是心理、行为危险因素的研究与监测，制定针对健康危险因素的优先干预策略，加大健康教育和行为矫治，消灭自创性危险。

3. 生物遗传危险因素

影响健康的危险因素还有由于人类生物遗传因素造成的危险因素。随着分子生物学和遗传基因研究的进展，遗传特征、家族发病倾向、成熟老化和复合内因学说等都已经在分子生物学的最新成就中找到客观依据。例如，人们发现无论是传染病还是慢性病的发生都与遗传因素和环境因素的共同作用密切相关。

4. 医疗卫生服务中的危险因素

医疗卫生服务中影响健康的危险因素是指医疗卫生服务系统中存在的各种不利于保护并增进健康的因素。如医疗质量低、误诊漏诊和医院交叉感染等都是直接危害健康的因素。医疗卫生服务系统的布局、卫生保健网络的健全程度、人力的资格水平和卫生资源的配置合理程度等都是可能影响健康的因素。例如，医疗行为中开大处方、诱导过度和不必要的医疗消费、滥用抗生素和激素等。

二、健康风险评估

(一) 健康风险评估的概念、产生和发展

健康风险评估是人类对健康与疾病问题的深入认识的结果。主要原因是疾病谱的转变、慢性病病因学研究的进展、人们对预防保健要求的提高及对不断上涨的医疗费用的担心。

1. 健康风险评估的概念

健康风险评估（Heath Risk Assessment，HRA）就是根据个体或群体的健康风险因素与健康状况，来预测个人的寿命与其慢性病、常见病的发生率或死亡率。并通过数理模型，对可改变的危险因素做出定量调整，而重新估测人的寿命与发病率。健康

风险评估也称为健康危害评估，是一种分析方法或工具。其目的在于估计特定事件发生的可能性，而不在于做出明确的诊断，从而促进人们改变不良行为，减少危险因素，提高健康水平。健康危险评估也是将健康数据转变为与人的健康有关的信息，即健康信息的过程，用来辅助做决策或支持其他行动。健康信息包括人的身体、心理、社会适应能力的知识技术、观念和行为模式等，表达了人们对健康的判断、观点、态度。

2. 健康危险因素评价的产生与发展

（1）健康危险因素评价的产生。健康危险因素评价是从临床实践当中发展起来的一种技术，是根据慢性病患者危险因素的数量和严重程度，来预测患者疾病的发展和康复的可能性，以实现对慢性病的定量化的管理。首先提出这一技术的是 20 世纪 40 年代美国临床医师 Lewis C. Robbins，其受 Framingham 心脏研究启示提出这一技术并进行了研究。1970 年，Lewis C. Robbins 和另一位临床医师 Jack Hall 出版了《怎样从事未来医学》一书，该书系统论述了定量研究危险因素的原理和方法。1979 年，Jack Hall 和 Jack D. Zwener Hal 出版了《未来医学》一书，此书是对前一版的修订，特别更新了健康危险因素评价的基础——由生物统计学家 Harvy Geller 和健康保险学家 Mr Norman Gesner 根据各种危险因素与相应慢性病之间的密切程度和作用强度制订的 Celler-Gesner 危险分数转变表。

（2）健康危险因素评价的发展。随着计算机的发展，20 世纪 70 年代中后期，北卡罗那大学卫生服务研究中心和美国疾病预防控制中心先后编制了个体健康危险因素评价的计算程序。随后，适合于不同对象和目的的 HRA 计算机软件应运而生。HRA 计算机软件的出现，促进了健康危险因素评价的迅速发展，美国、加拿大首先将 HRA 用于健康教育及健康促进活动，日本、英国、澳大利亚等国家也开始将 HRA 引入国内。20 世纪 90 年代，美国 Framingham 心脏研究建立了冠心病绝对风险预测模型，自此开始了健康危险因素评价从死亡风险评估到发病风险评估的新历程。患病风险比死亡风险更能让人们理解危险因素的作用，这个认识对于有效地实施风险控制措施具有实际指导意义。但目前为止，疾病风险评估的疾病种类还十分有限。

20 世纪 80 年代初期，上海医科大学的龚幼龙将健康危险因素评价方法引入我国后，国内学者开始了这方面的教学与研究工作。20 世纪 90 年代以后，健康危险因素评价方法受到国内流行病学家和其他专家的更多关注和评议。21 世纪，随着健康管理产业在国内的兴起，一些健康管理公司引进了国外健康危险因素评价模型用于健康管理项目，在一定程度上推动了健康危险因素评价方法在国内的应用。

（二）健康风险评估的目的

健康风险评估的目的简单来说，是将健康数据转变为健康信息。作为健康促进的工具，健康风险评估可起到对个人的警示与引导作用；作为健康计划的工具，可提出改善的目标；作为效果评价的工具，可作为方案措施考核的尺度。健康风险评估的主要目的如下：

1. 识别健康危险因素和评估健康风险

健康风险评估的首要目的是帮助个体综合认识健康风险，对个体或群体的健康危险因素进行识别，对健康风险进行量化评估。在疾病发生、发展过程中，健康危险因素往往呈现多元化，并且相互影响，甚至产生联合作用。很多危险因素并不表现出病症，往往是一病多因，同时又一因多果，正确判断哪些因素是引起疾病的主要因素，对危险因素的有效干预和疾病预防控制至关重要。慢性病由多危险因素和遗传交互作用而发生，其发病过程隐秘、病程较长，持续的健康监测和科学的健康风险评估是疾病早期发现和早期干预的基础，也是疾病预防控制的有效手段。

2. 修正不健康的行为生活方式

健康风险评估通过个性化和量化的评估结果，使个体认识到自身某些行为和生活方式对健康的损害程度，有助于其正确认识其不良行为生活方式，在科学的指导下，主动修正不良生活方式，追求健康的生活方式，以达到预防和改善慢性病的目的。

3. 制定健康指导方案和个性化干预措施

通过健康风险评估，可以明确个人或群体的主要健康问题及其危险因素，并确定危险因素的属性，进而为个体制定健康指导方案和个性化干预措施。健康和疾病的逐步演变过程具有可干预性，尤其是慢性病、生活方式相关疾病和代谢疾病的可干预性更强，一级预防的效果更好。因此，科学的健康指导方案和个性化干预措施能够有效降低个体的发病风险，降低或延缓疾病的发生。

4. 干预措施及健康管理效果评价

健康风险评价可以用于干预措施、健康指导方案和整个健康管理的效果评价。健康管理是个连续不断的监测—评估—干预周期性过程，即在健康干措施实施一段时间后，需要评价其效果、调整计划和干预措施。实施健康管理和个性化干预措施以后，个体的健康状态和疾病风险可以通过健康风险评估得到再确认。有效的健康干预和健康管理可以改善健康状态、降低疾病风险、解决健康管理中出现的问题，也可通过健康风险评估方法寻找原因，从而进一步完善和修正健康指导计划和干预方案。

5. 健康管理人群分类及管理

在对群体进行健康管理时，为了使健康管理更加有效，针对性更强，通常要筛选高危人群进行分层管理。而健康管理可依据管理人群的不同特点做分类和分层管理，将管理人群根据健康危险因素的多少、疾病风险的高低和医疗卫生服务利用水平及医疗卫生费用等标准进行划分，对不同管理人群采取有针对性的健康管理、健康改善和健康干预措施。一般来说，健康危险因素多、健康风险和疾病风险高的群体或个体的健康管理成本和医疗卫生费用相对较高，基本医疗保障和基本公共卫生服务费用的增加可以有效降低疾病风险和医疗费用。

（三）健康风险评估的基本原理与技术

1. 个体化信息采集

个体化信息采集是进行健康风险评估的基础，是基于评价个人，以问卷方式搜集个人生活方式及健康危险因素信息，完成风险评估分析。问卷可由个人自行填报或由知情的亲属、医护人员等协助提供信息。不论通过何种方式获得的问卷，均应保证问卷的填写质量和真实性。另外，还要保证个体的隐私。一般而言，问卷内容主要组成包括：① 生理生化数据，如身高、体重、血压、血脂等；② 生活方式数据，如吸烟、膳食与运动习惯等；③ 个人或家族健康史；④ 其他危险因素，如精神压力；⑤ 态度和知识方面的信息。

2. 风险计算

风险计算是针对个人，对由于某一种或几种特定原因造成的死亡或患病风险给予定量的预测或评价。常见的健康风险评估以死亡为结果，现已扩展到以疾病为基础的危险性评价。因为后者能更有效地使个人理解危险因素的作用，并能更有效地实施控制措施和减少费用。健康风险评估在疾病危险性评价及预测方面一般应用两种方法。

早期的健康风险评估主要是单因素加权计算法，即以特定人群和特定疾病的患病率或死亡率作为评价指标，将单一因素与患病率或死亡率的关系以相对危险性来表示其强度，各相关因素相对危险性的加权分数即为患病或死亡的危险性。疾病风险可用相对危险度和绝对危险度表示。

相对危险度是暴露于某种健康危险因素人群患病率（或死亡率）与非暴露于该危险因素人群的患病率（或死亡率）之比，反映的是健康危险因素与疾病的关联强度及个体相对特定人群患病危险度的增减。

绝对危险度是暴露于某种健康危险因素人群患病率与非暴露于该危险因素人群的患病率之差，反映的是个体未来患病的可能性或概率。

从病因学的角度来说，建立在单一健康危险因素和患病率关系基础上的疾病危险性评价预测方法比较简单，偏倚相对容易控制，不需要很多指标和大量的数据分析，因而成为健康管理和风险评估早期采用的主要方法，现在仍然为一些健康管理项目所采用。但是，疾病尤其是慢性非传染性疾病往往是多种健康危害因素共同作用及环境与遗传交互作用的结果。因此，单一健康危险因素的危险性评价和疾病预测存在着很大的局限性。

后期发展起来的健康风险评估技术主要是多因素数理模型分析计算法，即采用数理统计、流行病学和病因学研究方法，对多种健康危险因素的疾病危险性进行评价和预测，建立患病或死亡危险性与各个健康危险因素之间关系的模型，得出某种疾病发病或死亡的危险性，更接近疾病发生和发展过程，涵盖了更多的疾病相关参数，对疾病的风险评估也更加准确。这种计算方法包括了多种健康危险因素，提高了评价的准确性。这种以数据为基础的模型在近几年有了很大的发展。这类方法比较经典和成功的例子是 Framingham 的冠心病预测模型，该方法将主要的冠心病危险因素作为参数列入模型指标体系，采用 logistic 回归分析危险因素与疾病的关联，建立危险评分标准、冠心病预测模型和评价工具，并在冠心病风险评估过程中应用，取得了令人满意的效果。

随着生物医学和生命科学的发展，人们对生命和疾病过程认识逐步深刻，计算机技术网格技术和网络技术的进步使与健康和疾病相关的海量数据的存储、分析、处理和共享成为可能。越来越多的前瞻性队列研究、Meta 分析方法和循证医学的研究方法被用于健康和疾病风险评估。多元数据处理技术和数据挖掘技术的不断成熟为健康风险和疾病风险评价提供了强有力的技术支持。

3. 评估报告

通过提供健康教育和（或）健康咨询服务，能够帮助个人改变一个或多个健康危险因素，进而降低患病或死亡的危险。健康风险评估的目的是对危害健康的不良生活方式进行有效干预。因此，与其目的相对应，健康评估报告一般应包括个体或人群的人口学特征、健康危险因素总结、健康风险评估的结果或总结、建议的干预措施和方法等。

（1）健康风险报告的要求。一是要实事求是反映客观存在的危险因素，对多种健康危险因素必须根据危险性大小分清主次，按照先后顺序排列。二是评估报告还应考虑和结合个体和群体的社会生活环境和习俗。三是群体健康风险评估报告，应包括个体和人群的评估报告。四是健康风险评估的适应范围只针对健康人群评估没有发生的疾病。对于已经发生的和曾经发生过的疾病建议去医院诊疗。

（2）健康风险评估报告的内容。一般应包括个体或群体的人口学特征、疾病风险评估分析与描述、健康风险评估结果、健康干预的建议措施和方法、体检项目建议等。

某疾病危险性评估与健康改善指导报告内容包括三个部分。

一是某疾病危险性评估结果。根据个体提供的相关信息及临床检查结果，健康评估系统分析结果是与同年龄、同性别人群的平均患病风险水平比较，个体患某疾病的风险等级为：较高风险（提示：个体若改变生活习惯、控制相关危险因素，则个体患某疾病的风险水平可能达到较低的水平）；低风险（潜在可能降低 100% 风险）。二是健康危险因素重点提示。如影响个体患前列腺癌风险性的重要危险因素为：患前列腺疾病、常吃高脂食物。相关危险性因素列表内容包括：序号、危险因素、本次结果和医学解释。三是附说明。通过健康评估，可以帮助个体更好地了解当前的健康状况，从而有效地控制和降低健康隐患。评估报告只提供趋势性分析结果，并不能作为一种诊断工具。所提供的健康报告可以作为医生的参考资料，但不是诊断报告。

（3）健康风险评估的分析。应从两个方面对评估结果中发病风险高于参考风险的疾病进行划分：一是个人风险与参考风险的对比分析，参考风险是指同年龄同性别人群发病的概率；二是确定风险项，指影响该疾病发生的风险因素有哪些。

风险项建议包括三个方面：一是对可改变的风险项建议，即通过改变生活方式能够降低的疾病的危险性因素，可参考国际疾病诊疗指南给出可执行建议。二是对不改变的风险项建议，即不能够通过改变生活方式降低的风险因素，建议评估对象定期体检和预防。三是确定风险等级，可根据风险因素对疾病发病的影响从高分到低分划分为 A+、A、B、C、D 五个级别。

（4）健康风险评估的结果。应包括两个方面：一是发病风险高于参考风险的疾病，指未来 3~5 年高发的疾病；二是确认的疾病，指评估对象在评估过程中确认已经发生的和曾经发生的疾病。

4. 健康风险报告的形式

报告的形式可多种多样，如可采用文字、图表、图片、影像、互联网等形式，并尽可能辅以详细通俗易懂的解读。

三、健康风险评估的种类与应用

健康风险评估按照应用领域可分为：① 临床评估，主要对个人疾病状态、疾病进展和预后进行评估，包括体检门诊、入院、治疗等；② 健康与疾病风险评估：主要对健康状况、健康改变和可能患某种疾病的风险进行评估；③ 健康过程及结果评估，评估某种疾病的并发症及其预后等；④ 生活方式及行为健康评估；⑤ 公共卫生监测与人群健康评估，指从群体角度进行的健康危害和风险评估。

健康风险评估按照对象可分为：① 个体评估，个体评估是指对个体进行的健康状况、健康危害和疾病风险的评估；② 群体评估，指在个体评估基础上对特定人群所做的健康风险和疾病风险评估。一般可从两个方面进行评估，一是不同人群的危险程度评估，确定不同人群的危险程度。将危险程度最高的人群列为重点防治对象。二是危险因素属性分析，区分人群健康危险因素中哪些属于不可控因素，哪些属于可控因素，对可控因素加强干预和健康教育及健康促进，对于防治疾病更为迫切和有效。需要强调的是，健康风险评估中的个体评估和群体评估是相对的和相互依存的，群体评估来源于不同的个体评估的集成，而个体评估依据的健康危害识别和预测模型是建立在来自群体的大量数据信息、流行病学研究结果和循证医学证据基础上的。

健康风险评估按照功能可分为一般健康风险评估（Health Risk Appraisal，HRA）、疾病风险评估（disease specific health asessment）和健康功能评估（health outcome assessment）。

（一）一般健康风险评估

一般健康风险评估是指运用问卷、风险计算和评估报告的方法，针对健康危险因素对个体做出的健康风险评估。主要用于人群健康危害识别、健康风险预测、健康改善及健康促进。

1. 行为和生活方式危险因素的评估

行为和生活方式评估主要是通过对吸烟情况、饮酒情况、体力活动、膳食结构等进行调查和评估，指出不健康行为和生活方式与疾病危险性的关系，帮助个体认识自身的不健康行为和生活方式，充分认识这些不良行为和生活方式的风险以及对他们生命和健康可能造成的不良影响，并有针对性地提出个体化的改善建议，促使个体修正其不健康的行为和生活方式。

众多研究表明，不良生活方式和行为对健康的直接或间接影响巨大。膳食不合理、身体活动不足和吸烟史是造成慢性疾病的三大行为危险因素，如吸烟与肺癌、慢性阻塞性肺疾病、缺血性心脏病及其他心血管疾病密切相关。据美国的调查表明，有效地控制行为危险因素，包括不合理饮食、缺乏体育锻炼、吸烟、酗酒和滥用药物等，就能减少 40% ~ 70%的早死、1/3 的急性残疾和 2/3 的慢性残疾。

2. 生理指标危险因素评估

遗传因素、环境因素以及不健康的行为和生活方式共同作用可能引起各种生理指标的异常，如高血压、高血脂、高血糖和超重/肥胖等。这些异常的生理指标本身即是疾病状态，同时也是多种慢性病如心脑血管病、肿瘤、糖尿病和慢性阻塞性肺疾病等的危险因素。生理指标危险因素的评估即是通过检测个体的血压、血脂、血糖、身高、体重、腰围等生理指标，明确个体各个生理指标的异常程度、同时存在异常指标的数量，以评估个体或人群发生疾病的危险性。

（1）血压评估。根据被评估人血压水平（收缩压和舒张压），评估结果分为正常血压、正常高值、高血压（1级）、高血压（2级）、高血压（3级）、单纯收缩期高血压（1级）、单纯收缩期高血压（2级）、单纯收缩期高血压（3级）。高血压的定义和分类如表 4-1 所示。

表 4-1　血压水平的定义和分类

分类	收缩压/mmHg	舒张压/mmHg
正常血压	<120	<80
正常高值	120～139	80～89
高血压	≥140	≥90
1级高血压	140～159	90～99
2级高血压	160～179	100～109
2级高血压	≥180	≥110
单纯收缩期高血压	≥140	<90

（2）血糖评估。根据被评估人的血糖水平，评估结果分为正常、糖尿病、空腹血糖受损（Impaired Fasting Glucose，IFG）和糖耐量减低（Impaired Glucose Tolerance，IGT）。结合 2005 版《中国糖尿病防治指南》和 2012 版《中国 2 型糖尿病防治指南》，糖尿病及 IFG/IGT 的血糖诊断标准如表 4-2 所示。

表 4-2　糖尿病及 IFG/IGT 的血糖诊断标准

糖代谢分类	FPG（mmol/L）	2 hPG（mmol/L）
正常血糖	<6.1	<7.8
空腹血糖受损（IFG）	6.1～<7.0	<7.8
糖耐量减低（IGT）	<7.0	7.8～<11.1
糖尿病	≥7.0	≥11.0

（3）血脂评估。根据被评估人血脂水平，评估结果分为：① 单项指标：包括胆固醇（Total Cholesterol，TC）正常、低密度脂蛋白胆固醇（Low Density Lipoprotein Cholesterol，LDC-C）正常，甘油三酯（Triglyceride，TG）正常，高密度脂蛋白胆固醇（High Density Lipoprotein Cholesterol，HDL-C）正常；② 胆固醇（TC）边缘升高、

低密度脂蛋白胆固醇（LDC-C）边缘升高，甘油三酯（TG）边缘升高；③ 胆固醇（TC）升高、低密度脂蛋白胆固醇（LDC-C）升高、甘油三酯（TG）升高；④ 高密度脂蛋白胆固醇（HDL-C）降低。

血脂水平判断标准见表 4-3 所示。

表 4-3　血脂水平判断标准

分类	血脂项目/（mmol.L⁻¹）			
	胆固醇（TC）	低密度脂蛋白胆固醇（LDC-C）	高密度脂蛋白胆固醇（HDL-C）	甘油三酯（TG）
正常	<5.20	<3.12	= 1.04	<1.65
临界值	5.20～6.20	3.12～4.13		1.65～2.19
升高	≥6.21	≥4.14		≥2.20
降低			<1.04	

（4）体重与体重指数。根据被评估人的体重和身高，评估结果分为体重正常、体重过低、体重超重、体重肥胖。体重与体重指数见表 4-4 所示。

$$体重指数（BMI）＝体重（kg）/身高（m^2）$$

表 4-4　体重与体重指数

分类	体重指数（BMI）/（kg/m²）
体重过低	<18.5
体重正常	18.5～23.9
体重超重	24～27.9
体重肥胖	≥28

（5）肥胖与相关疾病危险的关系。根据被评估人的体重、身高和腰围，评估结果分为增加、高、极高。肥胖与高血压、糖尿病、血脂异常的危险关系见表 4-5 所示。

表 4-5　肥胖与高血压、糖尿病、血脂异常的危险关系

分类	体重指数（BMI）/（kg/m²）	腰围/cm		
		男：<85 女：<80	男：85～95 女：80～90	男：≥95 女：≥90
体重过低	<18.5			
体重正常	18.5～23.9		增加	高
体重超重	24～27.9	增加	高	极高
体重肥胖	≥28	高	极高	极高

（6）高血压危险分层。根据被评估人高血压患者预后的影响因素，评估结果分为低危险、中危险、高危险、很高危险。高血压患者预后的影响因素见表 4-6 所示。高血压危险分层见表 4-7 所示。

表 4-6　高血压患者预后影响因素

男性>55 岁	左心室肥厚	空腹血糖 ≥7.0 mmol/L	脑血管疾病
女性>65 岁	心电图	餐后血糖 ≥11.1 mmol/L	缺血性脑卒中
吸烟	超声心电图：LVMI		脑出血
血脂异常 TC≥5.7 mmol/L 或 LDL-C>3.6 mmol/L 或 HDL-C<1.0 mmol/L 早发心血管疾病	或 X 线 动脉壁增厚 颈动脉超声 IMT≥0.9 mm 或动脉粥样硬化性斑块的 超声表现		短暂性脑缺血发作 心脏疾病 心肌梗死史 心绞痛 冠状动脉血运重建
家族史：一级亲属，发病年龄<50 岁 腹型肥胖或肥胖 腹型肥胖 WC 男性≥85 cm	血清肌酐轻度升高 男性 115～133 μmol/L 女性 107～124 μmol/L 微量白蛋白尿 尿白蛋白 30～300 mg/24 h		充血性心力衰竭 肾脏疾病 糖尿病肾脏 肾功能受损（血清肌酐） 男性>133 μmmol/L
女性≥80 cm 肥胖 BMI≥28 kg/m² 缺乏体力活动 高敏 C 反应蛋白≥ 3 mg/L 或 C 反应蛋白≥ 10 mg/L	尿白蛋白/肌酐： 男性≥22 mg/kg 女性≥31 mg/g		女性>124 μmmol/L 尿蛋白>300 mg/24 h 外周血管疾病、 视网膜病变：出血或渗出， 视盘水肿

表 4-7　高血压危险分层

其他危险因素和病史	血压/mmHg		
	1 级	2 级	3 级
	SBP 140～159 或 DBP 90～99	SBP 160～179 或 DBP 100～109	SBP≥180 或 DBP≥110
Ⅰ.无其他危险因素	低危险	中危险	高危险
Ⅱ.1～2 危险因素	中危险	中危险	很高危险
Ⅲ.≥3 个危险因素或靶器官损害或糖尿病	高危险	高危险	很高危险
Ⅳ.并存临床情况	很高危险	很高危险	很高危险

一般健康风险评估所运用的问卷调查成本相对较低，使用上简单易行、可量化，主要用于可控的健康危险因素，可增加个人改善健康的动力，并可对人群主要的健康问题和危险因素进行总结和概括，可在一定程度上帮助提高健康管理项目的参与率。

但一般健康风险评估也有一定的局限性，如不能提供完整的病史，不能代替医学检查和做出诊断，也不能评估社会或环境危险因素。

（二）疾病风险评估

疾病风险评估与健康管理措施有着密切的联系。作为健康风险评估的主要类型，疾病风险评估是指针对特定疾病及疾病相关危险因素对个体的疾病风险、疾病进程和预后所做的评估。特定疾病的风险评估从识别危险因素到建立预测模型的指标参数与一般健康风险评估会有较大不同，因而可以用来进行疾病预测预警。通过疾病风险评估可以对人群进行分类，对处于不同类型和等级的个人或人群实施不同的健康管理策略，实现有效的全人群健康管理。

疾病风险评估的方法直接源于流行病学的研究成果。其中，前瞻性队列研究和对以往流行病研究成果的综合分析及循证医学是最主要的方法。前者包括生存分析法、寿命表分析法等，后者包括 Meta 分析、合成分析法（synthesis analysis）等。疾病风险评估的实施主要包括以下四个步骤：选择预测的疾病、不断发现并确定与该疾病发生有关的危险因素、应用适当的疾病预测方法、验证评价模型的正确性。

疾病风险评估一般用于慢性病，多选择发病率高、对健康和生命造成严重威胁和危害、危险因素明确、干预或控制效果明显的病种。

目前较成功的疾病风险评估模型有 Framingham 的冠心病风险预测模型、哈佛癌症危险指数模型等。

（三）健康功能评价

健康功能评价是采用标准化问卷的方式，评价个体的生物、行为和社会参与的功能和质量，广泛适用于健康促进效果的评价，可有效指导健康投入，比较不同疾病对健康功能的影响，以及评价各种健康干预措施的有效性。包括：① 生命质量评估。生命质量，又称生存质量、生活质量，是以社会经济、文化背景和价值取向为基础，人们对自己的身体状态、生理功能、社会能力以及个人整体情形的一种感觉体验。评估的内容包括躯体健康状况、心理健康状况、社会功能和一般性感觉。② 行为方式评估。重点评估体力活动、膳食和精神压力，主要目的是识别不健康的行为方式，提出改善建议。③ 膳食评估。重点评估个体和人群的膳食营养状况，提出有益的膳食和营养建议，其基础是膳食调查。④ 精神压力评估。研究揭示精神压力与健康结果之间的关系，主要采用心理生理方法、访谈和客观评分法和自报法。下面重点讲述生命质量评估。

生命质量（quality of life）又称生存质量、生活质量，是人们在社会经济、文化背景和价值取向的基础上对自己的身体状态、心理功能、社会能力以及个人整体情形的一种感觉体验。因此，生命质量是个内涵丰富的概念，是人们对自己生活状态的感受和理解，它包括许多内容，如个人的生理健康、心理素质、自立能力、社会关系、个人信念等。由于文化观念、价值观念等的不同，对生命质量的理解会因人而异。健康相关生命质量是指在病伤、医疗干预、老化和社会环境改变的影响下人们的健康状态以及与其经济、文化背景和价值取向等相联系的主观体验。

对生命质量及健康相关生命质量的研究伴随着人们对健康、疾病及生命意义认识的不断深入而产生。其研究目的主要在于：测量个体患者及人群的健康状况；定量比较个体患者及人群健康状况的变化；评价疾病带来的负担和对生活质量的影响；对治疗进行临床及经济学的评价，选择最佳方案；通过生命质量，为卫生政策制定和卫生资源的合理利用提供依据。

生命质量评估的基本内容包括躯体健康、心理健康、社会功能、疾病状态、总体感受等。

（1）躯体健康。躯体健康是个体体能和活力的反映，它对生命质量产生直接影响，是提高生命质量的基础。躯体健康主要包括活动受限、体力活动适度性、卧床时间和自感体力状况。活动受限是指有无生活自理能力、有无躯体活动和走动方面的限制以及受限的程度；体力活动适度性是指个人在日常生活中表现出来的疲劳感、无力感和虚弱感，如登山、登楼、举（搬）重物的能力等；卧床时间是指由于健康原因不得不卧床的时间，如过去30天内因健康原因卧床或每天大部分时间卧床的天数；自感体力状况是指个人对自身体力和自理能力的主观评价。

（2）心理健康。心理是人类大脑反映外界客观事物的过程，它由认识、情感和意志三种活动过程组成。认识包括感受、知觉、记忆、想象及思维。情感则是满意、愉快、忧伤、愤怒及烦恼等态度体验。在认识和情感体验的基础上，人类为了满足某种需要，自觉地确定目的，制订计划，克服困难而努力达到目的的过程则为意志。所有的疾病和损伤都会给患者带来心理变化，只是程度不同。这些心理变化主要如下。

① 情绪反应：它常常是生命质量测量中最为敏感的部分，不仅受疾病的直接影响，同时个体身体功能状态和社会功能状态也会间接地从情绪中直接表现出来。因生病引起的常见情绪包括神情不安、焦虑、精神紧张、压抑、恐惧、悲观失望等。

② 心理感受：指积极心理状态的频度和强度，如幸福感、满意感、对生活意义的理解等。

③ 情感控制：指在特定时间里患者对思想和情感的控制能力，如面对突发事件时的思维、行为和情感波动。

④ 意识能力：包括时空定向能力、记忆能力和警觉能力等。

（3）社会功能。社会功能是人类生活的一种基本需求，是衡量一个人生活是否正常的指标之一。相对于躯体和心理健康的测量，社会功能研究较少，主要包括社会交往和社会支持两个概念。

社会交往强调交往的范围和数量、社会资源的充分程度，但不强调交往的效果和质量。社会资源是指个人的社会网络和社会联系，包括网络的数量与质量，前者指可能交往的朋友、亲属、邻居、同事等的数目；后者指各种人际关系的密切程度。社会支持是指社会交往和社会资源对个人的支持程度，包括情感支持和物质支持，其中情感支持对于健康和生命质量具有更重要的作用。社会支持的测量较为简单，通过接受支持者个人的判断来获得。社会支持的测量结果代表了个人对某相互关系充分性的评价，包括可信赖并能向其倾诉心里话的人以及提供社会支持的数量。个体的社会健康状况体现在体验到他人的关心、自己对他人有用以及能够参与社会生活等方面。

（4）疾病状况。疾病的特征性表现和患者的主观感受即为疾病状况。疾病状况包括主诉、体征以及生理测定病理检查。其中主诉是指自诉症状、感觉、疼痛等健康问题，这些主观指标更为重要。

（5）对健康的总体感受。对健康的总体感受是指对自身健康状况的评价和主观满意度及幸福感。对自身健康状况的评价可以是个人对自己目前综合健康状态的自我评价，也可以是对自己将来健康状态发展的自我评价，它是一种综合评价，反映了个体生命质量的总变化。主观满意度及幸福感则反映了个人特定需求的满足程度及对自身生活的综合感觉状态，包括的内容与健康状态的各方面直接相连，如经济状况、婚姻状况、家庭生活、职业、闲暇活动、社会生活等。因此，对健康的总体感受是生命质量评价中较为主观的指标，一般与个人的文化背景和价值观念的联系极为密切。

生命质量评估的方法：生命质量评估多采用各种量表进行测量，主要有以下三类。

① 一般性生命质量调查问卷：这是一种通用的生命质量调查表，可用于不同类型不同严重程度疾患的治疗，与疾病的特异程度无关。常见的主要是 SF-36 健康量表（the MOS-item Short Form Health Survey，SF-36）和诺丁汉健康量表（Nottingham Heath Profile，NHP）。其中，运用最为广泛的是 SF-36 量表，它是在 1988 年 Stewarts 研制的医疗结局研究量表（Medical Outcomes Studyshort Form，MOS-S）的基础上，由美国波士顿健康研究所发展而来。与其他生命质量评估量表相比，SF-36 量表具有短小、灵活、易管理、信度与效度令人满意和敏感性较高的优点。1998 年，浙江大学医学院社会医学教研室翻译了中文版的 SF-36 量表。

② 临床生命质量测定方法：这一类主要包括 Rosser/Kind Index（RKI）、Quality of Well-being Scale（QWB）、15-D、Index of Health Related Quality of Life（IHRQL）、Quality of Life& Health Questiomaire（QLHQ）、Australian Quality of Life（AQOL）、EQ5-D（EuroQol）等。

③ 特殊病种生命质量调查表：主要是针对特殊病种的调查表，如帕金森病生命质量调查表、慢性心力衰竭调查表、严重心力衰竭生命质量调查表、糖尿病患者生命质量特异性量表、肝癌患者生存质量测定量表。

下面以 SF-36 量表为例，介绍如何进行生命质量评估。SF-36 量表含 8 个维度，36 个条目，分属"生理健康"和"精神健康"两大类。S-36 量表的总分计分方法：量表条目 2 为"与上一年比较，自我报告的健康状况变化"，不参加量表得分计算。其余 35 个条目归为 8 个维度，根据各个条目相应的权重赋分计分，总分为 145 分，分值越高代表健康生命质量越好。SF-36 量表各个维度的计分方法：SF-36 量表 8 个维度中，除躯体职能和情感职能两个维度的问题回答为"是""否"外，其余问题的回答分为 4 ~

5个等级，每个问题根据其代表功能损害的严重程度，赋予了相应的权重或分值，最后将各个维的得分转化为百分制。一个维度最高得分为100分，最低为0分，得分越高，生命质量就越高。（见表4-8）

每个维度得分计算公式：

$$各维度转换得分 = （实际得分 - 最低可能得分）/（高可能得分 - 最低可能得分）\times 100$$

表4-8　SF-36量表各领域及计分方法

维度	条目数	得分范围	计分方法
生理健康	10	10～30	3a + 3b + 3c + 3d + 3e + 3f + 3g + 3h + 3i + 3j
生理职能	4	4～8	4a + 4b + 4c + 4d
躯体疼痛	2	2～12	7 + 8
总体健康	5	5～25	1 + 11a + 11b + 11c + 11d
活力	4	4～24	9a + 9c + 9g + 9i
社会功能	2	2～10	6 + 10
情感职能	3	3～6	5a + 5b + 5c
精神健康	5	5～30	9b + 9c + 9d + 9f + 9h

注：a、b、c、d、e、f、g、h、i、j等分别代表SF-36量表（1）、（2）、（3）、（4）、（5）6）、（7）、（8）、（9）、（10）等条目序号。

四、健康风险评估的应用

（一）个体健康评估

个体健康评估主要通过比较实际年龄、评价年龄和增长年龄三者之间的差别来进行，以较直观的方式告知被评价者现存危险因素及根据建议改变危险因素后死亡危险降低的程度，增强行为干预的效果。

一般来说，评价年龄高于实际年龄，说明被评价者所存在的危险因素高于平均水平，死亡率可能高于当地死亡平均水平。增长年龄与评价年龄之差，说明降低危险因素后用年龄表达的死亡概率降低水平。年龄之间差值的大小一般以1岁为标准，大于1岁为大（或多），小于或等于1岁为小（或少）。

根据实际年龄评价年龄和增长年龄三者之间的关系不同，一般可将个体分为四种类型。

（1）健康型。个体评价年龄小于实际年龄。例如，个体的实际年龄为48岁，评价年龄为44岁，说明个体危险因素低于平均水平，预期健康状况良好，亦即48岁的个体可能处于44岁年龄者的死亡概率，健康水平优于48岁的同龄人群。当然，进一步降低危险因素并不是没有可能，但进展有限，因为危险因素较少。

（2）自创性危险因素型。这一类型个体，评价年龄大于实际年龄，并且评价年龄与增长年龄之差大，说明危险因素平均水平较高。例如，个体的实际年龄为 42 岁，评价年龄为 44.5 岁，增长年龄为 37 岁。这种类型的个体评价年龄大于实际年龄，评价年龄与增长年龄相差较大，说明个体危险因素较平均水平高。由于这些危险因素多是自创的，是可以去除的，降低危险因素其健康状况可得到更大的改善，死亡率有较大的降低，可以较大程度地延长预期寿命。

（3）难以改变的危险因素型。个体的评价年龄大于实际年龄，但评价年龄与增长年龄之差较小。例如，个体实际年龄为 42 岁，评价年龄为 48 岁，增长年龄为 47 岁，评价年龄与增长年龄之差为 1 岁。这种类型说明个体的危险因素主要来自既往病史或生物遗传因素，这些因素不容易降低和改变，即使稍有改变，效果也不显著，死亡危险不可能有大的改变。

（5）一般性危险型。个体的评价年龄接近实际年龄，死亡水平相当于当地的平均水平，他们个人存在的危险因素类型和水平接近当地人群的平均水平。降低危险因素的可能性有限，故增长年龄与评价年龄也较接近。

根据上述分析，可以有针对性地对不同类型的个体采取不同的预防措施，健康教育、行为干预对第二种类型的个体作用较大。除了对上述改变所有危险因素后三种年龄之间的关系进行分析外，尚可针对某一种危险因素进行分析。例如，仅减少吸烟的危险因素，或控制超体重的危险因素，用同样方法计算增长年龄，从评价年龄的差值大小说明某一种危险因素对个体预期寿命可能影响的程度。危险因素对个体预期寿命影响的程度，同样可以用改变危险因素后危险因素降低程度来说明。

（二）群体健康评估

（1）不同人群的危险程度。首先进行个体评价，根据实际年龄、评价年龄和增长年龄三者之间关系将被评价者划分为健康型、自创性危险因素型、难以改变的危险因素型和一般性危险型四种类型。进行不同人群的危险程度分析时，可以根据不同人群危险程度性质区分为健康组、危险组和一般组三种类型。然后，根据人群中上述三种类型人群所占比重大小，确定不同人群的危险程度，将危险水平最高的人群列为重点防治对象。一般而言，某人群处于危险组的人越多，危险水平则越高。可以根据不同性别、年龄、职业、文化和经济水平等人群特征分别进行危险水平分析。

（2）危险因素的属性。慢性疾病的很多危险因素属于行为生活方式，是后天习得的，因此这一类危险因素是可以改变的。通过计算具有危险因素人群中能去除和不能去除危险因素人群所占比重来分析人群中的危险因素是否可避免，若具有能去除危险因素的人群比例较高，则可通过健康教育和健康促进来改变危害健康的行为生活方式，降低死亡或疾病风险，提高人群健康状况。

（3）分析单项危险因素对健康的影响。当人群具有危险因素较多时，可以通过分析各种危险因素对健康的危害情况，首先选择对当地人群影响最大的危险因素进行干预。其分析方法是将各个体扣除某一项危险因素后所计算的增长年龄与评价年龄之差的均数作为单项危险强度，同时将这一单项危险因素在调查人群中所占的比重作为危险频度，危险强度×危险频度＝危险程度，用危险程度的大小来反映危险因素对健康状况的影响。可以看到，某一项危险因素对整个人群健康状况影响的大小，不但与它对具体的个体影响大小有关，还与它在人群中影响的范围有关。有些因素虽然对个体影响很大，但受这一因素影响者有限，它对整个人群来说影响并不严重，但受其影响的人很多，它也就是值得注意的因素了。

通过对不同人群的危险程度分析，可以发现应该加以干预的重点人群；通过对危险因素属性的分析，有助于我们制定针对不同人群的疾病干预措施；而通过对单项危险因素影响的分析有助于我们确定需要重点干预的危险因素。总之，通过对健康危险因素的群体评价，有助于疾病控制工作的开展。

（三）健康保险领域的应用

作为健康管理的重要组成部分，健康风险评估在健康保险领域的应用非常广泛，同时也对健康保险，尤其是商业健康保险的经营至关重要。健康风险评估收集的相关数据对健康保险机构进行产品的研发具有重要的参考价值，影响着健康保险精算人员对健康风险发生概率的预测和健康保险产品费率（价格）的确定。一旦风险实际发生概率高于预测概率，将导致预计利润无法实现，甚至出现保费收入不足以弥补赔付支出的经营危机；而风险实际发生概率低于预测概率，意味着产品费率过高，损害了参保人的利益。另外，健康风险评估是健康保险机构，尤其是商业健康保险机构核保的重要工具。为了避免（潜在的）被保险人的逆向选择，控制经营风险和不必要的合同纠纷，商业健康保险公司必须进行风险选择，即对（潜在的）被保险人的健康风险进行评估，以确定是否承保，以及保费、保额等。

（四）其他应用

健康危险因素评估作为一种健康促进的技术、预防疾病的一项有效手段，广泛应用于各个领域。如传染病风险评估、职业病风险评估、卫生服务需求与利用评估、健康危险因素与降低医疗费用关系的评估。其在公共卫生等方面也发挥了十分显著的作用，如对吸烟、乙醇滥用、伤害风险的评估。信息技术的迅速发展，给健康风险评估发展提供了新的活力。通过计算机技术建立社区居民的健康档案和居民健康管理系统，实现健康数据资源共享，有利于对居民健康风险的监测、统计和危险因素分析，以及居民的健康服务咨询。

由于健康风险评估的研究起步较晚，有待于进一步研究改进与完善，我们也要清楚地认识到它的局限性。健康风险评估是实施健康管理的一种技术和方法，在功能上，健康风险评估不是疾病诊断，不提供完整的病历，更不能替代医学检查。健康风险评估也不评估社会或环境危险因素。同时，健康风险评估只是健康管理的一个中间环节，需要结合健康干预、健康教育等才能真正发挥它的作用。在方法上，目前成熟的风险评估方法不多，部分健康风险评估方法有一定的适用范围限制，甚至部分方法的科学性还有待进一步检验。很多评估方法从国外引进，有待于进行我国本土化的修正和完善。目前一些健康管理机构推出的过度的"体检套餐"在一定程度上也是对医疗资源的一种浪费。

第二节　健康干预方案制定

一、健康干预方案设计概述

（一）健康和疾病的可干预性

人的健康状况受生物遗传因素、环境因素和社会心理等诸多因素的影响，由健康向疾病的转化过程及疾病的进展和预后同样也受上述因素的影响，是多种复杂健康危险因素共同作用的结果。在众多健康危险因素当中，很多危险因素是可以干预和控制的，这种可干预性是健康干预的基础。

以心脑血管疾病为例，在众多心脑血管疾病相关危险因素中，除了年龄、性别、家族史等危因素不可干预，绝大多数的危险因素是可干预的，如吸烟、缺乏体力活动、不健康膳食、高血压、血脂异常、高血糖等。

针对不同人群和不同危险因素对心脑血管疾病患者进行健康教育、健康干预和药物干预，可以有效推迟心脑血管疾病的发病时间和降低发病率。上述可控的危险因素可引发约80%的心脑血管疾病，可见，个人的健康危险因素是可以控制并降低的，有效的健康干预所获得的健康效益也是十分明显的。

（二）健康干预的概念

健康干预（health intervention）是指对影响健康和不良行为及生活方式等危险因素以及导致不良健康状态进行处置的措施和手段，包括健康咨询与健康教育、营养与运动干预、心理与精神干预、健康风险控制与管理，以及就医指导。实际上，健康干预就是针对健康人群、亚健康人群、患病人群的健康危险因素进行全面监测、分析、评估、预测和干预的全过程。根据干预对象、干预手段和干预因素的不同健康干预可有多种形式，具体包括个体干预、群体干预、临床干预、药物干预、行为干预、生活方式干预、心理干预、综合干预等。

（三）健康干预的意义

（1）降低疾病风险。健康管理的意义在于通过健康干预有效控制健康危险因素，降低疾病风险，对于一般人群的健康干预能够充分发挥一级预防的作用，从而有效预防和控制疾病。

（2）控制疾病进展。健康干预在可以有效降低疾病风险的同时，对患病人群的早期干预可以有效控制病情进展和并发症的出现。美国的健康管理经验证明，通过有效的主动预防与干预，健康管理服务的参与者按照医嘱定期服药的概率提高了50%，医生能开出更为有效的药物与治疗方法的概率提高了60%，从而使健康管理服务对象的综合风险降低50%。

（3）减少医疗费用。疾病一级预防和早期干预是疾病控制最为有效和性价比最高的手段，通过对一般人群和患病人群的健康干预，可以明显减少医疗费用和降低健康损失。数据证实，在健康管理方面投入 1 元，相当于减少 3~6 元医疗费用的开销。如果加上劳动生产率提高的回报，实际效益可达到投入的 8 倍。

（四）健康干预方案设计的原则

健康干预方案设计，是通过制订干预计划、实施计划和评价方案三个连续的阶段，对个体或群体提供健康咨询与指导，对健康危险因素进行干预。在健康管理的过程中，需要有目的地分析和判别，以问题为基础制定有针对性的干预方案，同时运用各种手段适时评估干预的成效，不断发现新的问题，修订干预方案，以使其更符合个体或群体健康促进的需要。健康干预方案设计应坚持以下原则。

（1）目标原则。健康干预方案的设计应坚持以目标为导向，要有明确的总目标和可行的具体目标，使计划设计有明确的方向，计划活动紧紧围绕目标开展，以保证计划目标的实现。

（2）整体性原则。在制定健康干预方案时要保证该方案本身的完整性。另外，健康干预方案是整个卫生发展系统中的一个部分，在制订健康干预方案计划时不仅应全面理解和考虑健康干预的项目自身，而且需要考虑项目与整个卫生发展规则的协调一致。

（3）前瞻性原则。在制定健康干预方案时要考虑未来发展的趋势和要求，方案的设计应体现一定的先进性，考虑人群需要、资源环境条件的长远变化。

（4）动态原则。健康干预方案的实施有一定的时间周期，个体或群体的健康状况和健康危险因素都处于不断地变化之中。因此，在制定方案时应尽可能预计到在方案实施过程中可能遇到的变化，预先制定应变对策，能在实施过程中根据实际情况进行调整，以确保计划的顺利实施。在方案的实施阶段，也要不断追踪方案的进程，根据目标个体或人群的变化情况做出相应调整。

（5）从实际出发原则。在方案的设计过程中，要借鉴其他项目的经验与教训，开展调查研究，了解目标人群或个体的主要健康问题、对健康的认识水平、行为生活方式、用药情况和经济状况等实际情况。只有根据实际情况制定方案，才能使方案真正符合目标人群的需要。

（6）参与性原则。健康干预方案涉及的各类人群、机构都应参与计划制订，如目标人群、合作伙伴、投资者、社区卫生工作者等。多方参与的健康干预方案能在实施过程中得到参与者的支持，最大程度达到预期的效果。

二、健康干预方案设计的基本程序

（一）健康问题分析

健康问题分析的目的在于客观评估目标人群健康与疾病方面的主要问题，找出与健康相关的社会环境因素，包括人口、经济、文化、卫生服务、政策、生产、生活等。在健康问题分析阶段常用流行病学

扩展案例 4-1

和统计学方法，采用能直接反映健康状况的指标，如出生率、死亡率、生育率、发病率、患病率、伤残率等。国外学者提出"5D"指标，即死亡率（death）、发病率（disease）、伤残率（disability）、不适（discomfort）、不满意（dissatisfaction）。

（二）健康危险因素分析

主要分析影响健康的四类主要的危险因素：环境因素、遗传因素、行为和生活方式因素和卫生服务因素，分析各类危险因素在疾病发生过程中的重要性，进而确定优先干预的影响因素，重点对可控的行为和生活方式进行分析，包括健康问题是否与行为因素有关，行为和生活方式发生的频率及其可变性。对卫生服务资源的分析包括人力资源、物力资源、财力资源和政策资源分析。

（三）确定优先干预项目

优先干预项目是指那些对健康影响大、与行为关系密切、该行为具有高可变性、相对具有支持改变该行为的外部条件的项目。此阶段注重行为与环境诊断，即诊断哪些行为因素和环境因素引起主要健康问题。在此阶段，要区分引起健康问题的行为与非行为因素，区分预防性行为和治疗性行为，区别重要行为与相对不重要行为，区别高可变性行为与低可变性行为，即评估行为的预期干预效果。

确定优先项目应遵循以下两项原则：① 重要性原则，即确定为优先项目目标的健康问题对人群健康威胁严重，或对经济社会发展社区稳定影响较大，例如发病率高，受累人群比例大，致残、致死率高；该健康问题相关的危险因素分布广；群众非常关切等；② 有效性原则，即通过健康干预，能有效地促使其发生预期改变的健康问题。例如，针对该健康问题有健康教育干预措施，且能够获得明确的健康效益；有明确的客观指标，可以定量地评价其消长，可随访观察；干预措施操作简便易行，成本效益较好，且易被所干预的对象人群接受等。

（四）确定目标

（1）总体目标。总体目标是指在执行某项健康促进规划后预期应达到理想的影响和效果。总体目标通常是宏观的、远期的、较为笼统的和不需要量化的，它只是给规划提供个总体上的努力方向。如糖尿病健康干预计划项目，其总目标是减少主要健康危险因素、有效预防控制糖尿病的发生和发展。

（2）具体目标。具体目标是为实现总目标所要达到的具体结果，要求是明确的、具体的、可测量的指标。其要求可归纳为"SMART"5个英文字母（S：special，具体的；M：measurable，可测量的；A：achievable，可完成的；R：reliable，可信的；T：time bound，有时间性的）。具体地说，计划目标必须能回答以下四个问题，即 4 个"W"：

① Who，对谁？

② What，实现什么变化（知识、行为、发病率等）？

③ When，在多长时间内实现这种变化？

④ How much，变化程度多大？

例一：某社区高血压患者健康管理项目实施一年后，65%的高血压患者能有效地控制血压。

例二：某社区高血压患者健康管理项目实施一年后，80%的高血压患者能够遵医服用降压药。

（五）制定干预策略

健康管理项目的干预策略的制定，需要综合考虑目标人群需求、健康管理机构资源与能力目标人群所在场所的重视程度与能力以及区域卫生服务机制与能力等因素最终进行确定。如《国家基本公共卫生服务规范（2011）》（简称《规范》）中包含了高血压患者健康管理、2型糖尿病患者健康管理、孕产妇健康管理、65岁以上老年人健康管理、重症精神疾病患者健康管理等项目，均已对不同类型目标人群健康管理提出了相应的要求。因此，社区卫生服务机构在制定城乡居民健康管资干预策略时，应依据《规范》并在规范的基础上，结合本地特点确定干预策略；健康管理机构在制定健康干预策略时，不能仅仅流于健康知识传播，还应该纳入行为指导、服务提供等。常用的健康干预策略如下。

1. 目标人群/个体能力建设

目标人群/个体能力建设的目的在于提高其健康意识、健康知识水平，增加自我保健、健康管理的能力。常用的干预方法以提供信息、指导行为为主。

（1）随诊指导。在就诊过程中，由医务人员根据每一个人的健康状况、行为状况、认知状况等，给予有针对性的服务，提供信息、技术、行为指导。

（2）举办专门的讲座、培训。可以将目标人群集中在一起，根据他们的共同需求，举办讲座培训，增加目标人群的知识和技能。通常一次讲座的人数可以达几十人，以普及知识、传递信息为主；也可以是十几人，进行专门的技能训练，如高血压患者如何在家进行血压的测量，准妈妈如何为母乳喂养做准备等。

（3）小组讨论。由医务人员或目标人群中的"领袖人物"组织带领其他人一起围绕大家关心的健康问题展开讨论，分享信息、介绍经验，用目标人群中榜样的力量影响其他人。

（4）发放印刷类健康教育材料。折页小册子等形式的印刷类健康教育材料，比较适宜用于健康干预。其材料轻便、形式小巧，便于携带和保存，内容通常图文并茂，既可以包含健康知识、信息，也可以包括行为图解，帮助目标人群掌握行为操作技能。印刷类材料可以单独使用，也可以在随诊指导、讲座、培训时使用，帮助目标人群理解和掌握相关信息与技术。此外，不同的健康干预项目还可以根据具体情况设计印刷类材料，例如，指导辅食添加的材料，可以是月历形式，既包含了不同月龄儿童辅食添加的知识与技能，也可以留出空白，便于儿童家长记录孩子食用辅食的实际情况，每月身高、体重的变化情况，使得材料更为生动，也可以使之成为孩子成长过程中的一份纪念。

（5）电子类材料。随着科学技术的发展，电脑、手机的普及率越来越高，使用者已不局限于年轻人，中老年人也开始越来越多地接触这些新型媒体。因此，通过社区卫生服务机构网站、手机等，提供健康信息与行为指导，提醒遵医嘱服药、定期进行血压/血糖监测、按时带孩子进行预防接种等方式，得到了越来越普遍的使用。

（6）社区活动。在目标人群工作、生活的场所或社区组织社区活动，如广播操比赛、烹饪大赛、健康演讲等，唤起目标人群对健康的关注，促使目标人群养成良好的行为生活方式。

2. 形成支持健康干预的环境

（1）建立制度。在目标人群工作、生活的场所或社区，通过工会、社区组织，建立相关的健康制度，用制度规范人们的行为。如在机关单位制定工间操制度、单位食堂限盐减油制度，制定不在办公场所吸烟的制度，帮助员工采纳有益于健康的行为。

（2）改善环境。在目标人群工作、生活的场所或社区，通过工会、社区组织，改善社会环境和物质环境，使环境条件更有利于人们的健康行为生活方式。如协同社区组织，帮助居民区建设健身场所，组织健身活动等。

（3）提供服务。健康管理机构、社区卫生服务机构能够主动向目标人群社区居民提供健康服务，并广泛发布健康服务的信息，增加人们对于健康服务的利用率。如开展免费测量血压服务、测量血糖后提供免费早餐服务、为目标人群预约健康体检服务等。

（六）健康干预计划的执行及评价方案

健康干预计划中还应该包括各项干预活动何时实施、如何实施，需要的费用如何，以及如何评价干预效果的有关内容和安排，这样才能构成完整的健康干预计划。当然，各项活动安排是否合理、周密，关系到健康干预计划是否能有效落实，也最终影响到健康干预的成效。

1. 制定干预活动执行方案

（1）确定教育活动日程。健康管理项目的活动日程通常按照工作进程的顺序合理安排，遵循活动发生的先后顺序、节省时间等原则，将每一项活动列入日程表。此外，每项活动所需的时间，要有一定弹性和缓冲空间，避免太过僵硬，难以落实。安排好的详细的工作日程通常以图或表的形式来表示。

（2）确定组织网络与执行人员。确定组织网络和执行人员是执行计划的根本保证。通常而言，健康干预计划的执行者为健康管理机构专业人员、社区卫生服务机构专业人员、基层疾病控制中心（CDC，Centers for Disease Coutrol）专业人员等。在干预项目计划中，要根据每一项活动的内容和要求，确定相关专业的科室或人员负责执行。此外，还应确定在健康干预现场，如社区、机关、学校是哪个部门、谁负责，哪些人参与。明确任务分工，责任到部门、到人，可以提高健康干预项目的执行力，确保各项活动的有效落实。

2. 制定监测与评价方案

监测与评价是保证健康干预项目顺利进行并最终实现项目目标的重要手段。在健康干预计划中，通常需要明确监测指标、监测方法，以及效果评价指标和评价方法。

（1）监测指标与方法。一般而言，健康干预计划监测指标要根据各项干预活动的具体要求来确定，例如，干预活动之一是向社区居民家庭发放健康教育材料，监测指标应为"健康教育材料以户为单位的覆盖率"；高血压患者健康管理项目的干预活动之一，是每月为高血压患者免费测一次血压，监测指标是"参与血压测量的高血压患者人数、比例"。

监测方法主要包括活动记录，定期核查活动的实际执行情况与计划是否一致，是否按时、保质、保量完成各项活动。

（2）评价指标与方法。效果评价是在健康干预各项活动实施结束后，旨在衡量项目效果的活动。大多数健康干预项目会采用干预前后比较的方法，确定干预效果，即在实施干预活动前进行一次测量，内容可以包括群体或个体的健康指标、行为生活方式、就医与用药情况、健康认知、个人基本信息等，其中的重点应为健康干预活动能够影响到的内容，在干预活动结束后，再次对上述指标进行测量，比较两次测量的结果，从而判断健康干预项目的效果，看看项目是否达到了预期的目标。所以，健康干预项目的效果评价指标一般来源于项目的具体目标。例如，高血压患者健康管理项目中，目标之一是"某社区高血压患者健康管理项目实施一年后，65%的高血压患者能有效地控制血压"，那么，相应的效果指标可以是高血压患者血压控制率。

（七）健康干预计划的预算

预算的制定依据是干预活动，首先要将每一项活动进行细分，确定活动中涉及哪些费用，费用标准以及活动要求达到的数量，进而计算出每一项活动的费用。然后再将每一项活动的费用累加在一起，形成健康干预项目的总预算。例如，假定设计制作一份小折页的平均费用为1.5元，在社区内以户为单位发放，社区有1万户居民，计划覆盖70%的家庭，则至少需要制作印刷7000份，1.5元/份×7000份＝10500元。依此类推，这样可以得到总预算。

有一种计划书是用于申请项目经费的，所以可以根据项目设计的要求去做预算，而另一种计划书可能是已经确定了经费额度，那么就需要在设计项目活动时对预算有所考虑，然后根据项目活动做预算，如果做出的预算与预计经费额度有差异，再对活动进行调整，直至符合经费要求。

第三节　　健康管理效果评价

一、健康管理效果评价与指标

健康管理的最终目的是改善人群健康状况、提高生活质量，其主要策略是通过提供健康管理服务，促使人们采纳预防保健行为以降低疾病发生风险，促使已经患病的人们遵从医嘱、规范用药、及时复诊，以控制疾病的发展和并发症的发生。基于此，健康管理效果评价可以分为行为影响因素评价、行为生活方式评价、健康风险评价、健康状况评价、生活质量评价，以及社会经济评价。

（一）行为影响因素评价

健康行为研究表明，人的健康行为和生活方式的形成和发展会受到个体因素和环境因素双重影响，个体因素主要包括人们的卫生保健知识、健康价值观、对健康相关行为的态度，对疾病易感性和严重性的信念，采纳促进健康行为的动机、行为意向，以及实现健康行为和生活方式必需的技能，这是个体、群体采纳健康行为生活方式的基础，决定人们是否了解健康行为、是否有意愿采纳健康行为、是否有能力采纳健康行为。环境因素指的是促进或阻碍人们的健康行为形成和保持的因素，如物质资源、运动条件、他人影响等，会影响到人们的健康行为意愿是否能够转变为现实。对于每一个人而言，要实现健康的行为和生活方式，既要有个人的意愿、动机，也需要外在的支持。例如要采纳均衡营养、合理膳食，不仅需要人们了解营养知识，还需要人们具备搭配烹饪食物的能力，而市场提供的低钠盐以及丰富的食物品种，则可以促进人们健康饮食习惯的形成，同时，如果单位食堂、餐馆能够提供低油、低盐饮食，也是对人们健康饮食意愿的极大支持。此外，人们采纳合理膳食的行为是否会得到与其关系密切的人的支持也是重要影响因素，如果同伴、家人给予理解和支持，则有助于人们行为的形成和巩固。

常见的从个体角度评价影响行为因素的指标有：① 健康知识知晓率 = 知晓（正确回答）健康知识题目数/健康知识题目总数×100%；② 健康行为技能水平：可以根据个体操作技能的表现进行评判；③ 健康素养水平：健康素养指人们获取、理解、处理健康信息和服务，并利用这些信息和服务做出正确的判断和决定，促进自身健康的能力，包括与健康相关的阅读、计算、交流、获得信息、对获取的健康信息加以分析判断，以及将健康知识运用到日常事件和生活中的能力。在国外一些国家已经形成了较为稳定的健康素养水平。

常见的从人群角度评价影响行为为因素的指标包括：卫生知识均分、卫生知识合格率、卫生知及率（正确率）、信念持有率，以及环境、服务、条件、公众舆论等方面的改变（如安全饮用水率）。其中：

① 卫生知识均分 $= \dfrac{\text{受调查者知识得分之和}}{\text{被调查者总人数}} \times 100\%$

② 卫生知识合格率 $= \dfrac{\text{卫生知识达到合格标准人数}}{\text{被调查者总人数}} \times 100\%$

③ 卫生知识知晓率（正确率） $= \dfrac{\text{知晓（正确回答）某卫生知识的人数}}{\text{被调查者总人数}} \times 100\%$

④ 信念持有率 $= \dfrac{\text{有某种信念的人数}}{\text{被调查者总人数}} \times 100\%$

⑤ 社区行动与影响：如社区参与程度、社区能力发展程度、社会规范和公众舆论。

⑥ 健康政策：政策条文、法律法规等的出台，财政资源配置等。

⑦ 环境条件：如卫生服务提供情况、卫生设施、自然环境条件等。

⑧ 政策、环境、服务、条件方面的改变，大多数难以用定量指标来反映，通常表现为定性指标，其中部分指标可以用定量指标，如安全饮用水普及率。

⑨ 安全饮用水普及率 $= \dfrac{某地使用安全饮用水户数}{当地总户数} \times 100\%$

（二）行为生活方式评价

行为生活方式是影响健康的重要因素之一，也是健康管理的重点干预内容，如增加运动、控制饮食、戒烟限酒，从而减少发生心脑血管疾病、糖尿病的风险。可见，改善人们的行为生活方式是健康管理的任务，因而也是健康管理效果评价的指标。在健康管理效果评价中进行行为生活方式评价的目的在于观察项目实施前后目标人群、个体的健康相关行为发生了什么样的改变，各种变化在人群中的分布如何，如烟草使用、食物选择、运动锻炼等。

由于个体行为改变只是一个人自身的变化，无法用率、比例表示，通常对于个体某一特定行为生活方式进行评价，只用是否存在某行为表示，如是否吸烟、是否能达到每天 6000 步的身体活动等。此外，当测量一组行为时，可以采用的指标为健康行为生活方式总评分。

健康行为生活方式总评分是一种综合评估行为生活方式改变的指标。首先根据每一种健康行为生活方式对某健康问题的重要性对行为生活方式赋权重，如该行为是某健康问题的重要因素，则权重较高，若不是重要因素，则权重可以低一些，赋权重的过程可以通过特尔斐法进行。然后对测量的每一个行为进行评分，并进行加和，最终得到行为生活方式总评分。

常用的群体行为指标包括：

① 某行为流行率 $= \dfrac{有特定行为的人数}{被调查者总人数} \times 100\%$

② 某行为改变率 $= \dfrac{在一定时期内改变某特定行为的人数}{观察期开始有该行为的人数} \times 100\%$

③ 健康行为生活方式合格率：首先确定健康行为生活方式的合格水平，如健康行为生活方式总评分达到满分的 60% 为合格，当然也可以根据实际情况确定达到合格的标准，如达到满分的 70%、75%、80% 等，然后统计合格率。

$$健康行为生活方式合格率 = 达到健康行为生活方式合格水平的人数 / 测量总人数 \times 100\%$$

（三）健康状况评价

健康状况的改善是健康管理的本质，但是对于不同的健康问题，通过健康管理能达到的健康目标并不一致。如在学校实施健康管理项目，通过改变饮食、运动等行为降低超重、肥胖的发生，可能在数月就可以观察到健康结局，可以观察到儿童超重、肥胖等健康问题的改善，但无法看到由于超重、肥胖减少导致的心脑血管病患病的变化。但是在中老年群体开展的健康管理项目，一方面可以看到超重、肥胖比例的变化，另一方面也能看到血压、血脂、血糖控制情况的变化，如果项目持续的时间足够长，还可以看到心脑血管病患病情况的变化。所以不同群体、个体的健康干预重点不同，针对的健康问题也有差异，评价指标也不尽相同。建议尽可能找到相对敏感的健康指标进行测量。

常见的个体健康指标为反映躯体各器官、系统健康状况的指标，包括：① 体重、腰围、BMI（体质指数）；② 血压、血糖、血脂、血红蛋白等；③ 心电图、B 超、X 线片等。

常见的反映群体健康状况的指标包括：

① 超重（肥胖）率 = 测量人群中超重（肥胖）人数/测量总人数 × 100%

② 高血压患病率 = 测量人群中患高血压人数/测量总人数 × 100%

③ 贫血患病 = 测量人群中患贫血人数/测量总人数 × 100%

④ 两周患病率 = 测量人群中近两周患者数/测量总人数 × 100%

⑤ 婴儿死亡率、5 岁以下儿童死亡率、孕产妇死亡率。

（四）生活质量评价

尽管健康管理的目的是改善健康状况，但对于个人、家庭、企事业单位和社会而言，健康不是终极目标而是资源。健康是个人发展、实现自我价值的基础，是家庭幸福的保障，是企事业单位创造产值、服务社会的资源，是社会进步与发展的力量。因此，健康管理效果评价中还要对健康管理项目导致的社会、经济影响进行评价。

目前大多数测量生活质量的工具，都是运用相关量表基于个体水平的测量，可以获得每一个被测个体的生活质量现状，包括：① 生活质量指数；② 美国社会健康协会指数；③ 日常活动量表评分；④ 生活满意度指数。

群体生活质量指标大多由个体指标派生而来，包括：① 生活质量平均指数：生活质量指数的算术平均数；② 日常活动评分均分；③ 生活满意度平均指数；④ 日常活动评分合格率，达到日常活动评分合格水平的比例。

（五）社会经济评价

社会经济评价观察的是健康管理项目实施后对于目标个体、群体社会参与度、经济花费等方面的改变。

常见的个体评价指标为：① 月（年）度病假天数；② 年住院日；③ 年门诊花费；④ 年住院花费。

常见的群体社会经济评价指标包括：① 月（年）度患病总人数、总天数；② 年住院总人数、总天数；③ 年医疗保健支出、年健康保险支出。

二、健康管理效果评价方法

（一）影响评价结果可靠性的因素

评价健康管理项目的效果，是希望能科学、准确地说明健康管理项目本身导致的目标个体、人群影响行为的因素、行为生活方式、健康状况、生活质量以及社会经济的改变，但是一方面由于项目实施有一定的时间周期，在项目周期内可能存在混杂因素加剧或削弱上述变化，如突发公共卫生事件、重大自然灾害等大环境变化，国家、地方相关健康政策的变化等。另一方面，健康管理项目的目标人群、项目实施者的能力、表现也会在一定程度上左右项目的产出。只有真正认识这些混杂因素，才能采取适宜措施有效避免混杂因素对评价结果的干扰。常见的混杂因素包括：

（1）时间因素。时间因素又称为历史因素，指在健康管理项目执行或评价期间发生的重大的、可能对目标人群健康相关行为及其影响因素产生影响的因素，如与健康相关的公共政策的出台、重大生活条件的改变、自然灾害等。历史因素不属于干预活动，但却可以对目标人群的行为健康状况等产生积极或消极影响，导致加强或减弱健康管理项目本身的效果。此外，随着社会的发展，经济、文化等因素的变化，人群的行为、健康状况也会发生相应的改变。因此，当健康管理项目周期长时，这些历史事件也会作为时间因素影响到对项目真实效果的确认。

（2）测试或观察因素。这是指的由于测试（或观察）不准确而出现的对效果的误判。测量与观察的真实性准确性取决于测试（观察）者、测量工具、测量对象（目标人群）3 个方面。如测量者或评价者的言谈、态度、行为等使目标人群受到暗示，则目标人群可能按照测量者的希望进行表现，这时就无法得到目标人群的真实情况。此外，随着项目的进展，测量者及其他项目工作人员能越来越熟练地开展项目活动，运用测量工具和技术，从而出现测量偏倚，表现为即使是用同样的工具测量同样的内容，早期的测试结果也不同于后期的测试结果。对于目标人群而言，当他们得知自己正在被研究或观察时可能表现出与平时不同的状况，也可能影响对项目效果的客观反映。

（3）回归因素。这是指由于偶然因素，个别被测试对象的某特征水平过高或过低，在以后又恢复到实际水平的现象。回归因素的影响不像其他因素一样比较容易识别，可采用重复测量的方法来减少回归因素对项目效果的影响。

（4）选择因素。这是指在对目标人群进行测量的过程中，由于人为选择而不是通过随机方法，致使选择出来接受测量的样本不能很好地代表目标人群总体，或者设立的对照组的主要特征指标与干预组的特征不一致，而无法有效发挥对照组的作用。

（5）失访。这是指在健康管理项目实施或评价过程中，目标人群由于各种原因不能被干预或评价，当目标人群失访比例高（超过 10%）或是非随机失访，即只是其中有某种特征的人失访时，会影响评价结果。为此应努力减少失访，并对应答者和失访者的主要特征进行比较，以判别是否为非随机失访，从而估计失访是否会引起偏倚及偏倚程度。

为了科学地评价健康管理项目的效果，在健康管理项目计划制订阶段，就必须对如何进行效果评价进行规划，包括确定效果评价方案确定评价指标、分析可能存在的混杂因素、制订消除或控制混杂因素的对策、测量中的伦理学考虑与做法等。

（二）常见的健康干预效果评价方案

为了便于对各种方案的理解与记忆，常采用以下符号表示各方案中的因子：

R（random）：随机化，指采取随机抽样的方法确定干预组和/或对照组。

E（experiment）：指接受健康干预的人群，称为干预组或实验组。

C（control）：指在健康管理项目中不对其进行干预，用作参照的人群，称为对照组。

O（observation）：指观察、调查、测量等收集资料的过程。

X：代表健康管理项目的干预。

1. 不设对照照组的干预前后测试（before-after test）

这是评价方案中最简单的一种，其基本思想是实施健康干预前，对目标个体、人群的有关指标（认知、技能、行为、健康状况生活质量、社会经济等）进行测量，然后实施健康管理干预，之后再次对目标个体、人群的有关指标进行测量，比较项目实施前和实施后有关指标的情况，从而确定健康管理项目的效果，通常以 EOXO 来表示。例如在大学生的健康管理项目中，可以在新学期开始的时候，对新生的吸烟行为、运动膳食及其影响因素、体能等进行调查，然后开始为期一学年的健康管理综合干预，在干预周期结束时，再次对这些学生的吸烟行为、运动膳食及影响因素、体能等进行调查，然后比较干预前后新生吸烟率、吸烟量戒烟率、烟草危害知识水平、运动次数、运动量膳食状况、体能状况等指标，确定综合健康干预对新生健康相关行为及健康状况产生了何种影响，这种影响是否达到预期的目标。

该评价方案的优点在于方案设计与实际操作相对简单，能节省人力、物力资源，也是现实中健康管理项目最常用的效果评价方案。然而由于项目实施后目标人群的表现可能除了受到干预的影响外，还同时受到时间因素、目标人群的成熟程度的影响，而不设对照组的自身前后测试无法控制这些因素的影响，影响到了对效果的准确认定。因此，这一方案比较适用于周期比较短或资源有限的健康管理项目效果的评价。此外，当健康管理项目更加注重目标个体、群体健康相关行为与生活方式、健康状况、社会经济是否发生预期改变，而不是十分注重这种改变是否完全源于项目自身，则不设对照组的干预前后测试是评价的最佳方案。

2. 非等同比较组设计（nonequivalent control group design）

非等同比较组设计属于类实验设计（quasi-experimental design），其设计思想是设立与接受干预的目标人群（干预组）相匹配的对照组，在健康干预实施前，对干预组和对照组人群的有关指标进行测量，然后仅对干预组（即目标人群）实施健康干预活动，对照组则不进行干预；干预周期结束后再次对干预组和对照组人群的相关指标进行测量，通过对干预组、对照组在项目实施前后变化的比较，评价健康管理项目的效应和结局。

同样以大学生健康管理项目为例，非等同比较组设计的做法是在开展大学生综合健康干预前，为该大学选择一个各方面条件相当（如男女生比例基本一致、学生家庭经济状况相当、学校性质相同、学校所处社会环境相近等）的另一所高校作为对照学校，首先对两所大学的新生都进行吸烟行为、运动膳食及其影响因素、体能等的调查，然后在实施健康管理项目的学校开始为期一学年的健康综合干预，而在对照校不开展任何干预活动。在干预周期结束时，再次对两校新生的各个指标进行调查，然后比较干预前后两校新生吸烟率、吸烟量、戒烟率、烟草危害知识水平、运动频次、运动量、膳食状况、体能状况等指标。通过干预组和对照组的比较，可以从干预学校学生有关指标的变化中，扣掉对照学校学生有关指标变化的量，得到的结果就是消除了历史因素等混杂因素影响后学生的变化，即可以将这些变化认定为健康管理项目的结果，从而使健康管理项目效果评价结果更加科学和准确。

该评价方案的优势在于通过干预组与对照组的比较，可以有效地消除一些混杂因素，如时间因素、测量与观察因素、回归因素等对项目效果和结局的影响，从而更科学、准确地确定健康管理项目对人群卫生保健知识、行为、健康状况、生活质量、社会经济的作用。在非等同比较组设计中，对照组的选择会在很大程度上影响方案的精确性。选择各主要特征十分接近干预组的人群作为对照组，可以保证两组的可比性，也能有效避免选择因素对项目效果准确评估的影响。此外，要保持对照组与干预组的观察时间一致，即在对干预组进行基线观察及进行干预效果观察时，对照组也同时进行观察，并应用与观察干预组完全相同的方法与内容观察对照组。一般情况下，在健康管理研究中，为了科学地说明健康干预策略和活动的有效性，说明健康管理项目效果，建议采用非等同比较组的评价设计方案，在基层的日常工作中则可以采用前述不设对照组的前后测试方案。

（三）实验研究

实验研究评价方案的特点是将研究对象随机分为干预组和对照组，充分地保证了干预组与对照组之间的齐同性，故可以有效控制选择偏倚，同时又克服了历史因素、测量与观察因素及回归因素的影响。

例如，在某社区开展的高血压患者健康管理学项目中，可以将前来体检或就诊的高血压患者编号，从中筛选出没有严重并发症且愿意参加健康管理项目的患者。然后将全部患者随机分成两个组，随机确定其中的一组为干预组，另一组为对照组。对于干预组的患者，在常规的用药与行为指导外，增加富有特色的健康干预活动，而对照组患者仍维持常规的用药和行为指导。在干预周期结束后，分别对两组高血压患者进行有关知识、行为、血压水平、高血压并发症、医疗费用、生活质量等的测量，并比较干预组和对照组的变化，从而评价健康管理项目的效果。

在这个评价方案中，由于干预组和对照组是随机确定的，最大限度地保障了这两个组的可比性，与非等同比较组设计方案相比，避免了人为确定对照组造成的两个组不一致的情况。从理论上讲，实验研究设计是最为理想的评价方案，但在实际的健康管理项目中操作难度大，特别是在社区、学校、工作场所这类场所中，随机化不易实现，但仍有一些评价研究可以根据具体情况选择此方案。

此外，在组织实施健康管理效果评价中，还应该注重：① 调查对象对目标人群的代表性，应采取规范的抽样方法获得调查对象，避免和控制选择因素的影响；② 对参与调查、测量的工作人员进行技能培训，确保调查与测量的质量，这也是效果评价获得科学、有效结果的基础；③ 在调查中遵守伦理原则，做到知情同意，保护目标人群隐私。此外，在选用合适的评价方案时，要考虑干预活动本身对目标人群是有益的，但在项目中可能仅仅惠及干预组而没有惠及对照组，可以通过在评价后再对对照组提供干预的方式，照顾到对照组的利益；④ 在调查与测量实施中，考虑目标人群的生活节奏与习惯，提高应答率和参与率，控制和减少失访，提高项目效率。

【思考题】

1. 一般风险评估的方法和步骤是什么？
2. 健康风险评估的应用有哪些？
3. 健康危险因素的分类有哪些？

第五章

常用健康干预技术

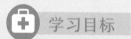 学习目标

掌握 健康教育的基本概念、方法；运动、营养、心理、成瘾行为干预的常用技能和方法。

熟悉 健康教育的基本理论，运动、营养、心理、成瘾行为干预的相关理论知识。

了解 健康干预技术的应用。

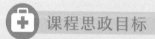 课程思政目标

培养尊重生命、关爱生命、珍爱生命的价值观，具备人文关怀精神。

健康管理是以人的健康为中心，长期连续、周而复始、螺旋上升的全人、全程、全方位的健康服务。健康管理的核心技术包括健康状况的检测和信息收集、健康风险的评估和健康评价、健康危险因素的干预和健康促进。健康危险因素的干预是预防健康风险因素进一步恶化的有效措施，健康危险因素干预是以多种形式来帮助个人采取行动、纠正不良的生活方式和习惯，控制健康危险因素，实现个人健康管理计划的目标。健康危险因素干预的方法是个性化的，针对不同的人群可采取不同的干预技术和干预方法，常见的干预技术有健康教育、运动干预、营养干预、心理干预、成瘾行为干预等。本章将着重讲解以上五种干预技术，为健康管理师实施健康干预提供一些方法和手段。

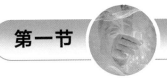

第一节　健康教育

健康教育与健康管理有着密切的联系：宏观层面，二者的目的都是维护大众的健康，且工作的基本思路一致，都运用了基线资料收集—计划—实施—评价的管理过程；微观层面，健康教育是健康管理的适宜工具，渗透到健康管理的各主要环节。同时，健康管理是实现健康教育效果评价的有效途径，使得后者的开展更加系统、更加有针对性。因此，健康教育基本理论和方法对于健康管理具有奠基意义。

一、健康教育的基本概念

（一）健康教育

健康教育是以信息传播、行为干预、教育为手段，帮助个体和群体掌握卫生保健知识、树立健康观念，以改变不健康行为和建立健康行为为目标、以促进健康为目的的所进行的系列活动及其过程的总称。健康教育的重点是健康相关行为；其目标是鼓励大众养成健康的生活方式，合理地利用现有卫生服务，改善生活环境，提高生活质量；其任务包括疾病的预防控制、帮助患者更好地治疗和康复、帮助普通人主动增进健康水平。

（二）健康促进

我国学者认为，健康促进是健康教育结合政策、法规组织和环境的支持及群众的广泛参与，促进、维护、提高人群健康水平的过程。健康促进存在着广义和狭义两种理解。从社会发展层面（经济、生产力、文化等）和社会医学的高度将健康促进视为影响健康的社会决定因素、增进健康的总体战略，这就是广义的健康促进。它主要由国家和政府主导，进行总体顶层设计与策划，调动、协调各方各类资源，统筹规划，全面推进。而狭义的健康促进是把健康促进本身看作公共健康领域的一项具体工作策略，主要由卫生体系人员操作。不管是广义健康促进还是狭义健康促进，它们的根本目标都是维护公众健康，都能发挥各自重要作用，但就我国当前情况看，广义健康促进更需要高度关注和大力推进。

二、健康教育的定位、作用与原则

（一）健康教育的定位

（1）健康教育是健康管理的适宜工具。调动个体和群体的积极性，使之积极配合管理师并参与到维护健康的工作中，是健康管理的宗旨。健康教育作为动员的重要方法、赋权的主要手段，频繁出现在健康管理的各个环节和阶段。

（2）健康管理是实现健康教育效果评价的有效途径。在日常的健康教育工作中，其效果评价环节存在着评价指标确立难、评价指标量化难、结局评价难等现象。信息化、标准化、系统化、量化等特点使得健康管理具备了解决健康教育上述困难的条件和能力，使得健康管理中的健康教育工作更加科学、高效。

（二）健康管理的作用

健康管理是实现初级卫生保健的先导；健康管理是卫生事业发展的战略举措；健康管理是项低投入、高效益的保健措施；健康管理是提高国民健康素养、动员自我健康管理的有效途径；健康管理是解决看病难、缓解医患矛盾的措施之一。

（三）健康教育的原则

（1）思想性原则。这是指教育内容与党中央保持一致，要传达正确的人生观、价值观和世界观。

（2）科学性原则。这是指教育内容要正确、准确。

（3）针对性原则。这是指教育内容和教育形式要符合教育对象的特点。

（4）通俗性原则。这是指教育内容的深浅难易要符合教育对象的认知能力。

（5）实用性原则。这是指教育内容要具有可操作性，能够解决实际问题。

（6）趣味性原则。这是指教育形式多样，寓教于乐，让教育对象愿意听、愿意看且乐于接受。

（7）系统性原则。这是指健康教育是一项经常性的工作，伴随人的一生，要科学规划、系统开展。

三、健康教育的基本理论

（一）健康相关行为改变理论

健康相关行为改变理论对解释和预测健康相关行为并指导健康教育项目设计、实施和评价具有重要的作用。"知信行"模式、健康信念模式是行为改变理论中最基本的理论，在工作中应用较多，所以在此着重介绍。

1."知信行"理论模式

"知信行"模式（Knowledge、Attitude、Belief、Practice，KABP 或 KAP）是西方

学者 20 世纪 60 年代提出的行为理论模式。这一理论将人们行为的改变分为获取知识、产生信念及形成行为三个连续过程。"知信行"模式是认知理论和动机理论等在健康教育中的应用，是有关行为改变的较成熟的理论模式。该理论认为：卫生保健知识和信息是建立积极、正确的信念与态度，进而改变健康相关行为的基础，而信念和态度则是行为改变的动力。只有当人们了解了有关的健康知识，建立起积极、正确的信念与态度，才有可能主动地形成有益于健康的行为，进而改变危害健康的行为。该理论模式认为"确立信念和改变态度"是行为的改变的两个关键步骤。

知信行理论可以简单标示为图 5-1。

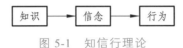

图 5-1　知信行理论

但是，要使知识转化为行为改变，仍然是一个漫长而复杂的过程，有很多因素会影响知识到行为的顺利转化。在健康教育实践中，常常遇到"知而不信""信而不行"的情况。由此可见，只有全面掌握知、信、行转变的复杂过程，才能及时、有效地消除或减弱不利影响，促进形成有利环境，进而达到改变行为的目的。

扩展案例 5-1

2. 健康信念模式

健康信念模式（Health Belief Model，HBM）是 20 世纪 50 年代由美国公共卫生领域的一些社会心理学家提出的。其核心是相关疾病威胁知觉和行为评估，前者依赖于对疾病易感性和疾病后果严重性的认识，后者包括行为改变的有效性、行为改变的投入和收益以及行动实施的障碍等评估。所以在健康信念模式中，健康信念的形成主要涉及

扩展案例 5-2

以下几方面因素：对疾病威胁的认知、对采取健康行为获益的认识和克服困难的决心、提示因素。其中提示因素指的是促进健康行为发生的因素，如大众媒介的疾病预防与控制运动、医生建议采纳的健康行为等。提示因素越多，个体采纳健康行为的可能性越大。（见图 5-2）

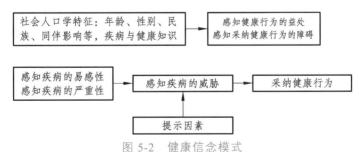

图 5-2　健康信念模式

（二）健康传播理论

健康传播理论是传播学的一个分支，是健康教育的重要手段和策略。健康传播是有效地传递与健康有关的、影响人们态度和行为方式改变的知识，从而有效地预防疾

病、提高大众生活质量和健康水平的过程。按照传播的规模，可将人类传播活动分为五种类型：自我传播、人际传播、群体传播、组织传播和大众传播。在大众媒介高度发达的今天，人际传播和群体传播依然是人们最基本、最常用和最灵活的传播手段。在健康教育社会动员中，组织传播发挥着重要作用。国内外实践表明，多种传播手段的综合运用，是健康教育最有效的干预策略之一。

著名的拉斯韦尔模式（又称"5W"传播模式）抓住了传播的主要方面，综合、简洁地把繁杂的传播现象用 5 个要素概括。它不但提出了一个完整的传播结构，还提出了对应的 5 个研究范围和内容，从而形成了传播学研究的 5 大领域，为传播学研究奠定了基础。（见图 5-3）

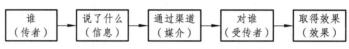

图 5-3 拉斯韦尔五因素传播模式

（1）传播者。传播者又称传者，是在传播过程中信息的主动发出者和控制者。传播者可以是个人，也可以是群体或组织，例如电视台、广播电台、报社、出版社、影剧院以及各级宣传部门和教育机构等，都属于传者范畴。传者是相对于受者而存在的，两者互相依存，又可相互转换。这种角色的互换，正是信息沟通和产生共识的基础，是社会性传播活动的保证。

（2）信息。信息是传者所传递的内容，是对人与事物的判断、观点、态度以及情感。健康信息是指与人的健康有关的信息，泛指一切有关人的身体、心理、社会适应能力的知识、技术、观念和行为模式。

（3）传播途径。信息传递的方式和渠道统称为传播途径，它是信息传递的物理手段和媒介，是联结传者和受者的桥梁。在传播活动中可采纳的传播途径是多种多样的，采取不同的传播途径对传播效果有直接影响。根据健康信息传递的特点，健康传播途径通常可以分为语言传播（健康咨询、个别引导、小组讨论和专题讲座等）、文字传播（手册、传单、卫生标语、展板和墙报等）、形象化传播（图画、照片、标本、模型、示范演示等）和现代影视网络媒体方法（电视、广播、电影、微信、微博及其他网络手段等）。专业工作者在进行传播活动时，应因时、因地制宜，根据人群特点选择最佳传播途径。

（4）受传者。受传者是信息的接受者和反应者，是传播者的作用对象。受传者可以是个人、群体或组织，大量受传者也可称为受众。人们对信息有着不同的反应，这与个人性格、态度等因素有关。受传者一般被视为信息传播中的被动者，但他们却拥有接受或不接受和怎样接受传播的主动选择权，在信息需求方面表现出日益多样化和"众口难调"的现象。

（5）传播效果。传播效果是传播对人的心理和行为产生的有效结果。根据健康传播的目的，健康传播的效果可分为以下 4 个层次：知晓健康信息、健康信念认同、态度转变、采纳健康的行为。

四、健康教育的主要技能与方法

健康教育是实践性较强的一门学科。它既是卫生工作的一个领域，也是一种方法和工具。基于传播学、教育学和行为学等学科相关理论，健康教育工作者探索了许多行之有效的健康教育方法和技能。本节就健康教育活动策划、健康教育知信行问卷设计、健康传播材料制作与使用、健康教育讲座等4种技能方法做简单介绍。

（一）健康教育活动策划

健康教育活动是指有目的、有计划、有步骤地组织众多机构和人员参与的健康教育活动。它紧紧围绕提高群体保健知识水平、确立健康观念、养成健康行为、促进健康社会环境和政策而进行，更加注重群体效应和创设舆论导向。策划是健康教育活动成功的关键，也是开展一项活动必须有的过程。活动策划是指有关人员根据活动的目的要求，在历史及现状调查基础上，根据掌握的各种信息，分析现有条件，设计切实可行的行动方案的过程，属于活动的设计阶段。

（1）活动策划的原则。社会性原则、创新性与可操作性相结合的原则、可持续性原则。

（2）活动策划的步骤。活动策划主要包括五个步骤。① 调查了解需求：包括法律法规和相关政策、历史资料、社会热点、市场调查、时间、场地、目标人群健康需求等。② 可行性分析：策划者要对策划的可靠性、实施的可操作性和活动的综合效益进行全面、系统地分析和科学论证。③ 协调沟通：在调查和论证的基础上，还需积极与各级领导和相关部门事先进行沟通，争取政策、空间、人力、物力等资源的支持。④ 撰写方案：包括设计主题、撰写方案提纲、论证具体内容、撰写步骤等。⑤ 方案论证及报批：方案需经过各方论证才能申报审批。

（二）健康教育知信行问卷设计

问卷调查是健康教育工作最常用的一种收集资料的途径。所以拟定调查问卷是进行健康教育的一种基本技能和现场调查的基本手段。知信行问卷是基于知信行理论编写的一种健康教育问卷，一般用于了解目标人群的卫生保健知识、态度、信念及行为现状和评价健康教育的效果，了解受众对健康教育的主观要求、对健康教育方法的接受程度等多方面的信息。

（1）健康教育知信行问卷编制的原则。健康教育知信行问卷在编制时，要把握以下原则：① 合理性，问卷必须与调查主题紧密相关；② 一般性，问题的设置应具有普遍意义；③ 逻辑性，问卷的设计要有整体感；④ 明确性，问题设置应直接明了；⑤ 避免心理诱导倾向；⑥ 涉及政策、伦理、社会规范、个人隐私等敏感问题时应注意保密；⑦ 同时问题编制应便于整理与分析。

（2）健康教育知信行问卷编制的步骤。① 初步罗列调查条目。② 条目筛选。③ 确定每个调查条目的提问形式和类型。④ 确定每个条目的回答选项，回答的选项与条目的提问方式和类型有关。⑤ 调查及评价：将选出的调查条目按一定的逻辑顺序排列，形成初步的调查，可以用专家评价和小组讨论等方法进行初步评价，修改完善后进行小范围的预调查，对调查问卷的信度、效度等特性进行评价。⑥ 修改完善：在上述基础上做进一步完善，形成最终的调查问卷。

（3）健康教育知信行问卷的问题设计。① 确定变量类型：变量有两种类型即数值变量和分类变量。前者用来收集计量资料（如身高、体重、血压等），后者用来收集计数资料。分类变量又可分为无序分类变量（如血型、是否知道某项知识等）和等级分类（如对某种现象的态度可分为非常赞同、赞同、一般、不赞同、非常不赞同5级）；② 问题和答案形式的设计：问题形式的设计有填空式、是否式、多项选择式、表格式、矩阵式等，答案依据问题形式进行相应的设计。如填空式，即在问题后画一短横线，让回答者直接在空白处填写。③ 问题数量和顺序的设计：一份问卷应该包括多少个问题，取决于调查内容、样本性质、分析方法，拥有的人力、财力和时间等各种因素。一般来说，问卷不宜太长，通常以回答者在20分钟以内完成为，最多也不要超过30分钟。

（4）调查问卷的预调查、修改和定稿。初步完成调查问卷设计和确定调查方法后，先由经过培训的调查员在小范围内做预调查，以检验调查问卷的可行性，以及设计的问卷是否与研究的主题相符合。

预调查是问卷设计的一个重要步骤。即使是经验丰富的设计者经过深思熟虑后设计出的调查问卷，也还会有需要进一步修改和完善的内容。只有当完成预调查并进一步修改调查问卷后，再进行正式调查，才能避免在正式调查中出现需要的资料收集不到，收集到的资料又不需要的情况。

（6）调查问卷的评价与使用。应对编制的知信行问卷进行分析与评价，分析和评价的内容包括知识题目的难度和区分度分析、信度和效度分析。适用于健康教育问卷信度分析主要是同质信度（评价内部性）和重测信度（评价稳定性），效度分析主要是内容效度和结构效度。

（三）健康传播材料制作与使用

健康传播材料是指为配合健康教育活动而制作和使用的辅助材料，它是健康教育信息的有效载体，合理使用健康传播材料不仅可以丰富传播活动的内容与形式，也能增加受众对健康传播活动的兴趣，更能增强受众对传播信息的理解，深化健康传播的效果。传播材料多种多样，常见的分类方式有以下几种：根据传播关系，可分为大众传播材料、组织传播材料、大众传播材料分众传播材料；根据健康信息载体，可分为纸质材料（书籍、报纸、杂志、折页、小册子、海报、传单等）、声像材料（录音带、录像带、VCD/DVD等）及电子类材料；根据健康信息表现形式，可分为文字图片类、声音类、影像类、电子技术类和新媒体类等。虽然上述不同健康材料表现形式各不相同，但不论哪种形式，都应具有传播速度快、作用范围广、针对性强、信息影响力强，同时内容遵循医学规律等特点。

（1）健康传播材料的制作原则。较好的传播材料是取得预期传播效果的重要保证。制作较好的传播材料是健康传播的重要保证。在制作健康传播材料时，除了遵循思想性、科学性、针对性、实用性、通俗性、趣味性、经济性七项原则以外，还应遵循可及性原则、及时性原则。

（2）健康传播材料的制作程序。健康传播材料的制作程序包括以下七步：① 了解并分析实际需求；② 收集、筛选信息，制订计划；③ 信息加工，制作初稿；④ 编排和设计；⑤ 预试验；⑥ 修改设计稿；⑦ 制作成品。

（四）健康教育讲座

健康教育讲座是健康信息传播最常用的方法，是一种科学也是一种艺术。健康教育讲座对讲座者的要求很高，除了具备丰富的健康教育专业知识和较强的综合能力外，还要懂得人际传播和演讲技巧，并具备良好的心理和身体素质。"讲"的能力是健康教育的基本功，可以利用现代教育技术使讲座效果更好，但条件不具备时同样要讲出效果。因此，健康教育和健康管理工作者必须要练好"讲"的基本功。

1. 健康教育讲座的定位

健康教育讲座既不同于专业的理论授课，也不同于极具感染性的演讲，它是以科普的方式将健康领域的科学技术知识、科学方法、科学思想和科学精神传播给公众，从而达到培养公众健康素养和提高公众自我健康管理水平的目的。健康教育讲座属于语言传播，是一种高效的健康传播方法，在注重知识传播的同时，更加关注传播过程中的互动及效果的反馈。

2. 健康教育讲座的技巧

就讲座过程而言，一般可分为三个阶段：准备阶段、讲座阶段和答疑阶段，每一阶段的具体内容和原则概述如下：

（1）准备阶段。主要解决"讲什么"的问题，包括讲稿和PPT两方面的准备阶段。

讲稿是讲座的依据，要准备一份好的讲稿，主要是围绕"讲什么"进行内容的选择和加工，而内容选择的核心就是受众需求的针对性。受众的需求是什么？如何准确掌握受众的需求？这些问题可以在问卷调查中进行了解。总之，对受众了解得越详细、越深刻，讲座就越有针对性。当然，健康教育讲座的讲稿也服从一般文稿的要求，如简明扼要、条理清晰、逻辑性强等。一般来讲，讲稿包括前言、主体和结论三个部分。PPT准备请参考传播材料制作相关内容。

（2）讲座阶段。主要解决"怎么讲"的问题，讲座阶段是观点、知识点的表达，是一种语言展示。主要核心是表达技巧和控场技巧，通过合适的语言和体语表达来实现。

入场与开场阶段。好的开始是成功的一半，所以此阶段很关键。既要体现出亲和力，又要体现权威性；既要不露痕迹，又要抓人眼球。讲座开场有很多形式，如正统式、自我介绍式、轻松幽默式、聊天式、调查式、问题式、展览式、视频式、游戏式、明星式、悬念式、神秘式等。一般5分钟即可。

讲座过程阶段。此阶段主要涉及语言表达和控场两种能力。语言表达包括声音语言和肢体语言。对于一场好的健康教育科普讲座，其效果大部分取决于声音和表情两个要素。语言表达主要包括三个方面：语言规范、得体；表达生动、通俗；适当互动和反馈。讲座的"台风"也直接影响讲座效果，应当符合四项基本要求：语言通俗易懂、风格幽默风趣、站姿落落大方、走动平稳有力。控场技巧包括临场技巧、约束技巧、调动技巧和应对技巧四大类。常见的需要适当控制的场景有怯场、乱场、冷场和闹场，不管是哪种情况，都应沉着、淡定，积极应对。如面对怯场时，要学会自我控制，调整情绪。具体方法为：在讲座前用深呼吸、活动四肢来控制情绪，讲座开始时将注意力集中于受众，不要过分关注自我。另外，在控场方面，还要注意讲座时间的把握。健康教育科普讲座一般为 1~1.5 小时，根据需要可适当调整。讲座者应对讲座内容非常熟悉，根据具体时间灵活调整讲座的设计，做到胸有成竹，游刃有余。一般来讲，一张健康教育科普类的幻灯片可讲 1~2 分钟。

讲座结尾阶段。成功的结尾可以加深认识，揭示题旨。结尾部分的关键在于进一步总结自己的观点，再一次强调讲座的重点，使受众进一步加深对讲座主题的理解。结尾要简明扼要，不宜过多、过泛，要起到画龙点睛的作用。在讲座结尾时，可以采用"总结观点、表示感谢、提出希望、请求采取行动、简洁而真诚的祝福"的方式。

（3）答疑阶段。讲座结束后，讲者需根据现场情况对讲座内容进行答疑。一般来讲，受众人数较多（超过 100 人）时不宜进行。如需答疑，应注意把握以下 4 个环节：倾听提问、确定问题、通俗回答、态度积极。

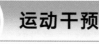

第二节　运动干预

运动干预是健康管理常见干预技术的重要部分和重要手段，目的在于增进或维持身体素质、改善疾病预后、促进健康状况的一个或多个方面。按健康功能目标运动可以分为不同种类：① 减脂运动，通过运动刺激身体能量代谢供能底物结构比例，让脂肪供能比大于 90% 并持续一段时间。② 增肌运动，通过运动刺激达到身体肌肉细胞增生或肥大、肌肉成分比例增加。③ 降糖运动，通过运动刺激提升肌肉供氧能力、有效改善肌肉糖代谢、改善胰岛素抵抗。④ 降血压运动，通过运动刺激改善血管反应能力、降低血管总外周阻力、降低血压。⑤ 家居功能运动，把日常工作及生活的动作设计为有目的锻炼核心肌群、平衡稳定和拉伸关节韧带，达到延缓身体机能衰退的运动。

本节主要介绍降糖运动、降血压运动。

一、运动对健康的作用

运动不足是多种慢性疾病的危险因素，包括心血管病、糖尿病、高血压、骨和关节疾病及抑郁症等。增加适宜的运动对于降低各种疾病的风险发挥着重要的作用，且过早死亡的风险会随着进行中等或大强度体力活动时间的延长而下降。

（1）对减肥的作用。造成肥胖的主要原因是摄取的热量大于消耗的热量，因此，运动减少可引起皮质厚度和身体质量指数显著增加。而运动可以通过调节神经与内分泌、增加体内脂肪与糖的消耗达到减轻体重的作用，同时预防因肥胖导致的糖尿病、高胆固醇血症、高血压、冠心病或骨质疏松。

（2）对降血压的作用。适当运动可以降低血压，其原理为：① 有氧运动可使迷走神经系统张力增加，血中儿茶酚胺浓度下降，解除小动脉；② 运动训练时肌群内血管扩张，毛细血管密度和数量增加，血液循环和代谢改善，总外周阻力降低，血压下降；③ 运动可以大量消耗体内能量，运动也可直接使血中胰岛素浓度下降，两者均可降低体重，这样减少了肾脏对钠的再吸收，降低体内钠容量负荷，使血压降低；④ 脂肪组织内含有丰富的心房钠尿肽清除受体信使，肥胖时该系统活跃，心房钠尿肽浓度下降，血压增加。长期运动后体重下降该系统抑制，心房钠尿肽水平增高，促进钠从肾脏排泄，从而参与血压调节。

（3）对改善血脂环境的作用。大量的研究表明，运动可以降低血脂。每周进行消耗 2000 kcal 的中等强度有氧训练可明显降低血脂，升高高密度脂蛋白胆固醇（HDL-C）浓度，激活骨骼肌和脂肪组织中的脂蛋白脂肪酶，从而使极低密度脂蛋白（VLDL）与高密度脂蛋白（HDL）相互平衡转移，提高 HDL-C 浓度。最近研究表明，经常性的步行与慢跑可显著提高 HDL 水平，并降低总胆固醇（TC）和甘油三酯（TG）水平。

（4）对提高胰岛素敏感性的作用。据报道，大多数开始运动的 2 型糖尿病患者可减少抗糖尿病药物（包括胰岛素和口服降糖药）的剂量。每周锻炼 3 次、每次半小时可减少 2 型糖尿病患者的用药量。运动可通过使肌肉中胰岛素刺激的糖原合成增加，使由胰岛素刺激的葡萄糖转运磷酸化作用增强从而增加胰岛素敏感性。我国传统运动项目太极拳对 2 型糖尿患者也有良好的治疗效果，研究显示，进行为期 8 周的太极拳锻炼可使安静血糖水平显著降低，而胰岛素水平未见变化，提示长期进行太极拳锻炼，可在维持糖尿病患者正常的胰岛素分泌的情况下有效降低血糖。

二、降糖运动

2 型糖尿病是一种由遗传与环境等因素长期共同作用发生发展的，以人体代谢障碍、血糖增高、血脂异常等为共同特征的慢性代谢性疾病。2 型糖尿病（T2DM）最主要的病理生理特征是胰岛素抵抗，通过适当的有氧运动方案可以增加葡萄糖转运蛋白 4（GLUT-4）含量，增强骨骼肌对葡萄糖的转运能力，增加葡萄糖的有氧代谢能力，从而改善胰岛素抵抗。

（一）运动降血糖的机理

研究表明，糖尿病患者都有不同程度的骨骼肌细胞葡萄糖转运因子 4（GLUT-4）减少，导致骨骼肌利用葡萄糖的能力下降，间接导致血糖水平升高，适当的运动刺激可以使 GLUT-4 增加，有效改善胰岛素抵抗。

骨骼肌 GLUT-4 的作用研究表明，GLUT-4 是葡萄糖摄取及处置的限速因子，全身 70%～80%的葡萄糖摄取由骨骼肌细胞的 GLUT-4 完成。2 型糖尿病患者 GLUT-4 水平普遍下降，导致胰岛素刺激的葡萄糖转运功能下降，诱导胰岛素抵抗产生；再肥胖的 2 型糖尿病患者也有糖运转能力下降，也是 GLUT-4 活性下降的结果。高强度抗阻力训练可以明显提高骨肌 GLUT-4 的含量；高强度的跑步训练，如马拉松运动员长距离运动和训练后，骨肌细胞中的 GLUT-4 表达增多；研究发现缺氧是刺激葡萄糖运转能力的因素，缺氧与肌肉训练和提高骨肌细胞的葡萄糖运转能力正相关；研究还证明缺氧条件下骨肌 GLUT-4 的葡萄糖运转能力提高比有氧状态下更强。从骨骼肌 GLUT-4 的葡萄糖运转能力有效性方面来看，降糖运动有效性从高到低排列的是无氧运动、抗阻运动、有氧运动。

（二）运动风险评估

运动前通过对 2 型糖尿病患者的血压、心电图、B 超、尿常规、肝功能、肾功能、眼底检查、身体形态、运动功能等方面进行全面检查排除，评估患者的安全性。（见表 5-1）

表 5-1 糖尿病中等强度运动禁忌标准

① 运动前血压高于 160/100 mmHg、血压控制不佳或不稳定者；
② 血糖 16.7 mmol/l 与经常有脑供血不足者；
③ 妊娠糖尿病与妊娠期；
④ 各种急性感染未控制者；
⑤ 糖尿病症酸中毒、高渗状态、乳酸酸中毒等糖尿病急性并发症状态者；
⑥ 心功能三级、脑卒中、不稳定型心痛、急性心肌梗死、严重心律失常者；
⑦ 视网膜病变及近期新发血栓者；
⑧ 糖尿病足、运动器官病变引起的关节功能性退变、关节炎胶原组织疾病等不适合运动者；
⑨ 糖尿病肾病尿蛋白未控制者。

（三）降糖运动方案

上述骨骼肌的 GLUT-4 表达和糖摄取能力的影响研究表明，有效的糖尿病运动必须是中等强度以上有氧运动、抗阻运动和间歇高强度运动。

1. 有氧运动

根据自身的不同情况制定出适合个体有氧运动处方，主要原则是要制定个性化、安全性高、自我监督和适时调整方便的有氧运动处方。

（1）种类设定：主要有健步走、慢跑、快走、骑自行车、跳舞、走跑交替、打羽毛球、健身操、乒球、太极拳（剑）等。运动时根据患者习惯可以进行运动项目的调整、组合、交换，避免长时间重复单调的项目引起的心理生理疲劳。

（2）强度设定：以最大心率所对应的目标心率、运动强度为依据进行选择，最大心率 70% ~ 75% 为最大有氧运动强度的目标心率。

（3）频率（频度）设定：2 型糖尿病患者每周运动频率为 5 ~ 7 次，患者可以根据自己的情况进行合理运动频率次数的调节，运动间隔时间最好不超过 2 天，因为运动对人体身体生理作用一般持续在 3 天内，否则会引起运动效率下降。

（4）时间设定：以 0.5 ~ 1 小时有氧运动为宜，安排在餐后 1 ~ 2 小时内进行锻炼。资料研究显示，在餐后 90 分钟后进行运动对降糖的效果最好（餐后是指从吃第一口饭起开始计算时间）。运动量过大的运动不宜安排在早上空腹时进行，如要进行应提前准备好食物。

（5）注意事项：2 型糖尿病患者运动事项可分为运动前、运动中、运动后注意事项。为了使患者有一个良好的生理适应阶段，在运动项目选定后应进行为期 1 周的调整适应阶段，以达到运动处方的运动量、强度等情况的最佳效果。

（6）运动形式：① 健步走：健步走要求步数是 120 ~ 140 步/分钟，一般每日进行 2 次，时间段最好安排在每天早上 7 ~ 8 点及晚上 6 ~ 7 点，运动频率为每周 5 天。强度要求每次达到目标心率的运动时间至少 30 分钟，最好于餐后 1 小时开始运动。② 步行：早餐后 1 小时户外快步行走 3000 步，速度控制为 1000 步/10 分钟，能有效地调节和控制血糖水平，一般患者耐受性良好，可作为 2 型糖尿病安全、有效的运动方法。可以用电子计步器记录行走距离、步伐频率、速度。③ 功率自行车踏车运动。④ 太极拳。

2. 抗阻运动

抗阻运动可以显著改善体成分、增加肌肉力量，改善胰岛素抵抗、调控糖代谢和脂代谢，对 2 型糖尿病患者具有积极意义。

① 抗阻负荷确定：用训练时间来控制运动量，先训练到心率到目标最大值，然后等心率恢复到 50% ~ 70% 再进行下一组训练，每组时间 5 ~ 8 分钟，共 4 ~ 6 组。糖尿病最佳的抗阻运动强度是达到最大心率 70% ~ 85%。② 抗阻动作选择：降糖的抗阻运动首选肌肉体积大、力量大的骨骼肌，抗阻练习的首选部位也是下肢。研究表明，同等耗氧量情况下，上肢运动比下肢运动更容易造成心率增加，上肢抗阻练习对加强心肺功能起到较好的作用，因此降糖抗阻运动练习部位下肢以股四头肌、臀大肌为，兼顾上肢三角肌、肱二头肌。③ 弹力带：弹力带运动形式包括三部分，包括抗阻有氧健身操、平衡垫上弹力带抗阻健美操、弹力带伸拉放松操。三部分练习既相对独立，又相互补充，形成一套完整的系列弹力带抗阻健身练习方案。完成一组系列操动作，约需 30 分钟以上（包括每部分练习之间的休息缓冲时间）。在运动过程中，心率范围为最大心率的 50% ~ 75%，组间间歇以心率恢复到最大心率的 60% 为标准，开始下部分的练习。练习时间为每周 2 次，每次 60 分钟，其中达目标心率强度的运动时间控制在 30 分钟范围。

3. 高强度间歇训练

很多学者对间歇高强度运动与持续运动训练的健身效果进行了对比研究，发现在降低健康人群的胰岛素、血糖，提高胰岛素敏感性，改善高血压发病机制中的血流动力学以及对内分泌因素等方面，相同能量消耗的间歇高强度运动效果好于持续运动训练，间歇高强度运动能使总脂量、腹部脂肪量均显著下降。

三、降血压运动

高血压是一种以体循环动脉压（收缩压和/或舒张压）升高为临床表现的临床综合

征，是最常见的慢性病，也是心脑血管病最主要的危险因素。运动疗法自 1954 年首次被提出后即引起广泛关注，1989 年世界卫生组织和国际高血压学会（WHO/ISH）推荐将运动疗法作为非药物降压方法之一，之后美国运动医学学会、美国国家健康协会和疾病控制中心等组织也相继肯定了高血压的运动疗法。

（一）运动对高血压的影响

研究表明，运动后肌肉血管扩张、毛细血管密度或数量增加、血液循环和代谢改善、总外周血管阻力减低，有利于降低血压，特别是舒张压。适量运动有助于减轻精神压力，改善情绪及神经内分泌功能，保持血管舒缩功能处于最佳状态。

（1）运动形式对高血压的影响。大量临床试验结果表明，长期有规律的心肺训练能够有效降低原发性高血压患者的血压。最新的研究表明，采用高强度间歇运动比中、低强度的有氧训练，在降压效果上更明显。近年来兴起发展的循环抗阻训练是一种既能改善心肺功能又能增加肌肉耐力的一种渐进式训练方法。呼吸训练包含自主呼吸、器械引导的呼吸和音乐引导的呼吸调练等，通过调节呼吸率和呼吸深度，减少血液对血管壁产生的压力，从而达到控制血压的目的。放松运动能有效改善自主神经调节功能，患者通常能够长期坚持，所以在运动干预中具有重要的地位。

（2）运动强度对高血压影响。有人选取年龄在 38～60 岁，初诊为高血压但还未采用药物干预的患者 120 例分别进行 20 周太极拳、健身操、瑜伽和健步走运动干预试验，结果发现经过 20 周的运动后，健步走组收缩压、舒张压、心率、肺活量及体重指标明显改善；健身操组心率、肺活量明显改善，收缩压、舒张压及体重指标好转：瑜伽组心率和肺活量指标好转；太极拳心率和体重降低指标好转。运动强度在最大心率 55%～70% 的运动，既可以改善收缩压和舒张压的指标，还可以控制心率，对高血压患者属于客观的强度指标。

（3）运动时间对高血压的影响。美国运动指南指出最低运动时间为中等强度 150 分钟/周或高强度 75 分钟/周。考虑到连续运动的危险性，一般一次运动干预时间由 10～15 分钟的准备阶段、20～30 分钟的主体训练阶段和 10～15 分钟的放松阶段组成。运动降压效果具有可逆性，若停止运动，运动产生的降压效果将在 2 周内完全消失。

（4）运动频率对高血压的影响。一次运动所产生的包括降低血压在内的良好效果一般持续时间为 2～3 天，降压效果出现在坚持运动 1～2 周后，4～6 周达到稳定状态，所以高血压患者进行有氧训练应保证至少 3 次/周。

（5）运动后安静血压下降的持续时间。运动后安静血压下降现象一般出现在运动后 10 分钟，可持续数小时至十多个小时。一般认为运动后安静血压下降的幅度，在一定时间范围内（如 10～60 分钟）会随着运动持续时间的增加而更为明显，所以目前大多数运动方案采用 20～60 分钟耐力性运动。

（二）降压运动的适应证和禁忌证

1. 适应症

对高血压患者实施运动干预应根据患者的实际情况进行有针对性的调整，主要围绕中低危、中危程度的高血压患者。运动干预对临界性高血压和第Ⅰ、Ⅱ期高血压的降压效果较好，对有心、脑、肾病变的第Ⅲ期高血压患者和对药物干预产生耐受的老年高血压患者也有一定作用。一般认为，以患者能否耐受运动为标准，在患者能耐受的前提下，运动干预对降低血压有良性作用。

2. 禁忌症

运动干预并不是对所有高血压患者均适用，对于血压较高、患有其他疾病的患者切勿实施运动干预。年龄一般不作为运动疗法的禁忌证，安静时血压未能很好控制或超过 180/110 mmHg 的患者应该停止运动；伴有运动器官损伤，如关节炎、肌肉痛的患者应该在恢复后才进行运动。绝对禁忌证应包括临床所有病情不稳定的情况，如重症高血压、高血压危象、急进性高血压、不稳定型心绞痛、心动过速、心力衰竭、脑血管痉挛及合并其他严重并发症的高血压患者。运动负荷试验中出现严重心律失常、ST-T 段改变、心绞痛发作以及血压骤升者也在禁忌之列。

3. 降压运动的注意事项

运动训练的过程中，不要做过分低头弯腰、憋气和大幅度动作，要按照循序渐进、适度的原则进行锻炼，运动强度的选取要因人而异，从低强度开始，逐步增加，直到找到适合自己的运动强度。在整个运动干预过程中服用某些降压药物会影响心率，也可能会影响运动能力，但两者结合会得到很好的降压效果。运动应以患者可以耐受为主，如果运动过程中出现不适症状，应立即终止运动，避免加重原发性高血压患者的病情。此外，冬季应加强保暖，可在室内进行运动。

4. 降压运动的方案

（1）运动方式。缺乏规律运动的高血压患者进行运动时，首选有氧运动。有氧运动的方式多种多样，包括健步走、慢跑、秧歌舞、柔力球、水中运动、骑自行车等，最常见且降压效果较为突出的是快走和踏车运动，这两种运动方式的共同特征是能够有效地控制运动强度。

乒乓球或羽毛球也是可供选择的运动方式，参加这类比较剧烈的运动时可以用心率控制运动强度，运动中的心率不要超过 170 – 年龄。有报道称高血压患者在心率、血压受监测的情况下进行间歇高强度运动降压效果也比较明显。

此外，高血压患者还可以参加家务劳动、庭院劳动、户外活动等，增加生活中的体力活动。注意增加日常生活中的步行距离，每天步行步数应在 3000～6000 步，在 3 千米活动范围内提倡步行。在走路的过程中可根据自己身体情况每 1～5 分钟进行 1 次下蹲、绕臂、转腰、伸懒腰等简单动作练习，不要直立持续超过 20～60 分钟走路，长时间行走会使腰部肌肉、膝关节、肩关节产生慢性损伤，所以要科学穿插各种训练方法，这更有利于高血压患者降压。

（2）运动强度。运动强度可划分为低等强度、中等强度和稍高等强度三个级别。低等强度运动对心肺功能刺激作用较小，运动过程中心率一般不超过 100 次/分钟，如散步等。中等强度运动对心肺功能刺激强度适中，运动过程中心率一般在 100~130 次/分钟，如健步走、慢跑、骑自行车、太极拳、网球双打等。稍高等强度运动对心肺功能刺激强度较大，运动中心率超过 130 次/分钟，如跑步、快速骑自行车、快节奏的健身操和快速爬山、登楼梯、网球单打等，可进一步提高健身效果。有良好运动习惯、体质好的人，可进行稍高等强度、中等强度运动；具有一定运动习惯、体质较好的人，可采用中等强度运动；初期参加体育健身活动或体质较弱的人，可进行中等或低等强度运动。

（3）运动时间与每周运动次数。每天运动时间应该达到 30~60 分钟，可分次累计，但每次持续时间应不少于 10 分钟。每周运动频率也很重要，应达到 5~7 次，且间隔时间尽量避免连续 2 天或 2 天以上不运动。

第三节　营养干预

一、营养学基础

食物是人类维持生命及活动的重要能量、营养素来源，食物也给人们带来了美味的享受和快乐的感觉。食物营养、食品安全与人们生活息息相关，食物是人类赖以生存的物质基础，供给人体各类必需营养素。随着我国社会经济的发展和人民生活水平的提高，人们日渐重视营养与健康，科学饮食、合理营养、食品安全、促进健康等已成为社会的基本需求。

（一）基本概念

人类为了维持个体生命所需，从外界摄入食物在体内消化吸收产生能量，以维持生命活动。人体从外界摄入的营养，从化学结构和生理功能，可以分为碳水化合物、脂类、蛋白质、矿物质、维生素、水、膳食纤维等七大营养素。这些营养素功能作用包括：① 构成人体成分；② 供给能量；③ 参与生命活动相关的各种化学反应。以下是营养及与营养相关的几个基本概念。

1. 营养（nutrition）

营养是人体摄入、消化、吸收、利用食物中各种营养成分，满足机体生理需要的生物学过程。

2. 营养成分（nutritional components）

营养成分指食品中具有的营养素和有益成分，如蛋白质、水分、膳食纤维等。

3. 营养素（nutrients）

营养素是食物中能被人体消化、吸收、利用的各种营养成分，人体必需的营养素约 50 种，根据化学结构和作用分为七大类：白质、脂类、碳水化合物、维生素、矿物质、水和膳食纤维。

4. 能量（energy）

能量是人体赖以生存的基础，人体为了维持生命、生长发育、繁衍后代、从事各种活动等，必须从外界获取充足能量来维持生命活动。能量不是营养素，它主要来源于食物中的蛋白质、脂肪和碳水化合物，人体需要能量来维持生命活动和机体的生长发育。人类一切活动都需要能量，适当的能量摄可以保持良好的健康状况。

5. 膳食指南（dietary guideline）

膳食指南是指以现代营养学理论和研究成果为依据，针对人们生活中存在的主要营养问题，指导人们科学合理用餐的指导原则。

6. 膳食营养素参考摄入量（dietary reference intakes，DRIs）

膳食营养素参考摄入量是中国营养学会于 2000 年在原来的推荐膳食营养素摄入量（recommended dietary allowance，RDA）基础上发展起来的一组每日平均膳食营养素参考摄入量的参考值，是设计和评价膳食质量的标准。它包括以下 4 项指标：

（1）平均需要量（estimated average requiremen，EAR）。它是指某一特定性别、年龄及生理状况群体中 50%个体对某营养素需要量的平均值。

（2）推荐摄入量（recommended nutrient intake，RNI）。它是指可以满足某一特定性别、年龄及生理状况群体中绝大多数（97.5%）个体对某营养素的需要量，摄入量长期达到 RNI 水平，可以维持人体中某营养素有相当储备。

（3）适宜摄入量（adequate intake，AI）。它是指通过观察或实验获得的健康人群某种营养素的摄入量，其准确度不如 RNI。

（4）可耐受最高摄入量（tolerable upper intake leve，UL）。它是指平均每日可摄入某营养素的最高限量，该量对一般人群中几乎所有个体都是安全的，但是超过该水平就有健康危险。人体每天都需要从食物中获得一定量的各种营养素。当一个人的摄入量到平均需要量 EAR 时，人群中有半数个体的需要量可以得到满足。当摄入量达到推入量 RNI 水平时，几乎所有个体都没有发生缺乏症的危险。摄入量在推荐摄入量 RNI 和可耐受最高摄入水平 UL 之间是一个安全摄入范围，一般不会发生缺乏也不会中毒。摄入量超过可耐受最高摄入水平 UL 则产生毒副作用的可能性随之增加。

（二）营养素

营养素可满足维持人体正常的生理、生化、免疫功能及生长发育、新陈代谢等生命活动需要，是人体生长发育的关键。这里重点介绍蛋白质、碳水化合物、脂类、维生素、矿物质五类。

1. 蛋白质

蛋白质（protein）是以氨基酸为基本单位组成的含氮的有机化合物，是人体最重要的营养素之一，是一切生命的物质基础。

（1）蛋白质的结构和分类。蛋白质的基本单位是氨基酸（amino acid）。各种氨基酸按一定的排列顺序由肽键连接。人体内不能合成或合成速度太慢的氨基酸都必须由食物蛋白质供给，这些氨基酸被称为"必需氨基酸"。人体内合成蛋白质的许多氨基酸中，有 8 种必需氨基酸必须由食物供给，它们是赖氨酸、色氨酸、苯丙氨酸、蛋氨酸、苏氨酸、异亮氨酸、亮氨酸和缬氨酸。如果饮食中经常缺少必需氨基酸会影响健康。食物中含有的必需氨基酸越多，其营养价值越高。动物蛋白，如肉类、蛋类、乳类均含 8 种必需氨基酸，又称优质蛋白。

（2）蛋白质的生理功能。蛋白质的主要作用是保证生长发育和新陈代谢，其生理功能是：① 构成人体组织；② 调节生理功能；③ 供给能量。食物蛋白质被人体消化吸收后，主要用于合成新的组织、维持组织蛋白破坏和更新的动态平衡。每克蛋白质提供 4 kcal 的热量。人体不同组织中蛋白质合成和更新速度不同，不同年龄个体需要的蛋白质亦不同。

蛋白质的化学结构非常复杂，从营养价值可分为以下几类：

① 完全蛋白：含有的必需氨基酸种类齐全、数量充足、比例适当。如乳类中的酪蛋白、乳白蛋白；蛋类中的卵蛋白、卵磷蛋白；肉类中的白蛋白、肌蛋白，大豆中的大豆蛋白等。

② 半完全蛋白：含有的氨基酸种类齐全，但是有的数量不足或比例不适当，可以维持生命，但不能促进生长发育，如小麦的麦胶蛋白。

③ 不完全蛋白：含有的必需氨基酸种类不齐全，既不能维持生命，也不能促进生长发育，如动物结缔组织中胶原蛋白。

（3）蛋白质的食物来源。蛋白质的食物来源分为动物性蛋白质和植物性蛋白质。动物性蛋白质有蛋类、奶类、肉类鱼类等，属于优质蛋白质，是人体蛋白质的重要来源。奶类中一般含蛋白质 3.0% ~ 3.5%，是幼儿除母乳外摄入蛋白质最好的来源。植物性蛋白质主要来自主食谷类，含蛋白质 10% 左右，谷物类蛋白质含量虽然不算高，但仍然是膳食蛋白质的主要来源。豆类含有丰富蛋白质，大豆含蛋白质约 40%，氨基酸组成也比较合理，是植物蛋白中较好的蛋白质来源。为提高膳食蛋白质质量，在膳食中应保证有一定数量的优质蛋白质，一般要求动物性蛋白质和大豆蛋白质应占膳食蛋白质总量的 30% ~ 50%。

（4）蛋白质的需求量。不同年龄人群对蛋白质的需要量各不相同，尤其在生长发育阶段，随着年龄的增长蛋白质的需要量会逐渐增加。蛋白质的摄入要根据营养状况、生长发育要求达到平衡。2016 年版《中国居民膳食指南》建议成年男性每天摄入蛋白质 75 g，女性则每天要摄入 65 g。蛋白质摄入量不足或质量低，会造成营养缺乏病。如女性妊娠期和哺乳期对蛋白质的需求量较大，优质蛋白质摄入不足，易导致营养摄入不均衡，增加妊娠期疾病（妊娠糖尿病、高血压等）和巨大儿的风险；老年人因牙齿松动、消化吸收功能减弱等原因，也存在蛋白质摄入不足现象，会使身体虚弱患上"少肌症"，导致身体素质下降，缩短老年人寿命。蛋白质摄过多会增加肾脏负担，使组织蛋白质加速分解，阳离子（钠、钾等）丢失和脱水使人感到不适，并且造成膳食蛋白质的浪费。蛋白摄入过量也会造成含硫氨基酸摄入过多，加速骨中钙丢失，容易导致骨质疏松症的发生。过量的蛋白质还会造成酸性代谢产物增加肝、肾的负担，造成肝、肾的肥大并容易疲劳。大量的蛋白质也会引发痛风、泌尿系统结石和便秘。摄入蛋白质超过机体需要，可作为能量或以脂肪形式储存。

2. 碳水化合物

碳水化合物（carbohydrate）又称糖类，主要存在于植物性食物中，糖原是储存于肝脏和肌肉中的碳水化合物。碳水化合物是人类生存和基本物质和能量的主要来源。

（1）碳水化合物的生理功能。碳水化合物的主要生理功能包括：① 提供能量。能量来自机体中的血糖，碳水化合物是血糖生成的主要来源；② 构成机体重要碳源和机体组织结构的重要成分；③ 调节机体功能。糖和蛋白质、脂类的聚合物和糖类的衍生物是调节机体生理功能的重要物质。碳水化合物按结构组成可分为单糖、寡糖、多糖和结合糖。人类食物中的碳水化合物主要有淀粉、糖原、麦芽糖、糖、葡萄糖和乳糖等。

（2）碳水化合物的食物来源。主要来源是植物性食物，如粮谷类、根茎类食物、蔬菜、水果等。粮谷类食物一般含碳水化合物 60%~80%，薯类含 15%~30%，豆类含 40%~60%。单糖和双糖的来源主要是蔗糖、糖果、点心、甜味水果、含糖饮料等。

（3）碳水化合物的需求量。碳水化合物要消化分解成为单糖后才能被吸收。碳水化合物提供能量应占人体需要总能量的 55%~65%。一般情况下，人类不易出现碳水化合物缺乏，即使碳水化合物和脂肪不足时，通过糖原的异生作用可将蛋白质转化为糖原以维持机体需要。当机体缺乏碳水化合物而动用大量脂肪时，会因脂肪氧化不全而产生过多酮体，造成中毒危害身体健康。碳水化合物摄入过量会妨碍机体对蛋白质和脂肪的需要。

3. 脂类（lipids）

脂类是脂肪和类脂的总称，是一类由脂肪酸（fatty acid）和醇作用生成氧化的酯及其衍生物，较难溶于水而溶于脂溶性溶剂的化合物。

（1）脂类的化学结构及组成。脂肪由一分子甘油和三分子脂肪酸组成，称为甘油三酯，约占脂类的 95%。脂肪多分布在皮下、大网膜、肠系膜以及肾周围等脂肪组织中。类脂主要有磷脂、糖脂、类固醇等。其中磷脂的种类最多，有甘油磷脂、卵磷脂、神经鞘磷脂等。甘油磷脂存在于各种组织血浆，构成细胞膜并与机体脂肪运输有关。卵磷脂存在于血浆中，神经磷脂存在于神经。糖脂是含有碳水化合物脂肪酸和氨基乙醇的化合物，包括脑苷脂类和神经苷脂，糖脂也是构成细胞膜所必需的。类固醇是含有环戊烷多氢菲的化合物，类固醇中含有自由羟基的高分子醇，称为固醇，常见的固醇有动物组织中的胆固醇和植物组织中的谷固醇、豆固醇。胆固醇是高等动物细胞的重要组成部分，也是动物组织中的固醇类化合物如胆汁酸、性激素的前体。

（2）脂类主要营养及生理功能。脂类的主要生理功能包括：① 重要的能源物质，氧化 1 g 脂肪能释放大约 9 kcal 能量；② 提供人体必需脂肪酸，如亚油酸、亚麻酸、花生四烯酸等；③ 辅助脂溶性维生素的吸收，协助脂溶性维生素 A、维生素 D、维生素 E、维生素 K 和胡萝卜素的吸收；④ 机体重要组成成分，也是构成各种生物膜的重要成分；⑤ 脂肪不易传热，能防止散热，可保持体温恒定抵御寒冷；⑥ 脂肪组织较为柔软，存在于组织器官之间，保护机体免受损伤。脂类也可以增加膳食的美味，促进食欲。

（3）脂肪的食物来源。食物的脂类来源是植物性食物和动物性食物。植物性食物的脂肪的主要来源是各种植物油和坚果，如豆类、花生、芝麻、核桃等。植物油主要含不饱和脂肪酸，特别是必需脂肪酸。水产品的多不饱和脂肪酸含量最高，深海鱼具有降低血脂和预防血栓形成的作用。动物性食物的脂类来源有猪、牛、羊等动物脂肪和肥肉、乳类、蛋黄、骨髓等，它们主要提供了饱和脂肪酸、磷脂和胆固醇等。

（4）脂肪的需求量。脂肪的需要量容易受饮食习惯、季节和气候等因素影响，变动范围较大。我国推荐居民成人每日膳食脂肪摄入量占总能量的 20%～30%，可以满足必需脂肪酸所需，并有利于脂溶性维生素吸收。摄入食物中脂肪酸尤其是必需脂肪酸缺乏会对人体造成不利影响，如亚油酸缺乏，会导致幼儿生长缓慢和产生皮肤湿或皮肤干燥、脱屑等皮肤症状。亚麻酸在体内行生成二十碳五烯酸和十二碳六烯酸，是维持视网膜中受体视紫红质的正常功能的物质，妇女妊娠期内缺乏亚麻酸可影响子代视力、损伤学习能力，长期缺乏亚麻酸对调节注意力和认知过程有不利影响。摄入的脂肪过多会造成肥胖，并且高脂肪膳食很可能引起心血管疾病、高血压和某些癌症的发病率升高。食品脂类在加工、保藏过程中会有水解、氧化、分解、聚合或其他降解作用，不仅导致脂肪物理、化学性质改变，也会导致营养价值降低，甚至还会产生一定毒性和致癌性物质，危害人体健康。

4. 维生素

维生素（vitamin）是维持人体正常生理功能及细胞内特异代谢反应所必需的一类微量低分子有机化合物。

（1）维生素的主要生理功能。维生素的主要生理功能、作用和特点包括：① 参与维持机体正常生理功能，其需要量极少，通常以毫克、微克计，但是在维持人体的基本功能（生长、代谢和维持细胞完整性）中不可或缺；② 在体内不能合成或合成不足，虽然需要量很少，但必须从食物中获得；③ 在体内不提供热量，一般也不是机体的组成成分；④ 维持人体的必需营养物质，具有预防多种慢性退行性疾病的营养功能，在营养学中占有重要地位。

（2）维生素的分类。维生素可被分为脂溶性维生素及水溶性维生素两大类。

脂溶性维生素包括维生素 A、维生素 D、维生素 E、维生素 K。

脂溶性维生素不溶于水而溶于脂肪及脂溶性溶剂中，在食物中与脂类共同存在，在肠道吸收时随脂肪经淋巴系统吸收，从胆汁中少量排出。摄入后大部分储存在脂肪组织中，其缺乏症状出现缓慢，当大剂量摄入时则易引起中毒。因疾病的原因导致脂类吸收不良时，其吸收大为减少，甚至会引起缺乏症。

水溶性维生素包括 B 族维生素（维生素 B_1、维生素 B_2、维生素 B、烟酸、叶酸、泛酸及生物素）和维生素 C。B 族维生素是辅酶的组成成分。水溶性维生素均可溶于水，不溶于脂肪及有机溶剂，进入消化道后经血液吸收，摄入过量时很快从尿中排出，所以每天必须通过食物供给。由于水溶性维生素排出较快且体内储备量较少，当供给量不足时，易出现缺乏症如口腔溃疡、脚气病等。

（3）维生素的食物来源。维生素来自各类动物性和植物性食物中。维生素 A 只存在于动物性食品中，最好的来源是各种动物肝脏以及鸡蛋、鱼卵和全奶等。海水鱼肝脏中富含维生素 D，禽畜肝脏及蛋、奶也含少量维生素 D_3。植物油、坚果类、豆类、肉类、水产品、蛋、乳中和所有的绿叶蔬菜中含维生素 E。籽粒胚和酵母是维生素 B_1 的最好来源。维生素 B_2 在动物内脏、乳、蛋、豆类和各种绿叶蔬菜中存在。维生素 B_6 广泛存在于蛋黄、肉、鱼、乳、谷物、种子外皮、蔬菜等食物中，酵母中含量较高。维生素 B_{12} 的主要来源为肉类，在内脏中含量最高，在发酵豆制品中含有一定数量。维生素 C 广泛分布于水果、蔬菜中，红果和枣中的含量较高。

5. 矿物质

矿物质（mineral）又称无机盐。人体各种组织器官中约有 60 余种化学元素，除碳、氢、氧主要以有机化学物形式存在外，其他各种元素称为矿物质。矿物质是人体的重要组成成分，它既不能提供能量也不能在人体内合成，除排泄外也不能在体内代谢过程中消失，对维持机体正常功能和代谢有重要作用。其中，含量占体重的 0.01% 以上，人体需要量>100 mg/d 的，如钙、磷、钾、钠、镁、氯和硫，称常量元素或宏量元素；低于此数值的其他元素则称为微量元素或痕量元素。微量元素尽管数量少，但是对人体很重要，其中一些必须通过食物摄入，称为必需微量元素，需要注意的是所有必需元素在摄入过量时都会中毒。

（1）矿物质的主要生理功能。矿物质的主要生理功能包括：① 是机体的重要组成成分，体内矿物质主要存在骨骼中，集中了99%钙、磷和镁，维持骨骼的刚性。磷和硫是蛋白质的组成成分。细胞中普遍含有钾，体液中普遍含有钠。② 维持细胞的渗透压和机体的酸碱平衡，矿物质和蛋白质一起维持细胞内外保持一定的渗透压，对体液的潴留和移动发挥重要作用。矿物质中的酸性、碱性离子和碳酸盐、磷酸盐以及蛋白质组成的缓冲液体系可以维持机体的酸碱平衡。③ 保持神经、肌肉的兴奋性，在组织液中的矿物质，特别是 K^+、Na^+、Ca^{2+}、Mg^{2+} 等离子对保持神经和肌肉的兴奋性、细胞膜的通透性、细胞的正常功能等有重要作用。④ 具有特殊生理功能，如血红蛋白和细胞色素中的铁分别参与氧的运输和组织呼吸、生物氧化。甲状腺中的碘用于合成甲状腺素促进分解代谢作用。

（2）矿物质的食物来源。钙的食物来源有乳及乳制品、豆类、虾皮、海带、花菜、芝麻酱和绿叶蔬菜等。磷在动物性食物和植物性食物中分布广泛，一般膳食中不易缺乏，含量比较多的有肉类、鱼类、坚果、奶、多数蔬菜等。铁的良好来源是膳食中的动物肝脏、血、肉鱼禽类等，其次是绿色蔬菜和豆类，黑木耳、海带、芝麻酱等含铁较丰富。动物性食物是锌的主要来源，蔬菜、水果中锌含量很低。含碘丰富食物主要是海产食物，如海带、紫菜、海鱼、海参、干贝等。

（3）矿物质的需求量。人体中矿物质必须由食物供给，人体每天都有一定量的矿物质随粪便、汗液、头发、指甲、皮肤及膜的脱落而排出体外。部分矿物质的生理需要量和中毒量范围很小，稍有不慎就会引起中毒。

二、合理营养与膳食平衡

营养与健康的关系非常密切，人体健康的物质基础是合理营养。平衡膳食是合理营养的重要手段。通过平衡膳食达到合理营养目标，就能促进人体健康，提高机体免疫力，减少各种疾病，提高生活质量，提高工作效率，增强体质，延长寿命。

1. 基本概念

（1）合理营养。这是指适合各种情况（年龄、性别、生理条件、劳动负荷、健康状态等）的食物、营养素供给量和配比。合理营养可维持人体正常生理功能，促进健康和生长发育，提高机体劳动能力、抵抗力和免疫力，有利于某些疾病的预防和治疗。缺乏合理营养将产生障碍以致发生营养缺乏病或营养过剩性疾病（肥胖症和动脉粥样硬化等）。

（2）平衡膳食。在营养学上能使人体的营养素需要与膳食供给之间保持平衡状态，能量及各种营养素满足人体生长发育、生理及体力活动的需要，并且各种营养素之间保持适宜比例的膳食。

平衡膳食要从膳食合理搭配开始，做到食物多样化。没有一种天然食物能满足人体所需全部营养素需要，因此，膳食必须由多种食物组成，保证三大营养素的合理比例，即碳水化合物提供能量占总能量 55%～65%，蛋白质提供的能量占 10%～15%，脂肪提供的能量占 20%～25%。还必须做到食物来源蛋白质和食物来源脂肪组成合理及各种营养素摄入量达到供给标准。

2. 平衡膳食合理营养

在营养学上，平衡膳食使人体的营养生理需求与膳食供给之间保持平衡状态，能量及各种营养素满足人体生长发育、生理及体力活动需要，并且各种营养素保持适当比例。

膳食结构是膳食中各类食物的数量及其在膳食中所占的比例。膳食结构的形成是与多种因素相关的，因自然环境、生活习惯、经济发展和知识水平等因素构成了一定人群相对稳定的膳食结构。平衡膳食首先要通过构建合理的膳食结构，做到食物多样化，并根据各类食物所能提供的能量和各种营养素的数量和比例衡量膳食结构组成是否合理。平衡膳食也应做到合理营养，即必须按照每个人的工作性质及其个体特征（年龄、性别、体重等）将含有对生命最适合的营养素供给机体，而不是膳食种类和数量越多越好。

平衡膳食为人体提供足够量和适当比例的各类营养素，保持人体新陈代谢的供需平衡，并通过合理编制食谱和膳食制度、合理的原料选择和烹调方式，使膳食感官性状良好、品种多样化，符合食品营养卫生标准，符合人体的生理和心理需求，达到合理营养目的。平衡膳食的具体实施包括食谱编制、膳食调配、食物原料选择和合理烹饪加工等几方面。根据食物营养素的特点，现代平衡膳食组成需包括以下五大类食物：

（1）谷类、薯类和杂粮。统称粮食，包括、面、类、杂粮，主要提供碳水化合物、蛋白质、膳食纤维和 B 族维生素。每天粮食进食量的多少，可根据活动量有所不同。一般以 200～250 g 为宜。其余热能由鱼、肉、蛋、奶等副食品提供。但总热能不能超过标准，否则会引起体重超重。

（2）动物性食物。包括畜禽肉、鱼、蛋、奶等，主要提供优质蛋白质、脂肪、矿物质、维生素 A、B 族维生素和维生素 D。虽然蛋白质是人体必需的营养素，但也不可食之过量。建议正常成人每天摄入 50～100 g 禽畜瘦肉或鱼肉，1 个鸡蛋及 1 杯牛奶。

（3）豆类和坚果。包括大豆、其他干豆类及花生、核桃、杏仁等坚果类。主要提供蛋白质、脂肪、膳食纤维、矿物质、B 族维生素和维生素 E。

（4）蔬菜、水果和菌藻类。主要提供人体所需维生素、无机盐、微量元素、膳食纤维和有益健康的植物化学物质。水果中含有丰富的有机酸和各种蛋白酶类，有助于消化；所含的果胶、纤维素等可促进肠蠕动，减少胆固醇的吸收。因为各品种所含成分及其含量各有不同，所以要经常更换不同品种和采用不同加工方法，使营养素相互补充。正常人每天摄入的新鲜蔬菜量应大于 300 g，水果量应大于 200 g。

（5）纯能量食物类。包括动植物油、淀粉、食用糖和酒类，主要提供能量。动植物油脂作为烹调用油可以增加食物香味、补充部分热能并提供人体必需脂肪酸和维生素 E，可以促进脂溶性维生素的吸收。烹调用油应以植物油为佳，但是也要考虑各种脂肪酸的比例，考虑到日常油脂摄入大部分已经包括在肉类里，所以烹调用油每人每天约需 25 g。

3. 膳食指南与平衡膳食宝塔

膳食指南是根据营养学原则，结合国情制定的教育人民群众采用平衡膳食，以摄取合理营养促进健康的指导性意见。《中国居民膳食指南》是根据营养学原理，结合我国居民膳食消费和营养状况的实际制定的教育人民群众采用的平衡膳食指导，其目的是帮助我国居民合理选择食物，并进行适量的身体活动，以改善人们的营养和健康状况，减少或预防慢性疾病发生，提高国民健康素质。《中国居民膳食指南》由一般人膳食指南、特定人群膳食指南和平衡膳食宝塔三部分组成。

为了帮助人们在日常生活中实践《中国居民膳食指南》中一般人群膳食指南的主要内容，中国营养学会专家委员会制定了《中国居民平衡膳食宝塔》，对合理调配平衡膳食进行具体指导，直观向普通居民介绍每日应摄入食物种类、合理数量及适宜的身体活动量，以便为居民合理调配膳食提供可操作性的指导。

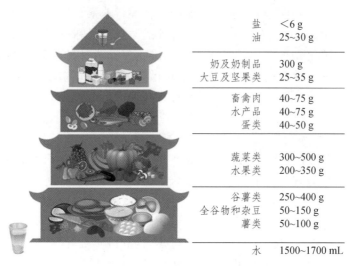

盐	<6 g
油	25~30 g
奶及奶制品	300 g
大豆及坚果类	25~35 g
畜禽肉	40~75 g
水产品	40~75 g
蛋类	40~50 g
蔬菜类	300~500 g
水果类	200~350 g
谷薯类	250~400 g
全谷物和杂豆	50~150 g
薯类	50~100 g
水	1500~1700 mL

图 5-4　中国居民平衡膳食宝塔

膳食宝塔共分五层，包含每天应该摄入的主要食物种类和数量。膳食宝塔利用各层位置和面积大小不同反映了各类食物在膳食中的地位和应占比重。

① 谷类、薯类和杂豆位居底层，每人每天应摄入 250 ~ 400 g；

② 蔬菜和水果类居第二层，每天应分别摄入 300 ~ 500 g 及 200 ~ 350 g；

③ 肉、鱼、禽、蛋类等动物性食物位居第三层，每天应摄入 120 ~ 200 g（鱼虾类 40 ~ 75 g，畜、禽肉 40 ~ 75 g，蛋类 40 ~ 50 g）；

④ 奶类及奶制品、大豆类及坚果类食物居第四层，每天应摄入 300 g 奶类及奶类制品和相当于 25 ~ 35 g 的大豆、大豆制品及坚果；

⑤ 第五层塔顶是烹调油和食盐，每天烹调油不超过 25 ~ 30 g，食盐不超过 6 g。虽然目前我国居民平均糖摄入量对健康的影响还不大，平衡膳食宝塔没有建议食糖的摄量，但多吃糖有增加龋齿的危险，儿童、青少年不应摄入过量的糖和含糖高的食品及饮料。

平衡膳食宝塔还增加了水和身体活动的影响，目的是强调足量饮水和增加身体活动的重要性。水是食的重要组成部分，是一切生命必需物质，其需要量受环境、温度、年龄、身体运动等因素影响。在温和气候条件下生活的轻体力活动成年人每人每天至少饮水 1500 ~ 1700 mL（7 ~ 8 杯）；在高温或强体力劳动条件下应适当增加饮水量。饮水不足或过多都会对人体健康带来危害。饮水应少量多次，不应感到口渴时才饮水。目前我国大多数成年人身体活动不足或缺乏体育锻炼，应改变久坐少动的不良生活方式，养成每天运动的习惯，坚持每天做些消耗体力的活动。建议成年人每天进行累计相当步行 6000 步以上的身体活动，如果身体条件允许最好进行 30 分钟中等强度的运动。

三、营养干预技术

营养干预是对人们营养上存在的问题进行相应改进的对策。营养医学是人类疾病斗争史上一门崭新的科学，出现于最近二三十年间，是现代医学、细胞生物学、生物化学、营养学、中医学中的养生学等学科发展到一个新的阶段产生的一个交叉学术领域的综合学科，它研究营养素与疾病预防干预的关联。

以前的营养问题主要是热量不足，关注蛋白质、糖类和脂肪这三大营养素对人体代谢的营养作用；现在的营养问题主要是疾病与营养的关系，关注重点是摄入营养素不均衡或某些营养素不足，其中又重点着眼于维生素、矿物质和微量元素对细胞和疾病的作用。同时，国民营养计划中要求居民掌握健康烹饪方式与提高营养均衡配餐的能力，全面提升国民的健康营养素。

（一）明确主要的营养问题

进行营养干预前，先要调查拟干预区域内存在的营养问题，并对现有的营养问题或疾病进行原因分析研究，明确主要的营养问题。

（1）收集营养问题。收集待干预地区内与之相关的人口、土地与水资源、地理状况与气候变化、食物生产与供给、医疗服务设施与水平、家庭收入、社会福利与保障、教育状况、环境与卫生状况、社会经济状况等资料，并对该地区进行营养与社会调查，确定有营养问题的人群、地区及产生原因，扩展内容包括疾病患病率、年龄、性别、职业分布与特点、直接与间接原因、影响因素等。

（2）确立项目目标。应有衡量的标准，这些标准应该灵敏、易判定、可操作性强、有效，能衡量项目活动结果。

（3）建立项目计划。应针对主要问题制定出项目与活动目标，选择干预地区、项目合作伙伴与干预人群，选择干预方法与途径，建立干预策略与活动，制订计划活动安排与经费预算，列出所需资源与设备，以使工作有条不紊地开展，达到项目目标。

（二）采取干预措施

目前，我国经济社会快速发展，科学技术不断进步，许多疾病已经被有效控制，甚至被消灭，但同时，一些与营养密切相关的慢性病已成为严重威胁居民健康的主要因素。一方面，营养过剩现象广泛存在，高血压、高血脂、肥胖、糖尿病等患者人数众多，高盐、高油、高糖等不健康饮食行为随处可见；另一方面，营养缺乏现象在一些欠发达地区仍然存在，使得很多脆弱群体如儿童、老人、孕妇等人群的健康得不到有效的保障。

我国欠发达地区人群的维生素 A、维生素 D 缺乏以及妇女缺铁性贫血问题广泛存在。鉴于世界公认的 3 种微量营养素缺乏防控方法，即膳食多样化、营养补充剂、食物强化，前两种方法的实施推行存在一定难度和局限性，目前的干预工作重点是食物强化。食物强化是全球公认的经济、有效、易行的营养改善方法。我国已经开展的食物强化项目包括碘盐、铁强化酱油、强化面粉、维生素 A 强化油、婴幼儿营养包、营养强化大米等。

扩展案例 5-3

第四节　心理干预

随着医学和心理学的发展，已无法用单一的生物医学模式阐明人类健康和疾病的全部本质。1997 年，GL Engel 在《科学》杂志上发表了《需要一种新的医学模式——对生物医学的挑战》一文，明确提出"生物—心理—社会医学"这一种新的医学模式，并对此进行了强有力的论证。新的医学模式强调把人看成是生物、心理和社会三个方面协调统一的整体系统，任何一方面出现了问题，都可能对人的健康产生影响。生物—心理—社会医学模式明确指出人同时具有生理活动和心理活动，强调生理和心理是相互联系的整体。心理因素在社会适应和调节的活动中具有能动作用。一方面，人作为个体，要面对各种环境的变化，并做出及时的适应性调节，保持身心健康；另一方面，人可以通过主动认知和行为调整，做出积极的适应性努力。由此可见，心理因素和健康是相互作用、相互影响的。临床医师在针对疾病带来的生物学损害进行治疗的同时，还应该关注个体的心理健康状况，健康管理师对亚健康人群开展健康管理的同时，也应该关注个体的心理健康状况，对出现的各种复杂心理给予帮助和指导，进行心理干预，促进患者身心更好地康复。

一、心理健康的定义和特征

（一）心理健康的概念

心理健康（mental health）是健康的必要组成部分。但到目前为止，尚没有一个全面而确切的定义。第三届国际心理卫生大会（1946 年）将心理健康定义为："所谓心理健康是指身体、智能以及情感上，在与他人的心理健康不相矛盾的范围内，将个人心境发展为最佳状态。"显然，这一定义是指个体心理功能良好、心理活动协调一致的状态。但过分突出了个人体验，而且"最佳"状态的标准难以掌握。《简明不列颠百科全书》将心理健康解释为："心理健康是指个体的心理在本身和环境条件许可范围内所能达到的最佳功能状态，而不是指绝对十全十美的状态"。

2004 年，世界卫生组织（World Health Organization，WHO）在日内瓦发布的《促进心理健康：概念、证据和实践》研究报告中提出，心理健康由社会经济和环境因素所决定，包括实现自身潜能、能应对日常生活压力、能有成就地工作、对所属社区有贡献等状态。这修正了以往将心理健康等同于没有疾病或衰弱的理解，将心理健康视为一个关乎个体幸福的积极概念。

（二）心理健康的特点

（1）相对性。人的心理健康具有相对性，与人们所处的环境、时代、年龄、文化背景等有关。

（2）动态性。心理健康状态不是固定不变的。心理健康水平会随着个体的成长、环境的改变、经验的积累及自我的变化而发展变化。

（3）连续性。心理健康与不健康之间并没有一条明确的界线，而是呈一种连续甚至交叉的状态。从健康的心理再到严重的心理疾病，是一个两头小、中间大的渐进的连续体。

（4）可逆性。心理健康具有可逆性，一个人出现了心理困扰、心理矛盾，如果能及时调整情绪、改变认知、纠正不良行为，则很快会解除烦恼，恢复心理平衡。反之，如果不注意心理健康，则心理健康水平就会下降，甚至产生心理疾病。

二、心理健康的标准

国内外心理学工作者对心理健康的判断标准提出了不同的观点，但到目前为止，还没有一个公认的理想标准。1951 年，心理学家马斯洛（Maslow）和米特尔曼（Mittelman）提出的十项标准得到了较多认可，被认为是评定"心理健康最经典的标准"。（见表 5-2）

表 5-2 评定心理健康的标准

序号	标准内容
1	有充分的安全感
2	充分了解自己，并能对自己的能力做恰当的估计
3	生活目标能切合实际
4	与现实环境保持接触
5	能保持个性的完整与和谐
6	具有从经验中学习的能力
7	能保持良好的人际关系
8	适度的情绪表达与控制
9	在不违背社会规范的前提下，能有限度地发挥个性
10	在不违背社会道德规范的情况下，对个人的基本需求恰当满足

同时我国的心理学家从适应能力、应激耐受力、自制力、意识水平、人际交往能力、心理康复能力和愉快胜于痛苦的道德感等方面阐述了心理健康的标准。主要集中在以下几点：

（1）智力正常。智力是人们观察力、注意力、想象力、思维力和实践活动能力等的综合。智力正常是人正常生活、学习、工作的最基本心理条件，是衡量人们心理健康的首要标准。凡是在智力正态分布曲线之内以及能对日常生活做出正常反应的超常智力者均属心理健康范畴。但是在智力正常的范围内，一个人智力水平的高与低，与心理健康水平并无明显相关。

（2）情绪良好。情绪良好是心理健康的核心。心理健康的人，其乐观、愉快、开朗、满意等积极情绪体验占优势，善于从生活中寻找乐趣，对生活充满希望。虽然有悲伤、忧愁、愤怒等消极情绪体验，但能善于调整不良情绪，情绪反应和现实环境相适应。

（3）人际关系和谐。和谐的人际关系是心理健康的必要条件，也是获得心理健康的重要途径。人际关系和谐表现为：① 善于和他人交往，既有知己，又有广泛的朋友；② 在与他人交往中能保持独立而完整的人格，有自知之明；③ 能客观评价别人；④ 交往中积极态度多于消极态度，如尊重、信任、友爱和赞赏等积极态度多于猜疑、嫉妒、畏惧和敌视等消极态度，能接受和给予关爱与友谊。

（4）适应社会环境。能否适应发展变化的社会环境是判断一个人心理是否健康的重要基础。心理健康的人，能与社会广泛接触，对社会现状有较清晰正确的认识，其心理行为能顺应社会变化趋势，勇于改变，以达到自我实现与社会奉献的协调统一。在行为方面，行为方式与年龄特点、社会角色相一致，行为反应强度与刺激强度相一致，能面对现实，适应环境，和社会保持良好的接触，能正确地认识环境、处理好个人和环境的关系；能了解各种社会规范，自觉地运用这些规范来约束自己，使个体行为符合社会规范的要求；能动态地观察各种社会生活现象的变化，以及这些变化对自己的要求，以期更好地适应社会。

（5）人格完整和谐。心理健康的最终目标是培养健全人格。健全人格的主要标志是：① 人格的各个结构要素都不存在明显的缺陷和偏差；② 具有清醒的自我意识，有自知之明，能客观地评价自己，生活目标与理想切合实际；③ 具有积极进取的人生观和价值观，并以此有效地支配自己的心理行为；④ 有相对完整统一的心理特征。

三、心理干预概述

（一）心理干预与心理治疗的概念

心理干预（psychological intervention）指在心理学理论指导下对个体的心理活动、个性特征或行为问题有步骤、有计划地施加影响，使之向预期目标变化的过程。

心理治疗（psychotherapy）也称为精神治疗。一般认为，以医学心理学的原理和各种理论体系为指导，以良好的医患关系为桥梁，应用各种心理学技术和方法。经过一定的程序，改善被治疗者的心理条件与行为，增强抗病能力，重新调整与保持个性与环境之间的平衡。

（二）心理干预的目标

心理干预的总目标是使个体实现自我成长，改善心身状态，恢复健康，提高心理素质与生活质量。可从两个层面理解：

（1）身体健康层面。消除或改善各种心身症状，治愈、治疗缓解症状或辅助治疗疾病，预防疾病的发生或复发。

（2）心理健康层面。解决心理冲突，纠正错误认知、矫正不良行为，调整人际关系，改善认知、情绪、行为等。

（三）心理干预的特点

（1）自主性。个体必须自愿地为实验干预目标而努力，在专业人员的指导和帮助下，充分发挥主观能动性，主动参与心理干预的全过程。

（2）学习性。个体通过学习和自学，掌握一系列方法，以达到干预目的。

（3）实效性。专业人员根据人体的特点，进行有效的、人道的专业干预。

（四）心理干预的原则

心理干预必须遵循一定的原则，才有可能达到预定目标：

（1）和谐性。被干预者、专业人员、干预方法、环境之间必须相互和谐，即被干预者由适合的专业人员以恰当的干预方法在适当的环境进行干预,这种干预是有效的，能达到目标的。若被干预者在接受心理干预之前或同时已接受其他干预，还应注意心理干预与其他干预的配合方法、介入时机、和谐性等。

（2）针对性。这是心理干预取得效果的保证。专业人员应根据被干预者的心理状态、人格特征、背景情况包括年龄、性别、文化程度、家庭情况及社会文化背景等，诊断病情存在的具体问题（心理与身体问题、行为或社会适应问题等）选择最适合的一种或数种心理干预。

（3）计划性。心理干预应根据被干预者的具体情况，选用、设定干预的程序，包括采用的具体手段、步骤、时间、作业、疗程及目标等，并预测干预过程中可能出现的各种变化和将要采取的对策。在干预过程中，应详细记录各种情况和进展，形成完整的病案资料。

（4）灵活性。在心理干预的过程中，专业人员要密切观察被干预者的心身变化，灵活地根据新的情况变更干预方法和程序。同时，还要注意被干预者病情的特点、各种社会文化和自然环境因素对干预过程的影响。针对不同的个体或同一个体在不同的情况下，灵活地应用各种行之有效的干预方法。

（5）保密性。心理干预可能会涉及个人隐私，在心理干预工作中必须坚持保密的原则，除符合法律规定的证明外，治疗师不得将被干预者的具体材料泄露给任何个人或机构。即便在学术活动或教学等工作需要引用时，也应隐去其真实姓名。这也是从业道德的一部分内容。

（6）综合性。人类疾病往往是各种生物、心理、社会、自然环境因素共同作用的结果。进行心理干预时，应综合考虑是否同时结合其他能增加疗效的方法和手段，如整合多种心理治疗、药物、食疗、运动、理疗等措施，遇到本专业无法完全解决的问题时，应考虑寻求其他帮助，共同诊治。

（7）中立性。心理干预的目标是帮助被治疗者自我成长，恢复自立和健康。在心理干预的过程中，治疗师应始终保持"中立"，不能替被干预者做出任何选择或决定。如被干预者往往会问"我应该跳槽吗？""我应该离婚吗？"这些都应由被干预者自己做出选择与决定。

（8）回避性。心理干预过程中，专业人员与被干预者之间的交谈是非常深入的，往往涉及个人的隐私，而专业人员必须保持中立，这些在亲朋好友或熟人中都难以做到，故一般回避为亲友或熟人进行心理干预。

四、心理治疗的程序

心理干预包括健康促进、预防性干预、治疗干预等，种类较多，方法丰富，其中心理治疗是最主要、常用的、严谨的、专业的心理干预方法。这里主要讲心理干预中心理治疗的程序。

1. 筛选与准备阶段

① 详细的病历记录；② 必要的问诊和体格检查等，了解是否存在躯体疾病所致的心理症状；③ 必要的心理测验；④ 评价来访者是否适合心理治疗，建立良好的治疗关系；⑤ 选择恰当的治疗场所。

2. 问题探索与判断阶段

探索问题的表现、问题的原因、问题的相关因素、要求与期望及判别被治疗者的心理行为问题。

3. 分析认识阶段

进行详细的治疗前测量和分析，以掌握病人治疗前的具体情况，包括以下两点：① 测量与记录。在治疗师的指导下，被治疗者进行自我观察或监督，必要时可记录每天的心身状态；② 功能分析。治疗师对记录的结果进行详细分析，寻找和证实心理行为问题与环境刺激之间的联系。

4. 治疗行动阶段

（1）选择治疗方法。选择时应考虑：① 该治疗方法已被证实对该类问题有效；② 已经考虑了之前各阶段所发现的各种相关因素；③ 被治疗者要求治疗的主动性；④ 被治疗者具备配合治疗的能力和条件。

（2）治疗阶段。① 向被治疗者介绍对其问题的分析及诊断；② 告知其问题的产生原因；③ 分析所收集的各种相关因素，指出与心理行为问题密切联系的因素，结合治疗理论简要说明；④ 讨论心理行为因素与躯体疾病或其他方面之间的相互关系，说明心理治疗的必要性；⑤ 介绍要采用的心理治疗的目的和原理，指出治疗成败的关键。

（3）实施治疗。治疗师与被治疗者要不断交流和充分沟通，提高其对问题的认识和参与性，以正确地贯彻和执行治疗方案。

5. 疗效评价阶段

在治疗过程中，治疗师应随时对被治疗者的情况进行分析与评价，判断治疗进展，及时解决问题，必要时调整治疗方法或方案；经一段时间的治疗后，还应对治疗效果进行总的分析和评价，确定是否达到了预期的目标和终止治疗时间。

6. 结束巩固阶段

治疗目标达到，治疗可结束。但不少心理行为问题容易复发，故应请被疗者定期复诊，以便指导其使用简单易行的技术预防复发。

五、心理治疗的常用技术

心理治疗技术包括经典心理治疗技术和新型心理治疗。

（一）经典心理治疗技术

1. 精神分析治疗

精神分析治疗又称动力性心理治疗，关注和强调治疗过程中的互动关系，对治疗期间发生的任何事情都予以意义，如治疗室的布置、座椅的角度、治疗时间的约定、每次治疗时间的设置、治疗师和求助者是否守约等。经典精神分析治疗在安静舒适的环境里进行，被治疗者躺在长沙发上，放松全身，精神分析师坐在病人的侧面或后面，避免让病人看见而引起情绪反应，但分析师则能够随时倾听和观察病人。精神分析疗法在青年和中年人中容易成功。年纪越大，其阻抗可能越高，分析难度增加。治疗师应尽量避免透露自己的个人情况，以利于移情关系的解决。

精神分析疗法可用于治疗各种神经征、癔症、某些心境障碍、适应障碍、人格缺陷者和心身疾病的某些症状，也可用于希望解决特定问题的正常人。适宜精神分析治疗的个体需对心理学有理解能力，善于语言沟通，对情感冲击有一定的承受能力，有良好的支持环境，愿意密切配合。

治疗精神分析治疗因缺乏评判标准、结果难以重复、治疗时间较长、费用太大等，曾受到不少批评。现代的精神分析治疗已进行了修正和改善。

2. 认知疗法

认知疗法（cognitive therapy）是以改变病人对事物的认知为主要目标的心理治疗的总称。国外将其定义为一种强调认识和改变负性思维和适应不良信念的内省疗法。产生于 20 世纪 60—70 年代。埃利斯（Ellis A）、贝克（Beck A）和迈肯鲍姆（Meichenbaum D）等分别创立的理性情绪疗法（rational emotion therapy）、贝克认知疗法（Beck cognitive therapy）和自我指导训练（self-instructional training）等疗法，临床应用很广泛。

其基本观点是强调认知过程是心理的决定因素，包括：① 认知影响情绪与行为；② 认知可以调整和控制；③ 认知改变可以达成情绪与行为改变。即情绪和行为的产生依赖于个体对环境与事件的评价，评价源于认知的作用和影响，若认知存在不合理信念，则导致不良情绪和行为。认知疗法通过矫正不合理认知来纠正不良情绪和行为。主要用于抑郁症、各类神经症、依赖与成瘾、自杀倾向、人格障碍、心身疾病等的治疗或辅助治疗，亦可用于调整不良认知习惯。

3. 行为治疗

行为治疗（behavior therapy）也称行为矫正（behavior modification），是以行为学习理论为依据的心理治疗。该理论认为正常或异常行为（包括外显不良行为和异常心理与躯体反应）是学习的结果，故通过新的学习，或改变、消除原有的学习可矫正。治疗目的是提高适应性目标行为的数量、质量和整体水平。将认知疗法与行为疗法整合，称为认知行为疗法，包括系统脱敏法、操作条件法、厌恶疗法、示范方法、松弛疗法。

扩展案例 5-4

（二）新型心理治疗技术

1. 生物反馈治疗

生物反馈（biofeedback）是借助生物反馈仪，将人体内不能被感知的生物活动变化信息，如皮肤电、皮肤温度、肌电、心率、血压、脑电等加以记录处理、放大并转换成能被理解的信息，如以听觉或视觉信号显示出来的过程。生物反馈治疗（biofeedback therapy）是个体通过对反馈出来的活动变化信号进行认识和体验，学会有意识地自我调控这些生物活动，达到调整机体功能和防病治病的目的。

常用生物反馈治疗的种类包括：① 肌电反馈。患者根据所反馈出来的信息对骨骼肌做加强或减弱其运动的训练。用于治疗或辅助治疗各种失眠、焦虑、紧张性头痛、肌肉紧张或痉挛、原发性高血压、某些瘫痪病人的康复等。② 皮肤电反馈。通过反馈训练，对皮肤电活动进行的随意控制，进而达到调节情绪的目的。用于改善焦虑和降低血压。③ 心率、血压反馈。通过训练，学会调控心率或血压，用于高血压病的治疗。此外，还有皮肤温度反馈、括约肌张力反馈、脑电反馈。生物反馈训练一个疗程一般需要 4~8 周，每周 2 次，每次 20~30 分钟。

2. 暗示与催眠疗法

（1）暗示疗法（suggestive therapy）。是利用暗示对病情施加影响使症状缓解或消除的过程。暗示疗法可直接进行或与其他治疗过程结合进行。治疗方式有：① 言语暗示。直接用语言将暗示的信息传达给病人。② 药物暗示。利用药物的作用进行的暗示。如癔症性瘫痪给病人注射 10%的葡萄糖酸钙，在病人感到身体发热的同时结合言语暗示常有良好疗效。③ 操作暗示。通过对病人使用体检或某些仪器，或某种操作，配合语言暗示，使病人心理、行为发生改变。④ 环境暗示。使病人置身于某些特殊环境，对其心理和行为产生积极有效的影响。⑤ 自我暗示。即病人自己把某观念暗示给自己。如因情绪激动而失眠者，选择使人放松、安静的语词自我暗示，可产生一定的效果。

（2）催眠疗法催眠（hypnosis）。是用言语或其他心理手段使人进入催眠状态的过程。催眠疗法（hypnotherapy）是使用催眠术使病人进入催眠状态，通过暗示和疏泄等手段治疗疾病的过程。催眠疗法是来自 18 世纪末奥地利的麦斯麦（Mesmer FA）的磁铁催眠术，人群中能进入催眠状态的人占 70%~90%，仅有 25%暗示性高的人能达到深度恍惚状态。5%~10%的人不能被催眠，催眠的生理本质至今未被阐明，故催眠治疗要慎用，催眠师必须经过严格的专业训练才能上岗。

3. 支持疗法

支持疗法（supportive therapy）又称一般性心理疗法，是一种以"支持"为主的心理治疗。支持疗法是治疗师应用心理学知识和方法，采取劝导、启发、鼓励、支持、同情、解释等方式，帮助和指导病人分析认识当前所面临的问题，使其发挥自己最大的潜能和优势，正确面对各种困难或心理压力，度过心理危机，从而达到治疗目的的一种心理治疗方法。该疗法是所有心理治疗的基础。

4. 家庭治疗

家庭治疗（family therapy）是以整个家庭为治疗对象的一种心理治疗方法，它把焦点放在家庭成员之间的关系上，而不是过分地关注个体的内在心理构造和心理状态，属于广义的集体心理治疗的范畴。家庭治疗包括：① 结构性家庭治疗。重点是找出家庭成员间的沟通方式、权威的分配与执行、情感的亲近与否、家庭角色的界限是否分明等家庭结构中的偏差，并进行纠正；② 动力性家庭治疗。基于精神分析理论，认为家庭的问题起源于各成员（特别是父母）早年的体验，着力于发掘治疗对象的无意识观念和情感与当前家庭中行为问题的联系，通过深层心理及动机的分析了解，使他们恢复"自知力"，改善情感表达、满足与欲望的处理，促进家人心理成长；③ 行为性家庭治疗。着眼于家庭成员间的行为表现，建立具体的行为改善目标和进度，给予适当奖赏或惩罚，促进家庭行为的改善；④ 策略性家庭治疗。对家庭问题的本质进行动态性的了解，建立有层次、有秩序的治疗策略，改进认知上的基本问题，促使家庭成员采取积极行动，解决家庭问题。

家庭治疗的方法包括：① 预备性会谈。了解家庭的构成情况和特点、家庭成员间的相互作用与相互效应方式。注意让每一个家人都参与谈话，畅所欲言，并仔细观察各种非语言表达的内容，主要包括家庭结构、家庭气氛、交流情况、调整的可能性。② 治疗性会谈。每隔一段时间，治疗师与来诊家庭中的成员一起会谈。会谈时，要努力营造融洽的对话气氛，让所有的家庭成员都感到被尊重，能积极、自然地表达自己的态度与感受。针对在家庭评估时对家庭得出的一般印象和主要问题，采取相应的干预措施，特别要注意"问题"在保持家庭平衡上具有不可忽视的作用。在进行治疗性会谈时还要有技巧，如把握谈话方向，不纠缠于症状或缺陷，着眼于现在与未来并解决当前的问题。

5. 正念疗法

正念疗法（mindfulness therapy）是目前国内外的热点心理治疗之一，是以正念（mindfulness）为核心的各种心理疗法的统称。正念意为有意识地觉察；专注于当下；不主观评判。以正念来修行禅定，称为正定。目前较为成熟的正念疗法包括正念减压疗法、正念认知疗法、辩证行为疗法和接纳与承诺疗法。正念疗法被广泛应用于治疗和缓解焦虑、抑郁、强迫、冲动等情绪心理问题，在人格障碍、成瘾、饮食障碍、人际沟通、冲动控制等方面的治疗中也有大量应用。

第五节　成瘾行为干预

成瘾行为是与人类文明共生的一种现象，它至少有 5000 年的历史，现已发展成为影响人类心身健康的全球性灾难。成瘾行为分为物质成瘾和精神行为成瘾，主要包括处方药滥用成瘾（如止咳药水、曲马多、复方甘草片、复方地芬诺酯）、阿片类药物成瘾（如吗啡、杜冷丁、美沙酮、丁丙诺菲等）、新型毒品成瘾（如 K 粉、摇头丸、冰毒、麻古、五仔等）、传统毒品成瘾（如海洛因、黄皮、大麻）、安眠药成瘾（如安定、舒乐安定、三唑仑、阿普唑仑等）、酒瘾、烟瘾、性爱成瘾、电子游戏成瘾、网络成瘾等行为。

一、成瘾行为

（一）成瘾行为的概念

瘾（addiction）是指对人体各种生理需要以外的超乎寻常的嗜好。成瘾（habituation）指养成该嗜好的过程。吸烟和酗酒是典型的成瘾行为（addictionbehaviors，亦称依赖性行为）。导致人上瘾的物质称致瘾原，能使易成瘾者产生强烈的欣快感和满足感。其中，毒品引起的欣快感强烈持久、极易产生依赖性，称为强致瘾原；香烟和酒带来的欣快感相对较弱，持续时间短暂，称为弱致瘾原。致瘾原越强，促其行为转变的过程越艰难。

（二）成瘾行为的特征

成瘾行为指成瘾后表现出的一系列心理和行为表现。它有两个重要的行为特征：第一，已成为成瘾者生命活动中的必需部分，可以观察到强烈的心理、生理和社会性依赖。第二，一旦终止成瘾物质的使用，将立即引起戒断症状；一旦恢复成瘾行为，戒断症状将会消失，同时产生欣快感。

（1）生理性依赖。成瘾行为已在体内形成包括循环、呼吸、代谢、内分泌系统的生理基础，以适应烟、酒、毒品等本来是额外的需要。

（2）心理性依赖。成瘾行为已完全整合到心理活动中，成为完成智力、思维、想象等心理过程的关键因素。

（3）社会性依赖。一进入某种社会环境或某种状态，就出现该行为。例如吸烟成瘾者假如不先吸烟就无法完成开会、人际交往、做报告等社会活动。

（4）戒断症状。一旦中止成瘾物质的使用，会出现空虚、无聊、无助、不安等心理异常，同时会出现嗜睡、流涎、恶心等躯体异常症状，是一组心理和生理的综合改变。烟、酒在成瘾后各有特异戒断症状。

（三）成瘾行为的形成过程

（1）诱导阶段。人与致瘾原偶尔接触，初步尝到"甜头"。如喝酒后的"飘飘欲仙感"；手拿烟卷自我陶醉的"成就"感等。这些欣快感对成瘾者有强大的吸引力，但终止后还不会有明显戒断症状。

（2）形成阶段。在内、外环境的共同作用下，尚未成瘾的行为不断重复，直到产生依赖。初期成瘾者常有羞耻感、畏惧感和自责心理，易于及时矫治。一旦依赖建立，矫治难度将增加。不过多数成瘾者仍有强烈戒断的愿望，只是难以忍受戒断症状。而戒断症状带来的痛苦会对成瘾行为起正向的反馈作用，使行为程度加剧。此时若及时矫治，容易戒断。但当依赖已经建立，矫治难度将增加。不成功的戒断次数愈多，成瘾行为恢复后的超级欣快感愈明显。

（3）巩固阶段。成瘾行为已巩固，并整合为生命活动的一个部分。成瘾者此阶段对各种促使其戒断的措施有强烈的心理抵抗，瘾发作时可使成瘾者宁可不吃、不喝、不睡，甚至明知后果严重仍要为之。

（4）衰竭阶段。成瘾行为使躯体和心理受到严重损害，社会功能也会发生不同程度的缺失。如酒精依赖和酒精中毒者出现酒精性肝硬化症状。

不同的致瘾原和不同类的成瘾行为，经历上述过程的表现各异；同一行为的个体间差异也很大。但通常来说，吸烟者的诱导时间较长，有些人初吸时呛咳不止，并没有明显的欣快感。有研究表明，青少年时代的尝试成瘾行为，留在大脑皮质中的记忆印象将十分深刻，对成年后的成瘾行为发展有较大影响。

（四）成瘾行为的影响因素

（1）人格特征。面对同样的致瘾原，并非所有人都成瘾。人群中有一部分被认为"易成瘾者"。作为导致成瘾行为的内因，他们具有以下人格特征：① 被动依赖，从众心理，凡事无主见，行为随大流，对不良事物缺乏批判性。② 过度敏感，与人交往的过程中过度紧张、焦虑、疑心；性格内向，有内心矛盾冲突时，既不与人交流，也没有积极的解脱方式，对外界的耐受性差，适应不良。高级意向减退或不稳定，意志薄弱，缺乏对诱惑的抵抗力。③ 情绪不稳和冲动性，易有冲动行为，争强好胜，易激惹。易在别人挑唆、激将下接受致瘾原。

（2）社会环境因素。不良社会环境，如社会的暴力、杀人、种族歧视、失业、通货膨胀和拜金主义等，引起人们对现实生活的惶惑和厌倦；社会各阶层都有一些人其物质生活虽然丰足，但精神却极度空虚。以上社会环境促使易成瘾者希望借助成瘾行为获得暂时的内心安宁。

（3）社会心理因素。生活节奏的加快、激烈的竞争，生活紧张性刺激增多，使人们应激增加。由此，有人借吸烟来调节情绪，提高工作效率；有人借酗酒来消除烦恼、空虚、胆怯、失败等心理感受。

（4）文化因素。不同的文化现象对于成瘾行为起到了社会润滑作用，如在我国社会生活中，烟和酒作为社会生活中的一种小媒介、"润滑剂"，常常使得社会人际交往更易成功，在社会价值上取得难以替代的满足感，并具有广泛的社会文化认同。因此受传统习俗影响，敬烟、敬酒被作为礼貌待客的方式，甚至是喜庆和礼仪场所的重要活动。许多人明知吸烟、饮酒有害健康，在一定的社交场合仍不得不参与其中。时间一长，自然而然地把此整合到自己社会生活的日常行为模式中。

（5）传播媒介因素。媒体宣传与广告效应在成瘾行为的形成中起到了不可低估的作用。有些媒体追求广告商业利益；影视业借助吸烟、饮酒表现一定的复杂心理活动、人物个性、社会形象、风度和仪表等；各种形式的广告及影视作品中都可见到吸烟者。

（6）团体效应。团体内广泛存在的吸烟、酗酒现象，其致成瘾作用对具有强烈认同感的成员来说，影响比外界更大。许多青少年的吸烟行为，源自同龄伙伴效应。犯罪团伙从事贩毒，往往先诱使其成员吸毒，以此作为团伙内互相认同的主要标志。

（7）家庭影响。吸烟和酗酒行为都有"家庭聚集现象"，即家庭成员在某些健康相关行为上的相似程度显著大于非成员。美国有调查发现，来自父母吸烟家庭的孩子吸烟率比其他家庭高 1.5 倍；若家中还有年长兄弟姐妹吸烟，该吸烟率还将增加 1 倍。这一现象的产生并不取决于父母对吸烟的态度，而在于他们的"榜样"行为迎合了青少年强烈的好奇心理，并引发其探究行为。同时，家庭成员享有共同的遗传基因，可以解释为什么存在家庭聚集性。

二、成瘾行为的干预方法

（一）吸烟成瘾的干预措施

吸烟是常见的对人类健康造成极大危害的成瘾行为，如何对吸烟行为进行干预，是健康管理工作的重大问题。吸烟行为的干预措施如下：

1. 通过立法执法开展控烟

（1）做好部门协调。要使政府、人大、政协、教委、宣传、商业等部门都对控烟给予重视和配合，才能使公共场所禁止吸烟法得以出台和实施，世界无烟日和社区控烟等活动有效开展，加强合作，确保控烟活动顺利进行。

（2）控烟立法和执法。首先要使现有的立法得到落实和贯彻，尤其是《中华人民共和国广告法》和公共场所禁止吸烟的相关法规，加强监督，组织执法队伍认真执行。2015 年 6 月 1 日实施的《北京市控制吸烟条例》，禁止在公共场所、工作场所、室内环境及公共交通工具内吸烟，也就如何督导禁烟、制止吸烟行为做出明确规定。该条例的实施标志着近年来中国控烟履约工作取得成效，控烟立法工作不断取得新突破，公共场所禁止吸烟逐步成为新的社会行为规范。

2. 通过大众传媒开展控烟健康教育

（1）制定基本信息。① 对于一般人群的教育内容：为了你和他人的健康，请不要在公共场所吸烟；吸烟与健康任你选择；吸烟与气管炎、肺癌、冠心病有关；烟草像鸦片，切勿尝苦果。② 对于青少年的教育内容：吸烟是坏习惯，会给你造成不良形象；拒绝敬烟的方法。③ 对于妇女的教育内容：吸烟影响儿童和胎儿健康；不受吸烟的毒害是妇女和儿童的权利。④ 对于吸烟者的教育内容：只要有决心，不怕烟瘾深，放下手中烟，健康在眼前；我已戒烟了，请你来监督。

（2）传播材料制作。制作各种广告式视听材料、宣传画、标志、传单、录像带、板报、专栏等。在正式制作前，应在目标人群中进行预试验，然后进行修改，以提高质量，减少盲目性，讲求传播效果。

（3）利用多种传播渠道宣传。如电视、报纸、电台、专栏等，要利用不同途径宣传相同的基本信息，使用科学、易懂、吸引人的材料，多采用广告式宣传，进行动态报道。

（4）骨干培训班。包括卫生和非卫生人员，尤其强调领导带头不吸烟。

（5）开展控烟活动。充分利用世界无烟日、烟草或健康大会等时机，大力开展控烟活动。主要内容有：① 卫生部门和政府、社区、学校等联合行动，在全市进行大规模宣传，围绕控烟主题进行；② 建议在商场暂停售烟；③ 开展群众性控烟活动，如青少年抵制吸烟签名，不吸烟义艺表演，开展戒烟比赛；④ 对活动进行记录和评价。

（6）开展社区控烟活动。① 社区建立控烟组织，开展不吸烟活动，执行控烟制度，在公共场所禁止吸烟。利用传媒、面对面教育等方式开展社区控烟宣传。② 开展无烟居委会，无烟一条街活动。在办公室不吸烟，来客不敬烟，不设烟具。对在办公室或无烟一条街吸烟者进行教育或给予一定处罚。③ 无烟家庭活动：家中无人吸烟、来客不敬烟、家中不设烟具。④ 举办戒烟学习班，进行戒烟方法指导。

3. 戒烟技巧

帮助吸烟者戒烟的策略具有十分积极的作用。戒烟者不仅能减少患心血管疾病、肺部疾病和各种癌症的危险，避免早逝，延长寿命；对其家庭成员，特别是妇女和儿童，也能很大程度降低被动吸烟的危险。戒烟还有很明显的经济效益。关于戒烟的策略在发达国家已经研究得比较多，不少国家已经组织各方面专家，针对这类人群制定了比较好的戒烟指南，这类指南中一般都提出了十分详细、可操作性很强的实用策略。例如在美国健康及人类服务部和疾病预防控制中心开发的戒烟指南中，关于戒烟的一般策略中包括如何正确使用尼古丁替代物；如何设计动员吸烟者尽快采取戒烟行动的方案；如何预防成戒烟者的复吸；如何帮助成烟者克服戒烟过程中体重增加的问题等。当务之急还是通过各种途径展开全民健康教育及宣传动员活动，让吸烟者和他们的亲友、同事等社会关系充分认识烟草的危害，劝告吸烟者早加入戒烟的行列。当然，对那些已经打算或已经开始戒烟的人们，也应当由戒烟专家、社区初保健医生和健康教育工作者等给予他们足够的关心和正确指导，帮助他们成功戒烟，防止复吸发生。

烟民对戒烟的态度分为不愿戒烟、对于戒烟犹豫不决、决定戒烟和巩固四个阶段。提高戒烟技巧主要是针对决定戒烟和犹豫不决者。对不愿戒烟者暂不提供这方面的技能。戒烟阶段包括以下四阶段。

（1）做出决定。要决心戒烟，先要了解吸烟危害。应了解烟雾中有多种有害成分，吸烟能引起心血管病、肺癌、肺气肿、皮肤和牙的损害；被动吸烟对妇女、儿童健康的危害；吸烟不文明等。包括有些医务人员在内，有些人认为吸烟的害处并不那么严重，或者认为吸烟引起的疾病并不一定会发生在自身上。有些年轻人则认为吸烟潇洒，是成熟的表现，因此卫生员对不同对象要用恰当的方法使其克服戒烟的障，帮助他们做出戒烟的决定。

（2）准备戒烟。帮助吸烟者分析为什么吸烟、在什么时间、什么场合要吸烟以及和什么人在一起会吸烟的问题，了解戒烟可能有哪些不适，如头晕、出汗、颤抖、咳嗽、睡眠不好等；在准备阶段如何克服烟瘾和不适，消除紧张心理，克服他人的诱惑。在准备阶段如还在吸烟的，可以改变吸烟时间的场合，设计一些克服烟瘾的方法，或适当准备些戒烟糖、尼古丁膏药、电子烟等。

（3）戒烟阶段。选择戒烟日期的方式：可从某纪念日、假日起突然停止吸烟，也可减少吸烟支数，推迟每天吸烟时间，在不太长的时间内达到完全不吸。克服尼古丁成瘾的不适：戒烟过程中，如因尼古丁成瘾带来不适，可采用深呼吸、多喝水、运动等其他不便于吸烟的活动提供帮助。如难以耐受，可贴尼古丁膏药，用尼古丁口香糖，吸电子烟等。预防吸烟和烟友的诱惑；戒烟日前应将已有的烟和烟具全部扔掉，否则它会诱惑你再吸，还要学会拒绝朋友的敬烟，一旦戒烟就应当把自己看作一名不吸烟者。

（4）巩固阶段。克服烟瘾可用深呼吸、饮水、吃零食、做其他事情等方式；放松自己可采取听音乐、散步、跳舞、体育活动、手里拿其他东西等方式。

（二）网络成瘾的干预措施

1. 心理干预

心理干预仍然是网络成瘾的主要干预方式，主要包括认知治疗、行为治疗、认知行为治疗、团体心理治疗和家庭治疗等。

（1）认知治疗（cognitive therapy，CT）。大量研究提示网络成瘾者具有一定的"负性认知模式"，他们更多地将网络作为摆脱现实痛苦、逃避压力的方式，通过在网络上的虚拟成功来缓解自己在社会生活中的不悦感。网络成瘾者存在针对世界和自身的负面信念，这是进行认知治疗的基础。认知治疗结构性强，易于被治疗师掌握和操作，治疗师与需求者的信任关系有助于青少年识别对网络功能歪曲的认知，从而改变其功能失调性行为及情绪反应。国内多项以学校为基础的干预也采用了认知治疗，收到了积极的效果。

（2）行为治疗（behavior therapy，BT）。网络成瘾就其本身而言是不适当的行为，网络成瘾者有突出的去社会抑制行为。应当改变网络成瘾者的行为模式、消退网络成瘾行为而强化积极的行为。将行为强化法、行为契约法、行为消退法、自我管理法和厌恶刺激法等应用于治疗中，使网络成瘾者的成瘾耐受性、戒断反应、人际与健康、时间管理较矫治前有显著变化。多数以行为治疗为干预方法的研究均配合认知治疗，这可能与行为治疗需要良好的医患关系及认知改变等作为先决条件有关。

（3）认知行为治疗（cognitive behavior therapy，CBT）。认知行为治疗有反向实践、外力阻止、制定目标、戒断、提醒卡、个人目录、支持小组、家庭治疗等具体操作方法。该治疗既强调认知在心理行为中的作用，又结合行为治疗的技术，被治疗者将主动、平等地与治疗师合作解决问题。

（4）团体心理治疗（group psychotherapy）。团体治疗可以为有着沉迷网络相近问题的青少年创造一个无压力的交流平台，使他们在团体中得到感情支持，治疗形式本身可提升团体成员的社交能力，这改善了网络成瘾青少年的社交处境；可以有效结合各种治疗方式，节省人力，是一种操作性相对较强的方法。

（5）家庭治疗（family therapy）。网络成瘾者在家庭成员之间的沟通、家庭角色、成员相互之间的情感反应和情感支持以及对行为控制等方面均存在缺陷，成瘾者的总体家庭功能较差。父母婚姻状况、家庭经济状况、抚养人、管教方式对青少年网络成瘾的发生均有作用。在家庭和睦、管教方式民主理性的青少年中网络成瘾发生率较低；

非父母抚养、家庭经济状况过好或过差都可能增加网络成瘾的发生率。青少年网络成瘾往往源于家庭内部有无法解决的问题。

2. 药物干预

网络成瘾与抑郁及焦虑情绪之间存在密切关系。网络成瘾者的抑郁情绪与自杀观念发生率较高。有研究者采用抗抑郁药和心境稳定剂治疗网络成瘾少年，药物治疗的目的在于减轻网络成瘾伴发的情绪问题。对于自控能力差、存在严重抵触情绪、拒绝治疗的青少年网络成瘾者，可以先应用药物稳定情绪，之后采取心理治疗。从长期预后看，应该配合使用其他心理治疗以达到预防复发的效果。

3. 综合干预

网络成瘾现象十分复杂。单一的干预模式已不能有效地控制网络成瘾行为，需要整合多种干预方法进行综合治疗。采用封闭式住院治疗模式，以心理治疗为主、药物治疗为辅的综合治疗方法，或是结合认知治疗、行为治疗、药物治疗等方法，以药物治疗控制伴有抑郁或焦虑情绪的网络成瘾青少年的抑郁、焦虑症状，同时进行相应的心理干预，是目前被证实有效的干预模式。

【思考题】

1. 简述健康教育的基本理论和方法。
2. 以吸烟为主题，阐述如何开展健康教育。
3. 简述常见的营养素及各营养素的功能。
4. 以糖尿病为例，阐述如何对糖尿病患者进行运动干预。
5. 以青少年网络成瘾为例，阐述如何开展网络成瘾的干预。

第六章

中医特色健康管理

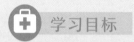 学习目标

掌握 中医健康管理的目标和技术方法。
熟悉 中医健康管理方式。
了解 中医健康管理理论基础。

课程思政目标

　　加深对传统中医"治未病"思想与健康管理理念的理解，进一步了解中医药文化的深厚底蕴和无限魅力，增强文化自信，提升民族自豪感和社会责任感，为健康中国的建设贡献力量。

中国医药学是一个伟大的宝库，几千年来为中华民族的繁衍和昌盛做出了不可磨灭的贡献。早在春秋战国时期的经典著作《黄帝内经》中，就明确地提出了"阴平阳秘，精神乃治"的健康观，这对我们今天提出的健康管理和服务理念具有现实指导意义和临床应用价值。随

扩展案例 6-1

着健康观念的变化、医学模式的转变和医学目的的调整，以及社会经济的发展、生活水平的不断提高，人们对生活质量的要求也越来越高，中医健康服务管理受到党和国家前所未有的重视。国家中医药管理局于 2007 年和 2009 年分别制定了《"治未病"健康工程实施方案》和《关于积极发展中医预防保健服务的实施意见》。为满足人们日益增长的健康需求，为促进中医药健康服务的发展，贯彻落实《关于扶持和促进中医药事业发展的若干意见》（国发〔2009〕22 号）、《国务院关于促进健康服务业发展的若干意见》（国发〔2013〕40 号），国务院办公厅印发了《中医药健康服务发展规划（2015—2020 年）》，给中医药事业提出了健康服务管理的目标和要求，也提供了相应的政策保障。

第一节　中医健康管理的理论基础

中医健康管理是以中医学整体观、辨证观、治未病为指导思想，结合健康管理学的理论方法，通过对健康状况进行全面的中医信息采集、监测、分析、评估，以维护个体和群体健康为目的，提供中医健康咨询指导、中医健康教育以及对健康危险因素进行中医干预的综合过程。中医健康管理的主体是经过系统中西医学教育或培训，并取得相应资质的医务工作者。中医健康管理的客体是健康人群、亚健康人群以及慢性非传染性疾病早期或康复期人群。

一、哲学基础

（一）精气学说

精气学说是古代先贤探求宇宙本原和阐释宇宙变化的一种世界观和方法论。精，又称精气，在中国古代哲学中，一般泛指气，是一种充塞宇宙之中的无形（指肉眼看不见形质）而运动不息的极细微物质，是构成宇宙万物的本原。在某些情况下专指气中的精粹部分，是构成人类的本原。精气学说认为，精气是宇宙万物的共同本原，精气自身的运动变化，推动和调控着宇宙万物的发生、发展和变化。中医学以精气学说的观点为方法指导，来说明人体以"精"为生命的本源，"精气"的发生、发展、变化推动和调控着生命活动的全过程。

（二）阴阳学说

阴阳学说，是研究阴阳的内涵及其运动变化规律，并用以解释宇宙间事物的发生和发展变化的一种古代哲学理论。阴阳学说渗透到医学领域，逐渐与中医学的具体内

容融为一体，形成了中医学的阴阳学说。中医学的阴阳学说，是用阴阳的运动规律解释人体的生命活动、病理变化并指导临床实践的一种基本理论。

阴阳，是对自然界相互关联的某些事物或现象对立双方的概括。它既代表相互关联但性质相反的两种事物或现象，又可用以说明同事物或现象内部相互对立的两个方面。阴阳学说认为，凡属相互关联而又相互对立的事物或现象，都可以根据阴阳的属性来加以概括。一般而言，凡是运动的、外向的、上升的、温热的、明亮的、兴奋的都属于阳的特性。而相对静止的、内守的、下降的、寒冷的、晦暗的、抑制的皆属于阴的特性。如天在上属阳，地在下属阴；白昼明亮属阳，夜晚黑暗属阴；水性冷凝向下属阴，火性温热炎上属阳；气具有推动、温煦作用，故属阳，血具有滋润、濡养作用主静，故属阴。因此，阴和阳的属性，可以作为区分事物或现象属性的标准。

事物的阴阳属性不是绝对的，而是相对的。其相对性主要表现在以下两个方面。其一，阴阳两方在一定的条件下可以发生相互转化，阴可以转化为阳，阳可以转化为阴。如寒证转化为热证，热证转化为寒证，病症的寒热性质变化了，其阴阳属性当然也要随之改变。其二，阴阳具有无限可分性，即所谓阴阳之中又有阴阳，"阴阳互藏"。如昼为阳，夜为阴。昼又可分为上午与下午，上午阳益趋旺而为阳中之阳，下午阳渐衰减而为阳中之阴；夜又可分为前半夜与后半夜，前半夜阴越趋盛而为阴中之阴，后半夜阴渐衰阳渐复而为阴中之阳。正如《黄帝内经·素问·阴阳离合论》指出："阴阳者，数之可十，推之可百，数之可千，推之可万；万之大，不可胜数，然其要一也"。

（三）五行学说

五行学说是研究木、火、土、金、水的概念、特性、生克规律，并用于阐述宇宙万物的运动变化及其相互联系的古代唯物主义哲学思想。五行学说认为，宇宙间的一切事物都是由木、火、土、金、水五种基本物质所构成的，自然界各种物质和现象的发展变化，都是这五种物质不断运动和相互作用的结果。

五行学说运用于中医领域，主要用以阐述人体脏腑生理、病理及与外在环境的相互关系，从而指导临床诊断和治疗。"五"，是指木、火、土、金、水五种基本物质，最初又称为"五材"；"行"，是指运动变化。因此，五行是指木、火、土、金、水及其所构成的五大类事物之间的相互联系和运动变化。就性质而言，五行是以木、火、土、金、水五种物质的基本特性及其五行之间的相互资生、相互制约规律来认识世界、解释世界和探求自然规律的一种自然观和方法论。

二、理论基础

（一）整体观念

整体观是指事物是一个有机整体，体现在事物内部的各部分之间和事物与事物之间均是不可分割相互联系的。中医学的整体观是关于人体自身的完整性及人与自然、社会环境的统一性的认识，是中国古代哲学思想和方法在中医学中的具体体现。人们在观察、分析、认识和处理有关生命健康和疾病等问题时，必须注重人体自身的完整性及人与自然社会环境之间的统一性和联系性。整体观贯穿于中医学的生理、病理、诊法、辨证、养生、防治等各个方面，是中医学基础理论和临床实践的指导思想。这与现代医学"生物—心理—社会医学"模式相一致。

（二）辨证论治

辨证论治，是中医学认识疾病和治疗疾病的基本原则，并贯穿于预防与康复等医疗保健实践的过程。所谓辨证，就是将四诊（望、闻、问、切）所收集的各种病情资料进行分析、综合，辨清其病因、病位、病性及邪正之间的关系，最终概括、判断出某种性质的"证"。所谓论治，则是根据辨证的结果，选择和确定相应治疗原则和治疗方法的过程。辨证是决定治疗的前提和依据，论治是治疗疾病的具体手段和方法，治疗效果又是对辨证是否正确的检验。因此，辨证和论治，是诊治疾病过程中相互关联、不可分割的环节，是理论和实践的有机结合，是中医理、法、方、药在临床上的具体现。

（三）三因制宜

三因制宜即因时、因地、因人制宜。因时制宜是指根据不同季节气候特点来制定适宜的治疗原则；因地制宜是指根据不同地区的地理特点来制定适宜的治疗原则；因人制宜是指根据病人年龄、性别、体质、生活习惯的不同来制定适宜的治疗原则。

（四）治未病

"治未病"是指综合运用中医行之有效的预防保健措施或相关治疗、调理方法，防止疾病发生、发展、传变及复发的方法，是中医治则学说的基本法则和中医药学的核心思想之一。同时也是中医预防保健和现代健康管理的重要理论基础和准则。

（五）藏象学说

"藏"，指藏于体内的脏腑。"象"，征象，指表现于外的生理、病理现象。脏居于内，形现于外，故曰藏象。藏象学说是研究人体内脏的形态结构、生理功能、病理变化及脏与腑、脏腑与精气血津液、脏腑与形体官窍之间等关系的学说。"藏象"蕴含了中医学认识脏腑生理病理的思维方法。脏腑是人体内脏的总称。根据其生理功能特点的不同，分为五脏（心、肺、脾、肝、肾）、六腑（胆、胃、小肠、大肠、膀胱、三焦）和奇恒之腑（脑、髓、骨、脉、胆、女子胞）。五脏，多为实体性器官，共同生理功能特点是化生和贮藏精气。六腑多为中空管腔性器官，共同生理功能特点是受盛和传化水谷。奇恒之腑形多中空，与六腑相似，功能上却内藏精气，类同于脏，似脏非脏，似腑非腑，故名"奇恒之腑"。五脏六腑的生理功能特点的区别，在临床实践中具有指导意义。如脏病多虚，腑病多实。脏实者可泻其腑，腑虚者可补其脏。

（六）气血津液

气、血、津液是构成人体和维持人体生命活动的基本物质，是脏腑、经络生理活动的物质基础和产物。气、血、津液的生成和代谢有赖于脏腑、经络的功能活动，尤其与肺、脾、肾关系密切，三者之间在生理上相互联系，在病理上则相互影响。

（七）经络学说

经络是人体运行气血、联络脏腑、沟通内外、贯穿上下的通路，包括经脉和络脉。经络学说则是研究人体经络的循行分布、生理功能、病理变化及其与脏腑关系的一种学说。

藏象学说具有以五脏为中心的整体观。人体是以心为主宰，五脏为中心，结合六腑、奇恒之腑、形体官窍，以精、气、血、津液为物质基础，通过经络相互络属而组成的一个有机整体，五脏、六腑、精、气、血、津液等的生理功能相互协调、相互为用，共同维系着人体内外环境的相对平衡和稳定，维持人体的正常生命活动。

第二节　中医健康管理目标

《中医药发展战略规划纲要（2016—2030）》明确提出："到2030年中医药健康服务能力显著增强，在治未病中的主导作用、在重大疾病治疗中的协同作用、在疾病康复中的核心作用得到充分发挥"。治未病（preventive treatment）是中医学的特色和优势，我们应充分发挥。早在《黄帝内经·素问·四气调神大论》中就说："是故圣人不治已病，治未病，不治已乱，治未乱，此之谓也。夫病已成而后药之，乱已成而后治之，譬犹渴而穿井，斗而铸锥，不亦晚乎。"这里指出，好的医生治病，能够在疾病的潜伏期或尚未恶化的时候就掌握了病情并早期治疗，防病于未然，治病于萌芽，使病不发生，或使已发生的疾病中止进展。

"治未病"的核心要点包括未病养生、防病于先，欲病救萌、防微杜渐，已病早治、防其传变，瘥后调摄、防其复发，简要地概括起来就是未病先防、欲病早治、既病防变和愈后防复四个方面。

一、未病先防

未病先防是指在机体未患病之前采用预防的方法从而避免亚健康状态与疾病的发生，适用于未病的健康人群与亚健康人群。包括去除影响健康的因素、主动养生、锻炼身体。影响健康的因素包括外因和内因两类，外因包括环境因素、工作压力、人际关系、家庭或社会负担等，内因包括自身抗病能力、健康意识、不良生活方式、感情挫折等。增强健康意识，积极行动，采取各种措施，做好预防工作，可以提高机体抗病能力，防止病邪侵袭。

二、欲病早治

欲病早治是指在机体处于即将发病的阶段，应在明确疾病发生发展规律的前提下，早期诊断，提前治定，截病于初，采用"迎而击之"之法，一方面可以控制疾病发生并蔓延深入，另一方面尚可以避免正气的过度损耗。这种方法是"上工救其萌芽"思想的具体体现。若此阶段因循失治，则病成而邪进。

三、既病防变

既病防变是指当机体已经处于疾病状态时要明确诊断，准确治疗，同时还要根据疾病传变规律，预测可能传变的脏腑，提前干预，防止疾病进一步传变或殃及其他未病脏腑。《黄帝内经·素问·玉机真藏论》指出："五脏相通，移皆有次。五脏有病，则各传其所胜，不治。"而《金匮要略》"见肝之病，知肝传脾，当先实脾"与《温热论》"务在先安未受邪之地"等观点均是既病防变思想的明确体现。

四、愈后防复

愈后防复是指疾病初愈时，采取适当的调养方法及善后治疗，防止疾病的复发。疾病初愈，虽然症状消失，但此时邪气未尽，正气未复，气血未定，阴阳未平，必待调理方能渐趋康复。所以疾病发生后，可适当用药物巩固疗效，同时配合饮食调养，注意劳逸得当，生活起居规律以期早日康复，避免疾病的复发。

第三节　中医健康管理方式

一、中医健康管理服务对象

（一）中医体质偏颇人群

由于先天禀赋和在生长、发育过程中受到家庭、社会、自然等各种因素的影响，使得每个个体在形态结构、生理功能和心理状态上形成了自己的特质，多数情况都存在着一定的偏颇情况。

（二）亚健康人群

质量互变规律是唯物辩证法的规律之一，它揭示了事物发展内部矛盾的普遍性，说明事物发展是质变和量变的统一、是连续性和阶段性的统一。人的健康状态也是如此，疾病的产生常常是亚健康量变积累发展的结果，亚健康阶段虽然不能被诊断为某种病，但是有各种不适主诉，常严重地影响着人们的生活质量和工作效率。

（三）慢性疾病需实施健康管理的人群

随着科技进步、社会经济的发展，我国卫生健康状况也随之发生改变，我国已由过去的感染性疾病为主转变为慢性非感染性疾病为主，慢性疾病呈缓慢发展和进展过程，多与不良的生活方式有关，既需要规范的治疗，更需要长期管理、跟踪监测和专家的指导。

（四）病后康复人群

许多疾病尤其是慢性疾病，不能根治，而常呈反复发作之势，这就需要在急性发作控制之后，予以康复，防止再次发作加重病情，通过中医健康管理调治可以达到瘥后防复、延缓病情进展的目的。

（五）特殊人群

儿童处在生长发育阶段，育龄妇女有经带胎产的生理特点，老人存在自然衰老、五脏皆虚、器官功能逐渐衰退的状态，这类人群无论是处于健康状态还是疾病状态，其年龄或性别等因素会影响其健康和疾病特征，是中医健康管理的重点人群。

二、中医健康信息采集

中医健康信息采集就是用科学的方法收集与健康相关的信息，包括身体健康信息以及影响健康的饮食、运动、睡眠、心理、气候、居住环境等信息。通过对中医健康信息的采集，可以帮助医生评估个体健康状况及影响健康的相关因素，掌握个体的病情，确定防治重点和干预策略，制定个性化的健康管理方案，也为今后评估综合防治效果提供基础依据。健康信息的采集方法和内容要力求科学，设计合理，不能千篇一律。

人的健康状态受体质、年龄、性别、环境、气候、心理、社会等诸多因素的影响，所以与个体健康状态相关的信息是非常多的，必须尽可能全面地获取健康信息，才有可能准确地判断健康状态，仅依靠少量的特异性指标是不够的。由于受到历史条件的限制，传统的中医健康信息主要包括症状、体征和病史，以及地理环境、气候条件、四时节气等。现代中医健康信息管理在传统的基础上增加了理化指标等，这些都是判断健康状态的重要依据。此外，诸如穿着习惯和颜色喜好等与心理、性格相关的信息也都属于健康信息的采集范畴，所以凡是基于"整体医学"的健康认知理论内容都属于中医健康信息。我们把中医健康信息分为三大类，即宏观参数、中观参数和微观参数。

宏观参数由各种宏观物体、宏观现象所组成，主要包括与健康状态相关的天时、气候、地理环境、季节、节气等参数。中观参数指的是人类日常生活中所接触到的，主要包括与健康状态相关的生物、心理、社会环境等表征参数。微观参数指的是借助于现代技术手段采集的参数，主要包括理化指标、病理检查等，以及部分中医可以量化的信息，如脉诊仪、舌诊仪等采集的信息。

例如，对于一个糖尿病患者来说，为具体了解其身体状况，除了采集患者的四诊信息外，还需要采集患者的一些理化指标，如空腹血糖、糖化血红蛋白等，当然也可以了解患者所处的地域环境，以便做到更全面的诊查。

三、中医健康档案建立

健康档案是医疗卫生机构为城乡居民提供医疗卫生服务过程中的规范记录，是以居民个人健康为核心贯穿整个生命过程，涵盖各种健康相关因素的系统化文件记录。居民健康档案是居民享有均等化公共卫生服务的重要体现，是医疗卫生机构为居民提供高质量医疗卫生服务的有效工具，是各级政府及卫生行政部门制定卫生政策的参考依据。我国从 2009 年开始，逐步在全国统一建立居民健康档案，并实施规范管理，定期为 65 岁以上老年人做健康检查，为 3 岁以下婴幼儿做生长发育检查，为孕产妇做产前检查和产后访视，为高血压、糖尿病、精神疾病、艾滋病、结核病等人群提供防治指导服务，普及健康知识。

从 2009 年开始至今，居民健康档案的建设在全国已全面铺开，但中医健康档案尚处于起步阶段，且未对中医健康档案做出明确的定义。我们研究认为中医健康档案是医疗卫生机构为城乡居民提供与中医相关医疗卫生服务过程中的规范记录，是以居民个人健康为核心、家庭为单元、社区为范围，贯穿整个生命过程、涵盖各种健康相关因素的系统文件记录。具体来说，是指运用中医"治未病"理论，以中医整体观念为指导，记录健康相关的一切行为与事件的档案。中医健康档案的核心是对公民个体及群体的身心健康状态（包括健康状态、亚健康状态、疾病状态）进行多渠道动态收集，再规范、科学地记录，从而满足个体及群体健康评估、健康监测需要，为提升健康素质、评价调理效果、促进疾病康复提供依据。通过中医健康管理系统，录入健康信息，包括姓名、性别、出生年月、职业、既往病史、个人史、家族病史、生活方式、心理情况、住址、联系电话等一般情况以及体质辨识问卷、舌脉诊信息、体检信息等，从而形成居民个人的中医健康管理档案。

四、中医健康风险评估

健康风险评估是通过所收集的大量个人健康状态信息，分析和评估生活方式、环境因素、遗传因素和医疗卫生服务等危险因素与健康状态之间的量化关系。预测个人在一定时间内发生某种特定疾病（生理疾患或心理疾患）或因为某种特定疾病导致死亡的可能性，以及对个人健康状况及未来患病或死亡危险性的量化评估即疾病风险评估与预警，简称为疾病风险预警。健康风险评估和疾病风险预警是健康管理过程中关键的专业技术部分，是健康管理的核心，并且只有通过健康管理才能实现，是慢性病预防的第一步，也称为危险预测模型。评估与预警两者是一个连续的过程，因此常常统称为"疾病风险预警"。疾病风险预警用于描述和估计某一个体未来发生某种特定疾病或因为某种特定疾病导致死亡的可能性，而不在于做出明确的诊断。通过评估和预警可以找出各种风险因素，控制风险因素预防或降低疾病或死亡的可能性，达到"不生病""迟生病""生小病""有病容易治""病后不易复发"的目的。

中医健康状态风险评估即中医疾病风险预警方法，首先是要对疾病易患因素各种指标信息进行有效的采集，然后对易患因素与疾病的相关度进行评估，并对相关度高的易患因素进行预警。疾病易患因素指标信息采集内容包括对宏观、中观、微观三观指标信息的采集，即采集宏观的气象、节气、地理环境等自然因素的指标信息，中观的生理病理特点、心理特点、生活行为方式、家庭背景等人体与社会环境因素的指标信息，微观的物理、化学等影像学和实验室检查等指标信息。疾病易患因素指标信息采集手段包括万年历定时间（甲子、年、四季、节气等）；五运六气推算各年、运、气的气象变化；查阅各地县志、府志或网络权威资料等，采集常住地的地理环境、物候风俗等，通过望、闻、问、切等采集中观参数；结合体检中心数据和健康管理对象的体检报告获取微观参数，通过疾病易患因素信息采集和分析便可以准确把握健康管理对象当前的状态，对常见的状态要素、体质因素和健康危险因素进行评估和预测，进而为疾病风险预警提供依据。

五、中医健康状态调整

人体健康状态是动态变化的。由健康状态向疾病状态的改变，往往是由于饮食起居、外感内伤等不利因素破坏了机体内部与自然—人与社会之间的动态平衡从而引起人体状态的改变，导致人体失去动态平衡而致病。中医健康状态调整在促进人体状态恢复或趋于稳定的动态平衡方面发挥着重要的调节作用。中医学借助四诊合参、病证结合、审证求因，分析判断是什么原因导致健康状态发生了变化、发生了怎样的变化，进而根据治则治法，有针对性地选用方药、食疗、针灸、推拿等方法来调整机体的状态，使人体恢复，保持良好的健康状态。

中医健康状态调整是在中医整体观念的指导下进行的，其调整的理念与原则符合中医学特点。中医学认为人与自然是一个统一的整体，因此中医健康状态调整的理念包含整体观、自然观与时空观；健康状态调整要在防治结合、内外兼顾以及身心并重这些总的原则指导下，因人而异，具体实施，才能将健康状态调整到最佳状态。

六、中医健康管理效果评价和监测

在建立完整的健康信息收集基础上，以中医学基本原理为指导，应用中医辨证施管方法，选用合适的中医健康管理方案，定期体检、检测、收集健康信息、调整管理方案，对人群或个体进行干预前后的状态进行评估，判断方案实施的效果，对是否达到预期的管理目标进行动态、连续的评价。

（一）常见症状判定

中医健康管理过程中，常见有以下一些症状需要判定：目干涩、耳鸣、咽干、头痛、头晕、健忘、出汗、身痛、纳差、失眠、嗜睡、心悸、胸痛、腹痛、疲劳、经前乳胀、情绪低落、畏寒、怕热、夜尿多、便秘、便溏、口干等。

（二）常见证候判定

中医健康管理过程中，最常见到的证候有肝气郁结证、肝郁脾虚证、心脾两虚证、肝肾阴虚证、肺脾气虚证、脾虚湿阻证、痰热内扰证、心肾不交证、气血两亏证、湿热蕴结证等。

（三）常用监测方法

1. 监测形式

定期对服务对象进行电话、短信服务、网上咨询和邮寄健康管理资料和健康提示。对正常人群做到定期体检监测，高危人群密切关注，定期监督随访、体检，询问服务对象的健康管理计划实施情况，一方面可以督导实施，另一方面可以了解服务对象的依从性、心理状况等，做到自己动手、家庭督导、社区协助多方监测。目前移动互联网技术相对成熟，应用移动互联网、智能传感技术、云计算技术、大数据技术等现代信息化技术手段，打造"互联网＋"的中医健康管理服务模式，对不同人群进行分类管理，实施不同监测内容，对重点人群设立监测预警系统，可应用穿戴式电子设备记录、采集、保存、分享健康数据，为人们提供个性化、专业化、智能化的中医健康管理服务。

2. 监测内容

（1）微观监测系统：包括常规微观监测及特殊微观监测项目：常规微观监测项目，如三大常规、血压、血糖、心电图、生化指标等；特殊微观检测项目视服务对象健康状况而定。

（2）宏观监测系统：体质类型、生活质量、生活环境、饮食起居习惯等，如职业病危害因素、电离辐射健康危害因素、食品健康危害因素等。

（3）中医四诊情况：定期指派专业的中医健康管理人员监测服务对象的望、闻、问、切四诊情况。

（4）体格检查：定期对服务对象的健康状况进行体格检查，视其健康情况而选择检查项目。

第四节　中医健康管理技术方法

中医健康管理是将中医学"整体观念""四诊合参""辨证论治""治未病"的核心思想，完美地结合到现代健康管理学的每一个环节中，对各类有健康管理需求的人群进行中医信息采集、分析、评估、监测，以维护和改善个体和群体的健康为目的，对每个不同个体给予针对性的中医健康指导、衣食住行的建议，同时对健康危险因素给予相关的中医干预措施，以期达到"形与神俱，而尽终其天年，度百岁乃去"的人生愿景。

一、中医体质辨识

（一）中医体质辨识与分类

体质是指人类个体生命过程中，在先天禀赋和后天获得的基础上所形成的表现在形态结构、生理机能和心理活动上综合的相对稳定的固有特性，它是人群在生理共性的基础上不同个体所具有的生理特殊性。中医学对人体体质的分类经历了不同的阶段，各个历史时期有着不同的分类方法和认识，最早见于《黄帝内经》，基本成熟于明清时期。现代对中医体质学说的研究，兴起于 20 世纪 70 年代。随着近年不断的深入研究，中医体质分类标准研究中取得了一定的成果，其中最有代表性的是王琦等学者根据对中国人体质特征的分析，将体质分为 9 种基本类型：平和质、气虚质、阳虚质、阴虚质、痰湿质、湿热质、气郁质、血瘀质、特禀质。除平和质外的 8 种体质类型均为偏

颇体质。匡调元等将体质分为正常质、晦涩质、腻滞质、燥红质、迟冷质、倦㿠质 6
大类,其中后 5 类为病理性体质。何裕民将人群体质分为失调质、协调质、紧张质、
虚弱质,其中失调质又分为郁滞质和内热质,虚弱质又分为气虚质、阳虚质、精亏质、
津亏质,且郁滞质又有肝郁质、痰湿质及瘀阻质之分,气虚质也有肺气虚、脾气虚及
心气血虚之分。

中医体质辨识以中医体质分类为基础,以人的体质为认知对象,从体质状态及不
同体质分类的特性,把握其健康与疾病的整体要素与个体差异,制定防治原则,选择
相应的治疗、预防、养生方法,从而进行"因人制宜"的干预措施。王琦的九分法被
中医学者广泛引用。故本部分将基于王琦的九分法进行体质辨识知识的介绍。

(二)中医体质辨识在健康管理中的作用

体质是健康状态的背景和重要基础,正常体质表现为健康状态,病理体质表现为
亚健康状态。从健康到亚健康再到疾病的根本原因在于体质的改变。各种偏颇体质是
健康状态重要的影响因素,也是疾病发生、发展与转归的内在因素。通过中医体质辨
识,可以更加全面地了解人的健康状况,预测其未来发病风险及疾病的预后等;通过
体质调护,可以有效调整偏颇体质,改善个体健康状况,实现健康管理的目标。

1. 中医体质辨识是体质健康管理的核心环节

健康管理的主要内容是通过健康信息采集、健康评估、个性化追踪监管方案、健
康干预等手段持续加以改善的过程和方法,促使人们建立新的行为和生活方式,达到
促进个体或群体健康水平的目的。中医体质健康管理是由收集体质健康信息、辨识体
质类型、实施体质调护、评价体质调护效果等环节组成的一个长期的、连续不断的、
动态循环的服务流程,其中最核心的环节是体质辨识。为了使体质健康管理流程中最
为核心的体质辨识方法科学、规范、实用性强,研究人员开发了《中医体质量表》,制
定了《中医体质分类与判定》标准,为体质辨识提供了标准化的测评工具。

2. 中医体质辨识是制订健康干预计划的依据

改善个体的健康状况,实现健康管理目标,需要在科学辨识体质类型的基础上制
订个性化的健康干预计划。因此,需要根据体质辨识的结果及相关影响因素的分析,
针对个体的体质特征,制订干预计划。通过合理的精神调摄、饮食调养、起居调护、
运动健身、经络调理、药物调治及四季保养等调护措施,使体质偏颇得以纠正,从而
改善健康状况,是体质健康管理的目的。

3. 中医体质辨识是实施体质三级预防的依据

预防,就是采取一定的措施,防止疾病的发生与发展。中医学在防病治病上的一
个重要思想,就是"治未病"。通过中医体质辨识,可以未病养生,防病于先;欲病救
萌,防微杜渐;已病早治,防其传变;瘥后调摄,防其复发等。

4. 中医体质辨识应用于健康管理,创新健康管理新模式

随着医学模式和健康观念的转变,当今医学已从疾病医学转向健康医学,人们健
康保健意识不断提高,前往健康管理中心运用体检来了解自身健康状况受到广泛重

视。将中医体质辨识应用于健康管理，是一种新的健康管理理念，是具有中国特色的健康管理方法，同时能有效弥补西医健康状态信息采集的不足。根据《中医体质分类与判定》标准，结合中医四诊技术不仅可以从整体上了解个体的健康状况，对其形体结构、生理功能、心理活动等有较全面的认识，做出有效的健康评估，还使得建立在体质辨识基础上的健康管理具有针对性、实用性、有效性和可操作性等特点，值得学习与推广。

（三）中医体质辨识的原则和内容

1. 中医体质辨识的原则

人是一个有机的整体，因此在对个体进行体质辨识时应遵循从整体观念出发，全面审查其神、形、色、态、舌、脉等体征及性格、饮食、二便等情况，结合中医临床的辨证论治原则进行综合分析，即遵循整体性、形神结合、舌脉合参等原则。

2. 中医体质辨识的内容

体质是指表现为形态结构、生理功能和心理状态几个方面相对稳定的特性，一定的形态结构必然表现为一定的生理功能，而伴随形态结构、生理功能的变化，又会产生一定的心理过程和个性心理特征。因此体质的辨识应综合形态结构、生理功能和心理特征三个方面，只有全面概括了构成体质的基本要素，才能够深刻把握个体生命的本质特征，从而对个体体质做出准确的判断。如痰湿体质的人，形态表现为体形肥胖、腹部肥满松软；生理上多见皮肤出油较多、多汗、汗黏、眼睑轻微水肿、容易困倦、对梅雨季节和潮湿环境适应能力较差等；心理特点以温和稳重多见。

（四）9 种基本中医体质类型的辨识

辨析体质类型，主要是根据个体在形态结构、生理功能及心理活动 3 个方面的特征，经过综合分析，将其归为不同体质类型的思维与实践过程。

1. 平和质（A 型）

定义：先天禀赋良好，后天调养得当，阴阳气血调和，以体态适中、面色红润、精力充沛、脏腑功能状态强健壮实为主要特征的一种体质状态。

特征：① 形体特征为体形匀称、健壮。② 心理特征为性格随和、开朗。③ 常见表现为体态适中、面色红润、精力充沛、睡眠安和、胃纳佳、二便正常，舌色淡红、苔薄白，脉和有神。④ 对自然环境和社会环境适应能力较强。⑤ 发病倾向：表现为平素患病较少。

2. 阳虚质（B 型）

定义：由于阳气不足，失于温煦，以形寒肢冷等虚寒现象为主要特征的体质状态。

特征：① 形体特征为肌肉松软，不实。② 心理特征为性格多沉静、内向。③ 常见表现为平素畏冷，手足不温，喜热饮食，大便溏薄，小便清长，舌淡胖嫩，脉沉迟。④ 对外界环境适应能力表现为耐夏不耐冬，易感风、寒、湿邪。⑤ 发病倾向表现为易患痰饮、肿胀、泄泻等病，感邪易从寒化。

3. 阴虚质（C型）

定义：由于体内津液精血等阴液亏少，以阴虚内热等表现为主要特征的体质状态。

特征：① 形体特征为形体偏瘦。② 心理特征为性情急躁，外向好动，活泼。③ 常见表现为口燥咽干，喜冷饮，面色潮红，手足心热，大便干燥，舌红少津，脉细数。④ 对外界环境适应能力表现为耐冬不耐夏，不耐受暑、热、燥邪。⑤ 发病倾向为易患疲劳、失精、不寐等病，感邪易从热化。

4. 气虚质（D型）

定义：由于一身之气不足，以气息低弱、脏腑功能状态低下为主要特征的体质状态。

特征：① 形体特征为肌肉松软不实。② 心理特征为性格内向，不喜冒险。③ 常见表现为平时气短懒言，容易疲劳，精神不振，易出汗，舌淡红，舌体胖大，边有齿痕，脉象虚缓。④ 对外界环境适应能力表现为不耐受风、寒、暑、湿邪。⑤ 发病倾向表现为易患感冒、内脏下垂病，病后康复缓慢。

5. 痰湿质（E型）

定义：由于水液内停而痰湿凝聚，以黏滞重浊为主要特征的体质状态。

特征：① 形体特征为形体肥胖，腹部肥满松软。② 心理特征为性格偏温和、稳重，多善于忍耐。③ 常见表现为皮肤油脂较多，多汗且黏，胸闷，痰多，口黏或甜，舌苔白腻，脉滑。④ 对外界环境适应能力表现为对梅雨季节及湿重环境适应能力差。⑤ 发病倾向表现为易患消渴、中风、胸痹等病。

6. 湿热质（F型）

定义：以湿热内蕴为主要特征的体质状态。

特征：① 形体特征为形体中等或偏瘦。② 心理特征为容易心烦急躁。③ 常见表现为鼻部油腻或油光发亮，易生痤疮或疖疮，口苦或嘴里有异味，皮肤易瘙痒，大便黏滞不爽，小便短赤，舌质偏红，苔黄腻，脉濡数。④ 对外界环境适应能力表现为对夏末秋初湿热气候，湿重或气温偏高环境较难适应。⑤ 发病倾向表现为易患疮疖、黄疸、热淋等病。

7. 血瘀质（G型）

定义：是指体内有血液运行不畅的潜在倾向或瘀血内阻的病理基础，从而引起脏腑组织的血液循环障碍，并表现出一系列的外在征象的体质状态。

特征：① 形体特征为胖瘦均见。② 心理特征为易烦、健忘。③ 常见表现为平素面色晦暗，易出现褐斑，易出现黑眼圈，胸闷胸痛，女性可出现痛经、闭经或经血紫黑有块，舌质黯，有瘀点或片状瘀斑，舌下静脉曲张，脉象细涩或结代。④ 对外界环境适应能力表现为不耐受寒邪。⑤ 发病倾向表现为易患癥瘕及痛证、血证等。

8. 气郁质（H型）

定义：由于长期情志不畅、气机郁滞而形成的以性格内向不稳定、忧郁脆弱、敏感多疑为主要表现的体质状态。

特征：① 形体特征以形体瘦者为多。② 心理特征为性格内向不稳定、敏感多虑。③ 常见表现为胸胁胀满，心烦，爱生闷气，常感闷闷不乐，情绪低沉，易紧张焦虑不安，易多愁善感，肋部乳房胀痛，咽部有异物感，舌红，苔薄白，脉弦。④ 对外界环境适应能力表现为对精神刺激适应能力较差，不适应阴雨天气。⑤ 发病倾向为易患脏躁、梅核气、百合病及郁证等。

9. 特禀质（Ⅰ型）

定义：是在禀赋遗传基础上形成的一种特异体质，在外在因素的作用下，生理机能和自我调适力低下，反应性增强，其敏感倾向表现为对不同过敏原的亲和性和反应性呈现个体体质的差异性和家族聚集的倾向性。

特征：① 过敏体质者一般无特殊，先天禀赋异常者或有畸形，或有生理缺陷。② 心理特征随禀质不同情况各异。③ 常见表现为没有感冒时也会打喷嚏、鼻塞，流鼻涕，因季节变化、异味原因而咳喘，容易过敏（对药物、食物或花粉），皮肤易起荨麻疹，皮肤因过敏出现紫癜，皮肤一抓就红，易出现搔痕。④ 对外界环境适应能力差，如过敏体质者对易致过敏季节适应能力差，易引发宿疾。⑤ 发病倾向表现为过敏体质者易患哮喘、荨麻疹、花粉症或药物过敏等；遗传性疾病如血友病、先天愚型等；胎传性疾病如五迟、五软、解颅、胎惊等。

（五）九种体质的调护措施

1. 平和质

（1）精神调养。保持乐观、开朗的情绪，积极进取，节制偏激的情感，及时消除生活中不利事件对情绪负面的影响。

（2）生活起居。起居应有规律，不要过度劳累。饭后宜缓行百步，不宜食后即睡。作息应有规律，应劳逸结合，保持充足的睡眠时间。

（3）体育锻炼。根据年龄和性别，参加适度的运动。如年轻人可适当跑步、打球，老年人可适当散步、打太极拳等。

（4）饮食调养。饮食应有节制，不要过饥过饱，不要常吃过冷过热和不干净的食物。粗细饮食要合理搭配，多吃五谷杂粮、蔬菜、瓜果，少食用过于油腻及辛辣之品。不要吸烟酗酒。

（5）药物调理。一般不提倡使用药物。

2. 阳虚质

（1）精神调养。阳气不足之人常出现情绪不佳，如肝阳虚善恐、心阳虚善悲。因此要平时多与别人交谈沟通。对待生活中不顺心的事情，要从正反面分析、及时消除情绪中的消极因素。平时可多听一些激扬、高亢、豪迈的音乐以调动情绪，防止忧伤和惊恐。

（2）生活起居。居住环境应空气流通，秋冬注意保暖。夏季避免长时间在空调房间中，可在自然环境下纳凉，但不要睡在穿风的过道上及露天空旷之处。平时注意足下、背部及下腹部丹田部位的防寒保暖。防止出汗过多，在阳光下适当进行户外活动。保持足够的睡眠。

（3）体育锻炼。因"动则生阳"，故阳虚体质之人，要加强体育锻炼，春夏秋冬，坚持不懈，每天进行 1～2 次，具体项目因个体体力强弱而定。可做些舒缓的运动，如慢跑、散步、五禽戏、广播操。夏天不宜做过分剧烈的运动，冬天避免在大风、大寒、大雾、大雪及空气污染的环境中锻炼。自行按摩气海、足三里、涌泉等穴位，或经常灸足三里、关元，可适当洗桑拿、温泉浴，亦可常做日光浴、空气浴以强壮卫阳。

（4）饮食调养。应多食壮阳作用的食品，如羊肉、狗肉、鹿肉、鸡肉、鳝鱼、韭菜、生姜、辣椒、芫荽、葱、蒜、芥末、花椒、胡椒等甘温益气之品。少食黄瓜、柿子、冬瓜、藕、莴苣、梨、西瓜、荸荠等生冷寒凉食物，少饮寒凉食物，少饮绿茶。

（5）药物调理。可选用补阳驱寒、温养肝肾之品，常用药物有鹿茸、海狗肾、蛤蚧、冬虫夏草、巴戟天、淫羊藿、仙茅、肉苁蓉、补骨脂、胡桃、杜仲、续断、菟丝子等。可酌情服用金匮肾气丸等。

3. 阴虚质

（1）精神调养。阴虚质之人平素性情急躁，常常心烦易怒，是阴虚火旺、火扰神明之故，尤应遵循《内经》"恬淡虚无""精神内守"之养神大法。平时宜克制情绪，遇事要冷静，正确对待顺境和逆境。平素加强自我涵养，常读自我修养的书籍，可以用练书法、下棋来怡情悦性，用旅游来寄情山水、陶冶情操。平时可多听一些舒缓、轻柔、抒情的音乐，防止恼怒。此外，节制性生活也很重要。

（2）生活起居。起居应有规律，居住环境宜安静，睡前不要饮茶、锻炼和玩游戏。应早睡早起，中午保持一定的午休时间。避免熬夜、剧烈运动和高温酷暑下工作。戒烟酒。

（3）体育锻炼。不宜过激活动，只适合做中小强度、间歇性的身体锻炼，可选择太极拳、太极剑、气功等动静结合的传统健身项目。锻炼时要控制出汗量，及时补充水分。皮肤干燥甚者，可多游泳。不宜桑拿。

（4）饮食调养。饮食调理的原则是保阴潜阳，宜食芝麻、糯米、蜂蜜、乳品、甘蔗、蔬菜、水果、豆腐、鱼类等清淡食物，可多食瘦猪肉、鸭肉、龟、鳖、绿豆、冬瓜、赤小豆、海蜇、荸荠、百合等甘凉滋润之品。少吃羊肉、狗肉、韭菜、辣椒、葱、蒜、葵花籽等性温燥烈之品。

（5）药物调理。可选用滋阴清热、滋养肝肾之品，如女贞子、山茱萸、五味子、旱莲草、麦冬、天冬、黄精、玉竹、玄参、枸杞子、桑椹、龟甲诸药，均有滋阴清热的作用，可因证情选用。可酌情服用六味地黄丸、杞菊地黄丸等。

4. 气虚质

（1）精神调养。多参加有益的社会活动，多与人交谈、沟通。以积极进取的态度面对生活。

（2）生活起居。起居应有规律，夏季应适当午睡，保持充足的睡眠。平时要注意保暖，避免运动或剧烈运动时出汗受风。不要过于劳作，以免损伤正气。

（3）体育锻炼。可做一些柔缓的运动，如在公园、广场、庭院湖畔、河边山坡等空气清新之处散步、打太极拳、做操等，并持之以恒。平时可自行按摩足三里穴。不宜做大负荷和出大汗的运动，忌用猛力和做长久憋气的动作。

（4）饮食调养。应多食具有益气健脾作用的食物，如黄豆、白扁豆、鸡肉、鹌鹑肉、泥鳅、香菇、大枣、桂圆、蜂蜜等。少食具有耗气作用的食物，如槟榔、空心菜、生萝卜等。

（5）药物调理。常有自汗、感冒者，可服用玉屏风散预防。

5. 痰湿质

（1）精神调养。及时消除不良情绪，保持心情愉快，防止郁闷不乐而致气机不畅。可多听些抒情柔缓的音乐来调节情绪。

（2）生活起居。居住环境宜干燥而不宜潮湿。平时多进行户外活动。衣着应透气、经常晒太阳或进行日光浴。在潮湿的气候条件下，应减少户外活动，避免受寒淋雨。不要过于安逸，贪恋床榻。

（3）体育锻炼。因形体肥胖，易于困倦，故应根据自己的具体情况循序渐进，长期坚持运动锻炼，如散步、慢跑、打乒乓球、羽毛球、网球、游泳、练武术，以及适合自己的各种舞蹈。

（4）饮食调养。饮食应以清淡为原则，少食肥肉及甜、黏、油腻的食物。可多食葱、蒜、海藻、海带、冬瓜、萝卜、金橘、芥末等食物。

（5）药物调理。痰湿之生与肺、脾、肾三脏关系最为密切，故重点在于调补肺、脾、肾三脏。若因肺失宣降，津液输布，聚湿生痰，当宣肺化痰，选用二陈汤；若因脾失健运，聚湿成痰者，当健脾化痰，方选六君子汤，或香砂六君子汤；若肾虚不能制水，水泛为痰液者，当温阳化痰，方选金匮肾气丸。

6. 湿热质

（1）精神调养。克制过激的情绪。合理安排自己的工作学习，培养广泛的兴趣爱好。

（2）生活起居。避免居住在低洼潮湿的地方，居住环境宜干燥通风。不要熬夜、过于劳累。盛夏暑湿较重的季节，减少户外活动的时间。保持充足而有规律的睡眠。

（3）体育锻炼。适合做大强度、大运动量的锻炼，如中长跑、游泳、爬山、各种球类、武术等。夏天由于气温高、湿度大，最好选择在清晨或者傍晚较凉爽时锻炼。

（4）饮食调养。饮食以清淡为原则，可多食赤小豆、绿豆、空心菜、苋菜、芹菜、黄瓜、丝瓜、南芦、冬瓜、藕、西瓜、荸荠等甘寒、甘平的食物。少食羊肉、狗肉、韭菜、生姜、芫荽、辣椒、酒、饴糖、花椒、胡椒、蜂蜜等甘酸滋腻之品及火锅、烹炸烧烤等辛温助热的食物。应戒烟限酒。

（5）药物调理。可酌情服用六一散、清胃散、甘露消毒丹等。

7. 血瘀质

（1）精神调养。及时消除不良情绪，保持心情愉快，防止郁闷不乐而致气机不畅。可多听一些抒情柔缓的音乐来调节情绪。

（2）生活起居。作息时间宜有规律，可早睡早起，保持足够的睡眠；但不可过于安逸，以免气机郁滞而致血行不畅。

（3）体育锻炼。可进行一些有助于气血运行的运动项目，如太极拳、太极剑、各种舞蹈、步行健身法、徒手健身操等。保健按摩可使经络畅通。血瘀质的人在运动时如出现胸闷、呼吸困难、脉搏显著加快等不适症状，应停止运动，去医院做进一步检查。

（4）饮食调养。可常食黑豆、海藻、紫菜、海带、萝卜、胡萝卜、金橘、柚、桃、李、山楂、醋、玫瑰花、绿茶等具有活血、散结、行气、疏肝解郁作用的食物。少吃肥肉内脏等滋腻之品。

（5）药物调理。可酌情服用桂枝茯苓丸、大黄䗪虫丸。

8. 气郁质

（1）精神调养。气郁质多性格内向，神情常处于抑郁状态。根据《黄帝内经》情志相胜法中"喜胜忧"的原则，应主动寻求快乐，多参加社会活动、集体文娱活动，多听轻松、激动的音乐，以提高情志。多阅读积极的、鼓励的、富有乐趣的、展示美好生活前景的书籍，以培养开朗豁达的意识，在名利上不计较得失，知足常乐。

（2）生活起居。居住环境宜干燥而不宜潮湿。平时多进行户外活动。衣着应透气、经常晒太阳或进行日光浴。在潮湿的气候条件下，应减少户外活动，避免受寒淋雨。不要过于安逸，贪恋床榻。

（3）体育锻炼。应尽量参加户外活动，可坚持较大量的运动锻炼，如跑步、登山、游泳、武术等。多参加群体性的体育运动项目，如打球，跳舞、下棋等，以便更多地融入社会，解除自我封闭的状态。

（4）饮食调养。多食小麦、芫荽、葱、蒜、黄花菜、海带、海藻、萝卜、金橘、山楂、槟榔、玫瑰花等具有行气、解郁、消食、醒神作用的食物。

（5）药物调理。可酌情服用逍遥散、舒肝和胃丸、开胸顺气丸、柴胡疏肝散、越鞠丸等。

9. 特禀质

（1）精神调养。合理安排作息时间，正确处理工作、生活和学习的关系，避免情绪紧张。

（2）生活起居。居室应通风良好。保持室内清洁，被褥、床单要经常洗晒，以防止螨虫过敏。室内装修后不宜立即搬进居住，应打开窗户，让油漆、甲醛等化学物质气味挥发干净后再搬进新居。夏季室外花粉较多时，要减少室外活动时间，以防止过敏。不宜养宠物，以免对动物皮毛过敏。起居应有规律，保持充足的睡眠时间。

（3）体育锻炼。积极参加各种体育锻炼，增强体质，天气寒冷时锻炼要注意防寒保暖，防止感冒。

（4）饮食调养。饮食宜清淡、均衡，粗细搭配适当，荤素配伍合理。少食荞麦（含致敏物质麦荧光素）、蚕豆、白扁豆、牛肉、鹅肉、鲤鱼、虾、蟹、茄子、酒、辣椒、浓茶、咖啡等辛辣之品、腥膻发物及含致敏物质的食物。

（5）药物调理。可酌情服用玉屏风散、清风散、过敏煎等。

二、脏腑健康状态辨识

依据中医健康档案提供的四诊信息数据，尤其是客观的舌脉检测相关数据，应用中医藏象学说、精气血津液理论、经络学说、体质学说等，对脏腑健康状态做评估报告，包括舌、脉的分析、舌象状态图、脏腑健康分析、综合体质辨识，脏腑辨证分析以及健康状态的各种量化评估和图示分析等。

三、健康数据信息管理、挖掘和应用

中医健康管理同计算机应用技术结合，可提供个体中医健康档案、个人健康状态动态观察对比分析、干预后效果量化评估。中医健康管理融合机器学习、模式识别、高性能计算等学科知识，可分析海量数据，挖掘潜在规律，从海量数据中揭示深层次、隐含的信息和规律，以表格、图形等方式直观呈现，便于医疗健康服务机构的工作量统计、重点人群观察，易于快速读懂各种数据信息，为健康信息查询、健康资讯咨询等提供数据支撑。

四、常见中医健康管理适宜技术

（一）情志调治

情志属于人的精神活动，是指人们在外在环境的各种刺激下引起的心理状态，即个体受客观事物刺激后所作出的一种内心反应。中医将人的情志活动归纳为"七情"，即喜、怒、忧、思、悲、恐、惊 7 种，并认为喜为心志，怒为肝志，悲（忧）为肺志，思为脾志，恐（惊）为肾志。七情的变化既可以改变人的行为活动方式，又可以改变人的脏腑功能状态，从而导致人体发生相应的生理、病理变化。

适宜人群及病种：情志内伤是中医的内因之一，七情失调可影响其相应脏腑导致各种疾病，因此情志养生的适宜人群很广，既包括健康人群，也包括心理亚健康状态的人群和心理疾病患者。

注意事项：① 以情胜情疗法是属于以一种过激情志去调节另一种失调情志的方法，因此对于施术者要求较高，要求施术者有丰富的临床经验，且要掌握好时机、地点和幅度，不能一味为了疗效而滥施此术，以免引起医源性的情志失调。② 由机体器质性疾病所引起的情志失调，不适合应用本法调养。③ 精神分裂症等精神病，不属情志调理范畴。

（二）起居调治

起居养生是要求人们注重生活中的衣食住行、日常琐事，从小事做起，养成习惯，形成良好规律并一直坚持。这一规律要顺应自然环境、四时气候的变化，主动进行自我调整，保持与自然界的平衡而达到养生目的。

适宜人群及病种：适宜气血亏虚等不宜做剧烈锻炼的亚健康人群，尤其是老人、慢性疾病患者、手术后气血不足人群。

注意事项：① 起居治未病需要养成良好的与自然相适的作息规律，防止熬夜、晚起等。② 防止过度劳累或过度安逸。

（三）饮食调治

饮食调治是在中医药理论指导下，通过合理选择食物，改善饮食习惯，注意饮食宜忌，科学摄取食物，以达到促进健康、预防疾病、益寿延年的目的。饮食既指饮料和食物，又包含与吃喝相关的文化和行为，如烹饪、饮食艺术等。人体通过饮食补给机体赖以生存的营养物质，维持人体正常生长、发育，完成各项生理功能，保证生存。

适宜人群及病种：饮食是活人之道、生存之本。所有人都需要通过正常饮食，从食物中获得对人体有用的各种营养物质以滋养全身，保持健康，因此，饮食治未病广泛适用于各类人群。

注意事项：① 平衡膳食。注意主食搭配蔬菜、肉、蛋、豆制品等，避免偏食、挑食等不良饮食习惯。② 饮食有节。根据个人的实际情况做到定时、定量饮食。进食过程专心、细嚼慢咽，既有利于各种消化液的分泌，又能避免饮食过快，保护肠胃。③ 顾护脾胃。一方面，对于脾胃功能较薄弱者，平时选择一些具有益胃健脾功效的饮食物来增强脾胃之气，如谷芽、红枣、茯苓、山药等；另一方面，要根据脾胃特点、喜好，从食物的质地、食物温度、进食速度等方面护脾养胃。

（四）药物调治

药物调治，是指在中医理论的指导下，使用具有防衰抗老作用的单味中药或者多种中药配伍组成处方，达到调治的目的。

适宜人群及病种：药物调治适用于体质较弱类或者有疾患的人群。

注意事项：① 药物调治必须在医生指导下使用，不可擅自使用。② 在使用时不可随意加大药物剂量或延长用药时间。③ 药物注意合理配伍使用。④ 部分药物在使用时，应该避免食用辛辣等刺激性食物、油腻食物等。

（五）针灸调治

针灸由"针"和"灸"构成，采用针刺或火灸人体穴位来治疗疾病。针刺是把针具按照一定的角度刺入患者的穴位或者部位，运用捻转与提插等手法刺激人体特定部位，从而达到防治疾病的目的。灸法是以预制的灸炷或灸草在体表穴位上烧灼、熏熨，利用热的刺激来预防和治疗疾病。

适宜人群及病种：灸调治适宜于所有人群，特别是亚健康人群，广泛用于内、妇、儿科疾病的预防。

注意事项：① 过度劳累、饥饿、空腹、惧针、精神紧张的患者，不宜立即针刺。② 身体极度虚弱，不能忍受针灸刺激的患者不宜针灸。③ 对知觉减退者，在进行温和施灸时，术者可将食、中两指分开置于施灸部位两侧，以医者手指感知患者局部受热程度，以便及时调节艾条高度，防止灼伤。④ 施灸时要注意防止烫伤患者皮肤，如果灸后出现的水泡较小，可用针刺破排出内含之黄水，如果水泡较大则宜用注射器吸取水液后涂抹紫药水用绷带包扎，防止感染。⑤ 针灸过程中注意观察患者，防止出现晕针、晕灸现象。

（六）推拿调治

推拿，又称按摩，古称按跷、折技、导引等，是以中医理论为指导，运用推拿手法或借助于一定的推拿工具作用于患者体表的特定部位或穴位来防治疾病的一种方法。中医学认为，手法可以起到调整阴阳、补虚泻实、活血化瘀、舒筋通络、理筋整复的功效。

适宜人群及病种：推拿运用多种手法达到防病治病的作用，可以广泛应用于骨伤、内、外、儿等各科疾病的防治，适用人群广泛。

注意事项：① 较重的急性损伤早期，肿痛严重者一般不宜在局部施以推拿手法治疗，以免加剧局部的内出血，24～72 小时后方可在局部进行推拿手法操作。② 首次治疗者在治疗后 12～24 小时局部可能出现皮肤反应，甚至可能有症状一过性加重，2～3 天可自行消失，应向患者事先说明，以免引起患者疑虑或紧张。在首次治疗时降低刺激量，以减轻可能的不良反应。③ 医者接触患者前、后应及时根据规范进行"卫生洗手"。应保持手的温暖，勿戴戒指，常修剪指甲，以免损伤患者皮肤。④ 推拿医师态度要和蔼严肃，谈吐文难，且富有同情心。对初次接受推拿治疗和精神紧张的患者，应做好解释工作。⑤ 在保持推拿诊室清洁安静的环境下，推拿医师还要全神贯注，做到手随意动、功从手出，同时密切观察患者对手法的反应，询问患者的自我感觉，根据具体情况随时调整手法刺激的方法与强度，以避免增加患者的痛苦和不必要的人为损伤。⑥ 手法操作要选择适当的体位。⑦ 操作者要手法准确，⑧ 手法力量要适当。手法操作必须具备一定的力量，达到一定的刺激阈值，才能获得良好的治疗效果。⑨ 手法操作需要有序。手法操作要有一定的顺序，一般自上而下，先左后右，从前到后，由浅入深，循序渐进，并可依具体病情进行适当调整。⑩ 灵活掌握操作时间。操作的时间要根据患者的病情、体质、病变部位、所应用手法的特点等因素灵活确定，一般来说，每次治疗以 10～20 分钟为宜，对内科、妇科疾病可适当增加。

（七）熏浴调治

熏浴属于传统中医疗法中的外治法之一，它是将中药盛于布袋、器皿内，覆盖、浸泡身体的某些部位，利用中药对皮肤、经络、穴位的刺激和药物的透皮吸收，达到对身体调治的目的。

适宜人群及病种：熏浴可适用于体质较好的人群，也可根据药物配制用于部分患病人群。

注意事项：① 水温接近体温时熏浴时间可稍长，一般为 20～30 分钟，水温偏高或偏低时，药浴时间均不宜太长，一般为 5～10 分钟。② 躯干及肢体暴露较多时要控制好室温，一般为 23～25 ℃。③ 使用的熏浴器具要消毒，以免部分皮肤病的相互传染。

（八）刮痧调治

刮痧是指在中医经络皮部理论的指导下，术者使用特制的器具，在体表进行相应的手法刮拭，使皮肤出现潮红，使皮下出现点状或斑状出血点（"痧象"），从而达到养生治病目的一种外治疗法。目前,最常用的刮痧工具是用水牛角、玉石及砭石经过精心制备的各种刮痧板。

适宜人群及病种:刮痧适用人群广泛,能够预防老年人慢性疾病的发展并有促进恢复的功用。

注意事项:① 为了避免刮痧或扯痧时造成皮肤破损,刮痧时一般要求在刮拭部位涂上适宜的润滑剂,这些润滑剂称为介质,常用的介质有水剂、油剂、乳膏剂或凝胶等。② 出痧后的1~2天,皮肤可能会出现轻度发痒或疼痛,此为正常现象,不需要特殊处理。但需注意保护刮痧面皮肤,刮痧后受术者应着以柔软宽松的棉织衣物为主,尽量避免因衣物摩擦而引起刮痧面创伤而感染。部分体虚受术者会于刮痧后24小时出现疲劳反应或类似感冒样症状,此属正常反应,一般不需要处理。③ 通常在前次痧斑消退后再进行第二次刮治,头面部刮痧次数因不要求出痧则不必拘泥于此。⑤ 刮痧时要沿同一方向刮,不可来回刮,力量要均匀,使用腕力,一般每个部位刮10~20次,以出现紫红色斑点或斑块为度。刮痧时间约20分钟或以患者能接受为度。⑤ 刮痧后最好饮一杯温开水或淡糖盐水。刮痧后宜休息15~20分钟。刮痧后4小时内忌洗冷水澡。⑥ 有些受术者在刮痧过程中如出现类似晕针的头晕后晕厥的现象,应立即停止治疗,让其平卧,注意保暖,掐水沟、合谷及内关等穴,并喂服温开水或者糖水。如患者症状加重,应立即进行相应处理。

(九)足疗调治

所谓"足疗",是指运用各种物理或化学性刺激手段作用于足部的反射区或经络穴位启动机体自我调节功能,激发各组织器官经络本身的潜能,使机体恢复阴阳平衡,从而达到预防、养生、强身、治病目的的一种自然疗法。足部疗法的实施方法很多,如足部的按摩、针灸、敷贴(药、磁等)、药浴、电疗、运动等。

适宜人群及病种:足疗应用广泛,适用于多种人群,对于内科、妇科、儿科、骨伤科、外科等各科疾病都有不同程度的调治作用。

注意事项:① 饭前半小时内,饭后1小时内不宜进行足疗。② 凡足部有外伤、感染、溃烂或足癣,应避开此处施术。③ 足疗时可能出现一些反应,如头晕、恶心、口干、疲倦等,应停止操作。

(十)功法调治

功法调治包括动功调治和静功调治。动功调治即将意念活动,各种调整呼吸的方法与肢体运动(包括自我按摩、拍击)结合起来的一类气功调治方法。如太极拳、八段锦、五禽戏等。静功调治是以站、坐、卧等外表上静的姿势配合意念活动和各种呼吸方法的一类功法。如真气运行法、静坐法等。

适宜人群及病种:适宜于体质较好的未病人群调治。

注意事项:①"练养相兼"。所谓"养"就是指练功到一定的时候,把呼吸锻炼暂停掉,即暂时不要再注意呼吸,意念也放掉或只是把意念轻轻地放在丹田处。光练不养,火候太过,会伤及精、气、神,对强身治病不利,而且还会引起气功偏差;光养不练则功夫进展不大。② 在练功结束前,要做好收功。收功就是把全身的"气息"进一步引导归结到腹部丹田处，与练功的成效关系很大。③ 静功调治时要注意适合的练功运动量，尤其是体质较弱的人群更要掌握适度的练功量，切不可急于求成。④ 练功前要做一些练功的准备活动，练功结束后再做些结束动作。⑤ 静功调治时注意"意""气"，强调"内劲"。

五、综合指导和教育

根据建立的健康档案，包括四诊信息、各种检测结果，进行综合分析，最后对健康状况给予评估、预测、精准指导就医、治疗、保健、康复等，对不同人群进行个性化的健康指导与建议。

（一）对健康人群的管理

通过建立电子健康档案，定期为该人群做最优化的健康体检，以便于对人群的健康进行及时监控和疾病预防。根据服务对象的体质、所从事职业、生活方式、区域特点及季节，予以健康教育和中医养生保健知识的宣教。

（二）对亚健康人群的管理

除了对健康人群的管理外，加强生活方式、饮食疗法、运动疗法以及心理疗法等自然疗法的干预，予以个性化的健康指导，包括顺应四时、调摄精神、适宜环境、慎起居、节饮食，采用针灸、按摩、导引、刮痧、砭石、气功、药膳、运动、音乐、耳穴、穴位敷贴等方法。

（三）对患病人群的管理

进行疾病防治宣教，帮助患者正确认识疾病，及时就医，按嘱服药。同时遵照中医既病防变的原则，根据疾病的发展传变规律，及早诊治，提前干预，防止疾病由轻转重，由表入里，由此及彼，使疾病扼杀于摇篮当中，中止发展，花最少的钱获最大的效益。对某些慢性反复发作性疾病，善后固本，防止复发，可减轻病情延缓进展，必要时提供最优的就医指导服务。

【思考题】

1. 中医健康管理的理论基础有哪些？
2. 中医健康管理的目标是什么？
3. 中医健康管理流程有哪些？
4. 中医健康管理技术包括哪些？
5. 如何辨识 9 种基本中医体质类型？

第七章

重点人群健康管理

 学习目标

掌握 婴幼儿健康管理要点，中老年人群的健康管理，孕产妇的健康管理。

熟悉 婴幼儿的生理特点，青少年合理膳食，青春期女性、更年期女性的健康管理。

了解 婴幼儿、青少年、中老年人、女性人群存在的健康风险。

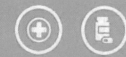 课程思政目标

培养具备职业悦纳、关爱重点人群、有服务意识的职业素养。

重点人群主要是指具有特殊生理、心理特点或处于一定特殊环境中，容易受到各种有害因素的作用，患病率较高的人群，又称特殊人群。重点人群主要包括婴幼儿、青少年、中老年人及女性人群，该人群贯穿了生命周期的不同阶段，故不同人群的健康状况特点不同，健康管理的重点不同。本章就婴幼儿、青少年、中老年人及女性人群的健康管理，分别予以简要介绍。

第一节　婴幼儿健康管理

按照我国惯用的小儿年龄分期,将出生到 6 ~ 7 岁称之为婴幼儿时期,包括婴儿期、幼儿期、学龄前期。根据人体解剖学、生理学特点，可分为：① 婴儿期，从出生到未满 1 周岁的发展阶段，其中 0 ~ 28 天为新生儿期；② 幼儿期，1 周岁到未满 3 周岁的发展阶段；③ 学龄前期，3 周岁到 6 ~ 7 周岁的入学阶段。生理学上根据心理、认知和社会行为等发展水平特点，可将这个阶段分为：① 婴幼儿期，0 ~ 3 岁阶段；② 幼儿期，3 ~ 6 岁阶段；③ 学龄期，6 ~ 10 或 11 岁的年龄阶段。婴幼儿的不同阶段，生理特征、健康风险、疾病特点存在一定的差异，故不同年龄阶段的健康管理内容也存在差异。

一、婴幼儿期特征

(一) 婴儿期

婴儿期是出生后体格生长最迅速时期，身高体重迅速增长。出生至 1 周岁为婴儿期，其中出生到 28 天为新生儿期。新生婴儿脱离母体独立生活，其生活适应能力尚未成熟，故发病率、死亡率都较高。婴幼儿的生理特征如下：婴儿出生后一年内生长发育速度最快。在 1 ~ 6 个月内平均体重每月增长 0.6 kg，1 年内体重增加约 3 倍。足月新生儿平均身长 50 cm，1 岁时约增长 50%。新生儿消化器官发育尚不完善，功能未健全，口腔狭小，嘴唇黏膜褶皱多，脸颊部有丰富脂肪，有利于吸吮。新生儿涎腺发育尚不完善，唾液中淀粉酶含量较低，不利于淀粉消化。3 ~ 4 个月时婴儿涎腺发育逐渐完善，唾液中淀粉酶含量逐渐增加，6 个月开始唾液作用增强。婴儿的胃容量较小，呈水平位，新生儿胃容量仅 30 ~ 50 mL，胃酸和消化酶较少，委贲门括约肌较弱，幽门括约肌较紧张，自主神经调节功能未成熟，容易溢奶和呕吐。婴儿消化道内消化液量较少，消化酶活力相对较弱，因此消化能力较弱，最适宜的食物是乳类。乳牙在 6 ~ 8 个月开始萌出，婴儿的咀食物能力较弱，吞咽功能尚不协调，容易发生呕吐腹泻而导致营养素丢失。

(二) 幼儿期

幼儿期儿童体格生长速度较婴儿时期有所减慢，但仍然相当迅速，此时期幼儿正在长牙齿，但牙齿尚未出齐，咀嚼能力不强，胃肠道蠕动及调节能力较弱，体内各种消化酶的活性还远不及成年人。营养物质获得从母乳过渡到以谷物类食物为主；大脑皮质功能进一步完善，语言表达能力逐渐丰富，模仿性加强，智力发育快，能独立行走和活动，接触事物增多，见识范围迅速扩大，但仍然缺乏自我识辨能力；这一时期幼儿从母体获得的先天免疫功能已消失，而自身的免疫功能尚未完善，机体抵抗能力不强，仍要进行传染病的预防。这个时期喂养不当或营养素供给不适当不仅影响婴幼儿体格发育和健康状况，还会影响今后智力发育、学习能力和成年后的工作效率，甚至会影响其今后一生的健康状况，成年后成年慢性病的发生，如动脉粥样硬化、冠心病等与该时期营养状况有关。

从儿童心理发展角度，幼儿阶段是人类智慧发生和开始发展的时期，主要表现为动作发育、语言发展和思维萌芽。幼儿生长发育特点如下。

（1）体格生长迅速。幼儿期每年体重约增加 2 kg，身高第 2 年增加 11～13 cm，第 3 年增加 8～9 cm。头围、胸围迅速增加。

（2）营养素需要与消化功能不匹配。婴幼儿生长速度快，新陈代谢旺盛。因此，需要的能量和营养素相对高于成人，这一阶段食物的种类和性质变化也多。但是，其肠胃道的消化、吸收功能尚未成熟，如果喂养不当，容易患消化功能紊乱、腹泻、营养不良、贫血佝偻病等。

（3）认知功能快速发展。婴幼儿时期是神经精神发育的"黄金时期"，其动作、语言、感知觉、认知功能和社会适应能力发展都非常迅速。这一阶段的心理行为会发生一系列的变化，将奠定个体一生的基础。全身动作，特别是能够独立行走、手的精细动作以及咀嚼动作发育完善，对扩大儿童的认知范围、协调感知和动作的关系，以及发展语言和思维具有重大意义。

（三）学龄前期

自 3 周岁到 6～7 岁入学前为学龄前期，又称幼童，是儿童进入幼儿园，开始有目的、有组织地培养良好卫生习惯和品德素质的阶段。此时期儿童的体格发育速度减慢，达到稳步增长。智力发育更趋完善，心理认知能力、语言功能、思维和人格发展等出现了质的飞跃，并达到一个新水平。防病能力有所增强，感染性疾病减少，同时自身免疫性疾病（如急性肾炎、风湿热等）发病上升。由于此时期儿童具有较大可塑性，因此要加强学前教育，培养良好的品质和生活及学习习惯，注意防止意外伤害，预防自身免疫性疾病。学龄前儿童的特点包括：

（1）身高体重稳定增长。学龄前儿童体格发育速度相对减缓，但仍然保持稳定地增长，每体重增加约 2 kg，身高增长 5～7 m。四肢增长较快，体重增长落后于身高增长，身体显长。脊椎发育已趋于成熟，颈曲和胸曲逐渐固定，能够较长时间维持坐姿。眼功能发育基本完成，视深度逐渐发育成熟，但眼的结构、功能尚有一定可塑性，眼保健是该时期重点内容之一。听觉发育完善。

（2）消化吸收能力渐趋成熟。大约在 6 岁时儿童的第一颗恒牙会萌出，乳牙开始脱落，到 12 岁左右时全部更换成恒牙，但是咀嚼能力还未达到成人的一半。该时期儿童各种消化酶发育完好，消化系统功能已基本发育成熟。学龄前儿童活动量大，消耗的热能和营养素较多，所以需要的营养也较多。但其胃容量相对较小，所以一次性进食量不大，容易产生饥饿感。特别是早餐进食少时，容易产生低血糖。

（3）神经心理系统逐步完善。3岁时神经细胞的快速分化已基本完成，但仍继续进行脑细胞体积增大和神经纤维的髓鞘化，神经连接继续发展，出现了功能单侧化，粗大和精细运动技能快速提升。4～6岁时，大脑重量接近成人。大脑的进一步发育为学龄前儿童的心理发育提供了直接的生理基础，也为其智力活动的迅速发展和接受教育提供了可能。动作发育的协调性及精细动作渐趋成熟，使他们有了较大的自由活动空间和模仿能力。该时期儿童好奇心强，但是大脑的兴奋性和抑制功能尚不够协调，故神经活动既容易兴奋也容易抑制（产生疲劳），控制注意能力时间较差。学龄前儿童在游戏、学习和实践活动中，与成人交往的范围日益扩大，语言能力也迅速发展。此阶段儿童的发音基本正确，词汇量日益增加，语言表达能力已相当成熟，并出现较复杂的语言形式。随着语言、思维和社会情感的发展，学龄前儿童的高级情感体验有了初步的发展，能根据成年人的教育将同伴或自己的行为与行为规范进行比较，从而产生积极的或消极的道德体验，并在生活实践中逐渐学会通过内心体验和成人或同伴交往，从而初步意识到自己在社会关系中的地位和角色，开始按照符合社会规范的行为要求自己，逐步产生道德感、美感和理智感。

（4）免疫功能活跃。儿童时期免疫功能（细胞免疫、体液免疫、器官免疫）等功能已较为完善，由于婴幼儿时期已经按计划免疫程序进行了人工主动免疫，对多种疾病已产生了免疫力。但到了学龄前期仍然有些免疫性疾病，如急性肾小球肾炎、结缔组织病开始增多。儿童淋巴系统发育很快，青春期前达到高峰，以后逐渐消退到成人水平。

（5）营养素需求较高。学龄前期儿童生长发育速率仍处于较高的水平，对营养素的需求量相对较高。学龄前儿童具有好奇、爱模仿、行为向独立性和主动性方向发展等特点，所以学龄前是培养良好饮食习惯的最佳时期。

二、婴幼儿常见的健康风险

婴幼儿由于处于快速生长的阶段，其健康风险主要表现在婴幼儿体格生长和心理行为的变化。婴幼儿体格生长是一生中最快的时期，新陈代谢旺盛，需要的能量和营养素相对高于成人。这一阶段食物的种类和性质变化也多。但是，其胃肠道的消化、吸收功能尚未成熟，如果喂养不当，容易患消化功能紊乱、腹泻、营养不良、贫血、佝偻病等。

同时，婴幼儿时期是神经精神发育的"黄金时期"，其动作、语言、感知觉、认知功能和社会适应能力发展都非常迅速。这一阶段的心理行为产生一系列的变化，将奠定个体人格特征基础。

（一）婴儿期的健康风险

新生儿离开母体开始独立生活，体内、外环境发生了巨大变化，由于其生理调节和适应能力尚不成熟，这一时期不仅发病率高，死亡率也高。因此，新生儿时期应特别加强护理，做好保暖、喂养、清洁卫生、消毒隔离等措施。

（1）消化功能紊乱和营养不良。婴儿期由于个体生长迅速，能量和营养素的需要量相对较大，消化和吸收功能尚未发育成熟，容易发生消化功能紊乱和营养不良。

（2）自身免疫功能尚未发育成熟，抵抗感染能力较弱。婴儿出生时储备的铁到 6个月左右耗尽，铁是婴儿期最容易缺乏的营养素之一，铁的营养状况不良不仅影响婴儿大脑发育，还影响婴儿发育阶段的认知能力，并影响注意力和记忆调节，同时还可降低机体免疫功能，造成反复感染，自身免疫功能尚未发育成熟，抵抗感染能力较弱，容易患各种感染性疾病和传染病。

（3）大脑皮质功能尚未成熟。对毒素以及其他有害因素抵抗能力弱，容易发生高热、抽搐、呕吐、腹泻、呼吸道感染、营养不良等问题，婴儿期是整个儿童期死亡率较高的阶段。此期要提倡母乳吸养，及时合理添加辅食，有计划预防接种，并重视习惯培养。

（二）幼儿期的健康风险

（1）缺乏自我辨识能力和照顾能力。幼儿期儿童智力发育快，能独立行走和活动，接触事物增多，见识活动范围扩大，但缺乏自我识辨能力和自我照顾能力，容易发生意外事故和中毒，如异物吸入、药物中毒、外伤等。

（2）营养不良。喂养不当会导致营养不良如热量摄入过多导致肥胖，营养素摄入不足导致脑细胞发育延缓、脑功能不能充分发育。此时期儿童乳牙逐渐出齐，消化吸收能力较前期增强但仍较弱，同时又面临食物转换问题，容易发生消化功能紊乱、食物过敏等，导致营养素丢失缺乏，影响发育。

（3）免疫力仍较低，易感染疾病。由于接触外界较广，而自身免疫能力仍较低，容易发生传染病和寄生虫病。此期应注意加强早期教育，培养良好的习惯和心理素质，注意预防意外，防止各种感染，合理喂养。

（三）学龄前期的健康风险

（1）牙齿卫生和龋齿预防。该时期儿童正处于长牙与换牙时期，20 个乳牙已经出齐，咀嚼食物能力较好。6 岁左右是恒、乳牙替换的年龄，也是龋齿的高发期，应注意换牙期间的牙齿卫生和防龋齿措施。随着年龄的增长，儿童的胃容量也不断扩大，消化吸收能力正向成年人过渡中，但其消化系统尚未发育成熟，黏膜薄嫩，消化道壁弹性较差，容易损伤。胃液酸度低，肠道消化酶含量比成年人少，胃肠道动能力弱，消化食物能力还不能完全和成人一样。由于消化酶分泌量少，效价也低，容易受炎热气候和疾病的抑制而引起厌食和腹泻。

（2）缺乏良好的饮食习惯。4～5 岁儿童容易出现挑食、偏食、暴饮暴食。虽抵抗力较幼儿期有所增强，但仍然容易发生传染病和寄生虫病、意外事故。如果教养不当可能出现行为异常，如偏食、异食等。学龄前儿童活泼好动，注意力分散，喜欢模仿，容易挑食、贪玩，不好好吃正餐胡乱吃零食，咀嚼不充分，食欲缺乏，喜欢饮料而不喜欢食物。所以，供给其生长发育所需的足够营养素，帮助其建立良好的饮食习惯，将为其一生建立健康饮食模式奠定基础。

（3）肌肉耐力缺乏，肌力不足。学龄期儿童心脏和肌肉尚在发育，在进行体育锻炼时要注意运动量和运动时间上的合理安排。儿童期的骨骼，软骨多、骨干短而细，骨化尚未完成，此时期骨的弹性大而硬度小，不容易骨折而容易变形。如果长期学习、走路的姿势不正确，可造成胸廓、脊柱发育畸形。儿童时期肌肉比较柔嫩，水分多，蛋白质、脂肪、糖和无机盐较少，所以能量储备不足，使得肌肉耐力和肌力不足，容易疲劳。

三、婴幼儿的健康管理

幼儿特殊的体质导致其体格生长迅速，婴幼儿时期的身心发展对未来身心健康发展具有决定性作用，婴幼儿健康管理是人类健康管理的源头。婴幼儿健康明显受到环境因素、社会因素及人们生活和行为方式的影响，如果对婴儿从出生就开始健康管理，可以及时规避婴幼儿健康问题，达到降低婴幼儿死亡率、避免或延缓疾病发生的风险、提高生存率和身体素质的目标。树立新型婴幼儿健康管理理念，组成由社区和家庭相结合的婴幼儿健康管理一体化服务，从婴幼儿时期开始进行生活方式管理和疾病管理，包括婴幼儿营养保健指导、智力开发、健康教育等，为其一生的健康奠定基础。

结合婴幼儿不同时期存在的健康风险，将从婴幼儿的合理膳食、均衡营养、良好的生活习惯、全面的健康发展、定期的有效预防、安全教育等方面开展健康管理。

1. 合理喂养、均衡膳食

根据婴幼儿的生长发育特点和营养需求，在质和量上保证供给，尤其要满足热能和蛋白质的需要。母乳是婴儿摄入营养的最理想天然食物，母乳喂养不仅能提供4至6个月婴儿需要的各种营养物质，而且可以增强婴儿对疾病的抵抗力，特别是初乳中丰富的抗体能够保护肠黏膜，抵抗多种细菌病毒感染，预防肺炎、腹泻的发生。

扩展案例 7-1

随着婴儿长大，母乳中的热能和其他营养素已不能满足婴生长发育的需要，除了铁，还有一些其他矿物质也不够充足；母亲的乳汁分泌量逐渐减少；此时婴儿开始对乳汁以外的食物产生兴趣。故6个月后婴儿饮食中要合理添加辅食，婴儿辅食应少糖、无盐、不加调味品，避免影响婴儿味觉功能发育，防止婴儿形成高盐高糖的不良饮食习惯及加重婴儿肾脏负担。添加辅食的同时，应该保持每天食用一定量（250～500 mL）的配方奶，当辅食达到一日3次时，即可以完成离断母乳。

在指导合理喂养过程中，应提醒家长观察婴儿的粪便，以帮助家长及时判断添加辅食后婴儿肠胃是否适应、是否过量等。如果添加的食物不适宜，会引起婴儿消化功能紊乱或腹泻，还可能发生食物过敏。婴儿食物过敏常表现为皮肤、消化道和呼吸系统症状，其中以皮肤改变为主，如湿疹。有时婴幼儿对食物过敏反应仅表现为一种保护性拒食行为。常见的致敏性食物包括：牛奶、鸡蛋、花生、大豆、鱼类等。因此，婴儿辅食要一次添加一种，添加后观察婴儿的消化功能，无异常后再添加另外一种。

幼儿期，幼儿乳牙尚未出，咀嚼和胃肠消化能力较弱，因此幼儿食物宜细、软、烂，要为他们安排好平衡膳食。

学龄前儿童的饮食接近成人，但其活动量大，需要营养多，首先要保证热能和蛋白质摄入。该时期营养重点是保证餐数，培养良好饮食习惯，不挑食、不偏食、少吃零食，在食物选择方面做到平衡膳食，烹调上既保证食物有色、香、味，又容易消化。

2. 培养良好的生活习惯

婴幼儿时期培养其养成良好的饮食、作息、卫生等习惯，将会使其终身受益。

（1）养成良好的饮食习惯。逐渐引导婴幼儿接受辅食过程中，要注意避免因食物种类过于单调等造成婴幼儿偏食、挑食，保证逐渐形成丰富、合理、平衡膳食搭配。成人应为婴幼儿示范良好的饮食习惯，如正餐前不吃零食，餐前餐后洗手，控制进食时间不过分拖延。自幼儿期开始应逐渐做到定时、适量、有规律进餐，进食量应与其体力活动水平相适应。合理安排进食时间，避免零食影响正餐食欲和进食量。在6月龄添加辅食后，帮助儿童养成及时、充足饮水的习惯，尽量不饮用或不过多饮用饮料，不能以饮料、牛奶、果汁等代替水，避免由此影响食欲、诱发龋齿，摄入过多能量导致肥胖或营养不良等。

（2）养成良好的睡眠习惯。睡眠是重要的生理过程，是机体对大脑皮质保护性抑制的主动过程。睡眠对婴幼儿健康的影响较成年人更重要，睡眠中来自腺垂体的生长激素比觉醒时分泌水平更高，有利于促进生长发育；睡眠和认知功能、学习、注意力、社会适应性等方面的发展密切相关，能影响婴幼儿的体格、情绪、行为的发育。睡眠时间充足是保证健康成长的重要因素，睡眠不足可能导致烦躁、冲动、多动等。应从婴儿出生起就开始着手培养良好睡眠习惯。应给婴幼儿创设适宜的睡眠环境，提供相对固定的睡眠场所和器具，床被清洁舒适。室内空气清新，室温适宜。夜间熄灯，保持室内安静，营造温馨睡眠环境，让其易于入睡，并保持稳定睡眠。应尽量避免室温过高或过低、人工光源照射干扰昼夜节律、噪声、睡眠地点频繁改变等导致儿童睡眠不宁等因素。帮助婴幼儿安排白天张弛有度的生活，保证适当的日间睡眠时间和频率，不迟于夜间9点入睡，使睡眠时间达到符合其年龄和个体特点的要求。当发现儿童出现睡眠问题时应尽快查找原因，首先排除疾病等因素的影响。

（3）养成正确排便排尿习惯。婴幼儿排便、排尿模式随其年龄和发育水平而变化，不仅排便、排尿的数量频率以及大便性状在改变，而且对排便、排尿过程的感知和控制能力也在发展变化。可以在适当的时机对婴幼儿进行排便、排尿控制能力训练，培养其排便、排尿控制意愿，养成良好的排便、排尿习惯。

（4）养成良好的卫生习惯。卫生习惯是指保持个人和环境整洁的行为习惯，前者包括洗手、洗脸、刷牙、修剪指甲、洗澡、饮食卫生等习惯，后者包括物品归位、垃圾投放等，养成良好的卫生习惯是保证身体健康的基础之一。

主要注意以下几点：① 从新生儿期开始，应给婴儿每天洗澡，便后冲洗、拭干臀部。随着年龄的增长，应给幼儿提供动手洗浴的机会，从如厕训练起，帮助其学会便后清洁臀部，及时修剪手指甲和脚指甲，避免指甲划伤面部皮肤。② 培养口腔清洁习惯，避免养成含奶瓶或乳头睡觉习惯。乳牙萌出后，要每天用温开水浸湿消毒纱布、棉签或指套牙刷轻柔擦洗婴儿牙齿，夜间睡前可喂服些温开水清洁口腔。多颗牙齿萌出后可选用婴幼儿牙刷，帮助婴幼儿每天刷牙。③ 培养勤洗手讲卫生习惯，不用脏手或脏手绢擦眼睛，餐前餐后、排便前后、外出归来后都要洗手。从幼儿期开始训练学会用流水和肥皂正确洗手。④ 教育幼儿注意饮食卫生，不喝生水，不吃不洁或变质食物；不随地吐痰，不随地大小便，不乱扔垃圾，垃圾要分类投放，物品使用后要及时归位，从小要养成良好的卫生习惯。

（5）养成良好的锻炼习惯。体格锻炼能增强个体器官系统的功能，使婴幼儿对周围环境的适应能力提高。充分利用自然环境中的日光、空气和水等自然因素，结合婴幼儿日常生活安排，有规律、有目的、因地制宜地进行婴幼儿体格锻炼，以及被动和主动的游戏体操活动、机体儿童活动等，也可以对儿童机体产生良好影响。

3. 定期检查，免疫接种，防范伤害

由于幼儿自身免疫力不成熟，所以是各种传染病的易感人群。为了婴幼儿身体健康，必须切实按照国家规定的免疫计划，为婴幼儿完成基础免疫和加强免疫。

事故伤害是1岁至4岁儿童死亡第一原因，因此，要采取积极措施进行防范。幼儿好奇心强，生性好动，但动作发育不够完善，又缺乏生活经验，故容易发生意外。如果幼儿已经可以自由行走，不宜将幼儿单独留在家里或让其独自外出，以免发生事故。监护人应该注意避免幼儿活动环境与设施中有致幼儿烫伤、跌伤、溺水、触电等危险因素。

随着年龄的增长，每年进行一次全面体格检查，通过记录结果，了解儿童生长规律，寻查可能异常和偏差原因。对贫血、肠道寄生虫每年进行一次普查普治。在体格检查中发现的异常情况和疾病要专案登记，进行体弱儿管理，并进行彻底治疗。疾病防治中，重点疾病包括：缺铁性贫血、龋齿、沙眼、肠道寄生虫、甲型肝炎、营养不良、假性近视等。指导儿童正确用眼方法，预防近视：保持口腔卫生，帮助儿童纠正不良口腔卫生习惯，预防龋齿：教育儿童注意正确坐、行姿态预防脊柱畸形，对某些传染性疾病，如腮腺炎、水痘、风疹、痢疾、手足口病等，要加强流行季节的防范措施。另外，学龄前儿童可以通过游戏、户外活动和日常生活的锻炼增强体质，预防疾病要让儿童回归自然，在广阔天地中自由健康地成长。

4. 全面发展健康教育

学龄前儿童和他人及周围环境接触范围不断扩大，语言也迅速发展，随着大脑语言中枢逐渐发育成熟，语言使用逐渐流畅。学龄前儿童已从完全被照顾逐步向基本自我服务过渡，直至学会完全生活自理。要鼓励孩子独立自主活动，不要过多包办代替。学龄前儿童探索欲望十分强烈，对其好奇心应该给予一定保护，加以满足和诱导，帮助其思维能力和想象能力进一步发展。此时期儿童常常以自我为中心，情绪波动较大，容易形成任性、骄纵等不良个性。需要耐心教育、循循善诱，以培养其良好道德品质和性格。

5. 重视安全教育

学龄前儿童意外事故发生率高，常引起死亡或伤残。家长和幼儿园老师都应该重视预防意外事故发生。教育儿童不要单独上街，不要下河戏水，不玩火和电器，不玩尖锐物品，不吃不洁东西。家庭和幼儿园要经常检查玩具、家具是否坚固。刀剪、火柴、电器插座、药品等要放在儿童拿不到的地方。农村要防止儿童农药中毒。

第二节　青少年健康管理

青少年是指年龄一般为 12～18 岁的人群，包括青春发育期及少年期，相当于初中和高中阶段。女性青春期开始年龄和结束年龄都比男性早 2 年左右，青少年时期体格正常发育再次加速，出现第二次高峰，同时生殖系统的发育也加速并渐趋成熟。

一、青少年的生理特点

（1）身高、体重第二次突增。该时期个体体格生长再次加速，出现第二个高峰，平均每年体重增加 4～5 kg，身高增加 5～7 cm，同时生殖系统发育加速并趋于成熟。到青少年时期各系统发育已经成熟，体格生长逐渐停止。和其他年龄组儿童相比，此时期个体的患病率和死亡率相对较低。

（2）身体成分发生变化。青春期前男生和女生的脂肪和肌肉占体重的比例大约分别为 15% 和 19%；进入青春期后，女生脂肪增加到 22%，男生仍然为 15%，男生增加的瘦体重（去脂体重）约为女生的 2 倍。

（3）神经发育调节复杂。由于神经内分泌调节不够稳定，可出现甲状腺肿大、痤疮、月经失调等问题。

（4）性发育成熟。青少年时期性腺发育逐渐成熟，性腺促使生殖器官发育、出现第二性征。随着年龄的增长，该时期青少年性功能逐渐成熟。进入青春期后，如果对自己的身体形态和生理上的变化缺少思想准备，很容易产生一些异常心理，会对异性有特殊的好感和好奇心，个别还会早恋，甚至以不正常的方式满足性要求，而导致不良后果的发生。男性会出现包皮过长与包茎、遗精、梦遗现象，包皮内常积存有包皮垢。青春发育期包皮垢比较容易产生，容易引起龟头和包皮发炎。遗精是男性特有的生理现象，是青春发育的重要标志，梦遗是遗精的一种情况，未婚男性 1 个月有 1～4 次梦遗是正常的，但是由于梦遗常伴着从梦中觉醒的情况，导致精神紧张，容易形成心理负担，出现失眠、头痛、头晕、无精打采等症状。

女性由于情绪、压力等因素会出现经前期综合征，在月经前和月经期容易出现烦躁、忧郁、激动等情绪，这些情绪变化会导致内分泌失调而引发病症。该阶段女性月经来潮时，身体会出现头痛、乳房胀痛、便秘、小腹胀满、体重增加、运动协调功能减退等症状；精神会烦躁、易怒焦虑、失眠、紧张、压抑、情绪不稳定、疲劳、睡眠改变等；行为上会出现注意力不集中、学习效率低、记忆力减退、神经质、易激动等，这些现象会周期性反复出现，严重者可影响女性正常生活。

（5）心理发育特点。青少年的抽象思维能力加强，思维活跃，记忆力强，心理发育逐渐成熟，追求独立愿望强烈。心理发展出现违拗期，由于青春期的身体发育、功能都已接近成年人，身体外形接近甚至超过成年人，性发育更使青少年出现成人感；由于接触社会增多、"独立感"不断增强以及外界环境等影响，常会引起心理行为等方面的不稳定。青春发育期生理上的显著变化，为青少年的心理急剧发展创造了重要条件，他们在社会地位、社会参与、人际关系等方面都要求独立和尊重，但他们的思维还存在片面性，容易偏激，容易动摇，可塑性较大。他们不断思考自我和他人、自我和社会的关系，希望从中能够确定自我的态度和人生的价值观。此时期青少年逻辑思维发展渐趋成熟，求知欲强，出现第一个违拗期。

二、青少年的健康管理

（一）青少年营养膳食

青少年时期是身体生长发育的第二个高峰时期，这一时期人体内分泌，代谢水平均增加，认知能力和心理状态也会发生巨大变化，这些变化决定了青少年对营养素和能量需求的增加。合理的营养可以为青少年的身心健康提供良好的物质基础。另外，这一时期的生活方式和饮食习惯也会影响营养需要量和营养摄入，还会影响到成年后的健康状况。如果在饮食方面不注意他们的特殊情况和需要，就会直接影响或阻碍他们的正常生长发育，严重时会导致各种疾病的发生；体型和容貌也会受到损害，而且这种损害很难修复，有的甚至会影响终身。近几年的调查研究发现，随着人们生活水平的升高，青少年膳食质量明显提高，但是膳食结构不尽合理，存在很多问题。包括营养摄入不均衡，能源物质摄入比例不合理，优质蛋白的食物来源有待改善，主副食搭配不合理，三餐分配不合理，豆类、奶类、蔬菜和水果摄入不足等。

积极引导青少年树立健康的饮食观念。具体如下。

（1）保证足够的热量。足够的热量补充主要源于碳水化合物和脂肪，也就是说，要吃好主食，适量摄取脂肪物质。一日三餐中，青少年要做到定时定量，尤其是早餐不可缺，除牛奶、鸡蛋外，还应吃些热量高的食物，如馒头、烧饼、油条、油糕等。午餐要荤素搭配，花色品种多样，也要有高热量食物补充，如米饭、面条、豆类及豆制品、薯类、花生等，午餐可以多吃些。晚餐不可过多、过饱，以稀饭、汤面条、小米粥为主，饭后可以吃些水果或瓜果。

（2）补充较多蛋白质。人体体重的增加，特别是骨骼和肌肉的增长，都有赖于蛋白质的摄取。有了足够的蛋白质的供应，才能保证青少年身高和体重发育。对于蛋白质食物的供应，既要保证数量，又要保证质量，提高机体必需氨基酸（即优质氨基酸）的补充是十分关键的，如牛奶、豆类及豆制品、蛋类、鱼虾、瘦肉、肝等，都属于品质优良的蛋白质食物，可在一日三餐中合理搭配。按照营养学的要求，蛋白质应占总热量的 12%~15%，男性青少年应为 100 g 左右，女性青少年也需要 70~80 g，故不要偏食，更不要单纯只吃素食。

（3）提供丰富的维生素和矿物质。维生素 A、B、C、D 等均与青少年生长发育关系极为密切，因为这些维生素参与机体多种代谢，构成多种酶的辅酶部分。如果缺乏，不但会引起机体某些疾病发生，而且影响青少年生长发育过程。

（二）青少年身体活动

世界卫生组织制定了《关于身体活动有益健康的全球建议》，其中包括 5～17 岁儿童青少年的身体活动建议。① 每天累计至少 60 分钟中等到高强度身体活动。② 大于 60 分钟的身体活动可以提供更多的健康效益。③ 大多数日常身体活动应该是有氧活动，同时，每周至少应进行 3 次高强度身体活动，包括强壮肌肉和骨骼的活动等。

适当的身体活动会使青少年形成健康的肌肉骨骼组织（即骨骼、肌肉和关节）、形成健康的心血管系统（即心脏和肺）、形成神经肌肉感觉（即协调和动作控制）、保持健康的体重。同时身体活动也与青少年的心理健康有关，可改进他们对焦虑和抑郁的控制；参加身体活动可有助于培养青少年的社交能力；积极开展身体活动的青少年更容易接受其他健康的行为（例如避免使用烟草、酒类和毒品），而且在学校的学习成绩更好。

（三）青少年心理健康

青少年的心理健康是心理学家非常关注的问题，据一项调查统计，精神疾病在我国疾病总负担中已排名首位，约占 20%，而大多数青少年的精神疾病是源自青少年的心理问题，青少年的心理状态很大程度决定其是否健康。关于青少年的心理健康管理，可以通过青少年的心理健康标准进行衡量。

（1）情绪稳定。能承受一定压力，能不断调节自我心理平衡，在强大的刺激面前，能镇静从容，不会因为过度兴奋而忘乎所以。

（2）能正确认识自己。青少年应能正确地、客观地认知自己的长处和弱点。

（3）具有爱和被爱的能力。

（4）具有一定的组织能力。在复杂的人际关系中，从容自若，应对自如，不亢不卑。

（5）能面对现实。不管现实对自己是否有利，都勇敢面对，不逃避，不超越。

（6）具有一定的独立性。不依赖于他人，办事凭理智，有独立见解，并能听合理建议，在必要时，能做出重大决策，而且乐于承担责任。

（7）做事具有计划性。有长远打算，学会拟定学习计划，制定奋斗目标，树立远大理想。

（8）具有一定的自我控制能力。用自己的意志努力服从理智，自觉支配自己去实现预期目标，这是青少年心理成熟的最高标志。

（9）有足够充沛的精力。能从容不迫地应对日常生活和学习的压力，而不感到过分紧张。

（10）人格完整。青少年的行为举止应符合一贯的行为模式，有稳定兴趣，有完整的人格。

第三节 中老年人群健康管理

随着社会的不断进步和发展，老年人已不再简单地追求长寿，而是更加关注生命的质量，意识到健康寿命的重要性。健康老龄化的提出强调延长人的健康寿命，旨在开发和维持老年人最佳的心理、社会、身体的健康和功能。机体老化会导致老年性疾病，同时会使得老年人在心理上更加脆弱，容易引发焦虑、恐惧、抑郁等心理问题。因此，老年群体对卫生服务诸如医疗、康复、健康教育、心理疏导等有着更多的需求。据测算，老龄群体消费的医疗卫生资源是其他人群的 3~5 倍，面对日益增多的老龄人口，医疗卫生服务资源压力增大，亟须通过健康管理改善老龄人口的健康状况和生命质量，缓解医疗资源的紧张和压力。

一、中老年人群的人口学特征

中老年是中年和老年的统称，指人的生命周期的青年之后的阶段。按照世界卫生组织的划分标准，将 45~59 岁的人群称为中年人，60 岁及以上的人群称为老年人。1982 年维也纳老龄问题世界大会上，确定 60 岁及以上老年人口占总人口比例超过 10%，意味着这个国家或地区进入老龄化。根据 1956 年联合国《人口老龄化及其社会经济后果》确定的划分标准，当一个国家或地区 65 岁及以上老年人口数量占总人口比例超过 7% 时，则意味着这个国家或地区进入老龄化，达到 14% 即可称为深度老龄社会；超过 20% 则可以被称为超老龄社会。根据 2021 年第七次全国人口普查，我国 60 岁及以上人口占总人口 18.7%，65 岁及以上人口占总人口 13.5%。预计到 2025 年，65 周岁以上人口占总人口的 15% 左右，中国进入深度老龄化社会；到 2050 年前后，中国老年人口数将达到 4.87 亿的峰值，占总人口的 34.9%。自 1999 年我国进入人口老龄化社会以来，老龄人口的年增速度远高于世界平均水平。

二、中老年人群的生理特点

人体进入到中老年期，其身体各个生理功能均呈现衰退趋势。老年期典型特征就是"老"，而人的老化体现最明显的是生理方面。这种生理特征的变化不仅是外观形态上的，还反应在人体内部的细胞和各大系统的变化上。然而生理特征的变化也会引发很多疾病。

（一）身体老化

老年人须发变白，脱落稀疏；皮肤变薄，皮下脂肪减少，出现皱纹；牙龈组织萎缩，牙齿松动脱落；骨骼肌萎缩，骨钙丧失或骨质增生，关节活动不灵；身高、体重随增龄而降低（身高在 35 岁以后每 10 年降低 1 cm），出现弯腰驼背的体征；指距随增龄而缩短；其他还有语言缓慢、耳聋眼花、手指发抖、运动障碍等。需要特别说明的是，上述这些变化依个体的健康状况、精神状态、生活质量不同而表现出差异。

（二）细胞组织、器官萎缩

日本学者长期研究认为，细胞数量的减少是导致衰老的主要原因。随着生理上的改变，脏器和组织的使用效率逐步降低，在人体机能上也会发生一些变化。

（三）储备力下降

正常情况下人体各器官均有一定的机能储备以应付各种紧急情况，老年人的肌肉、心、肺等储备力较年轻人低，故快步行走或活动量较大时会出现气短、心悸等不适感。老年人的心脏血流出量较年轻人低35%，因此，当老年人遇到一些额外负荷时（如寒冷、发热、疲劳、感染等），常会发生心痛、心肌梗塞、心力衰竭等严重后果；而在同样负荷下，年轻人则完全可以承受。所以，老年人的机能储备减少是机体疾病易感性增高的原因之一。

（四）适应能力降低

老年人对内外环境的适应能力大大降低。人体对外环境的抵抗力包括免疫防御、自稳、监视等免疫机能和对高温、寒冷、创伤、射线、疲劳等非特异性伤害性刺激的承受能力。老年人的这种抵抗力大大减弱，适应环境的能力降低，使老年人疾病的易感性大大增加，这是老年期感染性疾病、肿瘤等常见病的发病基础。

（五）反应迟钝，活动能力下降

老年人的各种感觉器官的结构与功能都有不同程度的衰退，记忆力下降、体力减弱，运动的灵敏性、准确性降低，从而使老年人反应迟钝、活动能力减弱，稍有不慎，跌倒、骨折、外伤等意外事故常会发生并产生严重后果。

三、中老年人群的健康风险

人的生命过程有着既定规律，每个人都是随着年龄的增长而经历着生、长、壮、老整个生命周期。人到中年，无论男女，机体功能都开始由盛转衰，加上工作和生活的双重压力，中年阶段就面临了多种健康危机。许多老年性疾病不是突然发生的，而是由中年的健康危机逐渐演变而成的。中年时期虽然在生理上是一个由盛转衰的过渡时期，但其生理特点与老年时期还是有很大的不同，即使逐渐呈现出一些衰弱的表现，但远比老年人要气血旺盛，在这个时期通过健康管理预防早衰和老年性疾病的效果会更好。明代著名医学家张景岳在《景岳全书》中指出早衰的产生是由于不知摄生，耗损精气，所谓"残伤有因，唯人自作"，同时提出"修理中年，以求振兴"的养生法。可见中年时加强调养的重要性，科学的健康管理对于避免早衰、预防老年性疾病、提高生活质量具有很大的意义。

全球疾病负担中至少有 1/3 归因于吸烟、过度饮酒、高血压、高胆固醇和肥胖，而最大死因的心血管疾病有 3/4 以上归因于吸烟、高血压和高胆固醇。尽管如此，不同年龄阶段的健康风险因素还是具有较大差异。

（一）身体成分变化

随着年龄增长，机体组织发生着很大变化，机体的水分含量、组织、骨量会随之减少，脂肪重量随之增加，特别是腹部脂肪堆积，这些变化开始于 40 岁以后。40～50 岁开始，人体的骨量和骨密度逐渐下降，女性在绝经期后下降速度加快。随年龄增长骨骼的强度减低，脆性增加。骨骼重塑时间延长，骨矿物质沉积速率下降，这意味着一些轻微的外伤都可能导致骨折，尤其是在长骨近端和脊柱。

"正常老化"的典型变化是肌肉和骨骼减少、总脂肪量增加和中心性肥胖，变化的程度取决于遗传基因、生活方式、疾病相关因素等的综合影响。即使没有疾病症状，营养与身体成分的变化也会对新陈代谢、心血管和骨骼肌功能产生负面影响。老年的个体遗传易感性、生活方式选择、累积疾病负担、意外事故和治疗不当因素等交织在一起，决定了当前健康状况以及未来几年的预后。

（二）肥　胖

肥胖患病率在所有年龄群体中都呈现持续增加的趋势，其中，中老年人群更容易发生肥胖。肥胖自 1986 年开始被列为疾病并成为仅次于吸烟的可预防健康危险因素。肥胖存在性别差异，女性 BMI>30 的比例比男性更高。肥胖的患病率和体脂增加在男性 40 岁和女性 50 岁时达到峰值，男性比女性提早了 10 年。随着年龄的增长，人体的体重减轻，但内脏脂肪会增加。尽管全身性肥胖与死亡率、骨关节炎、心血管疾病、运动伤害有关，内脏肥胖其实比全身性肥胖的代谢性风险更大，随着年龄增加的脂肪向心性分布与慢性代谢及心血管异常有关。

肥胖与许多疾病和健康问题有关，包括高血压、2 型糖尿病、心脏病、骨关节炎、血脂紊乱、睡眠障碍、抑郁、脂肪肝、代谢综合征和死亡风险的增加。老年人肥胖率增加的主要问题是进食过多、体力活动减少和静息代谢率改变。体力活动少被认为是肥胖的主要原因之一，反过来，超重或肥胖更可能使人发生各种功能障碍，包括躯体运动障碍和日常生活活动减少。中年肥胖将使他们以后的日常生活活动受限的概率增加 2 倍。进入老年期以后，人体的活动水平比年轻时降低了 20%，相比于男性，女性的代谢率变化不大，因为她们更多地承担了家务工作。

（三）高血压

全球超过 25% 的人口患高血压疾病或者血压值升高，中老年人群中，80%～90% 的人会终生存在患高血压疾病的风险。高血压是冠心病、脑卒中、心肌梗死的主要危险因素。盐摄入量过高是高血压的危险因子，钠盐摄过多时，主要通过提高血容量使血压升高。世界卫生组织建议每人每天钠盐的摄入量应该小于 5 g，我国居民普遍吃盐多，所以《中国居民膳食指南（2016）》推荐成人每天食盐摄入量不超过 6 g，但实际上我国居民每人每天食盐平均摄入量>10 g。

肥胖和体力活动过少会引起血压升高。肥胖通过增加全身血管床面积和心脏负担，引起胰岛素抵抗而导致血压升高。体力活动过少可以引起中心性肥胖、胰岛素抵抗以及自主神经调节功能下降，从而导致高血压发生。大量饮酒者高血压发病率是非饮酒者的 5 倍，同时大量饮酒会减弱降压药的降压效果。人的心理状态和情绪与血压水平密切相关，中年人群紧张的生活和工作节奏，长期焦虑、烦恼等不良情绪，更容易诱发高血压。高血压患者如果情绪长期不稳定，也会影响抗高血压药物的治疗效果。

（四）膳食不合理

不合理的膳食行为包括饮食过多、饮食过少、饮食不规律，这些不健康的行为都会影响人体健康，如进食过多可能引发高脂血症、冠心病、高血压、糖尿病、某些恶性肿瘤等，饮食过少可能导致慢性疲劳、内分泌紊乱、低血糖、神经性厌食等，进食不规律则会造成胃肠道疾病、肥胖症等。合理的营养对保持身体健康、器官功能和身体完好状态非常必要。

不合理的膳食行为会导致中老年人出现营养不良，营养不良包括营养不足、营养过剩。老年人经常食用高能量的食品，即使进食量很少，也可能会导致能量摄入过多，体重增加。故超重或肥胖并不完全意味着营养过剩，也有可能是缺乏身体健康所需要的充足营养素，导致营养不良。老年人合理膳食、平衡营养是健康饮食的核心。中老年人在饮食上应做到少量多次用餐、合理安排饮食、摄入足够的蛋白质、主动足量饮水。

（五）运动缺乏

世界卫生组织研究显示，全球超过 1/4 的成年人（约 14 亿人）缺乏锻炼，缺乏体育运动是世界范围内导致过早死亡的主要危险因素之一，久坐的工作方式和懒于运动的生活习惯使得每年 200 多万人死于运动缺乏导致的相关疾病，同时增加了心血管疾病如高血压、冠心病、癌症和糖尿病、肥胖等非传染性疾病的风险。研究显示，适当增加运动可以改善肌肉和心肺健康、让骨骼更强壮、控制体重，还可以降低患上高血压、心脏病、中风、糖尿病、抑郁症和各种癌症的风险等。

影响老年人参与体育锻炼的主要因素：急慢性疾病及残疾；护理患者的配偶或家人缺乏兴趣；缺乏家庭和健康护理团体的支持；害怕受伤或夸大危险；经济拮据；地理或环境限制；缺乏恰当的运动器材；缺乏关于运动的教育；感觉没有时间；心理原因；增值效益降低；社会观念影响；交通不便等。

（六）吸　烟

一支香烟内含有几千种不同的化学物质，其中有 69 种是已知致癌物质，所以每吸一支烟就意味着吸了致癌物质，能使人的寿命缩短 5～15 分钟。世界上 30% 的癌症由吸烟引起，吸烟者开始吸烟的年越早、年限越长、数量越多，喉癌、口癌、胰腺癌等癌症的发生率就越高。研究显示，一手烟和二手烟均对于人体的健康具有同等危害。吸烟还是心血管疾病三大危险因素之一，会促进动脉硬化而明显增加心脑血管疾病的患病率和死亡率。烟草中的尼古丁还能使人减少食欲，特别是吸烟量大的中老年男性群体，容易导致营养不良或者营养失衡。

（七）过量饮酒

研究发现，进餐时饮用葡萄酒有利于心血管健康，葡萄酒中含有一些能够预防血液凝块、具有抗血栓活性的有益物质，能够松弛血管壁、防止低密度脂蛋白氧化、提高高密度脂蛋白水平，预防心脏疾病。法国人心脏病的发病率要低于其他一些欧洲国家居民，主要得益于其饮食结构中红葡萄酒的比例高。目前，人们认识到饮酒有益于心脏和循环系统，也能预防糖尿病和胆石症。与啤酒或烈酒相比，葡萄酒对人体的益处更大。

但饮酒一定要适量，酒精对食管和胃的黏膜损害很大，会引起黏膜充血、肿胀和糜烂，导致食管炎、胃炎、溃疡病。过量酒会损伤心脏、肝脏、胃肠、大肠、乳房等组织，目前已发现乳腺癌、大肠癌与过量饮酒有关。

摄入较多酒精对人的记忆力、注意力、判断力、功能及情绪反应都有严重伤害。此外，过量饮酒可能导致跌倒、交通事故、治安事件等的发生。长期酗酒还会造成身体营养失调和引起多种维生素缺乏症。因为酒精中不含营养素，经常饮酒者会食欲下降，进食减少，势必造成多种营养素的缺乏，特别是维生素 B_1、维生素 B_2、维生素 B_{12} 的缺乏。男性酗酒的可能性是女性的 2 倍，配偶酗酒的女性，其过量饮酒的可能性会更高。与男性相比，女性酗酒后更容易出现机体功能损伤或者疾病，例如肝硬化、心肌病和神经疾病。

（八）睡眠困难

据世界卫生组织调查，全球约有 27% 的人存在睡眠问题，中国有睡眠问题的人群占到 38%。长期睡眠不足会出现记忆力下降，伴随神经元细胞营养不良、萎缩乃至凋亡，与血管疾病的发生直接相关。产生睡眠问题的原因很多，比如某种睡眠障碍、躯体疾病、生活方式、环境因素、情感因素等。

人到中年常常会感到累，主要源于工作和家庭的双重压力。中年人群作为工作中的骨干力量，不仅工作负荷大，还要面对复杂的人际关系和年轻同事的冲击，担心会被社会和职场所淘汰。中年人是家庭中的主心骨，他们要扮演多重角色，既是丈夫或妻子，又是父亲或母亲，还是儿子或女儿，多重角色之间的转换很容易使人产生疲惫厌倦的心理。男性群体比女性群体的睡眠障碍大约平均要早 10 年。过度的压力及应对压力的透支性行为会造成睡眠困难、睡眠时间减少、睡眠质量下降等问题。

老年人群中的睡眠问题更为常见，他们要花较长的时间才能入睡，睡眠变浅，夜里经常会频繁醒来，也容易早醒。

四、中老年人的健康管理

中老年人的健康风险因素主要体现在身体老化、慢性疾病、膳食不合理、运用缺乏、吸烟及过量饮酒的不良生活习惯、睡眠障碍等。针对常见的健康风险因素，提出相应的健康管理措施，主要包括合理膳食、运动管理、体重管理、戒烟限酒、睡眠管理等。

（一）合理膳食

食物是人类维持生命及活动的重要能量、营养素来源，食物也给人们带来了美味的享受和快乐的感觉。科学饮食、平衡膳食、合理营养、促进健康已成为社会的基本需求，也是健康的核心要素。《中国居民膳食指南（2016）》是根据营养学原则，结合我国实际制定的平衡膳食指导性意见，对我国居民的健康饮食具有重要的指导作用。随

扩展案例 7-2

着年龄的增加，老年人的器官功能出现渐进性的衰退，如牙齿脱落、味觉反应迟钝、消化液分泌减少、消化吸收能力下降等，这些改变会明显影响老年人食物摄取、消化和吸收的能力，使得老年人营养缺乏和慢性非传染性疾病发生的风险增加。《中国老年人膳食指南（2016）》根据老年人的生理特点、健康状况和营养需求提出适应老年人特点的膳食指导内容即食物要粗细搭配、松软、易于消化吸收预防营养缺乏；合理饮食，提高生活质量；维持适宜体重，重视预防营养不良和贫血；摄入充足食物，鼓励陪伴进餐。老年人膳食指南旨在帮助老年人更好地适应身体功能的改变，努力做到合理营养、均衡膳食，减少和延缓营养相关疾病的发生和发展，延长健康生命时间，促进我国早日实现健康老龄化。

（1）少量多次用餐。老年人每天应摄入充足的食物，食物要多样，至少 12 种，老年人每天进餐次数可采用三餐两点制或三餐三点制，并且每天用餐最好定时定量。饭菜应少盐、少油、少糖、少辛辣，以食物自然味来调味，色香味美、温度适宜。

（2）合理安排饮食。根据老年人吞咽、咀嚼状况，合理选择食物和适宜的烹调方法，促进食欲保证食物摄入充足。日常膳食中如果食物摄入不足，可以合理利用营养强化食品来进行弥补。对于有吞咽障碍和 80 岁以上老人，可选择细软食物，进食过程中要细嚼慢咽、预防呛咳和误吸。尽量少饮酒和浓茶，避免影响营养素的吸收。出现贫血，钙和维生素 D、维生素 A、维生素 C 等营养素缺乏的老年人，应在营养师和医生的指导下，选择适宜自己的营养素补充剂。

（3）摄入足够蛋白质。鱼虾类、禽肉、和猪、牛、羊肉等动物性食物都含有消化吸收率高的优质蛋白以及多种微量营养素。建议老年人天天喝奶，多吃大豆及其豆制品，摄入足够的蛋白质，但是有高脂血症和超重肥胖倾向者应选择低脂奶、脱脂奶及其制品，乳糖不耐受的老年人可以考虑饮用低乳糖奶、舒化奶或酸奶。

（4）主动足量饮水。老年人群要每天主动饮水，不要感到口渴时才饮水，应养成定时主动饮水的习惯。研究显示，足量的饮水会减少阿尔茨海默病的发生。建议每天的水量应不低于 6 杯水（1200 mL），以 7～8 杯水（1500～1700 mL）为宜，可以少量多次饮水。清晨起床喝一杯温开水，睡前 1～2 小时喝一杯水，运动前后要饮水。饮水首选温热的白开水，也可根据个人情况，选择饮用淡茶水。

（二）运动管理

运动缺乏会增加心血管疾病如高血压、冠心病、癌症和糖尿病、肥胖等非传染性疾病的风险，故以体力活动和体育锻炼作为促进各年龄层人群健康和预防疾病的主要手段已经被广泛接受。体力活动的益处很多，定期参与体力活动的人总体上更健康，

与缺乏体力活动的人相比，积极锻炼的中老年人总病死率更低，机体功能更健康，跌倒的危险更小，认知能力更好。体力活动有助于预防中老年常见慢性病，属于一级预防。

运动管理的措施是制定运动处方，同时鼓励中年人尽可能多运动，帮助老年人积极参加户外活动。

1. 运动处方

运动处方是一种有计划的、专业性的运动设计，用以达到个性化的令人满意的效果。运动处方包括推荐的运动类型，每种运动的强度、频率和持续时间。制定合理可行的个性化的运动处方之前，对健康水平和不足之处进行评估至关重要。中老年人运动处方制定见表7-1。

表 7-1 中老年人运动处方制定方法

中老年人运动处方制定步骤	中老年人运动处方制定方法
第一步	根据既往病史、生理状况和个人爱好评估运动需求和目标
第二步	识别运动行为改变的意愿
第三步	就运动的现况提供适当的咨询服务
第四步	识别运动相关不良事件发生的潜在风险
第五步	根据相关风险优选体育活动需求
第六步	开出运动处方和运动量事宜的处方
第七步	提供培训、设备的建议和选择，以及安全措施
第八步	建立可接受的行为计划，并将计划转变成行为
第九步	监控依从性、效益和不良事件
第十步	根据健康状况、目标、行为阶段的变化修改运动处方

健康管理者在建立个性化行为计划的同时给出运动处方，整个过程被管理者需要与全程参与，双方共同将运动目标分解成可以量化的单元。运动计划除运动处方外，还应每周填写运动日记，建立激励机制，及时反馈运动情况。提前评估一些可能发生的情况，比如生病、外出等，在问题出现前尽早做好计划进行管理。每次访问时应该对锻炼计划的依从性进行评估，使出现的问题和障碍能够被早期发现和解决。对中老年人的运动管理，只是明确目标和提出适宜的运动措施是不够的，行为矫正才是运动计划成功的核心。行为矫正是一种改变行为的系统方法，通过学习新的生活方式的技术和技能，使生活方式更健康。

2. 鼓励中年人尽可能多运动

生命在于运动，所有成年人都应该积极参加运动，并且都能从中获得好的收益。无论什么年龄、无论身体状况如何，完全不运动都是对身体健康有害的。健康管者应鼓励每个人在自己情况允许的条件下多参加运动。

① 对于刚开始实施运动计划的新人，最好采取逐步渐进的方法。完全久坐的成年人要开始定期锻炼，建议刚开始每次只做一项新的体育活动，这样可以提高依从性。② 做一个全天计划很有帮助，把运动目标分为几个部分，在一天的不同时段完成。看电视或其他静坐活动时可以同时练习灵活性、抵阻力，可以用爬楼梯来替代电梯或自动扶梯。③ 选择安全的环境，穿着合适舒服的衣服和鞋，有助于成功地适应积极运动的生活方式。④ 选择各种有趣的活动是让健身成为日常生活一部分的有效方法。

3. 帮助老年人积极参加户外活动

① 每天户外锻炼 1 ~ 2 次，每次 30 ~ 60 分钟，或每天活动量折合应达到至少 6000 步。② 运动量应根据自己的体能和健康状况随时调整，量力而行，循序渐进。强度不要过大，运动持续时间不要过长，可以分多次运动，每次不少于 10 分钟。最好要有运动前的热身准备和运动后的整理活动，避免运动不当造成的损伤。③ 以轻度的有氧运动（慢走、散步、太极拳等）为主，身体素质较强者，可适当提高运动的强度，如快走、广场舞、球类等。④ 活动的度以轻微出汗为宜。

（三）戒烟限酒

吸烟、酗酒是常见的对人类健康造成极大危害的成瘾行为，如何转变、控制乃至消除这类行为，是健康管理工作的重大问题。

1. 积极戒烟

鼓励吸烟者积极戒烟，戒烟越早越好，任何年龄戒烟都能从中获益。控烟策略包括制定公共卫生政策、建立支持环境、加强健康教育及社区行动、发展个人技能及调整卫生服务方向 5 个方面。针对不同地区不同人群的具体策略有不同侧重。

具体戒烟事项：① 让吸烟者了解吸烟的危害和戒烟的益处，尽早戒烟。② 吸烟者决定戒烟后，正式向亲朋好友宣告戒烟，寻求周围人的帮助和支持。③ 戒烟门诊提供戒烟咨询和帮助。④ 吸烟者可以通过各种有益的方式帮助克服烟瘾，如锻炼、深呼吸、饮水、吃零食等。⑤ 吸烟者在戒烟过程中可能出现不适症状，必要时可寻求专业戒烟服务。

2. 饮酒应限量不酗酒

在节假日、喜庆和交际的场合，人们饮酒是一种习俗。无节制地饮酒会使食欲下降，食物摄入量减少，以致发生多种营养素缺乏、急慢性酒精中毒、酒精性脂肪肝，严重时还会导致酒精性肝硬化。过量饮酒还会增加患高血压、脑卒中等疾病的危险，并可导致事故及暴力的增加，对个人健康和社会安定都是有害的，故应该严禁酗酒。若一定要饮酒可以饮用低度酒，并控制在适当的量，建议成年男性一天饮用酒的酒精量不超过 25 g，成年女性一天饮用酒的酒精量不超过 15 g。孕妇和儿童青少年应忌酒。

（四）睡眠管理

健康睡眠对每一个人都很重要，良好的睡眠能消除全身疲劳，使脑神经、心血管、内分泌、消化、呼吸等功能得到休整，增强免疫功能，提高对疾病的抵抗力。要保持健康睡眠，首先要养成良好的睡眠习惯，其次要正确应对睡眠障碍。

1. 养成良好的睡眠习惯

（1）睡眠时间。正常人睡眠时间一般在每天 8 小时左右，体弱多病者应适当增加睡眠时间。晚上 11 点前入睡，早上起床不宜太晚。

（2）睡眠方向。睡觉要头北脚南。人体随时随地都受到地球磁场的影响，睡眠的过程中大脑受到磁场的干扰。人睡觉时采取头北脚南的姿势，使磁力线平稳地穿过人体，最大限度地少地球磁场的干扰。

（3）睡眠姿势。因为人体的心脏在身体左侧，向右侧卧可以减轻心脏承受的压力。弓形睡姿能够减少地心对人体的作用力，让人感觉更加轻松舒适。

（4）睡眠环境。卧室环境应安静且舒适，光线温度适宜。卧室里应该尽量避免放置过多的电器，以确保休息中人脑不受太多干扰。床上用品以舒适为主，枕头高度适中，不要佩戴手表等物品睡觉。

（5）睡前习惯。睡前不宜吃得太饱，睡前几小时内不要服用兴奋物质如浓茶和咖啡，最好不要饮酒，同时睡前避免剧烈运动，需有规律地进行体育锻炼。

2. 克服睡眠障碍

① 营造舒适的睡眠空间。睡眠期间尽可能消除或减少噪声源的影响，卧室内悬挂避光效果好的窗帘，保持适宜的室内温度和湿度。② 通过倾诉、宣泄、交流等方式缓解中年人的工作和生活压力，从根源上解决睡眠问题，对于严重的失眠者建议去医院进行诊疗。③ 通过一些促进睡眠的方法帮助中老年人提高睡眠质量，促进中老年人睡眠的方法。（见表 7-2）

表 7-2　促进老年人睡眠的方法

促进老年人睡眠的方法
下午进行适度的体育锻炼
尽量免进食兴奋神经的物质，例如咖啡、可乐和茶
睡前喝一杯热牛奶
每晚固定时间上床
如果半小时内不能入睡，可起床做些安静的活动，如阅读、听音乐

第四节　女性人群健康管理

妇女占全国人口的 1/2，在人类社会活动中肩负着建设祖国、孕育后代的双重任务，她们是社会主义物质财富和精神财富的创造者。她们的身心健康不仅直接影响下一代的成长，且关系到民族素质的提高和计划生育基本国策的贯彻与落实。据估算，全球每年约有 50 余万妇女因生育问题而死亡，其中 1/4 ~ 1/3 死于流产，80% 死于产后出血、感染和难产。

女性健康管理，从女性的生理学特点来说，其核心是生殖健康管理，以孕产妇健康管理为重点，并对青春期、孕产妇及更年期女性开展有针对性的保健服务。应定期进行妇女常见病、多发病的普查普治，降低妇科病患病率，减少某些遗传病的发生，控制性传播疾病的传播，从而提高妇女健康水平。

一、青春期女性的健康管理

世界卫生组织将青春期的年龄范围界定为 10～20 岁，指青春征象开始出现到生殖功能发育成熟这一段时期。

（一）青春期女性的健康风险

女性在青春期会发生显著的生理和心理变化，并由此引发健康问题。

（1）生理健康问题。青春期女性的内分泌系统及生殖系统逐渐发育成熟，身高、体重迅增长，身体各脏器功能趋向成熟，11～14 岁出现女性青春期的重要里程碑——月经初潮。少女在月经期间容易发生卫生、营养以及痛经等问题。少女意外怀孕已成为全球性问题，其中大部分是非意愿性妊娠。

（2）心理健康问题。青春期女性的独立意识逐步增强，不太愿意和家长通交流，遇到事情容易出现较大的情绪波动。青春期面临的学习压力、情感问题、人际关系不适应等都可能是不良嗜好和行为形成的影响因素，会给孩子带来一定程度的心理冲突，长期有心理冲突不利于健康人格的形成，严重者可能导致心理疾病。

（二）青春期女性的健康管理

（1）月经期保健。① 经期用品一定要用消毒的卫生巾、卫生纸；② 经常用干净的温水冲洗外阴，以保证外阴的清洁；③ 注意自我心理调节，保持心情舒畅，防止因心情变化而引起月经失调；④ 注意休息，保证充足的睡眠，以增加机体的抵抗力；⑤ 注意饮食卫生，适当增加营养；⑥ 注意保暖；⑦ 做好月经周期记录。

对于有生理性痛经现象的女性，除做到上述事项外，重要的是帮助她们消除精神紧张和敏感心理，以平常心对待这个自然的生理现象，辅助以热敷等缓解疼痛的方法调理。如果出现严重疼痛而不能缓解的痛经，则可能是由其他病变引起的，应该及时去医院接受诊治。

（2）心理健康教育。成熟的心理是通过学习获得的，对青春期女性要耐心与其交流沟通，倾听她们面临的压力和问题，用女性乐于接受的方式帮助化解她们的心理冲突。

（3）生殖健康教育。青春期应加强生殖健康教育，使女性对性知识和性行为有正确的认识，了解性病和艾滋病知识，不要过早发生性行为，一旦发生性行为一定要采取安全措施，防止意外怀孕。

二、孕产妇的健康管理

（一）孕产妇特点

（1）生理特点。孕妇怀孕期间，机体器官负荷增大，内分泌、消化系统功能改变，体重迅速增加，这些变化虽然是生理性的，但由于个体差异性，也会导致部分孕妇发生一些常见的并发症和合并症。

（2）心理特点。孕产妇的心理特征与其生理变化密切相关，主要表现为情绪不稳定、依赖性增强。巨大的身体变化和不适会使有些妇女产生恐惧和焦虑情绪，过分担心胎儿发育情况可能引发神经衰弱。

（二）孕产妇的健康风险

（1）孕期常见并发症与合并症。主要有妊娠高血压综合征、妊娠合并心脏病、妊娠合并糖尿病等。

（2）产后抑郁症。这是指妇女在产后两周内由于生理和心理因素造成的抑郁症，症状有紧张、疑虑、内疚、恐惧等，极少数严重的会绝望、离家出走、伤害孩子或有自杀的想法和行为。

（三）孕产妇的健康管理

1. 孕期妇女健康管理

① 补入充叶酸，常吃含铁丰富的食物，选用碘盐。② 孕吐严重者，可少量多餐，保证摄入含必要量碳水化合物的食物。③ 孕中晚期适量增加奶、鱼、禽、蛋、瘦肉的摄入。④ 适量身体活动，维持孕期适宜增重。⑤ 督促孕妇按孕产期保健要求进行系统的产前检查。⑥ 鼓励孕妇说出导致分娩紧张的因素，有针对性地进行心理护理，帮助孕妇获得更好的适应。⑦ 禁烟酒，愉快孕育新生命，积极准备母乳喂养。

2. 产褥期妇女健康干预

① 增加富含优质蛋白质及维生素 A 的动物性食物和海产品，选用碘盐。② 产褥期食物多样不过量，重视整个乳期营养。③ 愉悦心情充足睡眠，促进乳汁分泌。④ 坚持哺乳，适度运动，逐步恢复适宜体重。⑤ 忌烟酒，避免浓茶和咖啡。⑥ 督促产妇做产后 42 天健康检查。

3. 产后抑郁症的干预

产后抑郁症的治疗原则上与一般抑郁症无显著差异，但哺乳期妇女使用药物应慎重。心理治疗非常重要，通过心理治疗增强患者的自信心，对产妇给予关心和无微不至的照顾，尽量调整好家庭成员之间的各种关系。社区护士应为产妇提供充足的个人保健、新生儿保健的信息支持，并调动产妇的家庭支持系统，稳定产妇的情绪，防止产后抑郁，协助产妇完成母亲角色的转变，促进良好的心理适应。

三、更年期女性健康管理

（一）更年期女性特点

更年期是妇女从生育能力旺盛和性生活正常到逐渐衰退，即卵巢功能从开始衰退到完全停止的一段时间。妇女更年期一般发生在 45～55 岁。

（1）生理特点。下丘脑-垂体卵巢的变化导致卵巢功能衰减和激素分泌的紊乱，月经由不规则到无月经、绝经，生殖器因雌激素逐渐降低呈退行性的萎缩变化。

（2）心理特点。更年期女性情绪变化大，多表现为焦虑、悲观、个性及行为改变，部分女性会出现偏执状态、抑郁症等精神障碍。

（3）社会特点。妇女进入更年期后，在工作中将面临职业变动、职位升降、退休、下岗等情况，在家庭中可能经历子女成家立业、丈夫工作繁忙、婚姻关系紧张、离婚、丧偶等事件，心理压力大。

更年期症状如下：

（1）血管舒缩失调症状。潮红、潮热和出汗。潮红发作同时，有些人还伴有头晕、耳鸣、头痛、头部压迫感或胸部紧迫感。

（2）泌尿生殖器的萎缩症状。老年性阴道炎、尿频、尿痛、尿急或张力性尿失禁、排尿困难、性欲下降和性交不适感。

（3）月经改变。月经周期不规律、周期延长或缩短和月经量增多或减少。

（4）其他症状。悲伤或抑郁、精神紧张、易激惹、注意力不集中、头晕、心慌气短、头痛或周期性头痛、失眠、乏力、手脚颜面部水肿、腰背疼痛、关节疼痛或关节僵直、咽喉堵感、皮肤感觉异常、口鼻干燥、食欲下降等。

（二）更年期女性健康管理

1. 饮食指导

（1）少吃肥肉，减少高胆固醇食物摄入。

（2）保证优质蛋白质的供应，以牛奶、瘦肉、鱼、大豆等食物作为蛋白质的主要来源。特别是豆制品，营养成分比较齐全，优质蛋白质含量高，含有丰富的钙、磷、铁等和维生素 B_1、维生素 B_2、胡萝卜素等，不饱和脂肪酸含量较高，是预防动脉硬化、冠心病的理想食品。

（3）多吃蔬菜、水果，补充维生素、纤维素、无机盐和水分。多吃富含维生素 B_1 和烟酸的食物，如杂粮、糙米及豆类食品，维生素 B_1 有一定的镇静作用，烟酸可以扩张血管，有利于降低血压。

（4）进食有助于降低血脂的食物，如海带、紫菜、香菇、木耳、洋葱、大蒜等。烹调时用植物，少吃煎炸食物。注意少盐的摄入，每人每天不超过 6 g。

2. 更年期妇女普查

（1）乳腺检查。30 岁以上妇女掌握乳房自我检查方法，40 岁以上每年做一次临床检查，50～59 岁每 1～2 年进行 X 射线检查。

（2）宫颈癌检查。从妇女有性生活开始，每 1～3 年进行一次宫颈脱落细胞图片检查。

3. 保护乳腺健康

（1）控制饮食风险。红肉里含有较多的雌激素，会增大女性乳腺癌的风险，应尽量少吃。

（2）多参加有氧运动。做合理的胸部运动，如扩胸运动、拍打胸部。

（3）乳房自我检查。① 面对镜子，双手叉腰，观察双乳房外形、轮廓有无异常。② 举起双臂，观察双乳房外形、皮肤、乳头、轮廓有无异常。③ 右手触摸左乳房，可从上方顺时针方向轻揉、按压腺体,用手指感触有无肿块,同样检查右侧乳房。④ 仰卧平躺，肩部稍垫高，举起右手臂，左手触摸右腋下、乳房尾叶有无肿块。同样右手检查左腋下、乳房尾叶。

【思考题】

1. 婴幼儿时期可以分为哪几个阶段？各阶段有何特点？
2. 中老年人的健康风险因素有哪些？
3. 结合本章节所学知识，请尝试阐述对老年人群实施健康管理的要点。

第八章

特殊场所健康管理

 学习目标

掌握 社区卫生服务中心的基本功能和主要任务，学校健康管理的概念、作用和意义。

熟悉 生活社区健康管理的内容，职业人群健康监测和干预内容，学校健康管理策略和内容。

了解 影响职业健康的危险因素，学生阶段人群生理和心理特征，我国青少年体质健康状况及常见的危害健康行为。

 课程思政目标

培养尊老爱幼、关爱生命、爱岗敬业、诚实守信的价值观，树立法治观念和法治思维意识。

健康管理的组织形式主要包括学校健康管理组织、生活社区健康管理组织、工作场所健康管理组织及医院健康管理组织等。无论哪种组织形式，都需要个体的配合，只有个体拥有正确的健康管理理念和共识，并将其融合到各种健康管理的组织形式里，才能实现真正有效力的健康管理。本章重点介绍学校健康管理、生活社区健康管理、工作场所健康管理。

第一节　学校健康管理

学生作为一个特殊群体，实施健康管理意义重大。学生正处于生长发育关键时期，其身心发育尚未完全成熟，容易受外界环境影响。大部分与慢性非传染性疾病有关的危险行为开始于青少年时期。通过学校健康管理，监测学生的生长发育和各类常见病发生情况，有利于促进学生的健康成长。青少年处于健康危险行为的相对高发阶段，情绪、观念变化快，通过学校健康管理，有利于健康行为的养成和巩固，从而使受教育者终身受益，提高生命质量。学校是人群高度聚集、群体性事故和公共卫生事件多发的特殊场所，也是传染病预防的重要场所。学校的健康管理将为传染病防治和慢性病预防奠定基础。

一、基本概念

学生健康管理是指对学生的生长发育与健康状况指标进行检测，根据检测结果对健康状况进行评估，在对学生进行健康教育与健康咨询的基础上，采取系列健康干预措施和健康促进活动，最终达到提高学生健康水平的目的。

二、学校健康管理需求

从儿童到青少年年龄跨度较大，各时期生理、心理特征变动比较明显，也面临一些常见的健康风险及卫生问题。

（一）中小学生人群生理和心理特征的主要变化

（1）小学生人群生理和心理特征。小学生时期一般指 6 或 7 岁至 12 岁的阶段，此时期儿童的生理和心理均发生明显变化。① 主要生理特征：生长发育迅速而平稳，体重增加较平稳，年均约 2 kg，除生殖系统外，其他系统发育逐渐成熟，接近成人水平。智力发育较前更成熟，理解、分析、综合能力逐步增强，该阶段是接受科学文化教育、增长知识的重要时期。此时性别差异不如成人明显，但是个体差异较大，在此时期良好饮食习惯的养成对体格和智力发展非常重要。② 主要心理特征：心理发育逐渐成熟，认知有了量和质的变化，观察能力不断提高，有意识的注意力进一步发展，记忆力更加准确、持久。思维水平逐渐从具体形象向抽象逻辑水平过渡，创造性的想象力也在不断丰富。该时期是提高学习能力的重要时期，也是形成理想、爱好和思想品德的关键时期。

（2）中学生人群生理和心理特征。中学生时期（青春期）是指女孩从 11～12 周岁开始至 17～18 周岁，男孩从 12～14 周岁开始至 18～20 周岁。此期是从儿童到成人的转变期。① 主要生理特征：以身高为代表的体格增长再次加速，出现第二个高峰，平均每年增重 4～5 kg，身高增加 5～7 cm，生殖系统发育加速并趋于成熟，女性外生殖器和第二性征发育，男女两性外部形态特征差别更明显。由于内分泌功能活跃、调节功能不够稳定，可能出现痤疮、月经失调等问题。相比于其他阶段，此时期个体患病率和死亡率相对较低。② 主要心理特征：心理发展出现违拗期，出现很多青春期特有的心理、行为问题。随着接触社会增多，在社会地位、社会参与、人际关系等方面都要求独立和尊重，但此期的思维还存在片面性，容易偏激、动摇，可塑性较大。

（二）青少年常见的健康问题

青少年是身心健康发展的关键时期。近年来中国儿童少年群体的健康状况总体得到了不断改善，但也面临不少严峻问题。

（1）学生群体常见病防控仍未达到理想水平。在国家确定的六项（沙眼、蛔虫、贫血、营养不良、龋齿和牙周病、视力不良与近视）需要重点防治的学生常见病中，沙眼、蛔虫患病率得到有效控制；贫血、营养不良、龋齿和牙周病患病率虽然下降，但仍未达到理想水平；视力不良检出率居高不下，近视已成为危害我国儿童青少年健康最突出的问题之一，并继续呈现低龄化趋势；营养不良问题在一定范围存在，尤其是西南地区检出率较高，长期营养不良会抑制儿童生长及大脑发育，导致儿童抵抗力下降，感染疾病的风险增加。

（2）肥胖及相关疾病成为影响青少年健康成长的问题之一。肥胖是导致心血管疾病、糖尿病、肿瘤等成年期慢性病的独立因素，青少年期肥胖相关脂代谢紊乱，导致这些疾病发病年龄年轻化。

（3）进入青春期后容易产生一些生殖健康问题。男性出现遗精、梦遗现象，女性出现经前期综合征。过早性行为、多性伴性行为、不安全性行为、被迫性行为以及意外妊娠等，可能对青少年心理造成极大伤害。

（4）青少年成长面临的心理问题。青春期少年处于第二个违拗期（第一个违拗期在 3～4 岁），心理行为常出现一些异常，其中焦虑症和抑郁症是青少年群体中最为常见的心理健康问题。网络成瘾是互联网时代特有的一种心理行为问题，它既是自杀意念产生的重要危险因素，也可增加物质滥用、抑郁、社交焦虑障碍等多种心理问题发生的风险。

（5）意外伤害成为青少年的常见死因。近年来我国每年死于意外事故的学生人数超过因疾病死亡者（呼吸系统疾病、传染病、恶性肿瘤、先天异常等）。意外伤害主要包括交通事故、中毒、跌落、火灾（含烧烫伤）、溺水、自伤（含自杀）、食物中毒等。

三、学校健康管理内容

担任学校健康管理工作的人员可以是团队，包括医务工作者、体育教师、健康教育课教师、健康管理师等。学校健康管理服务对象是大、中、小学生群体，主要任务是监测学生健康状况，对学生进行健康教育，培养学生良好的卫生习惯，改善学校卫生环境和教学卫生条件，加强对传染病、学生常见病的预防和治疗。

（1）收集学生健康信息，建立有效和持续的健康档案。通过生长发育状况监测和健康体检等方式收集学生的健康信息，建立档案。健康信息包括个人一般情况（性别、年龄等）、健康状况和疾病家族史、生长发育基本情况（人体形态、功能、生理、生化、内分泌及心理等指标）、生活方式与行为（吸烟、酗酒、滥用药物、意外事故、暴力伤害、自杀、不良生活方式、网络成瘾、不良性行为）等。具体的健康体检指标可参考原卫生部和教育部印发的大、中、小学健康体检管理办法的相关规定。

（2）生长发育评价与健康评估。根据监测信息，对学生生长发育水平和健康状况进行群体和个体的评价，分析其存在的主要身心问题及影响因素，为干预措施和干预效果的评价提供依据。在此评估的基础上，可以为个体或群体制订健康计划，以那些可以改变或可控制的指标为重点，提出健康改善的目标，提供行动指南以及相关的健康改善措施。

（3）健康干预。在前两方面的基础上，进一步分析学生的生长发育、疾病与健康、健康需求、学校服务、政策和环境状况、可干预的有利和不利因素，实施优先管理（干预）项目。其中应将预防健康危险行为、倡导健康的生活方式作为学校健康管理的重要内容。通过以生活技能为基础的健康教育和健康促进作为主要途径，同时把生殖健康、健康危险行为与之相结合，达到培养青少年良好的自我意识，促进其社会适应能力提高的目标。

（4）学校健康管理的效果评估。学校健康管理的评价是学校健康促进总体规划的重要组成部分，它贯穿于整个计划的全过程，是衡量学校健康管理的科学性、可行性的尺度，并为管理者、教师、学生及家长提供客观的反馈信息，评估内容和指标见本节。

四、学校健康管理实施途径

学校健康教育指导纲要具体实施途径及措施如下。

扩展案例 8-1

（1）以多种宣传教育形式开展健康教育。通过学科教学和班会、团会、校会、升旗仪式、专题讲座、墙报、板报等多种宣传教育形式开展健康教育。可以利用综合实践活动和地方课程的时间，采用多种形式，向学生传授健康知识和技能。

（2）健康教育师资建设。把健康教育师资培训列入在职教师继续教育的培训系列和教师校本培训计划，分层次开展培训工作，不断提高教师开展健康教育的水平。针对不同阶段学生特点，开展以知识传播与技能培养相结合的教学研究工作。

（3）加强教学资源建设。积极开发健康教育的教学课件、教学图文资料、音像制品等教学资源，增强健康教育实施效果。

（4）重视对健康教育的评价和督导。将健康教育实施过程与健康教育实施效果作为评价重点。评价的重点包括学生健康意识的建立、基本知识和技能的掌握和卫生习惯、健康行为的形成，学校对健康教育课程（活动）的安排、必要的资源配置、实施情况以及实际效果。各地教育行政部门应将学校实施健康教育情况列入学校督导考核的重要指标之一。

（5）充分利用现有资源。学校健康教育体现在教育过程的各个环节，在组织实施过程中，要注意健康教育与其他相关教育，如安全教育、心理健康教育有机结合，把课堂内教学与课堂外教学活动结合起来，发挥整体教育效应。

（6）全面统筹学校健康教育。学校管理者应以大健康观为指导，全面、统筹思考学校的健康教育工作，将健康教育教学、健康环境创设、健康服务提供有机结合，为学生践行健康行为提供支持，以实现促进学生健康发展的目标。

五、学校健康管理评估内容

根据风险监测的内容和干预的内容设定效果评估内容。主要包括学生健康状况、学生健康行为、健康知识、学校硬件环境建设、学校制度建设等。

（一）评价的原则

学校健康管理评价应是连续的且与整个计划同步，应有一个长期评价计划；评价应围绕着学校卫生计划中所有重要的方面展开，重点应放在计划的目标和目的上；评价应关心学校健康管理结果、步骤和内容等全过程；评价应是合作性的，包括学生、领导、教师、医务人员、专家和社区代表等有关人员都应参与其中；评价应收集资料和保存记录。

（二）评价方法与指标

可以通过健康检查、问卷调查、个人访谈、小组访谈等方法获得资料，评价内容主要包括学校健康管理工作、卫生知识与卫生保健信念、健康行为、生长发育水平、健康状况。

（1）学校健康管理工作考察指标。① 健康档案：学生健康档案建档率和健康档案维护率均达到 95% 以上。② 健康体检：学生健康体检完成率达到 98% 以上，确保档案的延续性和完整性。③ 疾病建档与疾病随访管理：学生疾病建档率与疾病随访管理率要求达到 100%（目前包括因病缺勤、营养不良、贫血、低视力、伤害、肥胖、超重、尿常规异常、重点传染病等 22 种疾病），建立疾病管理档案后及时完成学生疾病管理与随访工作，学生疾病规范管理率达到 90% 以上。④ 计划免疫：免疫规划疫苗接种率 = 免疫规划疫苗实际接种数/免疫规划疫苗接种数 ×100%；免疫接种信息建档率 = 免疫接种信息建档数/学生数 ×100%；疫情规范管理率 = 疫情规范管理数/疫情数 ×100%。⑤ 传染病控制：及时将中国疾病预防控制中心病例信息录入健康管理系统，完成传染病处置过程中的各项工作，传染病信息录入完成率为 100%，传染病处置率为 100%。⑥ 眼防：及时开展视力普查并对视力检查正确性进行复核，并对疑似沙眼学生督促复查。视力普查率 = 视力检查人数/应检查人数 ×100%；视力误差发生率 = 复查学生视力误差二档以上眼数/复查学生视力眼数 ×100%；沙眼普查率 = 沙眼检查人数/沙眼应检查人数 ×100%；沙眼患病率 = 患沙眼人数/受检人数 ×100%；

沙眼复查率 = 沙眼复查人数/查出沙眼人数 × 100%；沙眼治疗率 = 沙眼治疗人数/查出沙眼人数 × 100%。

（2）卫生知识与卫生保健信念。最常用的评价方法是问卷法，也可采用卫生知识竞赛、个别谈话或非文字的测验进行测试或评价。卫生知识均分 = 受调查者知识得分之和/被调查者总人数 × 100%；卫生知识合格率 = 卫生知识达到合格标准人数/被调查者总人数 × 100%；卫生知识知晓率（正确率） = 知晓（正确回答）某卫生知识的人数/被调查者总人数 × 100%。

（3）健康行为。反映健康行为的指标较为客观、可靠，应作为对学校健康管理效果评价的主要依据之一。如正确卫生习惯的形成率、各类群众性卫生保健活动的参与率、行为改变与流行率等。行为改变率 = 在一定时期内改变某指定行为的人数/观察期开始有该行为的人数 × 100%；行为流行率 = 有特定行为的人数/被调查者总人数 × 100%。

（4）生长发育水平。通过定期的体格检查及身体素质的测试，与当地的生长标准进行比较，用等级评价方法可看出不同发育水平的儿童所占比例的多少，也可用百分位数法观察常用的生长指标在该儿童所属的年龄与性别的百分位数表上的上升或下降情况。

（5）健康状况。健康状况的改善情况是衡量学校健康管理效果的客观指标，常用如下指标来分析评价学生群体健康状况，进而评价学校健康管理的效果。

疾病检出率：在一定时间调查的患某病人数占受检人数的百分率。常用于表示沙眼、肝炎、营养不良等疾病的检出情况，肠道蠕虫感染可用感染率表示。某病检出率 = 某病患病人数/接受检查总人数 × 100%。

发病率：在一段时期内在某群体中发现的患某病的百分率。发病率表示在一段时间（一学期或一学年）内的总发病例，包括现患者、新发病者和重复患（感染）者，因为某些疾病（如急性传染病、外伤、沙眼等）患者在该时期内可能不止一次患病。发病率 = 某期间内发病的例数/同期该群体或地区的平均人数 × 100%。

新发病率：某些慢性疾病（如近视）的新发病者所占比率，用新发病率表示。新发病率 = 某时期内新发病人数/（同时期该群体平均人数 – 原患病人数） × 100%。

因病缺课率：以月为单位，计算因病缺课的人时数或人日数占授课总时数的比率。为适应学校教学日历，可以四周代替一月来登记和统计，故又称月病假率。月病假率 = 某月病假总人时（节或日）数/同月授课总人时（节或日）数 × 100%。

平均因病缺课日数：全校（或全班）学生一学期内平均每人因病缺课日数。因病缺课率和平均因病缺课日数是反映学生健康情况的重要指标。应逐月认真做好登记，并确定缺课是否因罹病引起；尽可能明确疾病诊断，进行病因分类。若遇学生因病缺课率突然增加，须立即查明原因，采取必要措施。学生平均因病缺课日数 = 全学期因病缺课人日数/该学期全校学生平均数。

死亡率：衡量远期效果，一般用死因区别死亡率，即按各种死亡原因分别计算的死亡率。

此外，学生健康素养可以作为一项综合性指标来体现健康教育或促进的效果，由于不同群体所面临的健康问题因年龄、环境、经济、文化传统等条件不同而有所不同，目前各年龄段适宜并基于社会文化的有效测评工具依然缺少。

第二节　生活社区健康管理

社区一词源于拉丁语，意为共同的东西和亲密的伙伴关系。社区是生活在一定地域内的个人或家庭、社会群体或社会组织聚集所形成的一个生活上相互关联的大集体，是社会的基本构成单元，也是人们的主要生活场所。社区卫生服务中心是提供基本医疗保健服务的卫生机构，为社区居民的防病治病、健康管理需求提供服务。人群的社会生活多在所属的社区范围内进行，实施社区健康管理意义重大。影响健康的主要因素是生活方式，发展社区健康管理，培养社区民众健康行为与生活方式，适应疾病谱的改变，并从疾病发生的"上游"着力解决民众"看病贵、看病难"问题，有利于促进社会的健康发展。

生活社区是聚居在一定地域范围内的人们所组成的社会生活共同体，由若干个人或家庭组成。一个成熟的生活社区具有政治、经济、文化、教育、卫生服务等多方面的功能，能够满足社区成员的多种需求。生活社区呈现一定地理区域性、一定数量居住人口、居民间有共同意识和利益、居民之间有较密切社会交往等特点。

一、生活社区卫生服务机构

社区卫生服务中心是为生活社区提供卫生服务的主体机构。社区卫生服务中心是公益性、综合性的基层医疗卫生机构，以家庭为单位、社区为范围，重点服务妇女、儿童、老年人、慢性病人、残疾人、贫困居民等，承担社区疾病预防、常见病和多发病诊疗、基本公共卫生服务、健康教育与健康管理等功能任务，是城乡医疗卫生服务体系的基础。社区卫生服务中心也具有很强的社会性，需要积极争取民政、公安、教育、残疾人联合会、老龄工作委员会办公室等部门的支持，共同营造健康社区和谐的社区。

社区卫生服务中心的主要任务与职责：提供预防、保健、健康教育、计划生育等基本公共卫生服务和常见病、多发病的诊疗服务以及部分疾病的康复、护理服务，向医院转诊超出自身服务能力的常见病、多发病及危急和疑难重症患者，并受区县级卫生健康行政部门委托，承担辖区内的公共卫生管理工作，负责对社区卫生服务站的综合管理、技术指导等工作。

二、生活社区健康管理的内容

（一）居民健康档案

辖区内常住居民（指居住半年以上的户籍及非户籍居民）都要建立居民健康档案。

居民健康档案内容包括个人基本信息、健康体检、重点人群健康管理记录和其他医疗卫生服务记录。

1. 居民健康档案的建立

① 辖区居民到乡镇卫生院、村卫生室、社区卫生服务中心（站）接受服务时，由医务人员负责为其建立居民健康档案，并根据其主要健康问题和服务提供情况填写相应记录，同时为服务对象填写并发放居民健康档案信息卡。建立电子健康档案的地区，逐步为服务对象制作发放居民健康卡，替代居民健康档案信息卡，作为电子健康档案进行身份识别和调阅更新的凭证。

② 通过入户服务（调查）、疾病筛查、健康体检等多种方式，由乡镇卫生院、村卫生室、社区卫生服务中心（站）组织医务人员为居民建立健康档案，并根据其主要健康问题和服务提供情况填写相应记录。

③ 已建立居民电子健康档案信息系统的地区应由乡镇卫生院、村卫生室、社区卫生服务中心（站）通过上述方式为个人建立居民电子健康档案，并按照标准规范上传至区域人口健康卫生信息平台，实现电子健康档案数据的规范上报。

④ 将医疗卫生服务过程中填写的健康档案相关记录表单装入居民健康档案袋统一存放。居民电子健康档案的数据存放在电子健康档案数据中心。

2. 居民健康档案的使用

① 已建档居民到乡镇卫生院、村卫生室、社区卫生服务中心（站）复诊时，在调取其健康档案后，由接诊医生根据复诊情况，及时更新、补充相应记录内容。

② 入户开展医疗卫生服务时，应事先查阅服务对象的健康档案并携带相应表单，在服务过程中记录、补充相应内容。已建立电子健康档案信息系统的机构应同时更新电子健康档案。

③ 对于需要转诊、会诊的服务对象，由接诊医生填写转诊、会诊记录。

④ 所有的服务记录由责任医务人员或档案管理人员统一汇总、及时归档。

3. 居民健康档案的终止和保存

① 居民健康档案的终止缘由包括死亡、迁出、失访等，均需记录日期。对于迁出辖区的还要记录迁往地点的基本情况、档案交接记录等。

② 纸质健康档案应逐步过渡到电子健康档案，纸质和电子健康档案，由健康档案管理单位（即居民死亡或失访前管理其健康档案的单位）参照现有规定中的病历的保存年限、方式负责保存。

（二）社区健康教育

面向辖区内全体常住居民，帮助居民树立健康意识，提升健康素养，改变不健康行为和生活方式，预防疾病，促进健康。

1. 社区健康教育内容

社区健康教育的内容主要有以下三类。

扩展案例 8-2

（1）一般性健康教育。帮助了解个人和人群健康的基本知识，主要内容包括：① 宣传普及《中国公民健康素养—基本知识与技能（2015 年版）》，配合有关部门开展公民健康素养促进行动；② 开展合理膳食、控制体重、适当运动、心理平衡、改善睡眠、限盐、控烟、限酒、科学就医、合理用药、戒毒等健康生活方式和可干预危险因素的健康教育；③ 开展突发公共卫生事件应急处置、防灾减灾、家庭急救等健康教育。

（2）特殊健康教育内容。针对社区重点人群、重点疾病、重点领域常见的健康问题进行教育，主要包括：① 对青少年、妇女、老年人、残疾人、0~6 岁儿童家长等重点人群进行健康教育；② 开展心脑血管、呼吸系统、内分泌系统、肿瘤、精神疾病等重点慢性非传染性疾病和结核病、肝炎、艾滋病等重点传染性疾病的健康教育；③ 开展食品卫生、职业卫生、放射卫生、环境卫生、饮水卫生、学校卫生和计划生育等公共卫生问题的健康教育。

（3）卫生管理法规的教育。宣传普及医疗卫生法律法规及相关政策，提高居民责任心和自觉性。

2. 社区健康教育形式

（1）提供健康教育资料。包括发放印刷资料和播放音像资料。印刷资料包括健康教育折页、健康教育处方和健康手册等。

（2）设置健康教育宣传栏。宣传栏一般设置在较为明显的位置，最少每 2 个月更换 1 次健康教育宣传栏内容。

（3）开展公众健康咨询活动。利用各种健康主题日或针对辖区重点健康问题，开展健康咨询活动并发放宣传资料。

（4）举办健康知识讲座。定期举办健康知识讲座，引导居民学习、掌握健康知识及必要的健康技能，促进辖区内居民的身心健康。

（5）开展个体化健康教育。社区医务人员在提供门诊医疗、上门访视等医疗卫生服务时，要开展有针对性的个体化健康知识和健康技能的教育。

（三）社区预防接种服务与管理

面向辖区内 0~6 岁儿童和其他重点人群，按照国家免疫规程规范接种疫苗，预防感染性疾病发生，促进健康。

1. 预防接种管理

① 及时为辖区内所有居住满 3 个月的 0~6 岁儿童建立预防接种证和预防接种卡（簿）等儿童预防接种档案。② 采取预约、通知单、电话、手机短信、网络、广播通知等适宜方式，通知儿童监护人，告知接种疫苗的种类、时间、地点和相关要求。在边远山区、海岛、牧区等交通不便的地区，可采取入户巡回的方式进行预防接种。③ 每半年对辖区内儿童的预防接种卡（簿）进行 1 次核查和整理，查缺补漏，并及时进行补种。

2. 预防接种服务

根据国家免疫规划疫苗免疫程序，对适龄儿童进行常规接种。在部分省份对重点人群接种出血热疫苗。在重点地区对高危人群实施炭疽疫苗、钩体疫苗应急接种。根据传染病控制需要，开展乙肝、麻疹、脊灰等疫苗强化免疫或补充免疫、群体性接种工作和应急接种工作。

（1）接种前的工作。接种工作人员在对儿童接种前应查验儿童预防接种证（卡、薄）或电子档案，核对受种者姓名、性别、出生日期及接种记录，确定本次受种对象、接种疫苗的品种。询问受种者的健康状况以及是否有接种禁忌等，告知受种者或者其监护人所接种疫苗的品种、作用、禁忌、不良反应以及注意事项，可采用书面或（和）口头告知的形式，并如实记录告知和询问的情况。

（2）接种时的工作。接种工作人员在接种操作时再次查验并核对受种者姓名、预防接种证、接种凭证和本次接种的疫苗品种，核对无误后严格按照《预防接种工作规范》规定的接种月（年）龄、接种部位、接种途径、安全注射等要求予以接种。接种工作人员在接种操作时再次进行"三查七对"，无误后予以预防接种。三查：检查受种者健康状况和接种禁忌证，查对预防接种卡（簿）与儿童预防接种证，检查疫苗、注射器外观与批号、效期。七对：核对受种对象姓名、年龄、疫苗品名、规格、剂量、接种部位、接种途径。

（3）接种后的工作。告知儿童监护人，受种者在接种后应在留观室观察30分钟。接种后及时在预防接种证、卡（簿）上记录，与儿童监护人预约下次接种疫苗的种类、时间和地点。有条件的地区录入计算机并进行网络报告。

3. 疑似预防接种异常反应处理

如发现疑似预防接种异常反应，接种人员应按照《全国疑似预防接种异常反应监测方案》的要求进行处理和报告。

（四）重点人群健康管理

0～6岁儿童可以分为新生儿期、婴幼儿期、学龄前三个阶段进行分期健康管理。孕产妇是指从妊娠开始至产后42天的妇女，可按孕早期、孕中期、孕晚期、产后四个阶段进行分期健康管理。社区老年人健康管理服务的对象为辖区内65岁及以上常住居民，每年为老年人提供1次健康管理服务，包括生活方式和健康状况评估、体格检查、辅助检查和健康指导。重点人群健康管理内容详见第七章。

（五）常见慢性病健康管理

社区2型糖尿病患者健康管理的服务对象为辖区内35岁及以上常住居民中2型糖尿病患者。对社区卫生服务工作中发现的2型糖尿病高危人群进行有针对性的健康教育，建议其每年至少测量1次空腹血糖，并接受医务人员的健康指导。对确诊的2型糖尿病患者，每年提供4次免费空腹血糖检测，至少进行4次面对面随访，详见第九章。

社区高血压患者健康管理的服务对象为辖区内 35 岁及以上常住居民中原发性高血压患者。对辖区内 35 岁及以上常住居民，每年为其免费测量一次血压（非同日三次测量）。对第一次发现收缩压 ≥140 mmHg 和/或舒张压 ≥90 mmHg 的居民在去除可能引起血压升高的因素后预约其复查，非同日 3 次测量血压均高于正常，可初步诊断为高血压。建议转诊到有条件的上级医院确诊并取得治疗方案，2 周内随访转诊结果，对已确诊的原发性高血压患者纳入高血压患者健康管理。对可疑继发性高血压患者，及时转诊。对高危人群建议每半年至少测量 1 次血压，并接受医务人员的生活方式指导，详见第十章。

三、社区健康管理和社区卫生服务的关系

社区健康管理是社区卫生服务在体制方面的延伸和发展。2011 年，国家基本公共卫生服务规范要求在儿童、妇女、老年人和慢性病方面实施健康管理。2017 年，国家基本公共卫生服务规范补充实施肺结核患者健康管理、中医药健康管理。这些政策的深化，显示社区卫生服务的发展已经向健康管理方面发展。

社区健康管理是社区卫生服务在内容方面的延伸和发展。随着现代生物—心理—社会医学模式的发展，社区卫生服务在服务内容方面由基本医疗和公共卫生服务为基础扩展，社区卫生服务向家庭服务延伸、向健康管理方面延伸，包括基本医疗、基本公共卫生服务、康复保健服务、健康教育与健康管理等服务内容。

社区健康管理是社区卫生服务在评价内容方面的延伸和发展。在评价方面，社区卫生服务仅仅在机构内部实施评价，而社区健康管理评价已经延伸到对政府的评价，如对宏观健康指标的评价。

第三节　工作场所健康管理

工作场所泛指任何人员因工作原因必须停留、从事日常职业活动的一切场所。在企业、事业单位或个体经济组织中，从事职业活动的劳动人群统称为职业人群。我国正处于经济发展转型升级的关键时期，新兴产业快速发展，由于大量新技术、新材料的研发和使用，新的职业有害因素不断涌现，加之从业的职业人群数量庞大，加强工作场所健康管理，对于减少职业病的发生和发展，降低医疗费用，提高职业人群的健康水平和生活质量具有重要的意义。

一、工作场所影响健康的因素

职业的种类繁多，不同职业的工作环境和工作性质等可能存在不同的对人体健康有害的物质和因素。健康人体对职业有害因素的作用有一定抵抗力和代偿能力，但当职业有害因素作用于人体的强度和时间超出人体的代偿能力时，机体会发生功能性或器质性病理改变，出现相应临床症状，从而影响劳动能力，这类疾病统称为职业病。

《中华人民共和国职业病防治法》将职业病界定为"企业、事业单位和个体经济组织的劳动者在职业活动中因接触粉尘、放射性物质和其他有毒有害物质等因素而引起的疾病"。工作场所影响健康因素包括职业有害因素、社会心理因素、个人行为生活方式、医疗保障水平等。

（一）职业性有害因素

凡是在职业活动（生产、劳动过程和作业环境）中产生和（或）存在的危害劳动者健康的因素，统称为职业性有害因素。

（1）生产过程中产生的有害因素。化学因素如铅、汞、苯、氯、一氧化碳、有机磷农药等有毒物质；矽尘、煤尘、石棉尘、有机粉尘等生产性粉尘等。物理因素如温度湿度异常、气压异常、噪声、振动、电离辐射、非电离辐射等。生物因素包括生产原料和作业环境中存在的致病微生物或寄生虫如炭疽杆菌、布氏杆菌、真菌孢子、病毒等病原生物。

（2）工作过程中的有害因素。精神心理性职业紧张。劳动强度过大或生产定额不当，如安排的作业与劳动者生理状况不相适应等。工作作息制度不合理，如长期上夜班等。长时间处于不良体位或使用不合理的工具，易导致颈椎病。个别器官或系统过度紧张，长期使用电脑易致眼病。

（3）工作环境中的有害因素。工作过程不合理或管理不当导致环境污染。厂房建筑或布局不合理，增加安全风险。生产环境中缺乏必要的卫生工程技术设施。自然环境因素如夏季炎热高温易导致中暑，寒冷季节低温易导致冻疮。

（二）社会心理因素

（1）人际关系不协调。工作环境中上下级间或同事之间关系紧张，彼此间缺乏信任和支持，工作时心情不愉快、紧张，影响工作情感和工作积极性，易导致工作失误、事故或工伤发生。

（2）职工文化教育水平不高。受教育程度影响，自我保护意识淡薄，缺乏相对有害作业防护知识，不能正确使用个人防护用品等，也是造成职业病发生的原因之一。

（3）社会经济因素的影响。在经济快速发展和全球化，企事业单位之间竞争力度加大，导致就业压力和工作压力增大。我国对职业环境的改善暂时投入不足，相关的法律法规制度尚不健全，也是影响职业人群健康的因素之一。

（4）卫生服务水平的影响。医疗卫生服务条件、水平和医护人员的服务意识，是预防和治疗职业病发生与发展的重要因素之一。

（三）行为生活方式

职业人群除了存在特定的职业危害因素外，日常的行为生活方式也会影响职业病发生和发展的进程。如酗酒易导致意外伤害和工伤；吸烟会提高石棉接触者诱发肺癌的危险性，吸毒、不洁性行为和性乱等易增加患性传播疾病和艾滋病的风险；高脂饮食会增加机体对二硫化碳诱发心血管病损的易感性。

二、工作场所健康管理及职业健康检查机构

工作场所健康管理相关机构包括工作场所保健管理机构、专科医院、职业病医院、社区卫生服务机构、健康管理相关机构（体验中心、健康管理中心）等，为工作场所员工提供医疗卫生服务、保健康复、职业健康监测与干预以及健康管理服务。

承担职业健康检查的医疗卫生机构应当具备以下条件：① 持有《医疗机构执业许可证》，涉及放射检查项目的还应当持有《放射诊疗许可证》；② 具有相应的职业健康检查场所、候检场所和检验室，建筑总面积不少于 400 平方米，每个独立的检查室使用面积不少于 6 平方米；③ 具有与备案开展的职业健康检查类别和项目相适应的执业医师、护士等医疗卫生技术人员；④ 至少具有 1 名取得职业病诊断资格的执业医师；⑤ 具有与备案开展的职业健康检查类别和项目相适应的仪器、设备，具有相应职业卫生生物监测能力；⑥ 开展外出职业健康检查，应当具有相应的职业健康检查仪器、设备、专用车辆等条件；建立职业健康检查质量管理制度；⑦ 具有与职业健康检查信息报告相应的条件。医疗卫生机构进行职业健康检查备案时，应当提交证明其符合以上条件的有关资料。

三、工作场所职业健康监测

（一）职业健康检查

按照劳动者接触的职业病危害因素，职业健康检查分为接触粉尘类、接触化学因素类、接触物理因素类、接触生物因素类、接触放射因素类、其他类（特殊作业等）共六类。每类中包含不同检查项目。

职业健康检查机构应当在备案的《职业健康监护技术规范》检查类别和项目范围内开展相应的职业健康检查，需复查时可根据复查要求相应增加检查项目。放射工作人员职业健康检查按照《放射工作人员职业健康监护技术规范》等规定执行。

对从事接触职业病危害作业的劳动者进行上岗前、在岗期间、离岗时的健康检查，对需要复查和医学观察的劳动者，应当按照体检机构要求的时间，安排其进行复查和医学观察。对遭受或者可能遭受急性职业病危害的劳动者，应当及时组织进行健康检查和医学观察。职业健康检查应当填写《职业健康检查表》，从事放射性作业劳动者的健康检查应当填写《放射工作人员健康检查表》。

（二）职业健康档案内容

职业健康档案有利于解决企业和劳动者可能发生的法律纠纷，有利于企业节约生产成本，有利于企业加强自身职业卫生管理，提高职业病防治水平。职业健康档案主要内容：单位概况和产生职业病危害因素的主要生产工艺；职业病危害因素分类和各车间、岗位接触人数分布；有关职业健康监护的文件材料；作业场所职业病有害因素监测资料；职业健康监护委托书，职业健康检查个人档案；职业健康检查结果报告和总结评价报告；职业病患者及职业禁忌证者报告卡；用人单位根据评价报告书的相关建议的整改措施和对职业病患者和职业禁忌证者处理和安置的记录；其他用人单位提供的资料和职业健康检查机构记录整理的材料。

四、工作场所人群健康管理的内容

（一）健康监测

按照劳动者接触的职业病危害因素，对在工作场所从事接触职业病危害作业的劳动者进行上岗前、在岗期间、离岗时的健康检查，并建立个人健康动态管理数据库，建立职工健康档案。

（二）健康风险评估

（1）一般情况评估。根据健康体检的基本资料，进行一般性慢性非传染性疾病的风险评估，控制血压、血糖、血脂和体重等。

（2）职业有害因素评估。主要包括对职业有害因素的接触评估和危险度评估。接触评估的内容包括：① 接触人群的数量、性别、年龄分布等；② 接触途径、方式等接触条件评估，如鉴定有害因素进入机体的主要途径及接触的时间分布等；③ 接触水平的评估，除了采用环境监测和生物监测的资料来估算接触水平外，还应注意职业人群通过皮肤污染、食物与饮水、生活环境等其他方式的接触而吸收的有害因素的计量。

（3）社会心理因素和行为、生活方式评估。根据社会心理因素和行为、生活习惯，评估职业人群是否存在工作紧张、人际关系不和谐、自我保护意识差，以及医疗卫生服务水平是否欠缺，职业人群是否存在不良的行为习惯等。

（三）健康干预

对发现有职业性疾病的人群应指导其积极治疗和加强个人自身防护，健康风险的干预的基本措施包括：

（1）加强职业卫生监督，改善作业环境。开展职业卫生监督的目的，在于确保用人单位职业卫生健康干预条件处于良好的状态，预防和消除职业性有害因素对劳动者健康的损害，保证和促进职业活动。

（2）开展职业健康体检，加强职业健康监护。职业健康检查是职业健康监护的一个重要组成部分，通过对职业人群的健康状况进行各种检查，了解并掌握职业人群健康状况，在早期发现职业人群健康损害征象。职业健康监护的内容包括接触控制、医学监护和信息管理等。

（3）进行有规律的运动，提高人群身体素质。职业人群应进行有规律的体育运动，如每周 3~5 次，每次 20~60 分钟跑步、骑自行车游等有氧运动。不仅可以增强自身的自信心，控制体重，降低多种疾病的发病率和风险，提高与健康相关的生活质量，而且能够降低企事业单位的医疗费用，减少缺勤，提高工作效率等。

（4）合理搭配膳食，保持均衡的营养。根据中国居民膳食指南建议，合理搭配膳食，保持营养充足且均衡，由于工作性质的差异，可进行适当饮食干预。如接触重金属的人群，可以适当补充微量元素，改善机体元素平衡紊乱等。如高温作业，要注意补充水、电解质等。

（5）制定规范的管理措施，缓减工作压力。根据工作压力的来源，制定相应的减压措施，如重新安排工作，调离原工作岗位，制订计划进行技能培训，改善态度和能力，减少不能胜任的工作，提高解决问题的能力，帮助员工消除潜在恐惧感，解决个性冲突、社会孤立等问题，提高员工的沟通能力，帮助员工学习更好地与他人相处，帮助员工解决疏远感，提供沟通参与的方法。

（6）加强卫生保健知识学习，提高自我保健能力。职业人群通过学习职业卫生以及健康保健知识，不断纠正不良的生活方式或习惯，自觉管理自己的健康，提高执业过程中的自我保护意识，有助于提高自己的生活质量。

（7）健康教育与健康促进。加强职业卫生宣传及岗前培训，提高职业人群对职业有害因素、防护原则等相关知识的认知，自觉提高其自我职业防护能力。同时，加强《中华人民共和国职业病防治法》等相关法律法规的宣传，动员全社会的力量，提高社会对职业卫生工作的认识及其关注程度，共同维护职业人群身心健康。

扩展案例 8-3

【思考题】

1. 学校健康管理的作用和意义是什么？
2. 学校健康管理的主要内容包括哪些？
3. 社区卫生服务中心在健康管理中的功能是什么？
4. 生活社区健康管理的内容包括哪些？
5. 工作场所影响健康因素包括哪些？
6. 工作场所人群健康管理的内容包括哪些？

第九章

代谢性疾病健康管理

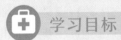 学习目标

掌握 常见代谢性疾病的危险因素、筛查流程和健康管理方案。

熟悉 常见代谢性疾病的临床表现及诊断标准。

了解 常见代谢性疾病的流行病学现状、发病机理和药物治疗方案。

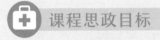 课程思政目标

培养对生命的尊重意识、对病人的关怀意识、对科学的追求精神和对医学的奉献精神，将人文教育与科学教育有机融合，塑造医者仁心的素养和德能兼修的能力。

代谢性疾病是指体内生物氧化过程发生障碍时，某些代谢物质如糖、脂肪、蛋白质、嘌呤等堆积或缺乏而引起的疾病，多属于慢性病。本章主要介绍临床常见的糖、脂肪、嘌呤代谢性疾病如非酒精性脂肪性肝病、肥胖症、糖尿病、高尿酸血症与痛风的健康管理。

第一节　非酒精性脂肪性肝病

一、非酒精性脂肪性肝病的定义和流行情况

非酒精性脂肪性肝病（Non-alcoholic Fatty Liver Disease，NAFLD）指在影像学检查或肝脏活检时存在肝脏脂肪堆积（肝脏脂肪变性），且无脂肪堆积的继发原因（如过度饮酒、病毒性肝炎、某些药物等）。患者通常存在营养过剩、胰岛素抵抗（Insulin Resistance，IR）和代谢综合征（Metabolic Syndrome，MetS）等相关表现，但也可发生在体重指数（Body Mass Index，BMI）正常的个体。NAFLD 的疾病谱包括非酒精性肝脂肪变、非酒精性脂肪性肝炎（Non-alcoholic Steatohepatitis，NASH）、肝硬化和肝癌。非酒精性肝脂肪变仅以肝脏脂肪变性为特征；NASH 的特点是有肝细胞损伤和炎症的组织学证据，有或没有纤维化；当肝细胞坏死和纤维化进一步发展出现特征性假小叶形成时，就被称为肝硬化。NAFLD 不仅与肥胖、糖尿病、血脂异常和高血压等代谢性合并症密切相关，还与心血管疾病（Cardiovascular Disease，CVD）和恶性肿瘤的高发相关。

NAFLD 的患病率一直在上升，并与肥胖和 MetS 的患病率同步增长。从 2000 年到 2015 年，NAFLD 的全球患病率从 20%逐步上升到 27%。儿童 NAFLD 的患病率也呈上升趋势，与儿童肥胖趋势相对应。在高危人群如糖尿病患者中，NAFLD 的患病率更高，从 33%到 70%不等。在参加减肥手术的病态肥胖患者中，NAFLD 的患病率高达 95%。目前，NAFLD 是世界范围内最常见的慢性肝病原因，且已成为我国第一大慢性肝病和健康体检肝脏生物化学指标异常的首要原因。

二、非酒精性脂肪性肝病的发病机理

NAFLD 的标志性发现是肝细胞胞浆中甘油三酯的累积，这是由于肝脏脂肪堆积（脂肪酸的摄取和肝内从头合成）和清除（线粒体脂肪酸氧化和作为极低密度脂蛋白颗粒的一部分输出）之间的不平衡造成的。促进健康肝脏向 NAFLD 转变的其他因素包括脂肪组织功能障碍、肝脏胰岛素抵抗、肠道微生物失调、毒性代谢物和遗传因素。

脂肪组织除了储存甘油三酯外，还参与分泌激素、细胞因子和被称为脂肪因子的趋化因子。营养过剩和久坐不动的生活方式导致肥胖和脂肪组织功能障碍，这可能在胰岛素抵抗和 NAFLD 的发展中起着关键作用。肥胖导致过量的游离脂肪酸通过门静脉系统进入肝脏，增加脂类合成和糖异生。循环中游离脂肪酸水平的增加也会导致外

周胰岛素抵抗，伴随炎症和诱导细胞因子的产生，从而导致 NAFLD。NASH 患者会发生肝细胞损伤（肝细胞气球样变、炎症），伴有脂肪变性和不同程度的纤维化。

三、非酒精性脂肪性肝病的危险因素

NAFLD 是一种具有遗传易感性并受多种环境因素影响的复杂疾病。

（1）年龄。NAFLD 的患病率随着年龄的增长而增加，从 30 岁到 60 岁达到高峰时，患病率从 22%上升到 30%。

（2）性别。不同性别 NAFLD 患病率存在差异，有研究报道称 NAFLD 在男性中的患病率几乎是女性的两倍。

（3）种族。根据最近的一项系统评估，中东地区（32%）和南美洲（31%）的 NAFLD 患病率最高，其次是亚洲（27%）、美国（24%）、欧洲（23%）和非洲（14%）。

（4）生活方式。进食高热量、富含果糖和/或饱和脂肪的饮食，缺乏体育锻炼。

（5）疾病史。NAFLD 被认为是 MetS 在肝脏的表现，约 70%的 NAFLD 患者表现出 MetS 相关的代谢紊乱。MetS 以及 MetS 组分，如肥胖、血脂异常、糖尿病和高血压都是强烈的危险因素。儿童期或青春期超重或肥胖，是成年人发生 NAFLD 的重要危险因素。肌肉衰减综合征（肌少症）与 BMI 正常者和肥胖症患者脂肪肝的发生都独立相关。

（6）遗传。PNPLA3 和 TM6SF2 等基因突变与 NAFLD 相关。PNPLA3 SNP（Single Nucleotide Polymorphism，单核苷酸多态性）的患病率在西班牙裔人群中最高，并导致该人群中 NAFLD 的患病率更高。PNPLA3I148M 和 TM6SF2E167K 基因多态性一直被认为是 NAFLD 最常见的遗传决定因素，并与肝脏脂肪变性、肝病的严重程度以及 NAFLD 肝硬化和肝癌的风险相关。

四、非酒精性脂肪性肝病的临床表现

1. 症状和体征

（1）症状。NAFLD 患者在病情进展为肝硬化之前通常无典型临床症状，多数是在常规实验室检查出现肝酶升高或在影像学检查出现肝脏脂肪变性时偶然发现的。NASH 患者可出现模糊的右上腹部不适或疲乏，但这些症状是非特异性的。当疾病进展至肝硬化时，患者可有食欲减退、乏力、腹胀、腹痛、腹泻、体重减轻、出血倾向和内分泌失调等。

（2）体征。当疾病发展为肝硬化时，患者常呈皮肤黝黑的肝病面容，可见蜘蛛痣和肝掌，胸腹壁皮下静脉可显露，男性可出现乳腺发育。随着病情进展可出现黄疸，提示病程已达到中期。腹部移动性浊音阳性提示腹水，是肝硬化患者进入失代偿期的标志。

2. 实验室检查

NAFLD 患者谷草转氨酶（Aspartate Aminotransferase，AST）、谷丙转氨酶（Alanine Aminotransferase，ALT）和γ-谷氨酰转肽酶（Gamma-glutamyl Transferase，GGT）水

平由轻度升高至中度。然而，即使是晚期 NAFLD 也有高达 30% 的人表现出正常的肝酶水平。在 NAFLD 患者中，ALT 水平通常高于 AST，但 AST/ALT 大于 1 提示进展期纤维化。随着病情进展，可出现人血白蛋白水平降低、胆红素水平增高和凝血酶原时间延长。

3. 合并症

NAFLD 患者通常伴有肥胖、MetS、高脂血症、2 型糖尿病和高血压等合并症。NAFLD 患者也可能 BMI 正常，但这些患者通常具有 MetS 组分，包括高甘油三酯血症、空腹血糖受损和女性低高密度脂蛋白血症。高达 33.3% 的 BMI 正常的 NAFLD 患者存在 MetS，NAFLD 比 BMI 反映的总体肥胖和腰围所提示的腹型肥胖更好地预测 MetS。相关疾病还包括甲状腺功能减退、阻塞性睡眠呼吸暂停综合征，以及较少出现的垂体功能减退、性腺功能减退、多囊卵巢综合征和银屑病等。

中国成人血脂异常防治指南修订联合委员会发表的《中国成人血脂异常防治指南（2016 年修订版）》基于我国人群的研究证据所制定的 MetS 诊断标准为具备以下 3 项或更多项：① 中心型肥胖和（或）腹型肥胖：腰围为男性 ≥90 cm、女性 ≥85 cm；② 高血糖：空腹血糖 ≥6.10 mmol/L（110 mg/dl）或糖负荷后 2 小时血糖 ≥7.80 mmol/L（140 mg/dl）及（或）已确诊为糖尿病并治疗者；③ 高血压：血压 ≥130/85 mmHg 及（或）已确诊为高血压并治疗者；④ 空腹甘油三酯 ≥1.7 mmol/L（150 mg/dl）；⑤ 空腹高密度脂蛋白胆固醇 <1.0 mmol/L（40 mg/dl）。

五、非酒精性脂肪性肝病的诊断

NAFLD 的诊断是在没有大量饮酒且经临床和实验室评估未发现其他原因的情况下，通过影像学或肝脏活检确认存在肝脏脂肪变性。

1. NAFLD 疾病谱诊断与评估如下

（1）非酒精性肝脂肪变。又称单纯性脂肪肝，指肝脏脂肪变性累积 5% 以上的肝细胞，无明显的炎症或纤维化，是 NAFLD 的早期表现。

超声是首选的检查方法，其根据肝脏前场回声增强（"明亮肝"），远场回声衰减，以及肝内管道结构显示不清等特征诊断肝脏脂肪变性。超声对诊断成人肝脏中重度脂肪变性具有相当的准确性，但其对轻度脂肪变性不太敏感且特异性较低，因为弥漫性肝纤维化和早期肝硬化也可出现肝脏脂肪变性的特征。

通过 FibroScan 或 FibroTouch 实施的受控衰减参数（Controlled Attenuation Parameter，CAP）是一项基于超声的肝脏瞬时弹性成像技术，可对肝脏脂肪变性进行定量，能够检测出 5% 以上的肝脏脂肪变性，区分出轻、中、重度肝脂肪变。然而，CAP 与超声相比容易高估肝脂肪变的程度。

X 线计算机断层摄影术（Computed Tomography，CT）和磁共振成像（Magnetic Resonance Imaging，MRI）主要用于弥漫性脂肪肝伴正常肝岛和局灶性脂肪肝与肝脏占位性病变的鉴别诊断。MRI 在检测轻度肝脏脂肪变性方面具有更好的准确性；磁共振波谱分析（Magnetic Resonance Spectroscopy，MRS）能准确检测出 5% 以上的肝脏脂肪变性；且 MRI 还可以避免辐射暴露；缺点是花费高和难以普及。

（2）NASH。肝脏脂肪变性伴随肝细胞气球样变和小叶炎症，通常有细胞周围纤维化。NASH 是单纯性肝脂肪变进展至肝纤维化及肝硬化的中间阶段且难以自愈。现有影像学和实验室检查等无创方法不能准确诊断 NASH。ALT 和 AST 能够敏感地反映肝细胞损伤与否及损伤程度。细胞角蛋白 18（Cytokeratin-18，CK-18）是 NAFLD 新的生物学标志物，定量检测 CK-18（M30 和 M65）可反映肝细胞凋亡和坏死。患有 MetS、血清 ALT 和 CK-18 水平持续增高，提示 NAFLD 患者存在 NASH 的风险，需要活检进行组织学确认。尽管肝脏活检为有创检查，存在取样误差且可能出现相关并发症，以及病理学家在阅片时可能存在主观差异，肝脏活检仍是诊断 NASH 的"金标准"。

（3）肝纤维化。F0-F1 代表无或轻度肝纤维化；F3-F4 代表进展期肝纤维化。鉴于肝纤维化是唯一准确预测肝脏不良结局的肝脏病理学改变，在 NAFLD 患者中诊断进展期肝纤维化和肝硬化对判断预后具有重要的价值。基于 FibroScan 或 FibroTouch 实施的肝脏瞬时弹性成像技术检测肝硬度值（Liver Stiffness Measurement，LSM）和基于 MRI 的磁共振弹性成像（Magnetic Resonance Elastography，MRE）是初步判断有无肝纤维化及程度的无创检测方法。MRE 对肝纤维化诊断的阳性预测值与 LSM 相似，但阴性预测值更高。LSM 与 MRE 均用于排除进展期纤维化（F3 或以上），而不是确认，因为其阴性预测值大于阳性预测值。如果无创检测方法高度提示存在进展期纤维化，则需进行活检以确认对进展期肝纤维化的诊断。如果无创检测方法不提示进展期纤维化，可以避免活检。

（4）肝硬化。肝硬化的影像学特征主要表现为肝脏外形改变，肝脏体积缩小、肝脏表面凹凸不平呈波浪状、肝内回声不均匀、肝裂增宽；门脉高压征象：① 脾大；② 胃小弯及食管下段区域，可以观察到大量迂曲、增宽的静脉影；③ 腹水。病理活检特点是在肝细胞坏死和弥漫性纤维化基础上，小叶结构塌陷以及肝脏结构破坏，代之以纤维包绕的异常的肝细胞结节（假小叶）形成和肝内血管解剖结构破坏。

2. 诊断 NAFLD 必须先排除以下可导致肝脏脂肪变性的病因

（1）酒精过量。通常定义为男性每周大于 210 g 酒精量和女性每周大于 140 g 酒精量。酒精量（g）= 饮酒量（mL）× 酒精浓度（%）× 酒精密度（0.8）。

（2）病毒性肝炎。常见为乙型肝炎病毒（Hepatitis B Virus，HBV）或丙型肝炎病毒（Hepatitis C Virus，HCV）感染（丙型肝炎病毒比乙型肝炎病毒更容易引起肝脂肪变性），可通过有无静脉用药、血液透析、输血或与感染者性接触的历史来判断；可分别检测乙型肝炎病毒标志物和丙型肝炎病毒抗体，如果丙型肝炎病毒抗体结果为阳性，则进一步检测 HCV-RNA。

（3）自身免疫性肝病。女性患病率更高，可能存在全身自身免疫的其他症状或体征（如皮疹、关节炎），常伴有其他自身免疫性疾病（如甲状腺炎、血管炎、关节炎）。通过检测抗核抗体、抗平滑肌抗体、肝肾微粒体 1 型抗体（抗 LKM-1 或 CYP2D6 抗体）来鉴别。值得注意的是：低滴度血清自身抗体水平升高在 NAFLD 患者中很常见。若出现高滴度血清自身抗体与提示自身免疫性肝病的其他特征（如极高转氨酶水平，高球蛋白血症或高免疫球蛋白 G 水平），应对自身免疫性肝病进行更全面的检查。

（4）遗传性血色素沉着症。皮肤古铜色是遗传性血色素沉着症的典型临床表现，这通常发生在疾病晚期。可通过检测铁蛋白和转铁蛋白饱和度来进行鉴别诊断。血清铁蛋白轻度升高在 NAFLD 患者中很常见，如果铁蛋白水平和转铁蛋白饱和度显著升高（或持续升高），则进一步评估有无遗传性血色素沉着症。

（5）肝豆状核变性（wilson disease，威尔逊病）。可有肝豆状核变性家族史，因铜沉积而导致的角膜 Kayser-Fleischer 环有助于诊断。患者实验室检查表现为血清总铜和铜蓝蛋白水平降低，尿铜排泄增加，活检时肝铜浓度升高。

（6）其他。除外药物（胺碘酮、乙胺碘呋酮、他莫昔芬、甲氨蝶呤、丙戊酸钠、糖皮质激素）和全胃肠外营养、炎症性肠病、乳糜泻、甲状腺功能减退症、库欣综合征、β脂蛋白缺乏血症、脂质萎缩性糖尿病、Mauriac 综合征等导致肝脏脂肪变性的疾病。

六、非酒精性脂肪性肝病的药物治疗

药物治疗通常在诊断为 NASH 时开始。

（1）抗氧化剂。根据美国胃肠病学协会、美国肝脏疾病研究协会和美国胃肠病学院的指南，推荐无糖尿病和活检证实的 NASH 患者使用维生素 E（α-生育酚）800 IU/d。虽然美国的临床试验显示口服 2 年维生素 E 800 IU/d 可使无糖尿病的 NASH 患者血清转氨酶恢复正常并显著改善肝脂肪变和炎症损伤，然而我国的药典和指南没有推荐大剂量维生素 E 治疗 NAFLD。

（2）胰岛素增敏剂。可考虑使用吡格列酮治疗经活检证实的伴或不伴 2 型糖尿病的 NASH 患者（不伴有充血性心力衰竭或骨折风险增加的患者）。吡格列酮虽然可以改善 NASH 患者的肝脏生物化学指标和肝脏组织学病变，但该药在中国患者中长期应用的疗效和安全性有待进一步研究。

（3）ω-3-多不饱和脂肪酸。推荐为 NAFLD 患者高甘油三酯血症的一线治疗。但ω-3-多不饱和脂肪酸对血清甘油三酯>5.6 mmol/L 的患者降脂效果不佳，通常需要使用贝特类降脂药物治疗，但需警惕后者的肝脏毒性。他汀可安全用于降低 NAFLD 和 NASH 患者的血清低密度脂蛋白胆固醇水平，但肝硬化失代偿或肝衰竭时禁用。

（4）血管紧张素Ⅱ受体拮抗剂。可用于 NAFLD 和 NASH 患者的高血压治疗。

（5）其他药物。二甲双胍和人胰高血糖素样肽（Glucagon-likepeptide-1，GLP-1）类似物利拉鲁肽可用于 NAFLD 患者血糖的控制、改善 IR 和辅助减重。

七、非酒精性脂肪性肝病的健康管理方案

（一）危险因素评估和管理

鉴于肥胖症、血脂异常、糖尿病、高血压和 MetS 是 NAFLD 患者疾病进展的危险因素，需加强其筛查及监测。建议 NAFLD 患者定期监测 BMI 及腰围、血压、血脂、空腹血糖及糖化血红蛋白，必要时行 24 小时动态血压监测及口服 75 g 葡萄糖耐量试验，预防和治疗上述危险因素及其并发症。

除了 PNPLA3I148M 基因多态性相关的 NAFLD 以外，IR 几乎是 NAFLD 的共同特征。无糖调节受损或糖尿病的 NAFLD 患者可以通过稳态模型评估的胰岛素抵抗指数（Homeostasis Model Assessment-insulin Resistance，HOMA-IR）评估胰岛素敏感性。HOMA-IR = 空腹血糖水平（mmol/L）× 空腹血胰岛素水平（ulU/mL）/22.5。正常成人 HOMA-IR 大约为 1。随访中 HOMA-IR 下降预示 NAFLD 患者代谢紊乱和肝脏损伤程度改善。

（二）疾病评估和管理

1. 疾病评估

当有以下 1 种或多种发现时，应怀疑 NAFLD。① 有 MetS 或 MetS 危险因素的患者，如肥胖、血脂异常、糖尿病和高血压。近期体重和腰围增加的 BMI 正常的人群。② 肝酶水平（血清 ALT 及 GGT）持续异常。③ 超声、CT 或 MRI 等影像学检查提示肝脏脂肪变性。

2. 疾病管理

（1）减重。治疗 NAFLD 及其合并症的首要目标是减重，减轻 5%体重可以改善肝脏脂肪变性和相关的代谢参数；减轻 7%～10%体重能显著降低血清转氨酶水平和改善NASH；减轻 10%体重并维持 1 年能逆转肝纤维化。

① 饮食应以每日 500～1000 kcal 的能量缺口为目标，以达到每周 0.5～1 kg 的减重。建议适量脂肪和碳水化合物的平衡膳食，限制含糖饮料、糕点和深加工精致食品，增加全谷类食物、ω-3-多不饱和脂肪酸以及膳食纤维摄入；一日三餐定时适量，严格控制晚餐的热量和晚餐后进食行为。

② 据报道，与低脂肪和低碳水化合物饮食相比，地中海饮食可以改善肝脏脂肪沉积。地中海饮食是一种营养模式，它起源于地中海周边的国家。虽然不同国家和地区因文化、种族、宗教和农业的不同可能会有不同的地中海饮食模式，但常见的地中海饮食模式主要包括食用未经加工的谷物、蔬菜和新鲜水果、橄榄油和坚果；适量食用鱼类、白肉和豆类；限制红肉、加工肉类和甜食；适量饮用红酒（见表 9-1）。

表 9-1　传统的地中海饮食成分

成分	消耗量	富含物质
新鲜水果	每天三次	维生素 C，多酚，类胡萝卜素，纤维
蔬菜	每天六次	维生素 C，多酚，ω-3-多不饱和脂肪酸，类胡萝卜素，纤维
橄榄油	每天一次	单一不饱和脂肪酸，多酚
未经加工的谷物	每天八次	多酚，纤维
坚果	每周一次	多酚，ω-3-多不饱和脂肪酸，纤维
豆类	每周≥3 次	多酚，纤维
鱼	每周 5～6 次	ω-3-多不饱和脂肪酸
红酒	每周≥7 杯	多酚

③ 患者应选择自身感兴趣且能够坚持的体育锻炼方式,例如:中等量有氧运动,每天 30 分钟,每周 5 次;或者高强度有氧运动,每天 20 分钟,每周 3 次;同时做 8～10 组阻力训练,每周 2 次。有氧运动和阻力训练都可以减少肝脏中的脂肪;每周超过 150 分钟的体育活动可使转氨酶显著下降。

④ 对于 3～6 个月生活方式干预未能有效减肥且 BMI ≥ 30 kg/m² 或 BMI ≥ 27 kg/m² 伴有高血压、糖尿病、血脂异常等合并症的患者,可以考虑应用奥利司他等药物减肥,但需警惕减肥药物引起的不良反应。

⑤ 减肥手术可最大程度地减肥和长期维持理想体重。针对欧美人群,BMI ≥ 40 kg/m² 的重度肥胖患者或伴有合并症的中度肥胖患者（35 kg/m² ≤ BMI<40 kg/m²）应考虑减肥手术;轻度肥胖患者（30 kg/m² ≤ BMI<35 kg/m²）如果保守治疗不能有效控制代谢和心脑血管危险因素也可以考虑减肥手术。亚裔人群的 BMI 阈值应下调 2.5 kg/m²。在 2015 年一项对活检证实的 NASH 患者的前瞻性研究中,减肥手术后随访 1 年时近 85% 的患者 NASH 消失;对于生活方式改变无效的病态肥胖伴 NASH 患者,减肥手术可以作为一种治疗选择。

（2）免疫。美国疾病控制与预防中心建议患有慢性肝病的患者接种肺炎球菌、甲型肝炎和乙型肝炎疫苗。

（3）饮酒。NAFLD 患者不应大量饮酒。

（4）药物。NAFLD 患者应避免使用具有肝脏毒性的药物,慎用保健品。

（三）疾病监测和随访

① NAFLD 患者起病隐匿且进展缓慢,NAFLD 的最佳随访间隔时间是不确定的。对于没有代谢危险因素的患者,可以考虑每 2～3 年随访一次,进行肝脏超声检查、肝酶检测和肝脏瞬时弹性成像评估。对于有代谢危险因素的患者,可以考虑每年随访一次,进行上述检查。

扩展案例 9-1

② NASH 患者肝纤维化平均 7～10 年进展一个等级。NASH 患者,根据其纤维化的严重程度,每 6～12 个月重新评估纤维化。通常采用无创方法,但如果有临床需要,可能需要或重复肝活检。③ 间隔纤维化和肝硬化是 NAFLD 患者肝病不良结局的独立预测因素。鉴于在进展期纤维化和肝硬化患者中,肝脏相关死亡占 60%,因此,进展期纤维化或肝硬化患者应定期接受超声检查、肝酶和肝癌标志物检测和肝脏瞬时弹性成像评估,每 6 个月进行一次。根据美国肝病研究协会实践指南,肝硬化患者还应筛查及监测胃食管静脉曲张。④ 鉴于 NAFLD 患者的死亡通常是由 MetS 的常见危险因素导致的心血管疾病引起的,而非肝脏性恶性肿瘤是第二大死因,因此,建议 NAFLD 患者定期评估心脑血管事件和恶性肿瘤的发病风险。

第二节　肥胖症

一、肥胖症的定义、分类及流行情况

肥胖症是一种以体内脂肪储存过多和/或分布异常为特征的慢性代谢性疾病,通常

伴有体重增加。肥胖症是 2 型糖尿病、高血压、血脂异常（高甘油三酯血症和低高密度脂蛋白血症）、心血管疾病和某些肿瘤的公认危险因素，且随着肥胖程度的加剧，其危险呈上升趋势。肥胖还与全因死亡率的增加有关。

根据发病机制和病因，肥胖可分为单纯性肥胖和继发性肥胖两大类。单纯性肥胖又称原发性肥胖，指无其他疾病病因的肥胖，可能与遗传、生活方式有关，其根据发病年龄和发病机制又可分为体质性肥胖（幼年起病性肥胖）和获得性肥胖（成年起病性肥胖）。继发性肥胖指继发于其他疾病或服用药物导致的肥胖，比如下丘脑、垂体、肾上腺、性腺或甲状腺疾病，服用精神类药物、糖皮质激素等药物所致的肥胖。本章重点介绍单纯性肥胖。

另外，根据脂肪储存部位，肥胖可分为中心型肥胖和周围型肥胖。中心型肥胖又被称为腹型肥胖，是以腹壁和腹腔内脂肪堆积为特征的肥胖，患者腰围增粗，呈现"苹果型"肥胖。中心型肥胖的患者患糖尿病等代谢性疾病和心血管疾病的风险大。周围型肥胖患者的脂肪主要堆积在臀部和大腿部，呈现"梨型"肥胖。

随着肥胖的日益流行，肥胖及其相关疾病已成为全球成年人的第一大慢性健康问题，是全球面临的重大公共卫生挑战。肥胖已成为残疾和死亡的主要原因之一，不仅影响到成年人，而且影响到儿童和青少年。2014 年，全球超过 19 亿成年人（18 岁及以上）超重，其中超过 6 亿人肥胖，4200 万 5 岁以下儿童超重或肥胖。《中国居民营养与慢性病状况报告（2015 年）》显示，2012 年全国成人（18 岁及以上）超重率为 30.1%，肥胖率为 11.9%，比 2002 年分别上升了 7.3% 和 4.8%；而 6~17 岁儿童和青少年超重率为 9.6%，肥胖率为 6.4%，比 2002 年分别上升了 5.1% 和 4.3%。

二、肥胖的发病机理

在最简单的层面上，肥胖是长期能量代谢不平衡的结果，并由持续的高能量摄入来维持肥胖状态。当能量摄入多于消耗时，除了以肝糖原、肌糖原的形式储存外，几乎全部转化为脂肪，储藏于全身脂肪库中。生物（包括遗传和表观遗传）、行为、社会和环境因素之间的复杂相互作用参与调节能量平衡和脂肪储存。

三、肥胖的危险因素

（1）遗传因素。肥胖具有明显的家族聚集性，提示遗传因素在肥胖的发生、发展中起重要作用，但至今未能明确其遗传方式和分子机制。编码瘦素（leptin）的 OB 基因、编码瘦素受体的 LEPR 基因、编码阿黑皮素原的 POMC 基因、编码激素原转换酶 1 的 PC1 基因、编码黑皮素 4 受体的 MC4R 基因出现基因突变可不依赖环境引起显著肥胖，上诉基因突变所致的肥胖被称为单基因肥胖，其特点是早发性极度肥胖。此外，还有一些存在肥胖表型的遗传综合征，如 Laurence-Moon-Biedl 综合征和 Prader-Willi 综合征可导致肥胖。虽然肥胖具有遗传倾向，但大多数肥胖并非单基因疾病，而是多基因及环境因素共同参与的代谢性疾病。

（2）环境因素。① 进食多，进食富含中性脂肪及糖类的高热量食物使能量摄入过多。② 久坐少动的生活方式使能量消耗减少。③ 胎儿期母体营养不良，出生时低体重儿，或婴幼儿期处于营养不良状态，在成年期暴露于高热量饮食结构和缺乏体力活动的环境中时，也容易患肥胖症。④ 有不少人戒烟后会出现体重增加。1 g 酒精可产生 7 kcal 能量，因此，饮酒可导致能量摄入过多。⑤ 部分有慢性压力和消极情绪的人可出现食欲增强，甚至贪食，并最终导致肥胖。⑥ 睡眠不足或睡眠不规律的人更容易出现肥胖。⑦ 社会文化因素通过饮食习惯和生活方式影响肥胖的发生。

四、肥胖的临床表现

（1）一般轻中度肥胖者：多无自觉症状，仅表现为体重、腰围及体脂百分比增加。重度肥胖患者有活动耐量降低、胸闷、气促、打鼾、便秘、腹胀、疲乏等。

（2）肥胖症患者：常合并高血压、糖尿病、血脂异常、非酒精性脂肪性肝病、高尿酸血症及代谢综合征等代谢紊乱疾病。肥胖症患者还可并发阻塞性睡眠呼吸暂停低通气综合征、胃食管反流病、骨关节病、多囊卵巢综合征，阴茎勃起障碍和肿瘤等疾病。

五、肥胖的诊断与鉴别诊断

（1）体重指数（Body Mass Index，BMI）。BMI 是目前国际上最常使用的量度体重与身高比例的工具，计算公式为 BMI（kg/m^2）= 体重/身高 ^{2}，可作为诊断肥胖的简易指标，其可操作性强，不受年龄及性别影响。但同时应该认识到 BMI 是一种较为粗略的指标，尤其对肌肉组织发达引起的体重增加，其准确性欠佳。人类不同种族的超重和肥胖诊断标准有一定差异，世界卫生组织将 BMI ≥ 25 kg/m^2 定义为超重，将 BMI ≥ 30 kg/m^2 定义为肥胖，并建议各个国家根据人群和国家的具体情况来定义超重和肥胖。2006 年《中国成人超重和肥胖症预防控制指南》将 BMI ≤ 18.5 kg/m^2 定义为体重过低，将 18.5 kg/m^2 < BMI < 24.0 kg/m^2 定义为体重正常，将 24 kg/m^2 ≤ BMI < 28 kg/m^2 定义为超重，将 BMI ≥ 28.0 kg/m^2 定义为肥胖。

（2）腰围是最简便和常用的反映腹型肥胖的指标。世界卫生组织建议采用男性腰围 ≥ 94 cm，女性腰围 ≥ 80 cm 作为腹型肥胖的诊断标准。《中国成人血脂异常防治指南（2016 年修订版）》基于我国人群的研究证据建议采用中国男性腰围 ≥ 90 cm，女性腰围 ≥ 85 cm 作为腹型肥胖的诊断标准。腰围的测量点位于腋中线肋骨下缘至髂嵴上缘中点位置，被测量者取直立位，保持平静呼吸，测量时卷尺与地面平行，松紧度适宜。

（3）体脂率。人体脂肪重量在总体重中所占的比例称为体脂率，又称体脂百分数，可用于肥胖的判断。一般来说正常成年男性体脂率为 10% ~ 20%，女性为 15% ~ 25%。男性体脂率 > 25%，女性 > 30%，可考虑为肥胖。双能 X 线吸收法（Dual Energy X-ray Absorptiometry，DEXA）可测量身体脂肪组织、非脂肪组织和骨的含量，对人体的辐射只是拍摄 1 张 X 线光片的 1% 的辐射剂量。DEXA 测量准确性高，目前被国际公认为是测定人体成分的一种"金标准"。但 DEXA 测试仪价格昂贵而且测量比较复杂，不便于普及应用。采用生物电阻抗法测量体脂率，其测量精度不高，测量值仅作为参考。

（4）鉴别诊断。肥胖症诊断明确后需首先排除继发性肥胖的可能。

① 皮质醇增多症：主要临床表现有向心性肥胖、满月脸、多血质面容、紫纹、继发性糖尿病、高血压、骨质疏松等。可根据 24 尿游离皮质醇水平、血皮质醇昼夜节律及小剂量地塞米松抑制试验结果等加以鉴别。

② 甲状腺功能减退症：主要临床表现有乏力、行动迟缓、反应迟钝、嗜睡、怕冷、厌食、腹胀、便秘、黏液性水肿等。可行甲状腺功能测定加以鉴别。

③ 下丘脑性肥胖：下丘脑是人体能量稳态调节系统所在部位，其结构或功能损伤（如下丘脑肿瘤、先天性遗传缺陷和抗精神病药物）引起食欲亢进、体力活动减少和短期内体重显著增加，导致患者出现病态肥胖。可行视野、视力、鞍区 MRI 检查、垂体及靶腺激素测定加以鉴别。

④ 多囊卵巢综合征：是育龄期妇女常见的一种复杂的内分泌及代谢异常所致的疾病，以慢性无排卵（排卵功能紊乱或丧失）和高雄激素血症（体内男性激素产生过剩）为特征，主要临床表现为月经紊乱、不孕、多毛、痤疮和肥胖。可通过妇科超声、性激素水平检测、葡萄糖耐量试验等加以鉴别。

⑤ 导致肥胖的药物：如抗精神分裂症药物、抗抑郁症药物、糖皮质激素、口服避孕药、胰岛素和磺脲类降糖药物等。

六、肥胖的健康管理方案

（一）危险因素评估

① 肥胖家族史；② 肥胖的起病年龄和进展速度；③ 饮食模式和可能存在的进食紊乱（暴食症，贪食症，夜间进食综合征）；④ 体力活动方式和频率；⑤ 是否存在抑郁等情绪障碍；⑥ 其他因素。如继发性肥胖病因、药物、社会心理因素、慢性压力、睡眠障碍、戒烟等。

（二）疾病评估和管理

1. 目　标

体重管理目标包括促进体重减轻和维持，预防体重反弹，预防和控制合并症，减少健康风险。除了关注体重的减少，还应关注腰围和身体成分的改善，主要是减少脂肪量，改善和维持去脂体重（Fat-free Mass，FFM）。治疗目标还包括合并症的管理，如血脂的管理、2 型糖尿病患者的血糖控制、高血压患者的血压控制、肺疾病如睡眠呼吸暂停的管理，注意骨关节炎的疼痛控制和活动需求、管理心理障碍包括情感障碍、信心不足和身体形象干扰。肥胖管理可以减少药物治疗合并症的需要。患者应该明白，由于肥胖是一种慢性疾病，体重管理将需要持续一生。

2. 体格检查

① 所有成年人应每年测量体重和身高（据此计算 BMI）、腰围；② 寻找是否存在作为胰岛素抵抗标志的黑棘皮病。

3. 评估肥胖相关疾病

肥胖相关的健康问题具体见表 9-2。

① 检测血压；② 空腹血糖或随机血糖，如空腹血糖≥6.1 mmol/L 或随机血糖≥7.8 mmol/L 时，建议行口服葡萄糖耐量试验；③ 血脂水平（总胆固醇、高密度脂蛋白胆固醇、低密度脂蛋白胆固醇、甘油三酯）；④ 尿酸；⑤ 甲状腺功能；⑥ 肝功能（如果肝功能检查异常，提示非酒精性脂肪性肝病或其他肝脏疾病，则进行肝脏超声和 Fibroscan 等检查，若有必要可行肝脏活检）；⑦ 心血管检查；⑧ 内分泌激素及影像学检查（如怀疑继发性肥胖）；⑨ 睡眠实验检查有无睡眠呼吸暂停综合征。

表 9-2　肥胖相关健康问题

肥胖相关健康问题
代谢影响
（1）内分泌：糖尿病前期、2 型糖尿病、血脂异常（高甘油三酯血症、低高密度脂蛋白血症）
（2）心血管：高血压、冠心病、中风、充血性心力衰竭、心房颤动、静脉瘀滞、静脉血栓栓塞性疾病（深静脉血栓形成、肺栓塞）
（3）癌症：多种类型，最常见的是结肠直肠癌、绝经后乳腺癌和子宫内膜癌
（4）胃肠道：胃食管反流病，胆石症，非酒精性脂肪性肝病
（5）肾脏：肾结石、蛋白尿、慢性肾病
（6）泌尿生殖系统： 女性：尿道应激性尿失禁、多囊卵巢综合征、不孕不育、妊娠并发症； 男性：良性前列腺肥大、勃起功能障碍
（7）神经系统：偏头痛，假脑瘤
（8）感染：皮肤和软组织感染
机械效应
（1）肺：阻塞性睡眠呼吸暂停综合征，肺动脉高压，限制性肺疾病，慢性低氧性呼吸衰竭
（2）肌肉骨骼：骨关节炎，腰痛
社会心理影响
（1）抑郁症和焦虑症
（2）社会歧视

4. 改善饮食方式

饮食原则为低脂、低糖，适量摄入蛋白，限制能量摄入。了解患者减重的动机，增强患者信心。鼓励患者采用可坚持的、长期的饮食方式达到减重的目的。使用自我记录的食物日记对饮食进行定性评估，促进患者的自我监督。

（1）减少食物总量。在膳食营养素平衡的基础上减少每日摄入的总热量，肥胖男性能量摄入建议为 1500～1800 kcal/d，肥胖女性建议为 1200～1500 kcal/d，或在目前能量摄入水平基础上减少 500～700 kcal/d。要让患者明白，任何营养物质，如碳水化合物、脂肪、蛋白质等，都是食物热量的来源。

（2）优化膳食结构。使用简化的方法选择适当的食物种类，大约四分之一来源于蛋白质（如肉类、家禽、鱼、奶酪、鸡蛋、豆类等），四分之一来源于低糖谷物（如荞麦、全麦、燕麦、糙米、黑米、藜麦等），剩下二分之一来源于蔬菜和低糖水果（如苹果、樱桃、猕猴桃、柑、柚子、葡萄、梨等）。尽量采用蒸、煮、炖的烹调方法，避免煎、炸、炒的烹调方式。戒烟限酒，避免饮用含糖饮料。提倡地中海饮食，这种饮食有高含量的蔬菜、水果、豆类、未经加工的谷物和富含ω-3-脂肪酸的食物，如鱼类、坚果、奶酪。荟萃分析显示地中海饮食减少了 8% 的全因死亡率，减少了 10% 的心血管疾病的发病率或死亡，减少了 6% 的肿瘤疾病的发病率或死亡，减少了 13% 的神经退行性疾病的发病率。

（3）改变饮食习惯。避免在两餐之间吃零食；三餐规律、定时定量，避免在晚上加餐；避免饮食失控和暴饮暴食。

5. 加强体力活动

① 目的是培养活动兴趣，增加日常身体活动，减少坐着或躺着的时间，结合患者的年龄、存在的合并症、身体承受能力和兴趣爱好选择合适的体力活动方式。一些最近的研究和荟萃分析表明，与体重正常但久坐不动的人相比，达到较高心肺适应性的肥胖患者的全因死亡率更低，这一信息可能成为一些肥胖患者增加体力活动的动力。需要注意的是，有合并症（尤其是糖尿病）的患者进行中等以上强度运动或肥胖患者进行任何剧烈运动都需要心脏病专家使用运动压力测试进行心脏评估。

② 适合肥胖患者的运动有快走、游泳、自行车、舞蹈、柔道、高尔夫球、乒乓球、羽毛球等中等强度运动（50%~70% 最大心率，可凭主观感觉来判定运动强度，即运动时微微出汗、感觉到有一点吃力、能完整说 3~5 个字的句子）。

③ 每天 30 分钟，每周 5 天是超重或肥胖患者的合适运动时间。逐步增加体力活动的量和强度，如患者无法做到一次 30 分钟的运动，可采取每天 2 次 × 15 分钟或 3 次 × 10 分钟的方式进行运动。当运动总时长超过 30 分钟时，坚持运动的可能性会减低。上述体力活动可以与抗阻运动相结合，每周 2~3 次（两次锻炼间隔 ≥48 小时），包括 8~10 次涉及躯干、上下肢大肌肉群的练习，锻炼肌肉力量。有氧运动联合抗阻运动可获得更大程度的代谢改善。

6. 认知行为治疗

心理因素管理是肥胖管理的重要组成部分，并强烈地影响治疗的成功与否，特别是对于患有严重肥胖的个体。一般来说，人的情绪状态和压力情况与想吃东西的欲望或需要有密切的关系。饮食失调，如暴饮暴食、夜间进食综合征和严重的多次吃零食，应由精神病学家、心理学家或肥胖专家进行认知行为治疗。我们的目标是减少对饮食的冲动，并找到新的策略来缓解这些情绪，用吃以外的其他方式来管理情绪。

7. 药物治疗

药物治疗可以帮助患者保持依从性，降低与肥胖相关的健康风险和提高生活质量，它还可以帮助预防肥胖的并发疾病（如 2 型糖尿病）的发展。

（1）药物治疗指征。① BMI≥24 kg/m² 且伴有肥胖相关疾病（如高血压、2 型糖尿病、血脂异常、负重关节疼痛、睡眠呼吸暂停等）。② BMI≥28 kg/m²，不论是否有并发症，经过 3 个月的生活方式改善仍不能减重 5%，甚至体重仍有上升趋势者。③ 药物治疗的疗效应在前 3 个月进行评估。如果减重效果令人满意（非糖尿病患者减重>5%，糖尿病患者减重>3%），则应继续治疗，否则就应该停止药物治疗，并对整体治疗方案重新评估。

（2）常用药物。美国 FDA 批准的治疗肥胖症的药物主要有奥利司他、利拉鲁肽和纳曲酮/安非他酮。但在我国，目前有肥胖症治疗适应证且获得国家药监局批准的药物只有奥利司他。在选择治疗肥胖的药物时，应考虑药物对肥胖相关疾病和其他疾病的影响。

① 奥利司他是一种有效的选择性胰腺脂肪酶抑制剂，可减少肠道对脂肪的分解和吸收。推荐剂量为 120 mg 每天 3 次，餐前服。奥利司他的不良反应主要是胃肠道反应，表现为排便次数增多、稀便、脂肪泻、大便失禁等。罕见的不良反应包括转氨酶升高和重度肝炎、过敏反应等。由于奥利司他会引起粪便脂肪丢失，造成脂溶性维生素与β胡萝卜素的吸收减少，因此患者在服药期间应补充包含脂溶性维生素在内的复合维生素。

② 利拉鲁肽是一种胰高血糖素样肽-1（Glucagon-like Peptide，GLP-1）类似物。GLP-1 是一种肠促胰岛素，在进食后由回肠分泌，促进胰腺分泌胰岛素，并向大脑发送饱腹感的信息，因此，它也属于饱腹感激素的一类。它已经被用于治疗 2 型糖尿病，剂量为每天 0.8 ~ 1.8 mg。自 2015 年以来，3 mg 的剂量已经在欧洲上市，用于治疗肥胖症。利拉鲁肽耐受性良好，但在开始治疗时可能出现恶心、呕吐等副作用。

③ 纳曲酮/安非他酮结合了两种已经被批准的中枢作用药物。安非他酮是多巴胺和去甲肾上腺素转运体的非选择性抑制剂，用于治疗抑郁症和帮助戒烟。纳曲酮是一种阿片受体拮抗剂，广泛用于治疗酒精和阿片依赖综合征。纳曲酮/安非他酮组合的厌食效应被认为是持续激活下丘脑厌食神经元。推荐剂量为纳曲酮 16 mg/安非他酮 180 mg，每天 2 次。该产品要求在治疗 12 周后体重减轻 5%，如果患者没有达到这个目标，就应该停止用药。该组合最常见的不良反应是恶心，但在大多数情况下只在治疗的前几周出现。除恶心外，头痛、头晕、失眠和呕吐是导致停药最常见的不良反应。

8. 减重手术

减重手术是针对严重肥胖患者中长期治疗最有效的方法，同时能有效改善血压、血糖、血脂等，然而，它是治疗肥胖最具侵入性的手段，可能不适合大多数患者。主要的减重手术方式包括：胃旁路术、胃束带、袖状胃减容术。经生活方式干预和药物治疗未能控制的程度严重的肥胖症患者，《中国肥胖及 2 型糖尿病外科治疗指南（2019 版）》推荐的手术适应证见表 9-3。

扩展案例 9-2

表 9-3 单纯肥胖症患者代谢手术适应证

BMI（kg/m^2）	临床情况	手术推荐等级
≥37.5	有或无合并症[a]及严重相关风险的患者	积极手术
32.5～<37.5	有或无合并症[a]及严重相关风险的患者	推荐手术
27.5～<32.5	经改变生活方式和内科治疗难以控制，且至少符合 2 项代谢综合征组分[b]，或存在合并症[a]	可考虑手术

注：a 包括阻塞性睡眠呼吸暂停低通气综合征、非酒精性脂肪性肝炎、高尿酸血症、内分泌功能异常、男性性功能异常、多囊卵巢综合征、变形性关节炎、肾功能异常等，尤其是具有心血管风险因素或 2 型糖尿病等慢性并发症等；b 包括高甘油三酯、低高密度脂蛋白胆固醇、高血糖和高血压。

　　肥胖患者在减重手术后需要终身随访和管理。所有减重手术后食物摄取都会减少，而胃旁路术后会引起营养吸收不良，这些都可能导致长期的多重营养缺乏（如蛋白质、多种维生素、矿物质和微量元素）和贫血、骨质疏松等营养相关性并发症。因此，根据所使用的手术方式，应该给每一个手术后患者长期补充矿物质和多种维生素。此外，建议对营养缺乏进行定期监测，并根据不同的情况提供适当的补充。

第三节　糖尿病

一、糖尿病的定义、分类和流行情况

　　糖尿病（Diabetes Mellitus，DM）是指由多种原因引起的胰岛素分泌和/或作用缺陷的高血糖综合征。

　　世界卫生组织（World Health Organization，WHO，1999 年）的糖尿病病因学分型体系将糖尿病分为 1 型糖尿病、2 型糖尿病、特殊类型糖尿病和妊娠期糖尿病（Gestational Diabetes Mellitus，GDM），其中 2 型糖尿病占糖尿病的 85%～90%。特殊类型糖尿病分为 8 个亚型（见表 9-4）。

表 9-4 糖尿病病因学分型（WHO 1999 的分型体系）

一、1 型糖尿病：（1）免疫介导性；（2）特发性
二、2 型糖尿病
三、特殊类型糖尿病 （1）胰岛β细胞功能遗传性缺陷：第 12 号染色体，肝细胞核因子-1α（HNF-1α）基因突变（MODY3）；第 7 号染色体，葡萄糖激酶（GCK）基因突变（MODY2）；第 20 号染色体，肝细胞核因子-4α（HNF-4α）基因突变（MODY1）；线粒体 DNA 突变；其他。 （2）胰岛素作用遗传性缺陷：A 型胰岛素抵抗；矮妖精貌综合征；Rabson-Mendenhall 综合征；脂肪萎缩性糖尿病；其他。 （3）胰腺外分泌疾病：胰腺炎、创伤/胰腺切除术后、胰腺肿瘤、胰腺囊性纤维化、血色病、纤维钙化性胰腺病及其他。

（4）内分泌疾病：肢端肥大症、库欣综合征、胰高糖素瘤、嗜铬细胞瘤、甲状腺功能亢进症、生长抑素瘤、醛固酮瘤及其他。

（5）药物或化学品所致的糖尿病：N-3 吡啶甲基 N-P 硝基苯尿素、喷他脒、烟酸、糖皮质激素、甲状腺激素、二氮嗪、β-肾上腺素能激动剂、噻嗪类利尿剂、苯妥英钠、γ-干扰素及其他。

（6）感染：先天性风疹、巨细胞病毒感染及其他。

（7）不常见的免疫介导性糖尿病：僵人综合征、胰岛素自身免疫综合征、胰岛素受体抗体及其他。

（8）其他伴糖尿病的遗传综合征：Down 综合征、Klinefelter 综合征、Turner 综合征、Wolfram 综合征、Friedreich 共济失调、Huntington 舞蹈病、Laurence-Moon-Beidel 综合征、强直性肌营养不良、卟啉病、Prader-Willi 综合征及其他

四、妊娠期糖尿病

由于各种类型糖尿病的发病机制、治疗、并发症及预后不同，所以应在诊断糖尿病时判断患者为何种类型糖尿病。有时在糖尿病初期进行分型很困难，如果一时不能确定分型，可先做一个临时性分型，用于指导治疗，然后依据患者对治疗的反应以及追踪观察其临床表现再重新评估、分型。表 9-5 列出了 1 型糖尿病和 2 型糖尿病的主要鉴别点。

表 9-5　1 型糖尿病和 2 型糖尿病的主要区别

	1 型糖尿病	2 型糖尿病
以前的名称	胰岛素依赖型糖尿病（Insulin-dependent Diabetes Mellitus，IDDM），青少年型糖尿病	非胰岛素依赖型糖尿病（Non-insulin-dependent Diabetes Mellitus，NIDDM），成人型糖尿病
发病年龄	通常小于 30 岁，尤其是儿童和青春期，但任何年龄段均可发病（如 LADA[1]）	通常 >40 岁，但任何年龄段均可发病（如 MODY[2]）
遗传易感性	中度；35%～50% 的同卵双胞胎同时患病；发现了几个候选基因	很强；60%～90% 的同卵双胞胎同时患病；发现了许多候选基因，一些基因在 MODY 中被发现
诱发和危险因素	环境因素在 1 型糖尿病的病因中较 2 型糖尿病明显，如微生物，化学物质，饮食因素。环境因素以病毒感染最为重要（如柯萨奇病毒、腮腺炎病毒）	遗传因素在 2 型糖尿病的病因中较 1 型糖尿病明显；环境因素以肥胖（中心性肥胖）、高热量饮食、久坐少动的生活方式、增龄、既往妊娠期糖尿病最为重要
人类白细胞抗原（Human leukocyte antigen，HLA）	与 HLA-DQA 和 HLA-DQB 有关，受 HLA-DRB 影响	没有任何已知的
相关疾病	自身免疫性疾病：格雷夫斯病、桥本甲状腺炎、白癜风、艾迪生病、恶性贫血	肥胖、高血压、血脂异常
诊断时的发现	85%～90% 的患者有一种（通常是更多）抗体：ICA、IA-2A、GADA、IAA	因为大多数患者无症状期较长，在诊断时可有糖尿病大血管和微血管并发症

续表

	1 型糖尿病	2 型糖尿病
临床表现	非肥胖体型；"三多一少"症状明显；常以酮症或酮症酸中毒起病	肥胖体型多见；半数患者无任何自觉症状
内源性胰岛素水平	低或缺乏	通常相对缺乏，早期高胰岛素血症
胰岛素抵抗	只在高血糖时出现	常见
延长禁食时间	高血糖、酮症酸中毒	血糖正常
应激、中断胰岛素治疗	酮症酸中毒	非酮症性高血糖，偶尔出现酮症酸中毒

注：（1）LADA（Latent Autoimmune Diabetes of Adult）：成人发病的隐匿性自身免疫性糖尿病（有时也称为 1.5 型糖尿病）。患者通常一开始并不依赖胰岛素，经常被误诊为 2 型糖尿病。（2）MODY（Maturity Onset Diabetes of Youth）：青少年发病的成年型糖尿病。MODY 是一种由于单基因突变导致的胰岛β细胞功能遗传性缺陷的特殊类型糖尿病，可分为多种亚型。其特征性表现为：发病年龄早，常染色体显性遗传，存在β细胞功能缺陷，无自身免疫或胰岛素抵抗的相关证据。（3）缩略词：ICA（Inslin Cell Antibody）胰岛素细胞抗体；IA-2A（Islet Cell Antigen-2 antibody）胰岛细胞抗原 2 抗体；GADA（Glutamic Acid Decarboxylase Antibody）抗谷氨酸脱羧酶抗体；IAA（Insulin Autoantibody）胰岛素自身抗体。

我国的糖尿病病因以 2 型糖尿病为主，其他类型糖尿病少见。2013 年中国糖尿病流行情况及民族特征分析显示 2 型糖尿病的患病率为 10.4%，男性高于女性（11.1%比 9.6%），各民族间的糖尿病患病率存在较大差异。经济发达地区的糖尿病患病率明显高于不发达地区，城市高于农村（12.0%比 8.9%）。我国糖尿病患病率呈上升趋势，2015 至 2017 年中华医学会内分泌学分会在全国 31 个省进行的甲状腺、碘营养状态和糖尿病的流行病学调查显示，我国 18 岁及以上人群糖尿病患病率为 11.2%。

二、糖尿病的发病机制与危险因素

（1）1 型糖尿病。① 免疫介导性：自身免疫破坏胰岛β细胞引起胰岛β细胞数量显著减少乃至消失，通常导致胰岛素的绝对缺乏。② 特发性：不明原因。

（2）2 型糖尿病。胰岛素调控葡萄糖代谢能力的下降（胰岛素抵抗）伴胰岛β细胞功能缺陷所导致的胰岛素分泌进行性减少（相对减少）。

（3）特殊类型糖尿病。胰腺、胰岛β细胞或胰岛素功能缺陷，升糖激素分泌增多，药物、遗传综合征等。

（4）妊娠期间诊断的糖尿病。是由于妊娠相关的胰岛素抵抗引起。

三、糖尿病的临床表现

1. 糖尿病的临床表现

（1）1 型糖尿病患者可表现为典型的"三多一少"症状，即多饮、多尿、多食和体重下降，少数患者以糖尿病酮症酸中毒（Diabetic Ketoacidosis，DKA）为首发表现。

（2）半数 2 型糖尿病患者无任何自觉症状，常在体检时发现高血糖，或因为糖尿病慢性并发症而发现患有糖尿病。部分患者可有口干、口渴、创口不易愈合，女性可能有外阴或皮肤瘙痒等。

2. 糖尿病引起的急性和慢性并发症

急性并发症包括糖尿病酮症酸中毒（Diabetic Ketoacidosis，DKA）、高血糖高渗状态（Hyperglycemic Hyperosmolar Status，HHS）等。慢性并发症包括糖尿病肾病、糖尿病视网膜病变、糖尿病神经病变、糖尿病性下肢血管病变、糖尿病足病等。糖尿病肾病和糖尿病视网膜病变通常被称为糖尿病微血管病变。

（1）糖尿病肾病。又称为肾小球硬化症，是由于肾单位进行性变性导致的局灶性肾小球硬化。可表现为全身水肿、虚弱、面色苍白，晚期可出现皮肤萎黄暗沉的尿毒症面容。糖尿病肾病是 1 型糖尿病患者的首位死亡原因，在 2 型糖尿病患者的死因中位列心脑血管疾病之后。在一个透析中心，大约 40% 的患者是糖尿病患者。

（2）糖尿病视网膜病变。① 非增殖性糖尿病视网膜病变：早期表现为微动脉瘤形成，毛细血管扩张，蜡状或硬性渗出物，点状或火焰状出血，动静脉分流。晚期表现为伴有棉花状渗出物的微梗死，黄斑水肿和视力下降。② 增殖性糖尿病视网膜病变：以新生血管形成、玻璃体积血、纤维瘢痕和视网膜脱离为特征。③ 糖尿病患者发生白内障和青光眼的概率增加。

（3）糖尿病神经病变。① 糖尿病周围神经病变：为多发性远端感觉运动神经病，症状包括双侧肢端"长袜手套"分布的感觉异常（蚁行感、针刺感、麻木、灼热、感觉过敏或感觉减退），并可能进一步发展为运动无力和共济失调。体格检查可发现本体感觉丧失，针刺感、轻触感、振动觉及温度觉减弱，腱反射减弱或消失，肌萎缩伴肌无力。糖尿病周围神经病变，下肢受累重于上肢，感觉神经异常早于运动神经异常。肌电图检查可发现神经传导速度减慢和动作电位波幅下降。② 糖尿病自主神经病变包括胃肠道自主神经病变：食管运动异常，胃轻瘫（胃排空延迟），腹泻（通常为夜间），便秘；泌尿生殖系统自主神经病变：神经源性膀胱（尿失禁、尿潴留、尿细弱和滴尿），阳痿；心血管系统自主神经病变：直立性低血压、心动过速、心率变异性降低。心率变异性降低与心脏死亡率增加相关。③ 单一神经病变：主要累及第 Ⅲ（动眼神经）、Ⅳ（滑车神经）、Ⅵ（展神经）对颅神经，也可累及周围神经。

（4）糖尿病足病。这是糖尿病患者住院的主要原因，15% 的糖尿病患者发生足部溃疡（年发病率为 2%）。糖尿病足病通常继发于多种因素，包括糖尿病周围神经病变所致感觉减退而易受创伤、周围血管功能不全和并发感染。由于周围神经病变相关的感觉丧失，患者的症状通常比临床表现轻。目前临床上广为接受的糖尿病足病分级评估方法主要是 Wagner 分级（见表 9-6）。所有糖尿病患者每年都应进行足部检查，全面的足部检查包括视觉检查、足背动脉和胫后动脉搏动、皮肤温度和使用 10 g 尼龙丝测试感觉的保护性感觉评估。糖尿病患者足部溃疡的预防包括严格的血糖控制、患者教育、糖尿病足鞋、加强足部护理。

表 9-6　糖尿病足病的 Wagner 分级

分级	临床表现
0 级	有发生足溃疡的危险因素，但目前无溃疡
1 级	足部表浅溃疡，无感染征象，突出表现为神经性溃疡
2 级	较深溃疡，常合并软组织感染，无骨髓炎或深部脓肿
3 级	深部溃疡，有脓肿或骨髓炎
4 级	局限性坏疽（趾、足跟或前足背），其特征为缺血性坏疽，通常合并神经病变
5 级	全足坏疽

四、糖尿病的诊断

根据《中国 2 型糖尿病防治指南（2020 年版）》，糖尿病诊断标准如下：

具有典型糖尿病症状（烦渴多饮、多尿、多食、不明原因的体重下降）加上以下 4 条中的任意 1 条：① 随机静脉血浆葡萄糖≥11.1 mmol/L。② 空腹静脉血浆葡萄糖≥7.0 mmol/L。③ 口服葡萄糖耐量试验（Oral Glucose Tolerance Test，OGTT）2 h 静脉血浆葡萄糖≥11.1 mmol/L。④ 糖化血红蛋白（Glycosylated Hemoglobin，HbA1c）≥6.5%。无糖尿病典型症状者，需要改日复查确认。

注意：需依据静脉血浆葡萄糖而不是毛细血管血糖测定结果诊断糖尿病。① 空腹状态指至少 8 h 没有摄入热量；随机血糖指不考虑上次用餐时间，一天中任意时间的血糖，不能用来诊断空腹血糖受损或糖耐量异常。② 急性感染、创伤、手术或其他应激情况下可出现暂时性血糖升高，若没有明确的高血糖病史，需在应激消除后复查。在上述情况下检测 HbA1c 有助于鉴别应激性高血糖和糖尿病。

③ 2011 年 WHO 建议在条件具备的国家和地区采用 HbA1c 诊断糖尿病，诊断切点为 HbA1c≥6.5%。由于我国 HbA1c 各地区检测水平差别较大，指南推荐，在采用标准化检测方法且有严格质量控制的医疗机构，可以将 HbA1c≥6.5%作为糖尿病的补充诊断标准。

血浆葡萄糖高于正常水平但未达到糖尿病诊断标准被称为糖调节受损或糖尿病前期，诊断如下：① 空腹静脉血浆葡萄糖 6.1-<7.0 mmol/L，被称为空腹血糖受损（Impaired Fasting Glucose，IFG）。② OGTT 后 2 h 血浆葡萄糖 7.8-<11.1，被称为糖耐量异常（Impaired Glucose Tolerance，IGT）。GDM 是指妊娠期间发生的不同程度的糖代谢异常，但血糖未达到显性糖尿病的诊断标准。GDM 诊断标准如下：妊娠期间任何时间行 75 g OGTT，① 5.1 mmol/L≤空腹血糖<7.0 mmol/L，② 1 h 血糖≥10.0 mmol/L，③ 8.5 mmol/L≤2 h 血糖<11.1 mmol/L，上述 3 条满足其中 1 条即诊断 GDM。但妊娠早期单纯空腹血糖>5.1 mmol/L 不能诊断 GDM，需要随访。在妊娠期任何时间达到非孕人群糖尿病诊断标准，则称为妊娠期显性糖尿病。

五、糖尿病的药物治疗

1. 1 型糖尿病治疗

1 型糖尿病患者需要终生胰岛素治疗，包括基础胰岛素、膳食胰岛素和用于纠正高血糖的补充胰岛素。初始总胰岛素用量为 0.4～1.0 U/kg/d，其中基础胰岛素和餐后胰岛素各占 50%。

2. 2 型糖尿病治疗

2 型糖尿病患者的药物治疗选择应该针对糖尿病病因（胰岛素分泌不足或胰岛素抵抗）进行量身定做。尽量使用有减轻体重作用或对体重呈中性作用的药物，当然，也需要考虑治疗成本。

（1）二甲双胍。二甲双胍的主要作用机制是降低肝脏糖异生，改善胰岛素敏感性。对于大多数患者，尤其是肥胖患者，二甲双胍是治疗的首选药物。二甲双胍使平均 HbA1c 水平降低 1.1%，并可减轻体重，作为单一疗法使用时不会产生低血糖。对于肾功能不全［男性血肌酐水平>132.6 umol/L（1.5 mg/dl），女性>123.8 umol/L（1.4 mg/dl）或估算肾小球滤过率（eGFR）<45 ml/min/1.73 m^2］、肝功能不全、心力衰竭或其他临床低灌注状态、严重感染或接受大手术的患者，禁忌使用该药。

（2）磺脲类药物。目前在我国上市的磺脲类药物主要为格列本脲、格列美脲、格列齐特、格列吡嗪和格列喹酮。磺脲类药物能刺激胰岛β细胞，增加胰岛素分泌，饭前服用效果最好。磺脲类药物可使 HbA1c 降低 1.0%～1.5%。所有磺脲类药物都是磺胺类过敏患者的禁忌药物；使用磺脲类药物比使用其他药物有更大的低血糖风险；磺脲类药物还可导致体重增加。因为其副作用，在国外，磺脲类药物现在被认为是作为次选药物使用，当费用对患者来说是主要问题时或者当其他治疗方法不适用或禁忌的时候才考虑使用。在我国，磺脲类药物仍是除二甲双胍外的一线选择药物。

（3）α-糖苷酶抑制剂。目前在我国上市的α-糖苷酶抑制剂有阿卡波糖、伏格列波糖和米格列醇。α-糖苷酶抑制剂通过抑制胰腺淀粉酶和小肠葡萄糖苷酶，从而延缓碳水化合物在肠道的吸收，降低餐后高血糖，尤其适用于以碳水化合物为主食和餐后血糖升高的患者。单独服用本类药物通常不会发生低血糖。主要的副作用是腹胀、腹泻和腹部痉挛。

（4）噻唑烷二酮（Thiazolidinediones，TZDs）。目前在我国上市的 TZDs 主要有罗格列酮和吡格列酮。TZDs 主要通过增加靶细胞对胰岛素作用的敏感性而降低血糖。TZDs 单独使用不会导致低血糖，但与胰岛素或胰岛素促泌剂联合使用时可增加低血糖发生的风险。TZDs 的常见不良反应包括体重增加和水肿，并增加心力衰竭和骨质疏松/骨折的风险。罗格列酮有 FDA 关于心力衰竭恶化和心肌缺血的黑框警告。有心力衰竭（纽约心脏学会心功能分级 Ⅱ 级以上）、活动性肝病或转氨酶升高超过正常上限 2.5 倍及严重骨质疏松和有骨折病史的患者应禁用本类药物。谨慎联合使用噻唑烷二酮类和钙通道阻滞剂，尤其是氨氯地平（可导致液体滞留和水肿）。治疗前应检测血清转氨酶水平，并定期监测。

（5）格列奈类。格列奈类药物是一种非磺脲类胰岛素促泌剂，通过与胰岛β细胞膜上的受体结合，刺激胰岛β细胞在餐后早时将更快、更多地分泌胰岛素，从而有效地控制餐后血糖。在我国上市的格列奈类药物有瑞格列奈、那格列奈和米格列奈。此类药物需在餐前即刻服用，可单独使用或与其他降糖药物联合应用（慎与磺脲类降糖药联合应用）。格列奈类药物可将 HbA1c 降低 0.5%~1.5%。格列奈类药物最常见的不良反应是低血糖和体重增加，但低血糖的风险和程度较磺脲类药物轻。格列奈类药物可以在肾功能不全的患者中使用。

（6）胰高血糖素样肽-1（Glucagon-likepeptide-1，GLP-1）受体激动剂。GLP-1 受体激动剂是肠促胰岛素类似物，可以刺激胰岛β细胞释放胰岛素，药物包括艾塞那肽、利拉鲁肽、度拉糖肽、索马鲁肽、利西拉肽。GLP-1 受体激动剂优点是可以减轻体重，作为单一疗法使用时不会出现低血糖，并减少心血管事件和肾病的发生率。副作用包括注射部位反应、胃肠道副作用（恶心、腹泻、呕吐）、胰腺炎和甲状腺 C 细胞癌风险增加。GLP-1 受体激动剂价格较高，成本是它们使用的障碍。

（7）二肽基肽酶-4（Dipeptidyl Peptidse-4，DPP-4）抑制剂。DPP-4 负责 GLP-1 和葡萄糖依赖性促胰岛素多肽（Glucose-dependent Insulin-like Peptides，GIP）的失活和降解，DPP-4 抑制剂通过抑制 DPP-4 而减少 GLP-1 在体内的失活，使内源性 GLP-1 的水平升高，增强胰岛素分泌，抑制胰高糖素分泌，降低血糖水平。目前在国内上市的 DPP-4 抑制剂有西格列汀、沙格列汀、维格列汀、利格列汀和阿格列汀。DPP-4 抑制剂可使 HbA1c 降低 0.5%至 1%。单独使用 DPP-4 抑制剂不增加低血糖发生的风险。DPP-4 抑制剂对体重的作用为中性或轻度增加。在肝、肾功能不全时，利格列汀不需要调整剂量。在使用西格列汀、沙格列汀、维格列汀和阿格列汀时需要根据 eGFR 和肌酐水平调整药物剂量。DPP-4 抑制剂价格较高，成本是它们使用的障碍。

（8）钠-葡萄糖共同转运体-2（Sodium-glucose Co-transporter-2，SGLT-2）抑制剂。SGLT-2 在葡萄糖的跨膜重吸收过程中起着重要作用，抑制 SGLT-2 可减少肾小管对葡萄糖的重吸收，增加尿糖排出，从而降低血糖。目前在我国上市的 SGLT-2 抑制剂为达格列净、恩格列净和卡格列净。SGLT-2 抑制剂可使 HbA1c 降低 0.7%，潜在的优势包括体重减轻（可达体重指数的 3.5%）和血压的温和降低（2-4 mmHg）。SGLT-2 抑制剂的副作用包括增加生殖器真菌感染、泌尿系感染和容量耗竭的风险。SGLT2 抑制剂单独使用时不增加低血糖发生的风险，联合胰岛素或磺脲类药物时，可增加低血糖发生风险。SGLT2 抑制剂对中度肾功能不全的患者可以减量使用，对重度肾功能不全患者因降糖效果显著下降不建议使用。在使用 SGLT2 抑制剂之前和之后应定期评估肾功能。在口服摄入量减少或液体流失的情况下，建议暂时停止服用这些药物。成本是其使用的限制因素。

（9）胰岛素。适用于所有不能通过饮食和口服降糖药物得到充分控制的 2 型糖尿病患者。美国内分泌学学会和美国临床内分泌学家协会建议对初始 HbA1c 水平>9%的 2 型糖尿病患者开始胰岛素治疗。2 型糖尿病患者尽管进行了最佳的口服降糖治疗，但糖尿病仍未得到控制时，胰岛素可以作为补充的药物，从 0.1~0.2 U/kg/d 开始，也可以作为替代的药物，从 0.6~1.0 U/kg/d 开始。

六、糖尿病的健康管理方案

（一）糖尿病的高危人群

（1）成年人中糖尿病高危人群。在成年人（>18 岁）中，具有下列糖尿病危险因素任何一项及以上者，为成人糖尿病高危人群。① 年龄≥40 岁；② 有糖尿病前期（IGT、IFG 或两者同时存在）病史；③ 有巨大儿分娩史或妊娠期糖尿病病史的女性；④ 有一过性类固醇糖尿病病史者；⑤ 一级亲属中有 2 型糖尿病家族史；⑥ 静坐生活方式；⑦ 体重指数（Body Mass Index，BMI）≥24 kg/m² 和（或）中心型肥胖（男性腰围≥90 cm，女性腰围≥85 cm）；⑧ 高血压（收缩压≥140 mmHg 和/或舒张压≥90 mmHg），或正在接受降压治疗；⑨ 血脂异常［高密度脂蛋白胆固醇（HDL-C）≤0.91 mmol/L 和（或）甘油三酯（TG）≥2.22 mmol/L］，或正在接受调脂治疗；⑩ 动脉粥样硬化性心血管疾病（ASCVD）患者；⑪ 多囊卵巢综合征（PCOS）患者或伴有与胰岛素抵抗相关的临床状态（如黑棘皮症等）；⑫ 长期接受抗精神病药物、抗抑郁药物、他汀类药物、类固醇类药物治疗的患者。在上述各项中，糖尿病前期及中心型肥胖是 2 型糖尿病最重要的高危因素，其中 IGT 人群每年有 6%～10%的个体发展为 2型糖尿病。

（2）儿童和青少年中糖尿病高危人群。在儿童和青少年（≤18 岁）中，超重（BMI>相应年龄、性别的第 85 百分位）或肥胖（BMI>相应年龄、性别的第 95 百分位）且合并下列任何一个危险因素者。① 一级或二级亲属中有 2 型糖尿病家族史；② 存在与胰岛素抵抗相关的临床状态（如黑棘皮症、高血压、血脂异常、PCOS、出生体重小于胎龄者）；③ 母亲怀孕时有糖尿病史或被诊断为 GDM。

（二）高危人群的糖尿病筛查

（1）糖尿病筛查的年龄和频率。对于成年人的糖尿病高危人群，宜及早开始进行糖尿病筛查。对于儿童和青少年的糖尿病高危人群，宜从 10 岁开始，但青春期提前的个体则推荐从青春期开始。首次筛查结果正常者，宜每 3 年至少重复筛查一次。筛查结果为糖尿病前期者，宜每年筛查一次。

（2）糖尿病筛查的方法。采用空腹血糖或任意点血糖进行筛查。其中空腹血糖筛查是简单易行的方法，宜作为常规的筛查方法，但有漏诊的可能性。随机血糖筛查也存在同样的问题。如果空腹血糖≥6.1 mmol/L 或任意点血糖≥7.8 mmol/L 时，建议行OGTT（空腹血糖和糖负荷后 2 h 血糖）。

（三）糖尿病的健康管理

1. 患者教育

在糖尿病确诊后，应对患者进行糖尿病健康教育。健康教育是糖尿病健康管理的基石，通过健康教育，应达到以下目的。

① 了解糖尿病及其相关并发症；② 认识血糖控制的重要性及控制不良的后果；③ 正确掌握饮食治疗和运动疗法；④ 能自行观察病情，自我监测血糖（Self-monitoring of Blood Glucose，SMBG）和监测尿糖（当血糖监测无法实施时），初步调整饮食、运动和药物；能自我血压监测和休重监测；⑤ 能自己注射胰岛素，并能初步调整胰岛素剂量；⑥ 能预防、识别和及时处理低血糖；⑦ 口腔护理、足部护理、皮肤护理的具体技巧；⑧ 特殊情况应对措施（如疾病、应激和手术）；⑨ 糖尿病妇女受孕必须做到有计划，并全程监护；⑩能定期随访复查，病情变化时及时复诊。

2. 饮食治疗

（1）能量。① 按照患者标准体重计算每日所需的总能量，并根据患者 BMI、性别、年龄、活动量、应激状况等进行调整（见表9-7），目标是既要达到或维持标准体重，又要满足不同情况下能量需求。不推荐糖尿病患者长期接受极低能量（<800 kcal/d）的营养治疗。② 超重/肥胖患者减重的目标是 3~6 个月减轻体重的 5%~10%。消瘦者应通过合理的营养计划达到并长期维持理想体重。

表9-7 不同身体活动水平的成人糖尿病患者每日能量供给量

单位：kcal/kg 标准体重

身体活动水平	体重过低	正常体重	超重或肥胖
重（如搬运工）	45~50	40	35
中（如电工安装）	40	30~35	30
轻（如坐式工作）	35	25~30	20~25
休息状态（如卧床）	25~30	20~25	15~20

注：（1）标准体重参照 WHO（1999 年）计算方法：男性标准体重 =［身高（cm）－100］×0.9（kg）；女性标准体重 =［身高（cm）－100］×0.9（kg）－2.5（kg）。（2）BMI≤18.5 kg/m² 为体重过低，18.5 kg/m²<BMI<24.0 kg/m² 为正常体重，24 kg/m²≤BMI<28 kg/m² 为超重，BMI≥28.0 kg/m² 为肥胖。（3）以上数据来源于《中国 2 型糖尿病防治指南（2020 年版）》。

（2）脂肪。① 膳食中由脂肪提供的能量应严格限制在总能量的 20%~30%。② 应尽量限制饱和脂肪酸、反式脂肪酸的摄入量。单不饱和脂肪酸和ω-3 多不饱和脂肪酸（如鱼肉、部分坚果及种子）有助于改善血糖和血脂，可适当增加。

（3）碳水化合物。① 膳食中碳水化合物所提供的能量占总能量的 50%~65%。碳水化合物是血糖控制的关键环节。餐后血糖控制不佳的患者，应适当降低碳水化合物的供能比。② 应选择低血糖生成指数碳水化合物。③ 严格控制蔗糖、果糖制品（如玉米糖浆）的摄入。糖尿病患者适量摄入糖醇和非营养性甜味剂是安全的。④ 定时定量进餐，尽量保持碳水化合物均匀分配。

（4）蛋白质。① 肾功能正常的糖尿病患者，蛋白质的摄入量可占供能比的 15%~20%，保证优质蛋白质比例超过三分之一。② 有显性蛋白尿或肾小球滤过率下降的糖尿病患者蛋白质摄入应控制在 0.8 g/kg/d，已开始透析患者蛋白质摄入量可适当增加。蛋白质来源应以优质动物蛋白为主，必要时可补充复方α-酮酸制剂。

（5）饮酒。① 不推荐糖尿病患者饮酒。若饮酒应计算酒精中所含的总能量。② 女性一天饮酒的酒精量不超过 15 g，男性不超过 25 g［酒精量（g）= 饮酒量（mL）× 酒精浓度（%）× 酒精密度（0.8）］，每周不超过 2 次。③ 避免空腹饮酒，应警惕酒精可能诱发的低血糖，尤其是服用磺脲类药物或注射胰岛素及胰岛素类似物的患者。

（6）膳食纤维。豆类、富含纤维的谷物类、水果、蔬菜和全谷物食物均为膳食纤维的良好来源。提高膳食纤维摄入对健康有益。

（7）钠。① 食盐摄入量限制在 5 g/d 以内，合并高血压的患者更应严格限制摄入量。② 应限制摄入含盐分高的调味品或食物，例如味精、酱油、调味酱、腌制品、盐浸等加工食品。

（8）微量营养素。糖尿病患者容易缺乏 B 族维生素、维生素 C、维生素 D 以及铬、锌、硒、镁、铁、锰等多种微量营养素，可根据营养评估结果适量补充。长期服用二甲双胍者应预防维生素 B_{12} 缺乏。

3. 运动疗法

① 增加日常身体活动，减少坐和躺的时间。② 运动治疗应在医师指导下进行。患者进行中等强度以上运动需要心脏病专家使用运动压力测试进行心脏评估。③ 成年 2 型糖尿病患者每周至少 150 分钟（如每周运动 5 天，每次 30 分钟）中等强度（50%～70%最大心率，可凭主观感觉来判定运动强度，即运动时微微出汗、感觉到有一点吃力、能完整说 3～5 个字的句子）的有氧运动。如患者无法做到一次 30 分钟的运动，可采取每天 2 次×15 分钟或 3 次×10 分钟的方式进行运动，逐步增加体力活动的量和强度。④ 中等强度的体育运动包括快走、太极拳、骑车、乒乓球、羽毛球和高尔夫球。较大强度运动包括慢跑、游泳、快节奏舞蹈、有氧健身操、骑车上坡、足球、篮球等。⑤ 如无禁忌证，每周最好进行 2～3 次抗阻运动（两次锻炼间隔≥48 小时），包括 8～10 次涉及躯干、上下肢大肌肉群的练习，训练强度为中等，锻炼肌肉力量和耐力。联合进行抗阻运动和有氧运动可获得更大程度的代谢改善。⑥ 运动项目要与患者的年龄、并发症和合并症、身体承受能力相适应，并定期评估，适时调整运动计划。糖尿病患者身边应备有含糖食物（如水果糖），运动前后要加强血糖监测，运动量大或激烈运动时应临时调整饮食及药物治疗方案，以免发生低血糖。⑦ 空腹血糖>16.7 mmol/L、反复低血糖或血糖波动较大、有 DKA 等急性代谢并发症、合并急性感染、增生型视网膜病变、严重肾病、严重心脑血管疾病等情况时禁忌运动，病情控制稳定后方可逐步恢复运动。

4. 戒 烟

应劝诫糖尿病患者戒烟，避免被动吸烟，必要时可考虑使用戒烟药物。

第四节　　高尿酸血症与痛风

一、高尿酸血症与痛风的定义和流行情况

尿酸是人体嘌呤代谢的最终产物，为三羟基嘌呤，其醇式呈弱酸性，微溶于水，易形成晶体。嘌呤的来源分为内源性和外源性，内源性嘌呤来源于自身从头合成或核

苷酸分解，约占总嘌呤的 80%，外源性嘌呤主要来自食物摄取，占总嘌呤的 20%。在人体内，嘌呤首先转化为极易溶解的次黄嘌呤，再转化为不易溶解的黄嘌呤，而黄嘌呤又通过由黄嘌呤氧化酶催化的嘌呤环氧化反应而转化为更不易溶解的尿酸。正常情况下，尿酸在体内的生成和排泄呈动态平衡，体内产生的尿酸，2/3 由肾脏排出，余下的 1/3 从肠道和胆道排出，另有极少量由汗腺排出。

当体内尿酸生成增多和/或尿酸排泄减少时，血液里尿酸浓度增高；正常嘌呤饮食情况下，非同日 2 次血尿酸浓度超过 420 umol/L 时即为高尿酸血症。当血尿酸超过其在血液或组织液中的溶解度时，可形成尿酸钠晶体在关节或关节周围的组织沉积，并诱发局部炎症反应和组织破坏，即为痛风。痛风是男性和老年女性最常见的炎症性关节疾病。尿酸钠晶体还可在肾脏沉积引发急性肾病、慢性间质性肾炎或肾结石，统称为尿酸性肾病。

血清尿酸水平升高的程度与痛风发生有直接关系。据报道，在基线血清尿酸水平 ≥9 mg/dL 的受试者中，痛风的年发病率为 4.9%，而在血清尿酸水平为 7.0 ~ 8.9 mg/dL 的受试者中，发病率仅为 0.5%。虽然高尿酸血症是发展为痛风的必要条件，但只有 20% 的高尿酸血症患者最终会发展为痛风。研究表明，高尿酸血症和痛风是高血压、糖尿病、血脂异常、心脑血管疾病及慢性肾脏疾病等的独立危险因素，也是全因死亡率的独立预测因子。

二、高尿酸血症的发病机理与危险因素

简单地说，高尿酸血症的发生是尿酸生成与尿酸排泄不平衡造成的。在 90% 的高尿酸血症患者中，这种不平衡的原因是肾脏排泄不足，其余 10% 的高尿酸血症是由尿酸生成过多或尿酸生成过多和排泄不足的组合引起的。导致高尿酸血症的原因包括遗传和非遗传两大因素，其中非遗传因素包括其他疾病、饮食成分和药物治疗。

（一）遗传因素

（1）嘌呤代谢的先天疾病。次黄嘌呤-鸟嘌呤磷酸核糖转移酶（HGPRT）缺陷症，腺嘌呤磷酸核糖转移酶（APRT）缺陷症，5-磷酸核糖-1-焦磷酸合成酶（PRPP）活性增强和黄嘌呤氧化酶活性增强。

（2）过度的细胞死亡和尿酸生成。糖原贮积症，果糖-1-磷酸醛缩酶缺乏症，肌腺苷酸脱氨酶缺乏症，肉碱棕榈酰转移酶 II 缺乏症（晚发）。

（3）尿酸排泄减少。① 单基因遗传病：引起高尿酸血症最常见的是常染色体显性遗传的家族性青年型高尿酸血症性肾病（HNFJ），目前已知的包括 UMOD、REN 和 HNF1B 基因突变。其他单基因遗传病还包括尿酸转运蛋白或其调控因子异常疾病（肾性低尿酸血症 1 型和 2 型、假性甲状旁腺减低症 IB 型）、遗传性近端小管功能异常（Fanconi 综合征 4 型、Fanconi-Bickel 综合征）等。② 与尿酸排泄异常相关的基因遗传多态性：其中研究最多的是以 SLC2A9 和 ABCG2 为代表的尿酸转运蛋白的基因遗传多态性。由 SLC2A9 基因编码的葡萄糖转运体 GLUT9 多态性是血清尿酸的最重要决定因素。

（二）环境因素

（1）尿酸生成增多。① 疾病：肥胖、骨髓增生性和淋巴增生性肿瘤、溶血性疾病、银屑病、肿瘤化疗。② 高嘌呤饮食：酒精饮料（尤其是啤酒）、红肉/动物内脏，贝类、高果糖玉米糖浆。

（2）尿酸排泄减少。① 疾病：慢性肾脏疾病、铅中毒性肾病、高血压、肥胖、系统性硬化病。② 药物：见表9-8。

表 9-8　导致血清尿酸水平升高的药物及其机制

机制	药物名称
尿酸生成增多	6巯基嘌呤、硫唑嘌呤、硫脲嘌呤、胰酶制剂
尿酸排泄减少	利尿剂：呋塞米、托拉塞米、氢氯噻嗪、吲达帕胺
	降压药物：血管紧张素转换酶抑制剂、β受体阻滞药
	低剂量水杨酸盐（$0.06 \sim 3.0$ g/d）：阿司匹林
	抗结核药物：吡嗪酰胺、乙胺丁醇
	免疫抑制剂：环孢霉素、他克莫司、甲氨蝶呤
	抗帕金森药物：左旋多巴
	维生素类：烟酸、维生素 C
	缩血管药物：肾上腺素、去甲肾上腺素
	降糖药物：磺酰胺类、胰岛素
	酒精
	部分环氧化酶抑制剂

三、高尿酸血症和痛风的临床表现

高尿酸血症和痛风常合并肥胖、高血压、糖尿病、血脂异常、心脑血管疾病等。典型痛风的临床自然病程可分为四个阶段：无症状高尿酸血症、急性关节炎期、间歇期和慢性关节炎期。

（1）无症状高尿酸血症。此期仅有血尿酸波动性或持续性增高，而无临床症状。在男性，无症状高尿酸血症往往开始于青春期，而在女性，它通常开始于更年期。从血尿酸增高至症状出现可长达数年至数十年。

（2）急性关节炎期。痛风第一次发作通常在夜间，典型表现是突然出现的关节红肿、发热、剧烈疼痛和触痛，疼痛在24小时内达到高峰。痛风通常发生在单一关节，很少发生在多个关节，且通常首先发生在下肢的关节，特别是位于大拇趾的第一跖趾关节（这种倾向被认为是继发于较低的肢端温度或该关节的反复创伤和压力），其次为踝、足中部、足跟、膝、腕、指和肘关节。痛风可伴随发热、寒颤等全身症状，并可伴有超出受累关节区域的明显红斑。实验室检查提示白细胞增多和血沉增快。痛风的另一个特征是即使没有给予抗炎治疗，症状也能够自行缓解。

能够引起痛风急性发作的诱因是那些引起血清尿酸水平波动的因素，包括劳累、受凉、感染、创伤、手术、酗酒、进食高嘌呤食物，以及摄入任何升高或降低血清尿酸水平的药物。

（3）间歇期。急性痛风性关节炎发作间期，症状完全缓解。多数患者数月发作一次，有些患者相隔多年后再次发作或终生只发作一次。通常病程越长，发作次数越多，病情也越重。

（4）慢性关节炎期。最终，未经治疗或治疗不规范的患者将发展为慢性痛风性关节炎，也称为晚期痛风。这一期的特征是疼痛呈持续性，无痛间歇期消失，慢性疼痛的强度远没有急性发作那么严重，痛风急性发作可以在这种持续疼痛的背景下继续发生。皮下痛风石是晚期痛风最具特征性的病变，其沉积在骨关节周围组织引起炎症性损伤。痛风石可能发生在全身任何地方，但最常见的是跖趾、指间、掌指、腕等关节和耳廓，亦可见于尺骨鹰嘴滑囊和跟腱内。痛风石形成过多引起关节功能毁损，最终造成手、足畸形。痛风石溃破，可检出白色粉末状的尿酸盐结晶。这一阶段通常发生在病程 10 年或 10 年以上的间歇性急性痛风发作患者，从最初发作急性关节炎到慢性关节炎持续发作的进展速度因人而异，且取决于许多因素，其中最重要的是高尿酸血症的持续时间和严重程度。

四、高尿酸血症与痛风的诊断

1. 高尿酸血症的诊断标准和分型

（1）诊断标准。无论男性还是女性，正常嘌呤饮食状态下，非同日 2 次血尿酸水平超过 420 umol/L（尿酸单位换算公式：60 umol/L = 1 mg/dL），称之为高尿酸血症。

（2）分型。根据《中国高尿酸血症与痛风诊疗指南（2019）》标准，根据 24 h 尿尿酸排泄量（Urine Uric Acid Excretion，UUE）和肾脏尿酸排泄分数（Fractional Excretion of Urate，FE_{UA}）将高尿酸血症分为 4 型：① 肾脏排泄不良型：UUE≤600 mg·d^{-1}（1.73 m^2）$^{-1}$ 且 FE_{UA}<5.5%；② 肾脏负荷过多型：UUE>600 mg·d^{-1}（1.73 m^2）$^{-1}$ 且 FE_{UA}≥5.5%；③ 混合型：UUE>600 mg·d^{-1}（1.73 m^2）$^{-1}$ 且 FE_{UA}<5.5%；④ 其他型：UUE≤600 mg·d^{-1}（1.73 m^2）$^{-1}$ 且 FE_{UA}≥5.5%。由于该分型标准充分考虑了 24 h 尿尿酸排泄总量和肾脏尿酸排泄率两个指标，分型更加准确。

2. 痛风的诊断标准

通过血清尿酸水平来诊断痛风并不可靠，因为许多血清尿酸水平升高的人永远不会发展为痛风，急性痛风发作期间，尿酸可能比基线值低 90～120 umol/L。2015 年 ACR/EULAR（美国风湿病学会/欧洲抗风湿联盟痛风分类标准）共同推出新版痛风分类标准，该标准将"至少发生过 1 次关节肿胀、疼痛或触痛"作为诊断流程准入的必要条件。对已在发作过的关节滑液或痛风石中发现尿酸盐结晶者，可直接诊断为痛风；否则应依据临床症状、体征、实验室及影像学检查结果积分（见表9-9），总分 23 分，积分≥8 分可临床诊断痛风。

表 9-9　美国风湿病学会/欧洲抗风湿联盟痛风分类标准（2015）

标准	类别	评分
第一步：纳入标准（符合此条时才适用于此分类标准）	至少1次外周关节或滑囊发作肿胀、疼痛或触痛	
第二步：充分标准（符合此条即可诊断痛风）	在有症状发作过的关节滑液或痛风石中发现尿酸盐结晶	
第三步：评分标准（不符合充分标准时）		
1. 症状发作时受累关节类型	踝关节或足中部（未累及第一跖趾关节）	1
	第一跖趾关节受累	2
2. 症状发作的特征	符合1项	1
（1）受累关节发红；（2）受累关节不能耐受触摸或按压；（3）行走困难或受累关节活动障碍	符合2项	2
	符合3项	3
3. 症状发作的时间进程	1次典型发作	1
至少符合2项，无论是否抗炎治疗：（1）疼痛在24 h内达高峰；（2）症状在14d内缓解；（3）发作间期症状完全缓解	反复典型发作	2
4. 痛风石的临床证据	有	4
位于透明皮肤下的干的或白垩状的皮下结节，通常上覆血管，典型好发部位为关节、耳廓、鹰嘴滑囊、指腹、肌腱（如跟腱）		
5. 血尿酸水平（由尿酸酶法检测）	<4 mg/dL（<240 umol/L）	−4
理想状态下应在患者未服降尿酸药物且在急性发作>4 周后（即发作间期）进行检测，如有可能，上述情况需复测，记录取高值	4～6 mg/dL（240～360 umol/L）	0
	6～8 mg/dL（360～480 umol/L）	2
	8～10 mg/dL（480～600 umol/L）	3
	≥10 mg/dL（≥600 umol/L）	4
6. 曾有症状发作的关节滑液分析	尿酸盐阴性	−2
7. 在曾有症状发作的关节或滑囊发现尿酸盐沉积的影像学证据，超声证实"双边征"或双源CT证实尿酸盐沉积	有（任一种）	4
8. 痛风相关关节损伤的影像学证据		
X线证实手和（或）足至少1处关节侵蚀	有	4

3. 鉴别诊断

急性关节炎期的鉴别诊断包括风湿性关节炎、类风湿性关节炎急性期、化脓性关节炎、创伤性关节炎等。慢性关节炎期的鉴别诊断包括类风湿关节炎、反应性关节炎和焦磷酸钙沉积症。

五、高尿酸血症与痛风的药物治疗

1. 痛风急性发作的治疗

痛风急性发作的治疗目标是尽快缓解疼痛和终止痛风发作。痛风发作治疗成功的关键问题是及早开始治疗，确保药物足够剂量，并持续治疗直到痛风完全消退。秋水仙碱是第一个用于痛风急性发作的药物，目前仍是一线用药。痛风急性发作时，秋水仙碱首剂 1 mg，1 小时后追加 0.5 mg，12 h 后根据肾功能改为 0.5 mg qd 或 bid。秋水仙碱常见的不良反应包括腹痛、腹泻、呕吐等胃肠道症状，严重者可出现脱水及电解质紊乱等。非甾体类抗炎药（NSAID）应用广泛，目前也是痛风急性发作的一线用药，其副作用一般比秋水仙碱少，但不适用于老龄、肾功能不全或既往有消化道溃疡、出血、穿孔的患者，有消化道出血风险或需长期使用小剂量阿司匹林的患者，建议优先考虑选择性环氧化酶 2（COX-2）抑制剂（依托考昔、塞来昔布）。对秋水仙碱或 NSAID 不耐受、疗效不佳或存在禁忌的患者，痛风急性发作累及多关节、大关节或合并全身症状的患者，则全身应用糖皮质激素治疗，如口服强的松 0.5 mg·kg^{-1}·d^{-1}，疗程 3～5 天，若使用其他激素则按照等效抗炎剂量换算。根据患者病情和治疗效果，可考虑两种抗炎镇痛药物联合使用。

2. 降尿酸治疗

（1）降尿酸治疗的时机和目标。根据《中国高尿酸血症与痛风诊疗指南（2019）》标准，启动降尿酸治疗的时机和目标如下。

① 高尿酸血症。无合并症的高尿酸血症患者，血尿酸水平≥540 umol/L 开始降尿酸治疗，治疗目标为控制血尿酸<420 umol/L。有肥胖、高血压、糖尿病、血脂异常、脑卒中、冠心病、心功能不全、尿酸性肾石病、肾功能损害（≥CKD2 期）等合并症之一的高尿酸血症患者，血尿酸水平≥480 umol/L 开始降尿酸治疗，治疗目标为控制血尿酸<360 umol/L。

② 痛风。无合并症的痛风患者，血尿酸水平≥480 umol/L 开始降尿酸治疗，治疗目标为控制血尿酸<360 umol/L。痛风发作次数≥2 次/年、处于慢性痛风性关节炎期或有痛风石、发病年龄<40 岁或者有肾结石、慢性肾脏疾病、高血压、糖尿病、血脂异常、脑卒中、缺血性心脏病、心力衰竭等并发症的患者，血尿酸水平≥420 umol/L 开始降尿酸治疗，治疗目标为控制血尿酸<300 umol/L。在急性发作期间，已接受降尿酸治疗的患者应继续用药，而未接受降尿酸治疗的患者则应在痛风发作后 2～4 周开始降尿酸治疗。

（2）降尿酸药物选择。

选择降尿酸药物时应综合考虑药物的适应证、禁忌证和高尿酸血症的分型。别嘌醇、非布司他或苯溴马隆为痛风患者降尿酸治疗的一线用药；别嘌醇或苯溴马隆为无症状高尿酸血症患者降尿酸治疗的一线用药。

别嘌醇是黄嘌呤氧化酶抑制剂，作为第一个用于治疗高尿酸血症和痛风的药物，目前仍是降尿酸治疗的一线药物，具有良好降尿酸效果，尤其适用于尿酸生成增多型的患者。别嘌醇应从小剂量开始，起始剂量不大于 100 mg/天，逐渐增加剂量，最大剂量不超过 800 mg/d，并根据肾功能调整起始剂量、增量及最大剂量。别嘌醇超敏反应的发生与 HLA-B*5801 存在明显相关性，且汉族人群携带该基因型的概率为 10%～20%，因此中国人使用别嘌醇之前应进行 HLA-B*5801 基因检测，对于 HLA-B*5801 阳性患者不应使用别嘌醇治疗。

非布司他是另一种黄嘌呤氧化酶抑制剂，应用于别嘌醇治疗失败或对别嘌醇敏感或不耐受的患者，尤其适用于慢性肾功能不全患者，当 eGFR<30 ml/min/1.73 m^2 时优先考虑使用。非布司他起始剂量为 20 mg/d，2～4 周后血尿酸水平仍未达标者，可增加至 40 mg/d，最大剂量为 80 mg/d，对于合并心脑血管疾病的老年人应谨慎使用，并密切关注心脑血管事件。

苯溴马隆通过抑制肾脏近端小管尿酸盐转运蛋白 1（URAT-1）从而抑制尿酸在肾小管的重吸收，以促进尿酸排泄，特别适用于尿酸排泄减少的高尿酸血症和痛风患者。起始剂量为 25 mg/d，2～4 周后血尿酸水平仍未达标者，可增加至 50 mg/d，最大剂量为 100 mg/d。服用苯溴马隆时应注意大量饮水及碱化尿液，监测肝功能。对于分型属于尿酸生成增多、有肾结石高危风险或合并慢性肝病的患者不推荐使用。

高尿酸血症或痛风患者采用单药足量、足疗程治疗，血尿酸仍未达标者，可考虑联合应用两种不同作用机制的降尿酸药物。

对于痛风患者，尽管联合应用了降尿酸药物，但仍未达到目标血清尿酸水平的患者，可使用 pegloticase（普瑞凯希）降尿酸治疗，普瑞凯希是聚乙二醇重组尿酸酶制剂，可显著降低血清尿酸水平，它被 FDA 批准用于常规疗法无效的痛风患者的治疗。

对于痛风患者进行降尿酸治疗应从小剂量开始，治疗初期，应应用小剂量（0.5～1 mg/d）秋水仙碱预防痛风发作，不能耐受秋水仙碱的患者，可使用小剂量 NSAID（不超过常规剂量的 50%）或糖皮质激素（强的松≤10 mg/d）预防痛风发作。上述治疗至少持续 3～6 个月，对于肾功能不全患者，应根据肾小球滤过率（eGFR）调整药物剂量。NSAID 和糖皮质激素长期使用时，需同时口服胃黏膜保护剂，并密切关注药物不良反应。

3. 碱化尿液治疗

对于晨尿 PH 值<6.0 的高尿酸血症或痛风患者，尤其是正在服用促进尿酸排泄药物的患者，应定期监测晨尿 PH 值。当患者晨尿 PH 值<6.0 时，建议服用碳酸氢钠或枸橼酸制剂碱化尿液，以维持晨尿 PH 值在 6.2～6.9，从而降低尿酸性肾结石的发生风险和利于尿酸性肾结石的溶解。已有肾结石的患者，需保持任意时间尿 PH 值在 6.1～7.0。尿 PH>7.0 易形成草酸钙或其他类结石。

4. 合并症的治疗

高尿酸血症与痛风患者合并高血压时，建议降压药物首选氯沙坦和（或）钙通道阻滞剂（二氢吡啶类钙通道阻滞剂如氨氯地平，长效钙通道阻滞剂如西尼地平），不推荐噻嗪类和袢利尿剂等利尿剂单独用于降压治疗；合并糖尿病时，建议首选兼有降尿酸作用的降糖药物［糖苷酶抑制剂、胰岛素增敏剂、二肽基肽酶 4（DPP-4）抑制剂、钠-葡萄糖协同转运蛋白 2（SGLT-2）抑制剂和二甲双胍等]，次选不升高血尿酸的药物［胰高血糖素样肽 1（GLP-1）受体激动剂]。合并高胆固醇血症时，调脂药物建议首选阿托伐他汀钙；合并高甘油三酯血症时，调脂药物建议首选非诺贝特。

六、高尿酸血症与痛风的健康管理方案

（1）健康教育。对患者进行教育，以获得最佳的治疗效果，并始终将血尿酸水平控制在理想范围。患者应了解饮食和生活方式的改变，如减肥对于降低血清尿酸的重要性。

（2）生活方式指导。坚持适度、规律的运动（如快走、太极拳、自行车、乒乓球、羽毛球等中等强度运动，每天 30 分钟，每周 5 天），健康饮食，控制体重，戒烟限酒，避免使用升高血尿酸的药物。痛风患者应避免引起急性发作的诱因。

（3）饮食建议。避免（动物内脏、高果糖谷物糖浆的饮料）和限制（猪、牛、羊肉及贝类等高嘌呤海产品，酒精尤其是啤酒，也包括白酒、黄酒）高嘌呤食物，鼓励性食物有低脂或无脂食物，新鲜蔬菜、水果以及低糖谷物，多饮水等，尤其以低嘌呤食物为主（见表 9-10）；限制饮酒；多饮水，每日饮水量最好在 2000 mL 以上，使尿量达到 1500 mL 以上。

表 9-10 常见食物嘌呤含量表（中国食物成分表 2012 年修正版）

嘌呤含量	食物种类
低嘌呤食物（<50 mg/100 g）	主食类：米、麦、面及其制品（馒头、面条、面包）、马铃薯、甘薯、山芋等
	奶类及制品：鲜牛奶、奶粉、奶酪、羊奶等
	各种蛋类：鸡蛋、鸭蛋、鹌鹑蛋、鸽蛋，动物血、海参、海蜇皮等；蛋类的嘌呤主要在蛋黄中，蛋白中几乎不含嘌呤
	蔬菜类：青菜、卷心菜、芹菜、胡萝卜、黄瓜、茄子、番茄、萝卜、莴笋、豆芽菜、菜花等，大部分属于低嘌呤食物，可放心食用
	水果类：大部分水果属于低嘌呤食物，可放心食用
	饮料类：苏打水、茶、果汁、咖啡、麦乳精、巧克力、可可等
	菌菇类：蘑菇、金针菇
	其他：酱类、蜂蜜、油脂类（瓜子、植物油、黄油、奶油、杏仁、核桃、榛子）、薏苡仁等
中嘌呤食物（50～149 mg/100 g）	豆类及其制品：豆制品（豆腐、豆腐干、豆奶、豆浆）、干豆类（绿豆、红豆、黄豆、黑豆、蚕豆、豌豆）、豆苗
	蔬菜类：菠菜、笋（冬笋、芦笋、笋干）、部分豆类（四季豆、青豆、菜豆、豇豆、豌豆）、海带、银耳
	肉类：家禽家畜肉
	部分水产类：草鱼、鲤鱼、鲫鱼、比目鱼、鲈鱼、螃蟹、鳝鱼、香螺、鲍鱼、鱼翅
	油脂类及其他：花生、腰果、芝麻、栗子、莲子

续表

嘌呤含量	食物种类
高嘌呤食物（150～1000 mg/100 g）	部分豆类及蔬菜：黄豆、扁豆、紫菜、香菇
	动物内脏：家禽家畜的肝、肾、胃、脑、肺、心、胰等内脏，肉脯、肉馅
	部分水产类：鲢鱼、白鲳鱼、鱼皮、鱼卵、鱼干及沙丁鱼、凤尾鱼等海鱼、贝壳类、虾类等
	各种浓荤汤汁：火锅汤、肉汤、鸡汤、鱼汤等
	其他：酵母粉、各种酒类，尤其是啤酒

（4）随访。高尿酸血症与痛风是一个连续、慢性的病理过程，因此，对其管理也应是一个连续的过程，需要长期甚至是终生的病情监测与管理。高尿酸血症和痛风患者应定期复查尿酸，至少3～6个月一次，并定期行靶器官损害和相关合并症的筛查和监测。

扩展案例 9-3

【思考题】

1. 非酒精性脂肪性肝病，该疾病除了需排除酒精过量，还需要排除病毒性肝炎、自身免疫性肝病等多种原因引起的脂肪性肝病，你能给该疾病命名一个更合适的名称吗？

2. 腰围是粗略反映腹型肥胖的指标，你知道其他更精确的腹型肥胖诊断方法吗？

3. 为什么采用"1 型糖尿病"和"2 型糖尿病"取代以前的"胰岛素依赖型糖尿病"和"非胰岛素依赖型糖尿病"这两种命名？

4. 为什么痛风急性发作时，没有使用降尿酸治疗的患者不能立即启动降尿酸治疗呢？

第十章

心脑血管疾病健康管理

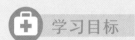 学习目标

掌握 常见心脑血管疾病的危险因素、筛查评估和健康管理方案。

熟悉 常见心脑血管疾病的临床表现和诊断标准。

了解 常见心脑血管疾病的流行病学现状、发病机理和药物治疗方案。

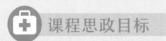 课程思政目标

培养具有良好的家园情怀、社会责任及职业道德素养的高素质全面型医学人才。

心脑血管疾病是心血管疾病和脑血管疾病的统称，主要包括高血压、脑卒中、心绞痛、心肌梗死及冠心病（Coronary Heart Disease，CHD）等，其表现为大脑、心脏及全身组织发生缺血性或出血性的病变。我国心脑血管疾病的主要特征为发病率高、病死率高、致残率高，且知晓率低、治愈率低、达标率低，同时随着社会的不断发展，人们生活水平不断改善，膳食结构、运动方式、工作压力等慢性病危险因素暴露水平持续上升，致使心脑血管疾病的发病率和死亡率均居于首位，已成为严重威胁人类生命安全的疾病。

第一节　高血压

一、高血压的定义和流行情况

原发性高血压是以体循环动脉压升高为主要临床表现的心血管综合征，简称为高血压。高血压可使心、脑、肾等重要脏器的结构和功能受损，导致这些器官的功能衰竭。

高血压的患病率是指人群中高血压患者所占百分比，是评价高血压流行程度最重要的指标。高血压是最常见的心脑血管疾病，其患病率在全球范围内呈逐年上升的趋势，我国的高血压患病率和患者数也呈现持续增加的趋势。2018 年发表的我国"十二五"高血压抽样调查（China Hypertension Survey，CHS）结果显示，我国 18 岁及以上居民的高血压患病率为 27.9%，加权患病率为 23.2%，据此推算约每 4 个成人中就有一个是高血压患者，高血压总患病人数达 2.44 亿人。高血压患病率随年龄增加而明显升高，65 岁及以上人群的高血压患病率超过 50%。高血压患病年轻化趋势日益显著，18～24 岁、25～34 岁和 35～44 岁人群高血压患病率分别为 3.5%、5.8% 和 14.1%。我国高血压患病率还存在较大的地区差异，整体呈现北方高、南方低，且大城市如北京、天津、上海等更高。18 岁及以上居民的高血压知晓率为 51.6%、治疗率为 45.8%、控制率为 16.8%，我国高血压整体防治状况仍有待进一步改善。同时不同民族间比较，藏族、满族和蒙古族高血压的患病率较汉族人群高，而回、苗、壮、布依族高血压的患病率均低于汉族人群。

二、高血压的发病机理

高血压是一种多基因遗传病，是遗传因素和环境因素共同作用的结果，其发病机制至今尚未完全明确，涉及基因调控、分子机制、免疫应答和神经体液调节等多方面。

大量研究证实高血压与遗传密切相关。父母一方患高血压其子女则有较大概率发生高血压，且高血压家族儿童无论有无高血压，其在钠负荷试验中均较无高血压家族史儿童血压增高反应明显，提示摄入食盐过多容易导致高血压的发生。近年来研究发现高血压患者体细胞膜离子转运异常，而且与遗传密切相关。

血管内皮细胞通过自分泌和旁分泌方式维持血流动态平衡以及血管张力稳定，因此血管内细胞功能障碍与高血压密切相关。血管重塑是高血压病的一种显著性病理特征，早期是一种适应性的过程，但最终变为适应不良和失代偿，损害心、脑、肾等靶器官，引发高血压并发症。此外，氧化应激是引起血管损伤的一个重要因素，也可能是高血压的发病机制之一。研究表明，体重是影响血压的一项重要因素，高血压患者多肥胖，降低体重常可使血压下降。其他如交感神经兴奋性过高、精神紧张、睡眠过少，由于产生过多肾上腺素及去甲肾上腺素使血压增高，但直接引起高血压尚缺乏肯定证据。

动脉压的高低取决于心搏出量及总的外周血管阻力。任何因素引起心搏出量增加，如水钠潴留后血容量增加、心肌收缩力加强等，或外周血管阻力增加，如神经或内分泌因素引起周围动脉收缩等，均能使血压升高。前者使收缩压升高，后者舒张压增高显著。此外，一些间接因素，包括精神神经活动和某些内分泌激素等也可导致高血压。这些因素通过上述直接决定因素来改变血压，其中最主要的是肾素-血管紧张素-醛固酮系统（Renin-angiotensin-aldosterone System，AAS），它在高血压的发生发展中发挥着重要作用。肾脏疾患尤其是肾血管性疾患使肾脏血流灌注压降低时，或有效循环血容量降低时，或交感神经活性增加时均刺激肾小球旁细胞分泌大量肾素。肾素是一种蛋白水解酶，能催化自肝脏产生的血管紧张素原水解为血管紧张素 I，血管紧张素 I 并无活性，当流经各种血管床尤其是肺循环时经转换酶作用被转化为有活性的血管紧张素 II。后者具有强烈的血管收缩作用，导致高血压，同时间接地通过刺激肾上腺皮质球状带分泌醛固酮，使肾小管潴钠，扩张血容量提高血压。

三、高血压的危险因素

高血压危险因素包括不可改变的危险因素和可改变的危险因素。人群中普遍存在危险因素的聚集，个体具有的危险因素越多，程度越严重，血压水平越高，高血压患病风险越大。

1. 不可改变的危险因素

（1）遗传因素。遗传流行病研究表明，高血压有家庭聚集性。儿童血压水平明显受父母血压水平的影响，父母患高血压，其子女患高血压的概率增加。

（2）年龄。调查显示，高血压患病率随年龄增长而增加，35 岁以后高血压患病率持续上升，年龄每增长 10 岁，高血压患病率增加 10%。

（3）性别。男性高血压患病率高于女性，分别为 14.39% 和 12.84%。一项人群 5 年随访资料显示，高血压发病率男性和女性分别为 3.27% 和 2.68%。

（4）种族。研究表明不同民族的高血压发病率存在不同，我国 56 个民族中高血压患病率最高的分别为朝鲜族（22.95%）、藏族（22.04%）、蒙古族（20.22%），最低为黎族（6.05%）、哈尼族（4.28%）、彝族（3.28%）。

2. 可改变的危险因素

（1）高钠、低钾膳食。高钠、低钾膳食是我国人群重要的高血压发病危险因素。无论在成年人还是儿童和青少年中，钠的摄入量与血压水平和高血压患病率均呈正相关，多个荟萃分析结果显示减少食盐摄入量可降低血压，预防高血压发生。

（2）超重和肥胖。近年来我国居民超重和肥胖的比例明显增加，超重和肥胖显著增加全球人群全因死亡的风险，同时也会增加高血压和心脑血管疾病的患病风险，尤其是中心性肥胖。

（3）过量饮酒。过量饮酒可增加血压升高的风险，限制饮酒与血压下降显著相关，酒精摄入量平均减少 67%，收缩压下降约 3.3 mmHg（1 mmHg = 0.133 kPa），舒张压下降约 2 mmHg。

（4）吸烟。吸烟可导致血压升高、心率加快，吸烟者的收缩压和舒张压均明显高于不吸烟者。吸二手烟也可导致血压升高、高血压患病率增加，且对女性影响尤甚。

（5）长期精神紧张。长期精神紧张是高血压患病的危险因素，精神紧张可激活交感神经从而使血压升高。一项包括 13 个横断面研究和 8 个前瞻性研究的荟萃分析表明，有精神紧张者发生高血压的风险是正常人群的 11.8 倍和 15 倍。

（6）其他危险因素。除了以上高血压发病危险因素外，其他危险因素还包括缺乏体力活动以及糖尿病、血脂异常等，近年来大气污染也备受关注。

四、高血压的临床表现

高血压起病缓慢，缺乏特殊的临床表现和体征，通常是在测量血压时或者发生了心、脑、肾等并发症时才发现。高血压常见的症状主要有头晕、头痛、疲劳、心悸等，还可能出现受累器官的症状，如胸闷、气短、心绞痛、多尿等。高血压的并发症主要有脑血管病（包括脑出血、脑血栓形成、脑梗死、短暂性脑缺血发作等）、心力衰竭、冠心病、慢性肾衰等。

五、高血压的诊断

高血压的诊断主要根据诊室测量的血压值，采用水银柱或电子血压计，测量安静休息坐位时上臂肱动脉部位的血压。高血压的定义是在未使用降压药物的情况下，非同日 3 次测量诊室收缩压（Systolic Blood Pressure，SBP）≥140 mmHg 和（或）舒张压（Diastolic Blood Pressure，DBP）≥90 mmHg。患者既往有高血压史，目前正在使用降压药物，血压虽然低于 140/90 mmHg，仍应诊断为高血压。根据血压升高水平，又进一步将高血压分为 1 级、2 级和 3 级，见表 10-1。

表 10-1　血压水平分级

分级	诊室血压（mmHg）		
	收缩压		舒张压
正常血压	<120	和	<80
高血压前期	120～139	和/或	80～89
高血压	≥140	和/或	≥140
1 级高血压（轻度）	140～159	和/或	140～159
2 级高血压（中度）	160～179	和/或	160～179
3 级高血压（重度）	≥180	和/或	≥180
单纯收缩期高血压	≥140	和	≥140

高血压的诊断除了依据测量的血压值进行分级，还要判断高血压的原因，以区分是原发性还是继发性高血压。此外，还要寻找其他心脑血管危险因素、靶器官损害以及相关临床情况，以便帮助进行高血压的鉴别诊断，评估患者的心脑血管疾病风险程度，指导诊断和治疗。

六、高血压的治疗

（一）高血压的治疗目标

高血压治疗的根本目标是降低发生心脑肾及血管并发症和死亡的总危险。

在改善生活方式的基础上，应根据高血压患者的总体风险水平决定给予降压药物，同时干预可纠正的危险因素、靶器官损害和并存的临床疾病。在条件允许的情况下，应采取强化降压的治疗策略，以取得最大的心血管获益。降压目标：一般高血压患者应降至<140/90 mmHg；能耐受者和部分高危及以上的患者可进一步降至<130/80 mmHg。

（二）生活方式干预

生活方式干预在任何时候对任何高血压患者都是合理、有效的治疗，其目的是降低血压、控制其他危险因素和临床情况。

生活方式干预对降低血压和心血管危险的作用是肯定的，所有患者都应采用，主要措施包括：减少钠盐摄入，每人每日食盐摄入量逐步降至<6 g；增加钾摄入；合理膳食，平衡膳食；控制体重；不吸烟，彻底戒烟，避免被动吸烟；不饮或限制饮酒；增加运动；减轻精神压力，保持心理平衡。

（三）高血压的药物治疗

降压药应用的基本原则：① 常用的五大类降压药物均可作为初始治疗用药，建议根据特殊人群的类型、合并症选择针对性的药物，进行个体化治疗；② 应根据血压水平和心血管风险选择初始单药或联合治疗。一般患者采用常规剂量，老年人及高龄老年人初始治疗时通常应采用较小的有效治疗剂量，根据需要，可考虑逐渐增加至足剂量；③ 优先使用长效降压药物，以有效控制 24 小时血压，更有效预防心脑血管并发症发生。④ 对血压≥160/100 mmHg、高于目标血压 20/10 mmHg 的高危患者，或单药治疗未达标的高血压患者应进行联合降压治疗，而对于≥140/90 mmHg 的患者，也可起始用小剂量联合治疗。

（四）降压治疗策略

降压达标的方式：除高血压急症和亚急症外，对大多数高血压患者而言，应根据病情，在 4 周内或 12 周内将血压逐渐降至目标水平。

降压药物治疗的时机：在改善生活方式的基础上，血压仍≥140/90 mmHg 和（或）高于目标血压的患者应启动药物治疗。

七、高血压的健康管理方案

高血压是心脑血管疾病死亡的最重要的危险因素。不健康饮食、吸烟、肥胖和超重、缺乏运动、长期精神紧张等是高血压发生与流行的重要影响因素，普及健康的生活方式可有效降低人群血压升高的风险。

绝大部分高血压可以预防，可以控制，却难以治愈，高血压防治要采取面对全人群、高血压易患（高危）人群和患者的综合防治策略，一级预防、二级预防与三级预防相结合的综合一体化的干预措施。

高血压健康管理应针对健康人群、高血压易患人群和患者开展规范化的血压健康管理，以期实施覆盖全人群、全生命周期、全方位的高血压健康管理服务。其内容包括健康信息收集、筛查评估、膳食指导、运动干预、心理疏导、药物治疗等。高血压健康管理的模式分为 3 个层面：① 自我健康管理；② 基层医疗卫生机构规范管；③ 上级医疗机构重点管理。高血压健康管理流程如图 10-1 所示。

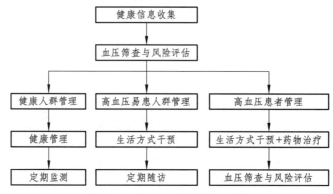

图 10-1　高血压健康管理流程

1. 健康人群的血压管理

健康人群的血压管理目标：倡导健康生活方式，保持合理膳食、适量运动、戒烟限酒、心理平衡，预防高血压。健康人群血压管理流程如图 10-2 所示。

2. 高血压易患人群的健康管理

（1）高血压易患人群的管理目标。对这类人群应进行更积极的防控，针对具有高血压易患危险因素的人群，强化全方位的生活方式干预，包括营养指导、运动处方、心理指导及戒烟干预，以预防高血压和心血管病事件。高血压易患人群管理流程如图 10-3 所示。

（2）高血压高危（易患）人群策略。社区高危人群的干预主要强调早期发现可能导致高血压的易患因素并加以有效干预，预防高血压的发生。

（3）高血压易患人群的筛选。高血压易患因素主要包括正常高值血压、超重和肥胖、酗酒和高盐饮食。

（4）高血压易患人群的防治策略。① 健康体检要包括一般询问、身高、体重、血压测量、尿常规，测定血糖、血脂、肾功能、心电图等；② 控制危险因素的方法与一般人群策略相同，对体检出的高危个体进行随访管理和生活方式指导。

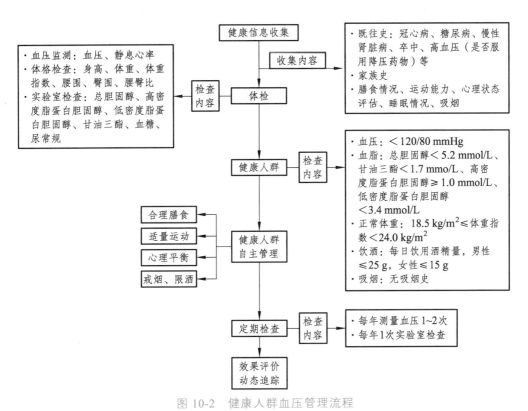

图 10-2 健康人群血压管理流程

健康信息收集

收集内容

- 既往史：冠心病、糖尿病、慢性肾脏病、卒中、高血压（是否服用降压药物）等
- 家族史
- 膳食情况、运动能力、心理状态评估、睡眠情况、吸烟

体检

检查内容

- 血压监测：血压、静息心率
- 体格检查：身高、体重、体重指数、腰围、臀围、腰臀比
- 实验室检查：总胆固醇、高密度脂蛋白胆固醇、低密度脂蛋白胆固醇、甘油三酯、血糖、尿常规

高血压易患人群

具有以下危险因素之一者未来发展成高血压的风险显著增加：
- 高血压前期，收缩压 120~139 mmHg 和/或舒张压 80~89 mmHg
- 年龄 ≥ 45 岁
- 超重和肥胖，体重指数 ≥ 24 kg/m², 或中心性肥胖：男性腰围 ≥ 90 cm, 女性腰围 ≥ 85 cm
- 高血压家族史
- 高盐饮食
- 长期大量饮酒
- 吸烟（含被动吸烟）
- 缺乏体力活动
- 长期精神紧张

健康教育/强化生活方式干预
- 合理膳食
- 适量运动
- 心理平衡
- 戒烟、限酒

随访

随访内容

- 每3-6个月测量血压1次
- 每年1次实验室检查

效果评价
动态追踪

图 10-3 高血压易患人群管理流程

八、高血压患者的管理流程

高血压患者的健康管理目标：进行综合干预，包括开展全方位生活方式干预（营养指导、运动处方、心理干预等）和药物治疗，提高高血压的治疗率和控制率，预防心脑血管事件。单纯高血压患者血压应降至<140/90 mmHg，能耐受者可进一步降至<130/80 mmHg。高血压患者管理流程见图 10-4 所示。

扩展案例 10-1

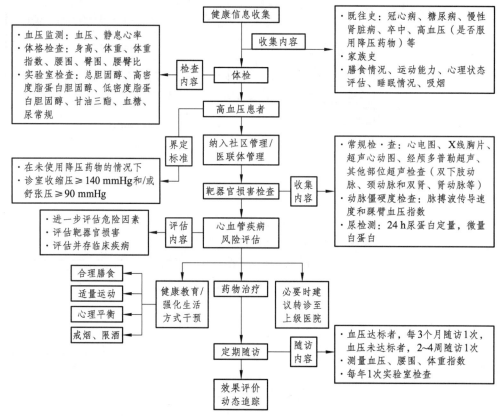

图 10-4　高血压患者管理流程

第二节　冠心病

一、CHD 的定义和流行情况

冠状动脉粥样硬化性心脏病（Coronary Atherosclerotic Heart Disease，CHD）是指由于冠状动脉粥样硬化使管腔狭窄、痉挛或阻塞导致心肌缺血、缺氧或坏死而引发的心脏病，统称为冠状动脉性心脏病或冠状动脉疾病，简称冠心病（CHD），归属为缺血性心脏病，是动脉粥样硬化导致器官病变的最常见类型。

CHD 是严重影响人群健康和生活质量的疾病，该病多发于中老年人群，男性多于女性，以脑力劳动者居多。随着人们生活水平的提高和生活方式的改变，CHD 患病率和病死率呈迅速上升趋势，目前已经成为人类健康的"头号杀手"和世界性公共卫生问题。

《中国心血管病报告 2011》显示，根据中国冠心病政策模型预测，2010—2030 年中国 35～84 岁人群心血管疾病（心绞痛、心肌梗死、CHD 猝死和卒中）事件数增加大于 50%。《中国卫生和计划生育统计年鉴（2017）》显示，2016 年中国城市和农村居民 CHD 死亡率继续保持 2012 年以来的上升趋势，农村地区 CHD 死亡率上升趋势明显，男性 CHD 死亡率高于女性。《中国心血管病报告 2018》显示，我国心血管病患病率及死亡率仍处于上升阶段。推算心血管病现患人数为 2.9 亿，其中 CHD 达 1100 万，今后十年，心血管病患病人数仍将快速增长。中国的心血管疾病已成为重大的公共卫生问题，防治心血管病刻不容缓。

二、CHD 的发病机理

（一）CHD 的解剖及病理生理学机制

冠状动脉分为左、右两支，分别起于主动脉的左、右冠状动脉窦。左冠状动脉主干下缘分出前降支和左旋支。前降支及其分支分布于左心室前壁、前乳头肌、心尖、右心室前壁一小部分、室间隔的前 2/3 以及心传导系的右束支和左束支的前半，左旋支及其分支分布于左心房、左心室前壁一小部分、左心室侧壁、左心室后壁的一部分或大部分，甚至可达左心室后乳头肌，约 40% 的人分布于窦房结。一般右冠状动脉分布于右心房、右心室前壁大部分、右心室侧壁和后壁的全部，左心室后壁的一部分和室间隔后 1/3。在相邻的各主要冠状动脉之间可能存在交通支。

冠状动脉粥样硬化可同时或分别累及各主要的冠状动脉，冠状动脉病变的狭窄程度、部位决定了缺血症状和预后。一般若冠状动脉管腔狭窄小于 50% 时，心肌供血不受影响，而当冠状动脉的管腔狭窄等于 50%～75% 时，静息时心肌供血不受影响；但在运动、心动过速或激动时，心脏耗氧量增加，可暂时引起心肌供血不足，引发慢性稳定型心绞痛（Chronic Stable Angina，CSA）；当粥样斑块破裂、糜烂或出血，形成血栓堵塞血管时则可导致 AMI。

（二）CHD 的发病机制

CHD 的发病机制尚未完全阐明，公认的冠心病发病学说有以下几种：

（1）脂肪浸润学说。这一学说是 1856 年由 Virohow 首先提出，此学说是被最早提出的，经过不断地验证目前得到比较广泛的支持。该理论的核心是血中增高的脂质以低密度脂蛋白（Low Density Lipoprotein，LDL）、极低密度脂蛋白（Very Low Density Lipoprotein，VLDL）或其残粒的方式侵入动脉壁引起平滑肌细胞增生。脂蛋白降解释放出胆固醇、胆固醇酯、甘油三酯（Triglyceride，TC）和其他脂质。此外，LDL 还与动脉壁的多糖结合产生沉淀，刺激纤维组织增生。以上这些变化结合起来就形成了粥样斑块。

（2）血栓形成和血小板聚集学说。血栓形成学说是 1852 年由 Rokitanksy 提出的，此理论认为因为局部凝血机制亢进形成血栓，血栓凝集在动脉管壁上，增生的血管细胞将其覆盖，成为动脉壁的一部分，然后血栓崩解释放出脂质和其他物质，这样日久形成了粥样斑块。

（3）内皮损伤反应学说。即 Ross 学说，强调动脉内膜损伤是动脉粥样硬化（Atherosderosis，AS）形成的始动因子，而 CHD 易患因素如高脂血症、高血压、糖尿病、吸烟等是动脉内膜损伤的诱因。

CHD 的最基本病理改变是 AS。AS 形成过程中血小板聚集和冠脉痉挛具有主要病理现象的意义，AS 形成系血浆因素与血管因素相互作用平衡破坏的结果。

形成 AS 的因素有很多，血管内皮损伤是其主要因素之一，它是 AS 最重要的始动环节。内皮功能不全可能通过下列方式在 CHD 形成和发展阶段的病生理机制中起关键作用：① 引起冠脉血管张力调节功能失调；② 加速冠状动脉管壁重塑的过程；③ 促使血小板的活化和聚集；④ 促进单核和中性粒细胞活化和黏附。

三、CHD 的危险因素

影响 CHD 发病的危险因素自幼年开始，但在不同的年龄各种危险因素对机体所发挥的作用有所不同。自 20 世纪 50 年代开始国际上就开展了相关的流行病学研究。随着研究的深入和循证医学的发展，人们对导致 CHD 的危险因素又有了进一步的认识，除解释了一些传统危险因素不能完全解释的 CHD 发病机制问题外，还被用于 CHD 的一级和二级预防。CHD 的主要危险因素如下：

（1）高血压。大量研究表明，高血压是 CHD 的主要危险因素，收缩压和舒张压均与冠心病发病率显著相关，并且随着血压升高，CHD 发病率和死亡率均呈上升趋势。即使血压处于正常高值（120 ~ 139/80 ~ 89 mmHg）的人群其发生 CHD 的危险性也高于完全血压正常的人群。

（2）血脂异常。胆固醇是 AS 的重要组成物质，高 TC 血症、高 TG 血症与 CHD 的发病均存在关联。来自 Framingham 的研究结果表明当血胆固醇水平为 5.20 ~ 5.72 mmol/L 时 CHD 的发生风险相对稳定，若超过此水平，CHD 的发生风险将随胆固醇水平的升高而增加。其中血胆固醇中低密度脂蛋白胆固醇（Low Density Lipoprotein Cholesterol，LDL-C）与心血管疾病发生呈正相关，而高密度脂蛋白胆固醇（High Density Lipoprotein Cholesterol，HDL-C）则与心血管疾病发生呈负相关。

（3）糖尿病。研究显示糖尿病是 CHD 发病的高危因素，糖尿病患者易发生 CHD。Framingham 研究显示男性糖尿病患者 CHD 发病率较非糖尿病患者高 2 倍，而女性糖尿病患者 CHD 发生风险则增加 4 倍。此外，在糖尿病患者中，血糖水平的高低也与 CHD 发生风险密切相关。

（4）超重和肥胖。多项前瞻性研究证实，"正常体重"范围上限时心血管疾病的发生风险将增加并随着体重的增加而逐渐升高。尤其是超重和肥胖更易导致 CHD 的发生，其中向心性肥胖对 CHD 的发生具有重要作用，是 CHD 的高危因素。

（5）吸烟。吸烟是 CHD 公认的重要危险因素之一。CHD 的发生风险与每天吸烟量以及烟龄长短均有关。研究发现每天吸烟大于、等于或小于 20 支的人群，其 CHD 发生风险分别提高 7.25 倍、2.67 倍及 1.43 倍，此外，吸烟者较不吸烟者更容易发生心肌梗死，其心肌梗死发生风险高出不吸烟者 1.5～2.0 倍。

（6）不良饮食习惯。不良饮食习惯包括过量的热量摄入，过多的胆固醇摄入以及过多的盐或糖分摄入等，均可导致 CHD 的发生。

（7）性别。CHD 的发病存在明显的性别差异。研究发现男性 CHD 发病率均高于绝经前的女性，但绝经后女性的 CHD 发病率可超过男性且为非绝经女性的 2 倍。

（8）心理社会因素。心理社会因素包括环境应激源和个性特征模式两方面。个人应对环境紧张的行为反应不仅包括抑郁等心理因素，还包括不健康的生活方式等。大量研究认为心理社会因素与 CHD 发病率和死亡率均有关且独立于传统危险因素之外。

（9）遗传因素。CHD 具有较强的遗传因素，如家族性高脂血症中载脂蛋白基因多态性对血脂水平的影响，血管紧张素转化酶基因多态性对支架术后再狭窄的反应过程等，均可对 CHD 的发生、发展及治疗过程产生影响。

四、CHD 的临床分型

近年来，为适应 CHD 诊疗理念的不断更新，便于治疗策略的制定，临床上提出两种综合征的分类，即慢性心肌缺血综合征和急性冠状动脉综合征（Acute Coronary Syndrome，ACS）。

1. 慢性心肌缺血综合征

慢性心肌缺血综合征又被称为稳定性冠心病，其最具代表性的病种是稳定型心绞痛，包括隐匿型冠心病、稳定型心绞痛及缺血性心肌病（Ischemic Cardiomyopathy，ICM）等。心绞痛即是由于冠状动脉供血不足，心肌急剧的、暂时的缺血与缺氧所引起的临床综合征。

（1）隐匿型冠心病。隐匿型冠心病是无临床症状，但有心肌缺血客观证据的 CHD，亦称无性冠心病。其心肌缺血的心电图表现可见于静息时，或在增加心肌负荷时才出现，常为动态记录所发现，又被称为无症状性心肌缺血（Silent Myocardial Ischemia，SMI）。此类患者经冠状动脉造影或尸检几乎均证实冠状动脉有明显狭窄病变。

（2）稳定型心绞痛。稳定型心绞痛即稳定型劳力性心绞痛，亦称普通型心绞痛，是临床最常见的心绞痛。稳定型心绞痛是指由心肌缺血缺氧引起的典型心绞痛发作，其临床表现在 1～3 个月内相对稳定，即每日和每周疼痛发作次数大致相同，诱发疼痛的劳力和情绪激动程度也相同，每次发作疼痛的性质和疼痛部位无改变，疼痛时限基本相同，患者在服用硝酸甘油后也在相近时间内产生疗效。

（3）缺血性心肌病。ICM 是指由于长期心肌缺血导致心肌局限性或弥漫性纤维化，从而产生心脏收缩和（或）舒张功能受损，引起心脏扩大或僵硬、充血性心力衰竭、心律失常等一系列临床表现的综合征。

2. 急性冠状动脉综合征

ACS 指冠心病中急性发病的临床类型，包括 ST 段抬高型心肌梗死（ST-segment Elevation Myocardial Infarction，STEMI）、非 ST 段抬高型心肌梗死（Non-ST-segment Elevation Myocardial Infarction，NSTEMI）及不稳定型心绞痛（Unstable Angina，UA）。

（1）ST 段抬高型心肌梗死。冠状动脉管腔若发生急性完全闭塞，其血供将会完全停止，导致所供血区域心室壁心肌透壁性坏死，临床上表现为典型的 STEMI，即传统的 Q 波性心肌梗死。

（2）不稳定型心绞痛。UA 是 ACS 中的常见类型，指介于稳定型心绞痛和 AMI 之间的临床状态，包括除稳定型劳力性心绞痛以外的初发型、恶化型劳力性心绞痛和各型自发性心绞痛。UA 是在粥样硬化病变的基础上，发生了冠状动脉内膜下出血、斑块破裂、斑块糜烂、破损处血小板与纤维蛋白凝集形成血栓、冠状动脉痉挛以及远端小血管栓塞引起的急性或亚急性心肌供氧减少所致。

（3）非 ST 段抬高型心肌梗死。若 UA 伴有血清心肌坏死标志物水平明显升高，此时可确诊为 NSTEMI。UA 和 NSTEMI 是紧密相连的两种情况，二者的主要区别在于缺血是否严重到心肌损伤所产生的心肌坏死标志物足以被检测到。

五、CHD 的临床表现

CHD 的发作常常与季节变化、情绪激动、体力活动增加、饱食、大量吸烟和饮酒等有关。

1. 临床症状

（1）典型胸痛。因体力活动、情绪激动等诱发，突感心前区疼痛，多为发作性绞痛或压榨痛，也可为憋闷感。疼痛从胸骨后或心前区开始，向上放射至左肩、臂，甚至小指和无名指，休息或含服硝酸甘油可缓解。胸痛放散的部位也可涉及颈部、下颌、牙齿、腹部等。胸痛也可出现在安静状态下或夜间，由冠脉痉挛所致，称变异型心绞痛。

心绞痛的分级：国际上一般采用 CCSC 加拿大心血管协会分级法。

Ⅰ级：日常活动，如步行，爬梯，无心绞痛发作。

Ⅱ级：日常活动因心绞痛而轻度受限。

Ⅲ级：日常活动因心绞痛发作而明显受限。

Ⅳ级：任何体力活动均可导致心绞痛发作。

（2）不典型症状。一部分 CHD 患者的症状可不典型，仅仅表现为心前区不适、心悸或乏力，或以胃肠道症状为主。而某些患者甚至可能没有疼痛，如老年人和糖尿病患者。

（3）猝死。约有 1/3 的 CHD 患者首次 CHD 发作可表现为猝死。

（4）其他。可伴有全身症状，常见于 CHD 合并心力衰竭的患者。

2. 体　征

一般心绞痛患者未发作时无特殊体征，发作时患者可出现心音减弱、心包摩擦音等体征。如 CHD 并发室间隔穿孔、乳头肌功能不全时，可于相应部位听到杂音，而发生心律失常时听诊常表现为心律不规则。

六、CHD 的诊断

CHD 的诊断主要依靠典型的临床症状,再结合辅助检查发现心肌缺血或冠脉阻塞的证据,以及心肌损伤标志物判定是否有心肌坏死。

目前临床上发现心肌缺血最常用的检查方法包括常规心电图和心电图负荷试验、核素心肌显像,有创性检查有冠状动脉造影和血管内超声等,但是冠状动脉造影正常不能完全否定 CHD。

1. 病史及体格检查

(1)病史。常规对胸痛患者的评估,病史是最重要的第一步,医生需详细了解胸痛的特征,包括以下几个方面:① 部位。典型的心绞痛部位是在胸骨后或左前胸,范围常不局限,可放射到颈部、咽部、颌部、上腹部、肩背部、左臂及左手指侧,也可放射至其他部位,每次心绞痛发作部位往往相似的。② 性质。常呈紧缩感、绞榨感、压迫感、烧灼感、胸憋、胸闷或有窒息感、沉重感。但主观感觉个体差异较大。③ 持续时间。呈阵发性发作,持续数分钟,一般不会超过 10 分钟,也不会转瞬即逝或持续数小时。④ 诱发因素及缓解方式。慢性稳定型心绞痛的发作与劳力或情绪激动有关,症状多发生在劳力当时而不是之后,患者舌下含服硝酸甘油后 2~5 分钟内症状迅速缓解。

此外,在收集与胸痛相关的病史后,还应了解 CHD 相关的危险因素,如吸烟、高脂血症、高血压、糖尿病、肥胖、早发 CHD 家族史等。

(2)体格检查。稳定型心绞痛体检常无明显异常,心绞痛发作时可有心率增快、血压升高、焦虑、出汗,有时可闻及第四心音、第三心音或奔马律,或出现心尖部收缩期杂音,第二心音逆分裂,偶闻双肺底啰音。

2. 基本实验室检查

(1)了解 CHD 危险因素。常规检查血液生化如空腹血糖、血脂(包括 TC、HDL-C、LDL-C 及 TG)等,必要时需做糖耐量试验。

(2)了解有无贫血(可能诱发心绞痛)。常规行血常规检查,尤其注意血红蛋白情况。

(3)了解甲状腺情况。必要时检查甲状腺功能。

(4)其他检查。行尿常规、肝肾功能、电解质、肝炎相关抗原、人类免疫缺陷病毒(Human Immunodeficiency Virus,HIV)检查及梅毒血清试验,需在冠状动脉造影前进行。如胸痛较明显患者,需检查心肌酶,尤其是血心肌肌钙蛋白(CTnT 或 CTnI)、肌酸激酶(Creatine kinase,CK)及同工酶(CK-MB)。心肌损伤标志物是急性心肌梗死诊断和鉴别诊断的重要手段之一,目前临床中以心肌肌钙蛋白为主。

3. 心电图检查

心电图是诊断 CHD 最简便、常用的方法,尤其是在患者症状发作时是最重要的检查手段。

心肌梗死时的心电图表现为：① 急性期表现为异常 Q 波、ST 段抬高；② 亚急性期仅有异常 Q 波和 T 波倒置（梗死后数天至数星期）表现；③ 慢性或陈旧性期（3～6 个月）心电图仅有异常 Q 波，若 ST 段抬高持续 6 个月以上，则有可能并发室壁瘤。若 T 波持久倒置，则称陈旧性心肌梗死伴冠脉缺血。

4. 心电图负荷试验

包括运动负荷试验和药物负荷试验（如潘生丁、异丙肾试验等）。运动负荷试验结果阳性为异常，但是怀疑心肌梗死的患者禁忌做此项检查。

5. 动态心电图

动态心电图又称 Holter，是一种可以长时间连续记录并分析在活动和安静状态下心电图变化的方法。此项检查具有无创、方便的优点，患者容易接受。

6. 核素心肌显像

若根据病史、心电图检查不能排除心绞痛，以及某些患者不能进行运动负荷试验时可做此项检查。

7. 超声心动图

超声心动图是目前最常用的检查手段之一，可以对心脏形态、结构、室壁运动以及左心室功能进行检查，但其准确性与超声检查者的经验有密切关系。

8. 冠状动脉电子计算机断层扫描（Computed tomography，CT）

多层螺旋 CT 心脏和冠状动脉成像是一项无创、低危、快速的检查方法，已逐渐成为 CHD 的一种重要的早期筛查和随访手段。冠状动脉 CT 检查适用于：① 不典型胸痛症状，心电图、运动负荷试验或核素心肌灌注等辅助检查不能确诊者；② CHD 低风险患者的诊断；③ 可疑 CHD，但不能进行冠状动脉造影者；④ 无症状的高危 CHD 患者的筛查；⑤ 已知 CHD 或介入及手术治疗后的随访。

9. 冠状动脉造影及血管内成像技术

冠状动脉造影是目前诊断 CHD 的"金标准"，可以明确冠状动脉有无狭窄、狭窄的部位、程度、范围等，并可指导进一步治疗。冠状动脉造影的主要指征为：① 对内科治疗下心绞痛仍较重者，为明确动脉病变情况；② 胸痛似心绞痛而不能确诊者。

血管内超声可以更好地观察血管腔和血管壁的变化，而左心室造影可以对心功能进行评价。血管内超声检查可较精确地了解冠状动脉腔径，血管腔内及血管壁粥样硬化病变情况，指导介入治疗操作并评价介入治疗效果。但此项检查不是临床一线的检查方法，只在临床特殊需要或进行科研时进行。

七、CHD 的治疗

CHD 的本质是生活方式病，大量研究表明，药物治疗与生活方式治疗相结合是最有效的 CHD 二级预防策略。CHD 的治疗包括：

1. 生活习惯改变

良好的生活方式是 CHD 治疗的基础，包括居住环境安静、整洁，空气清净，规律作息，避免体力及精神过劳，合理膳食，戒烟限酒等。CHD 的饮食宜清淡、易消化，食物应富含纤维素、维生素及含有适量糖、蛋白质、油脂。患者应注意保持营养平衡；提倡患者适度运动，以提高和维持心肺功能，促进代谢。

2. 药物治疗

其目的是缓解症状，减少心绞痛的发作和心肌梗死的发生、发展，进一步延缓 CHD 病变的发展并降低患者的死亡率。而对于存在部分血管病变严重甚至完全阻塞的患者，在药物治疗的基础上联合血管重建治疗能进一步降低 CHD 患者的死亡率。

（1）基本治疗药物。目前临床上 CHD 的基本治疗用药主要分为两大类：一类是改善缺血、减轻症状的药物，主要包括β受体阻滞剂、硝酸酯类药物和钙通道阻滞剂；另一类则是预防心肌梗死及改善预后的药物，此类药物包括他汀类药物、抗血小板聚集药物和血管紧张素转化酶抑制剂（Angiotensin Converting Enzyme Inhibitors，ACEI）等。原则上应将以上两类药物联合使用。

（2）其他药物治疗。主要包括代谢性药物和尼可地尔。

3. 非药物治疗

血管重建治疗主要包括经皮冠状动脉介入（Percutaneous Coronary Intervention，PCI）和冠状动脉旁路移植术（Coronary Artery Bypass Grafting，CABG）等。

（1）PCI。PCI 包括单纯球囊扩张、冠状动脉支架术、冠状动脉旋磨术和冠状动脉定向旋切术等，具有创伤小、恢复快而危险性相对较低的优点。近年来，随着术者使用经验的积累、PCT 器械的发展，尤其是支架在临床的普遍应用和发展，使 PCI 这一治疗技术在我国取得显著进展，日益普遍地应用于临床，广泛地被医生和患者所接受。

（2）CABG。近 40 年来，随着针对 CABG 在 CHD 治疗价值上的深入研究，CABG 已逐渐成为临床上治疗 CHD 最普通的外科手术，CABG 主要适用于以下情况：① 冠状动脉左主干出现明显狭窄；② 3 支主要的冠状动脉近段出现明显狭窄；③ 2 支主要的冠状动脉出现明显狭窄，其中包括左前降支近段出现高度狭窄。

总之，药物治疗是所有 CHD 治疗的基础，即使在介入或外科手术治疗后也需要长期坚持标准化的药物治疗。随着对 CHD 的深入研究，不断涌现出更加高效、安全的治疗方法，使 CHD 治疗进入了全新时代。临床上应加强对 CHD 患者的关注，强化针对性治疗，这对患者及社会均有着重要的价值。

八、CHD 的健康管理方案

心血管病危险控制的内容包括一级预防和二级预防。一级预防针对无症状的人群和个体，目的是预防临床心血管病事件的发生。二级预防的对象是有症状的心血管疾病患者，目的是预防并发症和再次发生心血管病事件。

CHD 的一级预防是防发病。对于已有一项或多项危险因素，但尚未催患 CHD 的人们，预防其发生首次心血管事件，称为一级预防。一级预防最基本的措施是改变不健康的生活方式，提倡有氧运动、健康饮食和戒烟，进行降压和降脂治疗，应用小剂量阿司匹林和他汀类药物进行一级预防。

CHD 的二级预防是防复发。对于已患 CHD 的患者，要努力促进患者的康复，防止发生严重的心血管事件，以防复发为重点。

健康管理正是通过医护人员向所需干预对象给予全面、连续、主动的管理，进而促进其改善生活方式，达到促进健康、减缓病程、降低并发症、提高生活质量的一种新型医学模式。因此对于 CHD 患者的健康管理应得到足够重视。

（一）CHD 健康教育

CHD 健康教育的对象首先需针对已病患者，其次是 CHD 高危人群，如糖尿病、高血压、血脂代谢紊乱的老年男性及绝经期女性等，他们均可从健康教育中获益。此外，患者家属也应作为健康教育的对象。CHD 健康教育的主要内容包括：危险因素、心理干预、生活方式、用药指导及随诊。

1. CHD 危险因素的处理

（1）吸烟。临床研究显示，吸烟能使患者心血管疾病死亡率增加 50%，心血管死亡的风险与吸烟量直接相关。对于所有 CHD 患者，均需详细询问吸烟史。目前，已有一些行为及药物治疗措施，如尼古丁替代治疗等，可以协助患者戒烟。

（2）运动。运动应尽可能与多种危险因素的干预结合起来，成为 CHD 患者综合治疗的一部分。建议 CHD 稳定型心绞痛患者每日运动 30 分钟，每周运动不少于 5 天。

（3）控制血压。通过生活方式改变及使用降压药物，将血压控制在 140/90 mmHg 以下，对于糖尿病及慢性肾病患者，应控制在 130/80 mmHg 以下。选择降压药物时，应优先考虑 β 受体阻滞剂和（或）ACEI。

（4）调脂治疗。脂代谢紊乱是 CHD 的重要危险因素。CHD 患者应积极纠正脂代谢紊乱。冠心病患者应接受积极的降低 LDL-C 的治疗。药物治疗包括他汀类、贝特类和烟酸类等药物。

（5）糖尿病。糖尿病合并 CHD 慢性稳定型心绞痛患者应立即开始纠正生活习惯及使用降糖药物治疗，使糖化血红蛋白（Glycosylated Hemoglobin，HbA1c）在正常范围（≤6.5%），同时应对合并存在的其他危险因素进行积极干预。

（6）代谢综合征。越来越多的证据表明除降低 LDL-C 以外，把纠正代谢综合征作为一个特定的二级治疗目标，可以减少未来 CHD 事件的危险。诊断为代谢综合征的患者，治疗的目标是减少基础诱因（如肥胖、缺乏锻炼）和治疗相关的脂类和非脂类（如高血压、高血糖）危险因素。

（7）肥胖。减轻体重（控制饮食、活动和锻炼、减少饮酒量）有利于控制其他多种危险因素，是 CHD 二级预防的一个重要部分。

（8）其他治疗方法。如雌激素替代治疗、抗氧化维生素治疗、补充维生素 B_6、B_{12} 和叶酸等，但具体疗效目前尚不确定。

（二）CHD 的二级预防

从成本-效益分析角度来看，二级预防最为合理。二级预防的目的是减少并发症、复发事件和病变进展，最终目标是提高患者的生活质量和降低死亡率。二级预防的主要途径仍是纠正治疗和改善不良的危险因素，因此对 CHD 患者危险因素及不良生活方式的管理控制至关重要，主要从以下几个方面探讨。

1. 非药物治疗

CHD 患者往往有不良的生活方式，如大量吸烟史、超重或肥胖等，因此 CHD 患者应永久性戒烟，并远离烟草环境，避免二手烟的危害，严格控制酒精摄入。同时应合理膳食，控制总摄入量，减少饱和脂肪酸、反式脂肪酸以及胆固醇的摄入。对于超重或肥胖的患者，建议其通过控制饮食、适量增加运动量使体重达标，使 CHD 患者在 6 月 ~ 12 月内将体重下降 5% ~ 10%。

2. 药物治疗

对于已经明确诊断为 CHD 的患者，应积极预防和延缓冠脉粥样硬化的发展，在非药物治疗的基础上，如无禁忌证，所有患者应坚持长期服用抗血小板聚集、调脂稳定斑块、控制心率减少心肌耗氧的药物，具体如下：

（1）抗血小板聚集药物。推荐患者长期口服阿司匹林 75 ~ 100 mg/d，若有禁忌证者可改用氯吡格雷片 75 mg/d 代替。对于接受 PCI 治疗的 STEMI 患者术后至少给予 1 年的双联抗血小板聚集治疗。

（2）改善症状、控制缺血。对于存在明显心绞痛患者，推荐给予硝酸脂类制剂扩冠、抗心肌缺血治疗。

（3）心率管理。如无禁忌证，推荐 CHD 患者长期服用β受体阻滞剂类药物，控制心率、预防心律失常事件的发生，建议将患者静息心率维持在 55 ~ 60 次/分。

（4）控制血压。CHD 患者应进行有效的血压管理，建议血压控制在 140/90 mmHg 以下（收缩压不低于 110 mmHg），JNC8 推荐一线降压药如下：CCB、ACEI/ARB、利尿剂等。

（5）控制血脂。CHD 患者应严格控制 TC 和 LDL-C 的水平。对于基础血脂水平较高者，建议患者将 TC 控制在 4.5 mmol/L，LDL-C 控制在 2.6 mmol/L，极高危患者强化降脂治疗，使 LDL-C 控制在 4.5 mmol/L。若患者基础血脂水平较低，推荐患者仍降脂治疗，使基础 TC、LDL-C 水平降低 50%左右。

（6）控制血糖。对于一般健康状况较好、糖尿病病史较短、年龄较轻者，建议将 HbA1c 控制在 7%以下。HbA1c<8%目标值较适合于糖尿病病程长、严重低血糖病史、血糖控制欠佳、预期寿命短、显著微血管或大血管并发症患者。

3. 心脏康复治疗

CHD 的心脏康复是综合性心血管病管理的医疗模式，是一种包括运动治疗在内的综合治疗，它可以对心血管疾病的进展进行逆转和延缓，改善患者的生活方式，使患者的心理功能、社会功能、生理功能等方面恢复到最好的状态，让患者回归社会，是心血管病健康管理中的重要组成部分。

（1）CHD 康复的具体内容。① 生活方式的改变：指导患者戒烟、合理饮食、科学地运动以及睡眠管理。② 双心健康：注重患者心脏功能康复和心理健康的恢复。③ 循证用药：根据指南循证规范用药是心脏康复的重要组成部分。④ 生活质量的评估与提高：生活质量评估与提高也是心脏康复的组成部分。⑤ 职业康复：CHD 康复的最终目标是使患者回归家庭、回归社会。

（2）CHD 康复分期及内容。① 住院期间启动 I 期心脏康复，稳定的 CHD 患者应在早期逐步地活动直至达到基本的日常家庭活动水平，同时告知患者对自身疾病的本质、治疗及危险因素管理的认识和制订患者的随访计划。② 出院 1~6 月内可启动 II 期心脏康复，本期可据患者病情轻重程度，在心电血压监护下及医务人员指导下增加有氧运动、阻抗运动及柔韧性训练等，每次持续 30~90 分钟，共 3 个月左右。③ III 期心脏康复通常是为心血管事件 1 年后的院外患者提供预防和康复服务，是第 II 期康复的延续。此期部分患者已恢复到可重新工作和进行基本的日常生活。

（3）CHD 患者情绪和睡眠的管理。躯体化症状的出现易导致患者处于焦虑状态，对患者的心脏康复产生很大的影响，因此 CHD 患者的情绪管理应贯彻到 CHD 的全程治疗过程当中，应注意识别患者的精神心理问题，给予对症处理。

（4）建立 CHD 随访系统。定期对 CHD 患者进行随访，通过定期随访，指导患者生活方式改变，根据病情适当调疗方案，定期进行健康教育，可显著提高患者依从性。

扩展案例 10-2

第三节　　脑卒中

一、脑卒中的定义和流行情况

脑卒中，俗称中风，是一组急性脑循环障碍所致的局限或全面性脑功能缺损综合征，包括出血性脑卒中和缺血性脑卒中，缺血性脑卒中包括脑梗死、腔隙性脑梗死，出血性脑卒中包括脑出血和蛛网膜下腔出血。

脑卒中多见于老年群体，具有发病率高、致残率高、死亡率高和复发率高等特点。近 20 年来，我国脑卒中患病率每年以 8.7% 速度增长，每年新发卒中患者约 200 万人，目前脑卒中已成为我国国民第一位死亡原因，给患者及社会带来了沉重的负担，已成为我国重大的公共卫生问题。

二、脑卒中的发病机理

（1）缺血性脑卒中。主要原因为脑梗死、脑血栓、腔隙性脑梗死。缺血性中风的发病机制包括动脉闭塞和动脉栓塞。闭塞血管内可见动脉粥样硬化或血管炎改变、血栓形成或栓子。局部血液供应中断引起的脑梗死多为白色梗死，大面积脑梗死常可继发红色梗死（即出血性梗死）。脑灌注不足还会导致脑梗或缺血性病变。腔隙性梗塞是半球组织中的小梗塞，常见于高血压性小动脉硬化。缺血、缺氧性损害表现为神经细胞坏死和凋亡两种形式。

（2）出血性卒中。即脑出血，是指脑血管破裂、渗漏，形成血栓，导致颅内压增高，脑内血肿，破裂动脉瘤后发生蛛网膜下腔出血。高血压是一个重要的危险因素，而且，高血压性动脉硬化导致结构性病变，包括纤维蛋白样坏死和动脉瘤形成。

三、脑卒中的危险因素

脑卒中危险因素非常复杂，美国心脏协会/美国卒中协会（American Heart Association，AHA/American Stroke Association，ASA）卒中一级预防指南将脑卒中的危险因素分为3类：一是不可改变；二是证据充分且可以控制；三是证据不充分或潜在可控制的危险因素。

1. 不可改变的危险因素

不可改变的危险因素包括：年龄、性别、低出生体重、种族、遗传因素等，这些因素通常被认为是无法控制或无法改变的危险因素。

（1）年龄。年龄增长导致心血管系统疾病风险累计效应以及脑卒中危险因素的增加，显著提高了缺血性卒中和脑出血的发病风险或发病率。

（2）性别。研究显示，各年龄段脑卒中、缺血性卒中和出血性卒中的患病率、发病率和死亡率男性均多高于女性，但在80岁以上年龄组女性出血性卒中的发病率和脑卒中死亡率均高于男性。

（3）种族。流行病学研究表明，脑卒中风险存在种族差异。与白种人相比，45～74岁中国人脑卒中的发病率稍高，并且出血性卒中的比例也相对较高。

（4）遗传因素。脑卒中是复杂的多基因遗传病，是由遗传、环境和血管等共同因素引起的神经系统疾病。阳性家族史可增加近30%的脑卒中风险。

（5）出生体重。研究表明，出生体重小于2500 g者患脑卒中的风险是出生体重4000 g者2倍以上，介于二者之间的出生体重和脑卒中风险呈现出显著的线性趋势。而较正常出生体重组，高出生体重组成年人肥胖的风险增加2倍，并且与年轻成年人颈动脉壁厚度的增加相关。

2. 证据充分且可以控制的危险因素

证据充分且可以控制的危险因素包括高血压、吸烟、糖尿病、心房颤动、其他心脏疾病、血脂异常、无症状颈动脉狭窄、不合理的饮食与营养、缺乏身体活动、肥胖等，针对上述危险因素进行积极治疗与控制，可以显著降低脑卒中发病风险。

（1）高血压。高血压是脑卒中最重要的危险因素。高血压和脑卒中之间存在强烈的、连续的、一致的、独立的相关性。即便是在正常血压范围内，血压越高，脑卒中风险也越大。在控制其他危险因素后，收缩压每升高10 mmHg，脑卒中的相对发病危险增加30%。

（2）吸烟。多项研究结果显示，吸烟是缺血性卒中重要且独立的危险因素。随着每日吸烟量的增加，脑卒中风险相应升高。同时，研究证实被动吸烟也是脑卒中的一个重要危险因素，被动吸烟会明显增加脑卒中的风险。

（3）糖尿病。糖尿病是脑卒中的独立危险因素，糖尿病可使脑卒中的风险增加 1 倍以上，并且随着糖尿病病史的延长，心脑血管病风险逐渐增加，而大约 20% 的糖尿病患者最终将死于脑卒中。

（4）心房颤动。心房颤动患者缺血性卒中风险比健康人高 4～5 倍。一项荟萃分析结果提示，近年亚洲国家心房颤动发病率和患病率均呈上升趋势且心房颤动患者缺血性卒中年发病风险为 3%。

（5）其他心脏病。除心房颤动外，患有其他类型的心脏病也可能增加脑卒中的风险。

（6）血脂异常。血脂异常与脑卒中发病之间存在明确的相关性。最近亚太组织合作研究项目通过对 352 033 名受试者的研究发现，TC 每升高 1 mmol/L，脑卒中的发病风险增加 25%。

（7）无症状颈动脉狭窄。研究表明，无症状颈动脉狭窄患者采用药物治疗可以使脑卒中的发生率降低到 ≤1%。且此类患者服用阿司匹林可降低其脑卒中严重程度，并与脑卒中的良好功能预后相关。

（8）饮食和营养。研究结果显示，饮食中的一些营养素与脑卒中的风险相关，如高钠摄入与脑卒中的危险增高相关，食物中钾、鱼类摄入量增多与脑卒中危险性降低相关。

（9）缺乏身体活动。研究发现，增加规律的日常身体活动可降低脑卒中风险，且不受性别或年龄的影响。身体活动的量或强度与脑卒中风险之间呈现剂量—效应关系，且有可能存在性别的交互作用。

（10）超重与肥胖。累积的研究证实，BMI 是缺血性卒中的独立预测因素，同时，脑卒中与肥胖之间存在等级正相关，且独立于年龄、生活方式或其他心血管危险因素。

3. 证据不充分或潜在可控制的危险因素

证据不充分或潜在可控制的危险因素包括偏头痛、代谢综合征、饮酒、高同型半胱氨酸血症、口服避孕药、绝经后激素治疗、睡眠呼吸紊乱、高凝状态、药物滥用、脂蛋白（a）水平增高、炎症和感染等。治疗与控制上述危险因素是否能够降低脑卒中发病风险，现有的研究尚无充分证据。

四、脑卒中的临床表现

脑卒中最常见症状为一侧脸部、手臂或腿部突然感到无力，猝然昏扑、不省人事，其他症状包括，突然出现一侧脸部、手臂或腿麻木或突然发生口眼歪斜、半身不遂；神志迷茫、说话或理解困难；单眼或双眼视物困难；行路困难、眩晕、失去平衡或协调能力；无原因的严重头痛；昏厥等。根据脑动脉狭窄和闭塞后，神经功能障碍的轻重和症状持续时间，分三种类型：

（1）短暂性脑缺血发作（Transient Ischemic Attack，TIA）。颈内动脉缺血表现为突然肢体运动和感觉障碍、失语、单眼短暂失明等，少有意识障碍。椎动脉缺血表现为眩晕、耳鸣、听力障碍、复视、步态不稳和吞咽困难等。症状持续时间短于2小时，可反复发作，甚至一天数次或数十次，可自行缓解，不留后遗症。脑内无明显梗死灶。

（2）可逆性缺血性神经功能障碍（Reversible Ischemic Neurological Dysfunction，RIND）。与TIA基本相同，但神经功能障碍持续时间超过24小时，有的患者可达数天或数十天，最后逐渐完全恢复。脑部可有小的梗死灶，大部分为可逆性病变。

（3）完全性卒中（Complete Stroke，CS）。症状较TIA和RIND严重，不断恶化，常有意识障碍。脑部出现明显的梗死灶。神经功能障碍长期不能恢复，完全性卒中又可分为轻、中、重三型。

（4）脑卒中预兆。脑卒中早期症状有：① 突发一侧面部或肢体麻木无力，口角歪斜流涎；② 突发视力模糊或失明；③ 突发语言表达或理解困难；④ 突发严重的不明原因头痛、呕吐；⑤ 突发不明原因的头晕、走路不稳或突然跌倒、遗忘或记忆力障碍，尤其是伴有①～②项中任一症状时。若出现以上脑卒中早期症状应引起重视，不论时间长短应及时就医，以缩短院前延误时间。

五、脑卒中的诊断

（一）评估和诊断

脑卒中的评估和诊断包括：病史和体格检查、影像学检查、实验室检查、疾病诊断和病因分型等。

1. 病史和体征

（1）病史采集。最重要是询问患者症状出现的时间，若于睡眠中起病，应以最后表现正常的时间作为起病时间。其他包括神经症状发生及进展特征、血管及心脏病危险因素、用药史、药物滥用、偏头痛、痫性发作、感染、创伤及妊娠史等。

（2）一般体格检查与神经系统检查。评估气道、呼吸和循环功能后，应立即进行一般体格检查和神经系统检查。

（3）用卒中量表评估病情严重程度。常用量表有：① 美国国立卫生研究院卒中量表（The National Institutes of Health Stroke Scale，NIHSS）是目前国际上最常用量表；② 中国脑卒中患者临床神经功能缺损程度评分量表；③ 斯堪的纳维亚卒中量表（ScandInavIan Stroke Scale，SSS）。

2. 脑病变与血管病变检查

（1）脑病变检查。

① 平扫CT：急诊平扫CT可准确识别绝大多数颅内出血，并帮助鉴别非血管性病变（如脑肿瘤），是疑似脑卒中患者首选的影像学检查方法。

② 多模式CT：灌注CT可区别可逆性与不可逆性缺血改变，因此可识别缺血半暗带。对指导急性脑梗死溶栓治疗有一定参考价值。

③ 常规核磁共振成像（Magnetic Resonance Imaging，MRI）：MRI（T1 加权、T2 加权及质子相）在识别急性小梗死灶及后循环缺血性脑卒中方面明显优于平扫 CT。可识别亚临床缺血灶，无电离辐射，不需碘造影剂。但此项检查有费用较高、检查时间偏长及患者本身的禁忌证（如有心脏起搏器、金属植入物或幽闭恐怖症）等局限。

④ 多模式 MRI：包括弥散加权成像（Diffusion Weighted Imaging，DWI）、灌注加权成像（Perfusion Weighted Imaging，PWI）、水抑制成像和梯度回波、磁敏感加权成像（Susceptibility Weighted Imaging，SWI）等。DWI 在症状出现数分钟内就可发现缺血灶并可早期确定大小、部位与时间，对早期发现小梗死灶较常规 MRI 更敏感。

（2）血管病变检查。常用检查包括颈动脉超声、经颅多普勒（Transcranial Doppler，TCD）、磁共振脑血管造影（Magnetic Resonance Angiography，MRA）、高分辨磁共振成像（High Resolution Magnetic Resonance Imaging，HRMRI）、CT 血管造影（CT Angiography，CTA）和数字减影血管造影（Digital Subtraction Angiography，DSA）等。

3. 实验室检查

常规检查项目有：① 血糖、肝肾功能和电解质；② 心电图和心肌缺血标志物；③ 全血计数，包括血小板计数；④ 凝血酶原时间（Prothrombin Time，PT）/国际标准化比率（International Standardization Ratio，INR）和活化部分凝血活酶时间（Activated Partial Thromboplastin Time，APTT）；⑤ 氧饱和度。

必要时可选择以下检查：① 毒理学筛查；② 血液酒精水平；③ 妊娠试验；④ 动脉血气分析（若怀疑缺氧）；⑤ 腰椎穿刺（怀疑蛛网膜下腔出血而 CT 未显示或怀疑卒中继发于感染性疾病）；⑥ 脑电图（怀疑痫性发作）；⑦ 胸部 X 线检查。

（二）诊断标准

过去对缺血性脑卒中与 TIA 的鉴别主要依赖症状、体征持续的时间，近年来影像技术的发展促进了对脑卒中认识精确性的提高，对二者诊断的时间概念有所更新。

根据国际疾病分类 11（International Classification of Disease 11，ICD11）对缺血性脑卒中的定义，有神经影像学显示责任缺血病灶时，无论症状/体征持续时间长短都可诊断缺血性脑卒中，但在无法得到影像学责任病灶证据时，仍以症状/体征持续超过 24 小时为时间界限诊断缺血性脑卒中。多数 TIA 患者症状不超过 0.5～1 小时。

（1）缺血性脑卒中诊断。① 局灶神经功能缺损（一侧面部或肢体无力或麻木，语言障碍等），少数为全面神经功能缺损；② 影像学出现责任病灶或症状/体征持续 24 小时以上；③ 排除非血管性病因；④ 脑 CT/MRI 排除脑出血。

（2）出血性脑卒中的诊断。主要是结合临床症状，依靠影像学检查，最常用的检查是头颅 CT，在基础上还可进一步做核磁共振检查或脑血管造影，进一步明确出血原因，包括是否有动脉瘤、血管畸形和血管异常结构。

六、脑卒中的治疗

脑卒中可分为出血性卒中和缺血性卒中，又根据发生部位有不同的治疗方式。对其特异性的治疗包括溶栓、抗血小板治疗、早期抗凝和神经保护等，非特异性的治疗包括降压治疗、血糖处理、脑水肿和颅内高压的管理等。

（一）药物治疗

溶栓治疗是目前公认的脑卒中最有效的救治方法，但有严格的时间窗要求。

脑卒中的降压治疗原则是平稳、持久、有效控制 24 小时血压，尤其是清晨血压。常用的五种降压药物均可通过降压而发挥预防脑卒中或短暂性缺血作用。患者在降压治疗时应从小剂量开始，切忌降压太快，以防脑供血不足。对急性缺血性脑卒中发病 24 小时内血压升高的患者应谨慎处理。此外，已患有高血压、糖尿病、高血脂等疾病的患者也应同时给予以下药物治疗：阿司匹林、β-阻滞剂、ACEI 及他汀类药物。

（二）外科手术

（1）颈动脉内膜切除术。适用颈内动脉颅外段严重狭窄（狭窄程度超过 70%），狭窄部位在下颌骨角以下，手术可及者。颈内动脉完全性闭塞 24 小时以内亦可考虑手术，闭塞超过 24～48 小时，已发生脑软化者则不宜手术。

（2）颅外—颅内动脉吻合术。对预防 TIA 发作效果较好。可选用颞浅动脉—大脑中动脉吻合，枕动脉—小脑后下动脉吻合，枕动脉—大脑后动脉吻合术等。

七、脑卒中的健康管理方案

脑卒中健康管理是指通过健康管理，维护脑血管健康的过程。脑卒中健康管理的主要内容是在以中老年人群为主的目标人群中，进行生活方式干预、危险因素的治疗与控制，同时针对有危险因素的个体进行脑卒中风险评估，筛查出脑卒中高危人群，进行治疗性干预和持续的脑血管健康管理。

脑卒中健康管理的主要目的是降低目标人群脑卒中及各种相慢性疾病的发病风险，减少高危个体发生脑卒中事件。

（一）脑卒中危险因素的治疗与控制

世界各国脑卒中防控的经验表明，针对脑卒中危险因素，采取有效的一、二、三级预防措施，可以避免大多数脑卒中的发生，控制已患病者的病情，降低脑卒中的发病率、致残率和死亡率。

（1）高血压。降压药物治疗不仅能预防脑卒中，而且能减少由于血压升高导致的相关器官的损害。高血压的治疗应包括改善生活方式和药物治疗，血压水平调整的目标值为<140/90 mmHg，同时降压药物应根据患者的特点和耐受性进行个体化治疗。

（2）吸烟。戒烟是一种能迅速降低脑卒中风险及心脑血管疾病严重程度的有效方法，吸烟者应戒烟，不吸烟者也应避免；在社区人群中采用综合性控烟措施对吸烟者进行干预。

（3）糖尿病。对糖尿病患者的干预包括降低血糖、血压，调节血脂和抗血小板治疗。降糖治疗能够改善糖尿病患者的预后。

（4）心房颤动。房颤患者应根据卒中的风险评估确定是否需要抗凝以及选用华法林或者新型口服抗凝剂进行治疗。

（5）其他心脏疾病。除房颤外其他心脏疾病包括 AMI、心肌病、瓣膜性心脏病、卵圆孔未闭和房间隔瘤、心脏肿瘤和大动脉粥样硬化等也会增加脑卒中风险，故上述心脏病患者应在积极治疗和控制原发病的同时，根据自身临床情况确定是否需要抗凝治疗。

（6）血脂异常。他汀类药物治疗能够降低动脉粥样硬化或高危患者的脑卒中风险，对于不能耐受他汀治疗的患者，可使用非他汀类降脂药物，但与他汀类药物相比，其他调整血脂治疗对于降低缺血性脑卒中风险是否获益还不确定。

（7）无症状颈动脉狭窄。国内外脑卒中一级预防指南建议：① 推荐无症状颈动脉狭窄患者每日服用阿司匹林和他汀类药物，筛查其他可治疗的脑卒中风险因素，进行合理的治疗并改变生活方式；② 脑卒中高危患者（狭窄>70%）在有条件的医院可以考虑行颈动脉内膜切除术（Carotid Endarterectomy，CEA）。行 CEA 的患者，如无禁忌证，围手术期与手术后均建议服用阿司匹林；③ 对慎重选择的无症状颈动脉狭窄患者（狭窄>70%），在有条件的医院也可以考虑行预防性血管内支架成形术（Endovascular Stenting，CAS），但 CAS 与单纯药物治疗相比有效性尚未得到充分证实；④ 对无症状颈动脉狭窄>50%的患者，建议在有条件的医院定期进行超声随访，评估疾病的进展。

（8）不合理饮食与营养。应该降低钠摄入，增加钾摄入以降低血压；推荐增加水果、蔬菜和低脂乳制品，减少饱和脂肪酸摄入；限制食盐摄入量（<6 g/d），降低血压；不喝或尽量少喝含糖饮料。

（9）缺乏身体活动。应采用个性化的体力活动：① 中老年人和高血压患者进行体力活动之前，应考虑进行心脏应激检查，全方位考虑运动强度，制定个体化运动方案；② 成年人每周≥3 次适度的体育活动，每次时间≥30 分钟（如快走、慢跑或其他有氧代谢运动等）。

（10）超重或肥胖。对于超重或肥胖者，应通过采取合理饮食、增加体力活动等措施减轻体重，以降低脑卒中发病危险。

（11）高同型半胱氨酸血症。目前关于复合 B 族维生素治疗是否能够降低高同型半胱氨酸血症患者脑卒中风险的研究结果并不一致。

（12）其他因素。现有的研究证据对治疗与控制尚未被充分证实或有可能控制的脑卒中危险因素如偏头痛、代谢综合征、饮酒、口服避孕药、绝经后激素治疗、睡眠呼吸紊乱、高凝状态、药物滥用等是否能够降低脑卒中的发病风险还不够充分，但会有益于此类人群的身心健康。

（二）脑卒中风险评估与高危人群筛查

风险评估已经成为脑卒中一级预防的重要手段，有脑卒中危险因素的个体均应进行脑卒中风险评估，可为开展脑血管健康管理提供非常有利的条件。

1. 脑卒中风险评估

脑卒中常用的风险评估工具包括：改良弗莱明翰脑卒中风险预测量表（Framingham Stroke Profile，FSP）、心血管病发病风险计算器、脑血管功能积分以及脑卒中风险测量计。国外的脑卒中风险评估工具应用于国人脑卒中风险评估最好先进行适用性调整。

针对 40 岁以上人群，依据以下 8 项危险因素进行脑卒中风险筛查评估（每一项 1 分）：① 高血压病史（≥140/90 mmHg）或正在服用降压药；② 房颤和（或）心瓣膜病等心脏病；③ 吸烟；④ 血脂异常；⑤ 糖尿病；⑥ 很少进行体育活动；⑦ 明显超重或肥胖（BMI≥26 kg/m^2）；⑧ 有脑卒中家族史。

脑卒中风险筛查评估≥3 分的高危人群，或既往有缺血性脑卒中/TIA 病者，依据个体危险程度不同，选择性进行相关实验室和影像学检查，并对其进行生活方式和适宜性技术干预。

2. 脑卒中高危人群筛查

（1）医师接诊，病史采集。体格检查主要询问有无脑卒中或 TIA 的症状，既往高血压、血脂异常、糖尿病及心脑血管病史、吸烟饮酒史、饮食生活习惯、家族性心脑血管病史等，测身高、体重、腹围、双上肢血压、听颈部血管杂音及神经系统体格检查等。

（2）实验室检查。根据病史、体征及既往有异常指标需进一步检查者，应有针对性地进行实验室检查，包括血糖、血脂、同型半胱氨酸等。

（3）脑、颈部血管超声。脑、颈部血管超声包括颈动脉超声和经颅多普勒超声，脑、颈部血管超声通常无禁忌证，能够判断脑、颈部血管狭窄病变的程度和范围，为临床干预提供重要信息。

（4）其他筛查手段。包括心电图、超声心动图等。若脑、颈血管超声发现有血管病变，可选择性行 CTA、MRA、DSA 等检查。

（三）健康管理方案

1. 脑血管健康管理操作规范

（1）建立健康管理档案。经过风险评估确定为脑卒中高危人群者，需要建立健康档案进行持续干预管理。健康管理档案是指针对高危人群脑卒中预防所提供医疗卫生服务过程中的相关记录，内容包括基本信息、风险评估结果、干预管理措施、随访与复查记录、脑卒中发病监测等信息。

① 基本信息：包括患者的一般信息，生活方式和危险因素信息，相关慢性病病史，血压、BMI；血脂、血糖及其他相关生化指标检测值；脑卒中风险评估结果，其他脑血管无创伤检查结果，如颈动脉超声、经颅多普勒、CT 血管造影、磁共振血管造影等。

② 干预管理信息：包括干预措施的实施记录，患者实施干预的自我监测记录，脑卒中风险评估及相关检查项目复查结果，脑卒中发病随访记录等。

③ 健康管理信息收集：健康管理信息的收集贯穿健康管理的整个过程，基线调查信息通过基线调查获得，调查的工具和保存的档案为调查表格；基线测量和检测信息来自相关的测量和检查，保存的档案为测量和检查结果报告单。干预管理的信息通过随访记录表、疾病监测表、患者自我管理记录表及相关检测的复查等获得。

2. 健康管理干预

（1）生活方式干预。生活方式干预的主要内容包括合理膳食、戒烟限酒、适量运动、控制体重、心理平衡等 5 个方面。通过生活方式干预，改变不良的生活习惯，养成健康的生活方式。

① 合理膳食：《中国居民膳食指南（2016）》提出了适用于 2 岁以上健康人群的 6 条核心推荐：

食物多样，以谷类为主：以谷类为主是平衡膳食模式的重要特征，建议平均每天摄入 12 种以上食物，每周 25 种以上。每天摄入谷薯类食物 250 ~ 400 g，膳食中碳水化合物提供的能量应占总能量的 50% 以上。

吃动平衡，健康体重：推荐每周应至少 5 天进行中等强度身体活动，累计 150 分钟以上；坚持日常身体活动，平均每天主动身体活动 6000 步；尽量减少久坐时间，适当走动。

多吃蔬果、奶类、大豆：提倡餐餐有蔬菜，推荐每天摄入 300 ~ 500 g，深色蔬菜应占 1/2；应每天吃水果，推荐每天摄入 200 ~ 350 g 的新鲜水果；每天也应吃各种奶制品，经常吃豆制品，适量吃坚果。

适量吃鱼、禽、蛋、瘦肉：推荐每周吃鱼类 280 ~ 525 g，畜禽肉 280 ~ 525 g，蛋类 280 ~ 350 g，平均每天摄入鱼、禽、蛋和瘦肉总量 120 ~ 200 g。

少盐少油，控糖限酒：清淡饮食，成人每天食盐不超过 6 g，每天烹调油 25 ~ 30 g，每天摄入糖不超过 50 g，最好控制在 25 g 以下；成年人每天饮水 1500 ~ 1700 ml，提倡饮用白开水和茶水，不喝或少喝含糖饮料。

进食新鲜卫生的食物和采取适宜的烹调方式：阅读食品标签，合理选择食品，保障饮食卫生。

② 戒烟、限酒：吸烟是心脑血管疾病的重要致病因素，戒烟是避免心脑血管病死亡最经济、有效的干预措施。

适量饮酒可以降低心脑血管疾病的风险，过量饮酒者心脑血管病的风险明显升高。儿童少年、孕妇、乳母等不应饮酒；成年人如饮酒，一天中饮酒的酒精含量男性不超过 25 g，女性不超过 15 g。

③ 适量身体活动：适量的身体活动有益于健康。《中国脑血管病一级预防指南（2015）》推荐：应选择适合自己的身体活动来降低脑卒中风险；制定个体化运动方案；健康成人每周应至少有 3 ~ 4 次，每次至少持续 40 分钟中等或以上强度的有氧运动（如快走、慢跑、骑自行车或其他有氧代谢运动等）。

④ 控制体重：控制超重和肥胖是我国心脑血管疾病一级预防的重要内容。超重或肥胖者可通过健康的生活方式、良好的饮食习惯、适量的身体活动等措施来减轻体重，降低血压，控制血脂，以减少脑卒中发生风险。

⑤ 心理平衡：心血管疾病的一级预防中应重视心理问题的干预。常见的心理障碍包括焦虑、抑郁、惊恐发作、躯体化障碍、疑病症以及睡眠障碍等。应重视针对心理障碍的筛查，注重对受检者的症状给予合理的解释，对焦虑和抑郁症状明显者应转诊至心理疾病专科门诊诊疗。

（2）危险因素治疗与控制。对于有危险因素的人群，应针对所有可控的危险因素进行积极的治疗与控制，针对潜在可控的危险因素选择适当的措施进行干预。与此同时，还应针对存在危险因素的人群进行风险评估，筛查出脑卒中高危个体进行治疗性干预。

（3）高危个体治疗性干预。① 抗血小板治疗：AHA/ASA 脑卒中一级预防指南和中国脑血管病一级预防指南均推荐如下：不推荐将阿司匹林用于脑血管病低危人群的脑卒中一级预防。对于无其他明确脑血管病危险因素证据的糖尿病或糖尿病伴无症状周围动脉性疾病的患者，不推荐将阿司匹林用于脑卒中一级预防。在 10 年心脑血管事件风险为 6%～10%的个体中，可以使用阿司匹林进行脑血管病预防。对于 10 年心脑血管事件风险>10%的个体，强调使用阿司匹林预防脑血管病，其获益远超过风险。② 他汀类药物治疗：他汀类药物已成为防治心脑血管事件的重要药物。缺血性卒中一级预防和他汀类药物应用的要点如下：缺血性脑卒中/TIA 的一级预防，应在生活方式改变的基础上，针对不同危险水平所对应的 LDL-C 目标值，个体化地分层启动他汀治疗。为了调脂达标，临床上应首选他汀类药物进行治疗。③ 中成药：我国传统的中医药如复方丹参滴丸、血塞通片等应用于脑卒中的防治具有明显的优势，但由于其临床研究证据不够充分，目前多数研究尚难以得出明确有效的结论。④ 其他治疗性措施：治疗性干预的措施还包括颈动脉治疗，有严重颈动脉狭窄的患者应由专科评估后选择有适应证的患者进行 CEA 或 CAS 治疗。

3. 随访与复查

（1）干预措施和随访。随访过程中观察干预措施的实施情况。通过健康管理医患互动网络平台，对在档管理的对象进行随访。随访的方式包括面访、电话、微信、互联网或移动互联网监测、云健康平台、物联网监测。随访内容包括干预措施的实施，危险因素的治疗与控制及其效果观察，重点干预药物的依从性、效果和不良反应观察。

（2）脑卒中风险动态评估。在健康管理的过程中，动态评估脑卒中发病风险，风险评估的周期一般每 6～12 个月 1 次。根据动态风险评估和定期体检复查的结果，对干预方案进行调整，并根据需要对进一步的诊治提出建议。

（3）随访监测脑卒中发病。在随访和动态评估脑卒中风险的过程中，应对所有建档管理的脑卒中高危人群进行脑卒中发病监测，以便评价健康管理方案实施的效果。

扩展案例 10-3

【思考题】

1. 心脑血管疾病的危险因素有哪些?
2. 哪些人属于高血压的高危人群?
3. 如何对高血压患者进行健康管理?
4. 冠心病二级预防的主要内容是什么?
5. 如何进行脑卒中风险评估?

第十一章

退行性疾病的健康管理

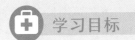 学习目标

掌握 常见的几种退行性疾病的危险因素和健康管理方案。

熟悉 常见的几种退行性疾病的定义、临床表现和诊断方法。

了解 常见的几种退行性疾病的发病机制和治疗方法。

课程思政目标

树立良好的医德医风，强化文化自信心与健康管理责任心。

第一节 阿尔茨海默病

一、痴呆及阿尔茨海默病的定义和流行情况

痴呆（dementia）是由于慢性或进行性大脑结构的器质性损害引起的高级大脑功能障碍的一组综合征，患者在意识清醒的情况下，出现持久的、全面智能减退，表现为记忆力、计算力、判断力、注意力、抽象思维能力、语音功能障碍、情感和行为障碍，生活、社交、工作能力明显减退或丧失。

阿尔茨海默病（Alzheimer's Disease，阿尔茨海默病）是一种起病隐匿的进行性神经系统退行性疾病，以记忆障碍、失语、失用、失认、视空间技能损害、执行功能障碍以及人格和行为改变等全面性痴呆为特征，是一种病因未明的原发性退行性脑变性疾病，多起病于老年期。阿尔茨海默病占全部痴呆患者的 50%~70%，在全世界范围内患病率在逐渐增加。根据流行病学数据预测，到 2050 年，可能会有超过 1.315 亿人患有阿尔茨海默病。我国现有约 100 万痴呆患者，保守估计每年耗费约 600 亿美元。据 2008—2009 年一项覆盖我国 30 个主要城市和 45 个主要乡镇地区的流行病学调查报告显示，我国 65 岁及以上人群中痴呆的发病率为 5.14%（95%CI：4.71~5.57），其中阿尔茨海默病发病率为 3.21%（95%CI：2.87~3.55），为导致老年人群痴呆的首要病因。随着我国社会人口老龄化程度加深，按目前流行病学及人口统计数据推算，我国阿尔茨海默病患病人数在 2030 年将达到 2075 万，2050 年将达 3003 万，将成为导致老年人群失能的重要原因，并给家庭、社会造成巨大负担。本书主要讨论阿尔茨海默病的健康管理。

研究表明，营养因素是阿尔茨海默病发生、发展、治疗、康复的密切相关因素。阿尔茨海默病患者的认知功能减退、日常生活能力降低、精神行为症状等则促进营养不良的发生，两者关系密切，相互影响。虽然目前在药物领域中尚没有安全有效的抗阿尔茨海默病药物来预防、阻止或逆转阿尔茨海默病的发生、发展，但是在日常生活辅助中也许可以通过生活方式的干预来降低阿尔茨海默病风险。

二、阿尔茨海默病的发病机制

阿尔茨海默病的病因迄今尚未完全明确，目前国内外学者从遗传、病理、生理、生化等方面对阿尔茨海默病的发病机制进行了探究，比较公认的是β-淀粉样蛋白假说和 Tau 蛋白假说。此外，随着对阿尔茨海默病发病机制的深入研究，又有学者提出了神经炎症等假说。

阿尔茨海默病发病风险因素分为不可控和可控两类：不可控因素包括年龄、性别、家族史、载脂蛋白 4（apoE4）基因、职业及收入水平等；可控因素主要包括心血管病相关危险因素（糖尿病、高血压、高脂血症、高同型半胱氨酸血症及中年肥胖等）、生

活方式（吸烟、体育活动、饮食、认知训练及社会参与等）、相关疾病（创伤性脑损伤、心理应激、抑郁、睡眠障碍等）。

三、阿尔茨海默病的临床表现和诊断

作为老年人常见的慢性进行性神经系统变性病，阿尔茨海默病临床表现主要为记忆力减退、进行性认知功能衰退，伴有各种精神行为异常和人格改变。国际公认的阿尔茨海默病临床表现分为 3 期，即临床前期、临床早期（又称轻度认知障碍期）、阿尔茨海默病性痴呆期。临床前期和临床早期为最佳诊疗时机。

（一）第 1 期（临床前期）

为无症状大脑淀粉样变性，相关生物学指标为正电子发射计算机断层扫描（PET）或脑脊液β-淀粉样蛋白阳性，神经元损伤相关 Tau 蛋白阳性，可出现记忆障碍，突出表现为记忆力减退，易出现疲乏、焦虑和消极情绪，暂无认知功能变化。

2011 年美国国立老化研究所和阿尔茨海默病协会（National Institute on Aging-Alzheimer's Association，NIA-AA）提出的阿尔茨海默病诊断指南中明确提出了阿尔茨海默病临床前阶段的概念，并提出了临床实践和研究可采用的诊断标准。这一概念指出阿尔茨海默病临床前阶段主要是指患者脑内已存在逐渐进展的阿尔茨海默病病理变化，但仍无明确临床症状，或存在明确的阿尔茨海默病相关病理改变证据但尚未达到 MCI 或痴呆诊断标准。该标准依据病理、神经损伤和认知障碍证据又将临床前期阿尔茨海默病划分为三个阶段：

① 第一阶段仅有脑淀粉样变（PET 或脑脊液检查 Aβ 阳性）；② 第二阶段存在脑淀粉样变和神经损伤（除 Aβ 阳性外，还有神经损伤标志物阳性，如脑脊液 Tau 蛋白、头颅 MRI 提示特征性脑萎缩等）；③ 第三阶段除上述两项外还存在轻微认知障碍或行为改变表现（但未达到 MCI 诊断标准）。

国际工作组（International Working Group，IWG）在对于阿尔茨海默病诊断标准的修订中，也对阿尔茨海默病临床前期概念进行了细化，将其分为"阿尔茨海默病无症状风险期"和"阿尔茨海默病症状前期"，前者指脑内已有淀粉样变和神经系统退行性变证据但尚未达到 MCI 标准的患者；后者特指携带了 PSEN1、PSEN2、APP 等常染色体显性遗传致病基因或其他致病遗传基因但尚未达到临床诊断 MCI 标准的患者。

2018 年中国医师协会神经内科医师分会认知障碍疾病专业委员会发布的《2018中国痴呆与认知障碍诊治指南（六）：阿尔茨海默病痴呆前阶段》比较了 NIA-AA 和 IWG 的诊断标准，认为 NIA-AA 标准更为详细，适于开展阿尔茨海默病临床前期研究的应用。

（二）第 2 期（临床早期）

第 2 期（临床早期）又称 MCI 期，发展为早期神经元退变、β-淀粉样蛋白和 Tau 蛋白阳性、认知功能轻度变化、记忆障碍加重、逻辑思维、综合分析能力减退、言语重复、计算力下降。

多种神经系统疾病、系统性疾病及药物、毒物作用等均可能导致 MCI。目前对于全病因导致 MCI 应用最为广泛的诊断标准包括 Petersen 2004 年修订的诊断标准以及 IWG2003 年修订的诊断标准，诊断依据包含 4 个要点：① 患者或知情者或有经验的临床医师发现认知损害；② 存在认知功能损害的客观证据；③ 保持独立的日常生活能力；④ 尚未达到痴呆诊断标准。

根据患者认知受损模式不同将 MCI 分为单认知域遗忘型、多认知域遗忘型、单认知域非遗忘型和多认知域非遗忘型四个亚型，其中遗忘型 MCI 与阿尔茨海默病的关系可能更为密切。

对于由阿尔茨海默病导致的 MCI（即阿尔茨海默病源性 MCI），NIA-AA 于 2011 年发布了诊断标准，除以上 4 点之外，增加了提示阿尔茨海默病病理过程或符合阿尔茨海默病神经损伤特征的生物标志物，包括 Aβ 沉积、脑脊液 Tau 蛋白水平、特征性脑萎缩表现等；并根据生物标志物检测结果对 MCI 由阿尔茨海默病导致的可靠程度进行分级。

（三）第 3 期（阿尔茨海默病性痴呆）

此阶段病人会出现认知或行为障碍、β-淀粉样蛋白和 Tau 蛋白阳性，出现哭笑无常、情感淡漠、丧失言语能力，导致不能完成简单的日常生活事项如穿衣、行走、进食等，失去与外界接触的能力。

第一个国际公认的阿尔茨海默病诊断标准是 1984 年美国国立神经病、语言障碍和卒中研究所—阿尔茨海默病及相关疾病协会（National Institute of Neurological and Communicative Disorders and Stroke-Alzhermer Disease and Related Disorders Association，NINCDS-阿尔茨海默病 RDA）发布的标准；此后，IWG 分别于 2007、2014 年在 NINCDS 阿尔茨海默病 RDA 诊断基础上发布了修订版（即 IWG-1、IWG-2 诊断标准），将生物标志物纳入诊断标准。2011 年，NIA-AA 发布了阿尔茨海默病的诊断标准，即 NIAAA 标准。

这两个标准都将阿尔茨海默病的诊断分为两步：

首先，符合"痴呆"的诊断标准；然后，根据阿尔茨海默病的临床发病、客观认知障碍评定结果特征、生物标志物、合并/排除其他可能导致认知障碍疾病的情况，对由阿尔茨海默病导致痴呆的可能性进行分级。

临床诊断阿尔茨海默病依据 1984 年 NINCDS-阿尔茨海默病 RDA 或 2011 版 NIA-AA 提出的标准，而临床研究一般更为推荐有生物标志物支持的阿尔茨海默病诊断。

四、阿尔茨海默病的健康管理方案

阿尔茨海默病发病是一个长期的过程，神经病理损伤可在临床症状出现前十余年甚至数十年开始，并逐渐加重；出现临床症状后经历数年至十余年的进展，患者从仅有轻度认知受损症状发展到完全失去生活自理能力。在疾病发展的不同阶段，健康管理需要根据主要问题，采取以预防和减缓发病、缓解症状，或提高生活质量、降低护理难度为核心的综合防治和康复策略；需要神经病学、康复医学、护理学、老年医学等多学科，以及医师、治疗师、护士的多团队协作；也需要从三级医院专科医疗到社区、家庭长期医疗保健的双向对接和协调，即阿尔茨海默病的健康管理是涉及多阶段、多方位的"全周期"问题。

目前已发现的阿尔茨海默病相关危险因素主要包括不可干预和可干预两大类，前者包括年龄、性别、遗传因素和家族史，后者包括心脑血管疾病、高血压、高脂血症、2型糖尿病、中年期腹型肥胖、吸烟与饮酒、饮食、教育水平、体力和脑力活动、脑外伤及抑郁情绪等。值得注意的是，目前已开展的针对老年人群的上述危险因素干预临床试验并未得到阳性结果，提示对于危险因素的干预及生活方式调整（如饮食结构）应开始于中年甚至青年期。

（一）一级预防

一级预防是在阿尔茨海默病未发生时针对危险因素采取措施，由于阿尔茨海默病尚无特效治疗手段，一级预防显得尤为重要，也是预防阿尔茨海默病的根本措施和最重要的环节。

健康管理师应加强普及阿尔茨海默病的相关知识，减少危险因素的暴露机会，发现有阿尔茨海默病早期征兆的人群，协助及时就诊。有阿尔茨海默病的高危因素人群要纳入健康管理一级预防的重点人群。

阿尔茨海默病一级预防的健康管理工作主要从以下三个方面展开。

1. 生活方式指导

（1）合理膳食。能量及脂肪摄入过多可增加阿尔茨海默病发病的危险性，故应限制总热量及脂肪摄入；补充盐酸、维生素 B_{12}、叶酸有益于预防阿尔茨海默病，故应摄入含烟酸较多的食物，包括鸡蛋、家禽、乳制品、鱼及全谷类食物，多吃水果蔬菜可通过抗氧化剂抗炎作用减少阿尔茨海默病的发生，高糖饮食会导致认知障碍，日常饮食中要减少单糖类食物的摄入。

（2）戒烟限酒。研究认为吸烟是认知功能降低的强危险因子，吸烟越多患病率越高，吸烟者比不吸烟者阿尔茨海默病患病率增高50%。大量饮酒可导致脑损伤，加重阿尔茨海默病发病的危险，而中小量饮酒可能降低阿尔茨海默病发病的危险。

（3）适量运动。缺乏体育锻炼是阿尔茨海默病的重要危险因素之一，增加运动被列为防治阿尔茨海默病的重要措施之一。研究表明，经常进行太极拳、散步、手部健身操、球类、棋牌运动可有效预防阿尔茨海默病。脑功能锻炼可显著增加脑血流量，是防治阿尔茨海默病的重要措施。脑功能锻炼，包括多动脑、多学习、加强左半身肢体及双手手指锻炼。

（4）其他。参加社会活动及复杂的职业活动对预防阿尔茨海默病极为重要。此外，预防跌倒，以避免脑外伤导致的阿尔茨海默病。

2. 预防和治疗与阿尔茨海默病相关的疾病

如高血压、高血脂、动脉硬化、糖尿病、脑血管意外等各种心脑血管疾病，以及抑郁症、甲状腺功能低下等疾病的治疗，可降低阿尔茨海默病的发病风险。

3. 降低与阿尔茨海默病有关的其他危险因素的接触

其他危险因素例如单纯疱疹病毒感染、细菌、寄生虫、变态反应、用铝制容器烧制饮水、长期接触化学毒物等。

（二）二级预防

阿尔茨海默病二级预防的重点主要是早发现、早诊断并给予早治疗。

（1）健康知识宣传。做好对阿尔茨海默病的科普宣传，提高被管理者对阿尔茨海默病的认识，特别是对危险因素的认识，减少与危险因素的接触机会，提高对阿尔茨海默病早期征兆的识别能力，及时就医或送医。

（2）定期认知障碍筛查。对被管理者定期进行轻度认知障碍（Mild Cognitive Impairment，MCI）筛查和简易智状态检查量表（MMSE）筛查，还要进行记忆、言语、定向、注意及行为方面的测定。

认知障碍是阿尔茨海默病源性 MCI 患者的核心功能障碍，可能累及包含或不包含记忆功能在内的单个或多个认知域。一般认为，遗忘型 MCI 与阿尔茨海默病的关系较为密切，但不典型阿尔茨海默病的 MCI 可能并不一定包含记忆受损。因此，认知功能的客观评定是阿尔茨海默病源性 MCI 诊断和康复评定的基础和核心，推荐采用总体认知障碍筛查结合多认知域神经心理评估的方法进行全面评定，对于非专科可以采用认知障碍筛查量表评定，但专科以及明确诊断一般需要包含针对记忆、执行功能、视空间能力、语言、异常行为等认知域的客观评定。

目前主要指南推荐的认知障碍筛查量表包括蒙特利尔认知评估量表和简易精神状态检查，蒙特利尔认知评估量表对筛查 MCI 的敏感性好于简易精神状态检查。而针对多认知域的神经心理评估量表包括听觉词语学习测验、复杂图形测验、连线测验、命名测验等经典神经心理测验量表；2019 年中国神经心理常模计划（CNNORM）已发布部分常用量表的中文修订版常模。

采用上述神经心理测验对阿尔茨海默病源性 MCI 患者进行认知功能评定，将有助于全面判断患者认知功能受损的模式和确立 MCI 诊断；此外，在 MCI 患者的治疗过程中，还可采用洛文斯顿作业疗法认知成套测验（Loewenstein Occupational Therapy Cognitive Assessment，LOTCA）、神经行为认知状态检查表（Neurobehavioral Cognitive Status Exam，NCSE）等成套测验量表对患者进行认知评定，以协助制定针对性的康复治疗措施。需要注意的是，目前指南推荐采用上述评定工具对 MCI 患者进行随访的间隔多为半年或一年，如在治疗过程中进行短期评定，需要注意部分测验结果可能受到较为明显的学习效应影响。

除认知功能外，阿尔茨海默病源性 MCI 患者还可能存在精神行为症状、运动障碍或体能下降等表现。应针对精神状态、运动功能（包括平衡功能与步态等）、心肺功能等进行全面评定，以细化康复目标，为制定康复干预方案提供个体化参数，以帮助制定综合康复方案。日常生活能力和社会参与能力的评估是 MCI 常规评定的一部分，包括基本日常生活能力和工具性日常生活能力评定。

根据诊断标准，MCI 患者基本日常生活能力应为正常，但可能存在轻微的工具性日常生活能力受损。有研究发现，社会功能问卷（Functional Activities Questionnaire, FAQ）可有效区分认知水平正常和 MCI 人群。此外，工具性日常生活能力评定结果可能预测 MCI 向痴呆的转化。因此，《中国痴呆与认知障碍诊治指南》推荐应对所有 MCI 患者进行工具性日常生活能力或社会功能的检查。

（3）早诊断早治疗。对已出现轻度认知障碍的对象，包括记忆及智力下降达到二、三级的对象做到早发现，及时转移至有诊断阿尔茨海默病、治疗阿尔茨海默病水平的综合医院专科进行早诊断、早治疗，建立转诊通道，阻止或延缓向阿尔茨海默病进展。

（三）三级预防

三级预防的目的是促进功能恢复，降低或延缓伤残，提高生存质量，提高自我生存能力，减少并发症、降低死亡率，延长寿命。

阿尔茨海默病痴呆期患者的认知障碍累及多个认知域，严重程度已影响到日常生活独立性，常伴随较明显的精神行为症状，中重度痴呆期可伴有吞咽、心肺、体能、大小便等全面功能衰退，日常生活依赖他人照料。因此，痴呆期的综合康复重心也从提高认知功能，逐渐转移到采用综合治疗和代偿措施，尽可能维持更好的生活独立性，提高生活质量，同时需要对照料者予以足够的康复教育和支持。

阿尔茨海默病痴呆期患者的健康管理目标应基于认知和其他功能水平、日常生活能力水平进行个体化制定。

在药物治疗的基础上，对症治疗相应的症状，包括精神症状等，预防并发症和伤残。阿尔茨海默病的常见并发症主要包括营养不良、感染、焦虑和抑郁等。大范围的神经功能损坏会影响进食，损坏注意力集中、推理能力以及判断能力，使患者对饥饿、口渴和饱腹感觉的识别能力下降。阿尔茨海默病患者出现的体重下降，导致机体免疫能力下降，可能引起频繁感染，反过来加快体重下降。

阿尔茨海默病三级预防的重点是康复和照护。康复治疗包括功能康复、心理康复、社会康复和职业康复。康复训练包括日常生活能力的训练、认知功能的训练、心理治疗、合适的体力活动、文娱活动和社交活动等。相关研究发现综合康复训练可以有效改善患者认知功能、日常生活能力和精神行为症状。营养不良治疗的照护要求应该是满足能量、蛋白质及微量营养素的目标需要量。对于伴有焦虑、抑郁症状的患者，进食时会出现不想进入餐厅、乱吐、扔食物、进食太快或太慢等饮食行为问题，应采用适宜的干预手段，规范患者的进食行为，也可辅以营养治疗手段，提高患者生活质量。

阿尔茨海默病痴呆期患者由于残存功能水平的不同，给予的健康管理和能配合的功能评定项目也有差异，应根据患者的功能水平和评定目的选择不同的工具进行功能评定。同时，除了仍应对认知障碍程度进行评定外，需要注意对吞咽障碍、大小便障碍、运动障碍等进行筛查，必要时进行详细评定。

根据目前国内外的临床研究和应用情况，《2018 中国痴呆与认知障碍诊治指南》推荐采用简易精神状态检查量表对阿尔茨海默病患者进行痴呆筛查，采用临床痴呆评定量表（Clinical Dementia Rating Scale，CDR）进行痴呆严重程度的分级评定和随访，采用阿尔茨海默病评估量表-认知部分（Alzheimer Disease Assessment Scalecog，阿尔茨海默病 AS-cog）评价轻中度阿尔茨海默病的药物疗效。

同时，如患者能够配合，仍建议尽可能对记忆、注意/执行功能、语言、视空间和结构功能、失用等认知域进行评定。日常生活能力减退是阿尔茨海默病痴呆期患者的核心症状之一，常用量表包括阿尔茨海默病协会研究日常能力量表（Alzheimer Disease Cooperative Study-阿尔茨海默病 L，阿尔茨海默病 CS-阿尔茨海默病 L）、Lawton 工具性日常活动能力量表、社会功能问卷、痴呆残疾评估、功能独立性评定（Functional Independence Measure，FIM）等。由于长期照料阿尔茨海默病患者将消耗大量精力，并且可能造成照料者的焦虑、抑郁情绪，因此可考虑对照料者进行照料者负担评定。

对于轻中度患者，可采用认知刺激疗法和认知训练，结合计算机辅助认知康复技术，尽可能改善患者的认知功能水平，并结合运动疗法、体育锻炼和失用症康复治疗改善患者的运动能力并促进认知功能改善。此外，音乐治疗、怀旧治疗、虚拟现实技术、无创神经调控技术也可用于改善阿尔茨海默病痴呆期患者的认知功能，缓解或消除精神行为症状，提高日常生活和参与能力，但其疗效还需更多临床试验证实。对于中重度患者，可通过认知代偿策略、环境改造措施、康复护理措施尽可能改善患者的日常生活独立性，减少并发症，延长生存期，并减轻照料者负担。

扩展案例 11-1

第二节　骨质疏松

骨骼是人体运动系统和形体构成的主要组成部分，骨是体内钙和磷等矿物质的储存库。在骨形成、生长和重建过程中，营养、运动等因素对确保足够的骨强度发挥着重要作用，且需要甲状旁腺素（Parathyroid Hore，H）、维生素 D（Vitamin D）、糖皮质激素、生长激素、甲状腺素和性激素等参与。骨重建的负平衡将削弱骨强度，并导致骨质疏松症（Osteoporosis，OP）。

骨质疏松症是中老年最常见的骨骼疾病。骨质疏松症的概念则始自 19 世纪下半叶，此后又经历了百余年，骨质疏松症的概念才被世人公认。根据其病因和患者特征，科学的疾病分类在采取针对性措施、有效防治该病的过程中起到了积极作用。骨质疏松症应尽早发现，及早诊断，积极治疗，预防发生骨折。识别骨质疏松症及明确骨折和跌倒的危险因素有助于发现易感人群，早期诊断，并采取相应措施，积极加以预防。

2015 年，国际骨质疏松症基金会（IOF）估计全球骨质疏松症罹患人数超过 2 亿。由骨质疏松症持续进展导致的骨折将给患者本人带来极大的痛苦或终生致残，也给社会经济造成沉重的负担。因此，骨质疏松症已成为一个重要的公共健康问题。

一、骨质疏松症的定义和流行情况

骨质疏松症（Osteoporosis，OP）是最常见的骨骼疾病，是一种以骨量低，骨组织微结构损坏，导致骨脆性增加，易发生以骨折为特征的全身性骨病。2001年美国国立卫生研究院（National Institutes of Health，NIH）将其定义为以骨强度下降和骨折风险增加为特征的骨骼疾病，提示骨量降低是骨质疏松性骨折的主要危险因素，但还存在其他危险因素。骨质疏松症可发生于任何年龄，但多见于绝经后女性和老年男性。

骨质疏松症分为原发性和继发性两大类。原发性骨质疏松症包括绝经后骨质疏松症（Ⅰ型）、老年骨质疏松症（Ⅱ型）和特发性骨质疏松症（包括青少年型）。绝经后骨质疏松症一般发生在女性绝经后5~10年内；老年骨质疏松症一般指70岁以后发生的骨质疏松；特发性骨质疏松症主要发生在青少年，病因尚未明。继发性骨质疏松症指由任何影响骨代谢的疾病和/或药物及其他明确病因导致的骨质疏松。

骨质疏松症是一种与增龄相关的骨骼疾病。2013年报告，全球每3秒钟就有1例骨质疏松性骨折发生。该病发病率随年龄增加而增加，在女性中，从50岁的2%上升到80岁的25%，40%~45%的女性和15%~27%的男性会发生骨质疏松性骨折。50岁以上，1/4~1/3的女性和约1/5的男性会发生骨质疏松性骨折，绝经的白人妇女中，1/2以上会发生骨质疏松相关的骨折。白人男性中，骨质疏松性骨折的发生比例为1/5，但骨折男性的一年期死亡率是女性的2倍。黑人男性和女性比相应白人发生骨质疏松的可能性要小，但一旦诊断为骨质疏松症，黑人和白人具有相似的骨折风险。与赤道附近的低纬度地区相比，光照合成VD较低的高纬度地区有着更高的骨折发生率。居住在温带的白人妇女骨折发病率最高，地中海和亚洲妇女其次，非洲妇女最低。近期数据显示，美国大约2000万~2500万人存在质松症，每年大约有200万例骨折是由于骨质疏松症引起的。女性的骨质疏松性骨折高于其乳腺癌、卵巢癌或子宫癌的发生率。过去20多年间，美国和其他一些国家的骨折风险虽然呈降低趋势，而身体其他部位的骨折风险还没有明显变化，且总体骨折风险并未显著变化。

我国60岁以上人口已超过2.1亿（约占总人口的15.5%），65岁以上人口近1.4亿（约占总人口的10.1%），是世界上老年人口绝对数最大的国家。早期流行病学调查显示：我国50岁以上人群骨质疏松症患病率女性为20.7%，男性为14.4%；60岁以上人群骨质疏松症患病率明显增高，女性尤为突出。2015年统计数据显示，以BMD的T值低于−2.5倍标准差为诊断标准，我国40岁以上人群骨质疏松症发病率为19.74%，约有1.12亿患病人群。随年龄增加，骨质疏松症患病率逐渐上升，男性与女性的患病率每10年分别增长15%和20%。2009年的综合性研究报告预测，中国骨质疏松症或低骨密度患者在2050年将上升到5.333亿。有关数据显示，我国骨质疏松性骨折发病率总体呈不断升高的趋势，骨质疏松症已成为我国面临的重要公共健康问题。

骨质疏松症是可防、可治的。但目前我国骨质疏松症诊疗率在地区间、城乡间还存在显著差异，整体诊治率均较低。即使患者发生了脆性骨折（椎体骨折和髋部骨折），骨质疏松症的诊断率也仅为2/3左右，接受有效抗骨质疏松药物治疗者尚不足1/4。重视骨质疏松症的早期诊断、防治及其骨折的预防，是骨质疏松症健康管理的重点，本书主要讨论原发性骨质疏松症的健康管理。

二、骨质疏松症的发病机制

骨骼需有足够的刚度和韧性维持骨强度，以承载外力，避免骨折。为此，要求骨骼具备完整的层级结构，包括 I 型胶原的三股螺旋结构、非胶原蛋白及沉积于其中的羟基磷灰石。骨骼的完整性是由不断重复、时空偶联的骨吸收和骨形成过程，维持此过程称为"骨重建"。骨重建由成骨细胞、破骨细胞和骨细胞等组成的骨骼基本多细胞单元参与，又称骨的改建。成年前骨骼不断构建、塑形和重建，骨形成和骨吸收的正平衡使骨量增加，并逐步达到骨峰值；成年期骨重建平衡，维持骨量；此后随年龄增加，骨形成与骨吸收呈负平衡，骨重建失衡造成骨丢失。

骨质疏松症的发生是遗传因素和非遗传因素交互作用的结果。遗传因素主要影响骨骼大小、骨量、结构、微结构和内部特性。峰值骨量的 60% 至 80% 由遗传因素决定，多种基因的遗传变异被证实与骨量调节相关。非遗传因素主要包括环境因素、生活方式、疾病、药物、跌倒相关因素等。

老年性骨质疏松症一方面由于增龄造成骨重建失衡，骨吸收/骨形成比值升高，导致进行性骨丢失；另一方面，增龄和雌激素缺乏使免疫系统持续低度活化，处于促炎性反应状态。雌激素和雄激素在体内均具有对抗氧化应激的作用，老年人性激素结合球蛋白持续增加，使睾酮和雌二醇的生物利用度下降，体内的活性氧类（Reactive Oxidative Species，ROS）堆积，促使间充质干细胞、成骨细胞和骨细胞凋亡，也使骨形成减少。维生素 D 缺乏和钙摄入不足导致的负钙平衡也是其诱因。

老年女性绝经后骨质疏松症主要是由于绝经后雌激素水平降低，雌激素对破骨细胞的抑制作用减弱，破骨细胞的数量增加、凋亡减少、寿命延长，导致其骨吸收功能增强。尽管成骨细胞介导的骨形成亦有增加，但不足以代偿过度骨吸收，骨重建活跃和失衡致使小梁骨变细或断裂，皮质骨孔隙度增加，导致骨强度下降。雌激素减少降低骨骼对力学刺激的敏感性，使骨骼呈现类似于废用性骨丢失的病理变化。

原发性骨质疏松症各自的骨改建形式与速度各不相同，但结果均导致了骨量丢失。年龄相关的肾上腺源性雄激素生成减少、生长激素胰岛素样生长因子轴功能下降、肌肉衰减综合征和体力活动减少造成骨骼负荷减少，也会使骨吸收增加，但骨的吸收过程远远超过骨形成过程。此外，随增龄和生活方式相关疾病引起的氧化应激及糖基化增加，使骨基质中的胶原分子发生非酶促交联，也会导致骨强度降低，增加骨折风险。

适当的力学刺激和负重有利于维持骨重建，修复骨骼微损伤，避免微损伤累积和骨折。力学刺激变化或微损伤贯通板层骨或微管系统，通过影响骨细胞的信号转导，诱导破骨细胞前体的迁移和分化。而处于维生素 D 缺乏及慢性负钙平衡状态，会导致继发性甲状旁腺功能亢进。年龄相关的肾上腺源性雄激素生成减少、生长激素—胰岛素样生长因子轴功能下降、肌少症和体力活动减少造成骨骼负荷减少，也会使骨吸收增加。此外，随增龄和生活方式相关疾病引起的氧化应激及糖基化增加，使骨基质中的胶原分子发生非酶促交联，也会导致骨强度降低。因此，骨质疏松症是由多种基因—环境因素等微小作用积累的共同结果。

三、骨质疏松症的临床表现和诊断

骨质疏松症的诊断基于全面的病史采集、体格检查、骨密度测定、影像学检查及必要的生化测定。临床上诊断原发性骨质疏松症应包括两方面：确定是否为骨质疏松症和排除继发性骨质疏松症。

（一）骨质疏松症的临床表现

骨质疏松症初期通常没有明显的临床表现，因而被称为"寂静的疾病"。但随着病情进展，骨量不断丢失，骨微结构破坏，患者会出现骨痛，脊柱变形，甚至发生骨质疏松性骨折等后果。部分患者可没有临床症状，仅在发生骨质疏松性骨折等严重并发症后才被诊断为骨质疏松症。

病史采集常见的临床表现有：

（1）腰背疼痛或全身骨痛。通常在翻身时、起坐时及长时间行走后出现，夜间或负重活动时疼痛加重，并可能伴有肌肉痉挛，甚至活动受限。

（2）身高变矮或驼背等脊柱畸形。往往在椎体压缩性骨折患者中出现。多发性胸椎压缩性骨折可导致胸廓畸形，甚至影响心肺功能，少数严重的腰椎压缩性骨折可能会导致腹部脏器功能异常，引起便秘、腹痛、腹胀、食欲减低等不适。

（3）脆性骨折。这是在日常生活中受到轻微外力时发生的骨折。常见部位为椎体（胸、腰椎），髋部（股骨近端），前臂远端和肱骨近端；其他部位如肋骨、跖骨、腓骨、骨盆等部位亦可发生骨折。

（二）常用骨密度及骨测量方法

骨骼的强度主要由骨密度（或骨矿物质密度，Bone Mineral Density，BMD）反映，骨密度是指单位体积（体积密度）或者是单位面积（面积密度）所含的骨量。

人体不同阶段 BMD 的变化可以分为增长期、平台期和下降期。女性 30 岁以后，男性 35 岁以后，骨量（bone mass）或矿物质含量（Bone Mineral Content，BM）的增加达到了一生中的最高峰，此时的骨量称为峰值骨量（peak bone mass）。达到峰值后，骨量处于一种动态平衡的状态（骨质的合成与分解处于相对的平衡状态）。此阶段维持 5 ~ 10 年的时间（年龄为 30 ~ 40 岁），而且男性的峰值骨量高于女性。人从 40 岁以后，骨骼就开始出现衰退，表现为骨量逐渐、缓慢地丢失。中国女性腰椎 BMD 在 40 ~ 49 岁阶段开始缓慢降低，50 ~ 59 岁阶段加速；而股骨近端各部位 BMD 均从 30 ~ 39 岁阶段以后逐渐降低，但无明显的加速丢失。

骨密度及骨测量方法较多，不同方法在骨质疏松症的诊断、疗效监测以及骨折危险性评估中的作用有所不同。目前临床和科研常用的骨密度测量方法有双能 X 线吸收检测法（Dual Energy X-ray Absorptiometry，DXA）、定量计算机断层照相术（Quantitative Computed Tomography，QCT）、外周 QCT（Peripheral Quantita-tive Computed Tomography）和定量超声（Quantitative Ultrasound，QUS）等。目前公认的骨质疏松症诊断标准是基于 DXA 测量的结果。

（三）骨质疏松症诊断

骨质疏松症的诊断主要基于 DXA 骨密度测量结果和/或脆性骨折。

1. 基于骨密度的诊断

DXA 测量的骨密度是目前通用的骨质疏松症诊断指标。对于绝经后女性、50 岁及以上男性，建议参照 WHO 推荐的诊断标准，基于 DXA 测量结果（见表 11-1）：骨密度值低于同性别、同种族健康成人的骨峰值 1 个标准差及以内属正常；降低 1～2.5 个标准差为骨量低下（或低骨量）；降低等于和超过 2.5 个标准差为骨质疏松；骨密度降低程度符合骨质疏松诊断标准，同时伴有一处或多处脆性骨折为严重骨质疏松。

骨密度通常用 T-值（T-Score）表示，T-值 =（实测值－同种族同性别正常青年人峰值骨密度）/同种族同性别正常青年人峰值骨密度的标准差。基于 DXA 测量的中轴骨（腰椎 1-4、股骨颈或全髋）骨密度或桡骨远端 1/3 骨密度对骨质疏松症的诊断标准是 T-值 ≤ － 2.5。

对于儿童、绝经前女性和 50 岁以下男性，其骨密度水平的判断建议用同种族的 Z 值表示，Z-值 =（骨密度测定值－同种族同性别同龄人骨密度均值）/同种族同性别同龄人骨密度标准差。将 Z-值 ≤ － 2.0 视为"低于同年龄段预期范围"或低骨量。

表 11-1　基于 DXA 测定骨密度分类标准

分类	T-值
正常	T-值 ≥ － 1.0
低骨量	－ 2.5<T-值<－ 1.0
骨质疏松	T-值 ≤ － 2.5
严重骨质疏松	T-值 ≤ － 2.5 ＋ 脆性骨折

注：T-值 =（实测值－同种族同性别正常青年人峰值骨密度）/同种族同性别正常青年人峰值骨密度的标准差；DXA：双能 X 线吸收检测法。

2. 基于脆性骨折的诊断

脆性骨折是指受到轻微创伤或日常活动中即发生的骨折。如髋部或椎体发生脆性骨折，不依赖于骨密度测定，临床上即可诊断骨质疏松症。而在肱骨近端、骨盆或前臂远端发生的脆性骨折，即使骨密度测定显示低骨量（－ 2.5<T-值<－ 1.0），也可诊断骨质疏松症。骨质疏松症的诊断标准见表 11-2。

表 11-2　骨质疏松症诊断标准

骨质疏松症的诊断标准（符合以下三条中之一者）
● 髋部或椎体脆性骨折
● DXA 测量的中轴骨骨密度或桡骨远端 1/3 骨密度的 T-值 ≤ － 2.5
● 骨密度测量符合低骨量（－ 2.5<T-值<－ 1.0）＋ 肱骨近端、骨盆或前臂远端脆性骨折

注：DXA—双能 X 线吸收检测法。

另外，在诊断原发性骨质疏松症之前，一定要重视和排除其他影响骨代谢的疾病，以免发生漏诊或误诊。需详细了解病史，评价可能导致骨质疏松症的各种病因、危险因素及药物，特别强调部分导致继发性骨质疏松症的疾病可能缺少特异的症状和体征，有赖于进一步辅助检查。

四、骨质疏松症的健康管理方案

骨骼强壮是维持人体健康的关键，骨质疏松症的健康管理应贯穿于生命全过程，骨质疏松性骨折会增加致残率或致死率，因此骨质疏松症的预防与治疗同等重要。骨质疏松症健康管理的主要治疗目标包括改善骨骼生长发育，促进成年期达到理想的峰值骨量；维持骨量和骨质量，预防增龄性骨丢失；避免跌倒和骨折。

（一）一级预防

一级预防指针对尚无骨质疏松但具有骨质疏松症危险因素者，应防止或延缓其发展为骨质疏松症并避免发生第一次骨折。骨质疏松一级预防的健康管理工作主要从以下方面展开。

（1）合理膳食。充足的钙摄入对获得理想骨峰值、减缓骨丢失、改善骨矿化和维护骨骼健康有益。建议摄入富含钙、低盐和适量蛋白质的均衡膳食，推荐每日蛋白质摄入量为 0.8 ~ 1.0 g/kg 体质量，并每天摄入牛奶 300 mL 或相当量的奶制品。膳食摄入钙不足的情况可适当补充钙剂。成人每日钙推荐摄入量为 800 mg，50 岁及以上人群每日钙推荐摄入量为 1000 ~ 1200 mg。营养调查显示我国居民每日膳食约摄入元素钙 400 mg，故尚需补充元素钙 500 ~ 600 mg/d。但补充钙剂需适量，超大剂量补充钙剂可能增加肾结石和心血管疾病的风险。在骨质疏松症的防治中，钙剂应与其他药物联合使用，目前尚无充分证据表明单纯补钙可以替代其他抗骨质疏松药物治疗。

（2）规律运动。建议进行有助于骨健康的体育锻炼和康复治疗。运动可改善机体敏捷性、力量、姿势及平衡等，减少跌倒风险。运动还有助于增加骨密度。适合于骨质疏松症患者的运动包括负重运动及抗阻运动，推荐规律的负重及肌肉力量练习，以减少跌倒和骨折风险。肌肉力量练习包括重量训练，其他抗阻运动及行走、慢跑、太极拳、瑜伽、舞蹈和乒乓球等。运动应循序渐进、持之以恒。骨质疏松症患者开始新的运动训练前应咨询临床医生，进行相关评估。

（3）充足日照。建议上午 11:00 到下午 3:00 间，尽可能多地暴露皮肤于阳光下晒15 ~ 30 分钟（取决于日照时间、纬度、季节等因素），每周两次，以促进体内维生素 D 的合成，尽量不涂抹防晒霜，以免影响日照效果。但需注意避免强烈阳光照射，以防灼伤皮肤。对于日光暴露不足和老年人等维生素 D 缺乏的高危人群，建议酌情检测血清 25OHD（25 羟基维生素 D）水平，以了解患者维生素 D 的营养状态，指导维生素 D 的补充。

（4）其他。避免过量饮用咖啡和碳酸饮料；尽量避免或少用影响骨代谢的药物；戒烟限酒。

（二）二级预防

二级预防的重点主要是早发现、早诊断并给予早治疗。

骨质疏松症是受多因素影响的复杂疾病，对个体进行骨质疏松症风险评估，能为疾病早期防治提供有益帮助。临床上评估骨质疏松风险的方法较多如国际骨质疏松基金会（International Osteoporosis Foundation，IOF）骨质疏松风险一分钟测试题和亚洲人骨质疏松自我筛查工具（Osteoporosis Self-assessment Tool for Asians，OSTA），都可作为骨质疏松症的初筛工具，便于骨质疏松症的早发现、早诊断和早治疗。

我国已经将骨密度检测项目纳入 40 岁以上人群常规体检内容，临床上为诊治骨质疏松症的骨密度测定指征见表 11-3。

表 11-3　骨密度测量的临床指征

符合以下任何一条，建议行骨密度测定
• 女性 65 岁以上和男性 70 岁以上者
• 女性 65 岁以下和男性 70 岁以下，有一个或多个骨质疏松危险因素者
• 有脆性骨折史的成年人
• 各种原因引起的性激素水平低下的成年人
• X 线影像已有骨质疏松改变者
• 接受骨质疏松治疗、进行疗效监测者
• 患有影响骨代谢疾病或使用影响骨代谢药物史者
• IOF 骨质疏松症一分钟测试题回答结果阳性者
• OSTA 结果 ≤ −1 者

注：IOF—国际骨质疏松基金会；OSTA—亚洲人骨质疏松自我筛查工具。

（三）三级预防

三级预防指已有骨质疏松症或已经发生过脆性骨折，防治目的是避免发生骨折或再次骨折。

（1）调整生活方式。参照一级防治措施。

（2）抗骨质疏松症药物的使用。有效的抗骨质疏松症药物可以增加骨密度，提高骨质量，显著降低骨折的发生风险。可适用于主要包括经骨密度检查确诊为骨质疏松症的患者；已经发生过椎体和髋部等部位脆性骨折者；骨量减少但具有高骨折风险的患者也可在医生指导下预防性用药。《原发性骨质疏松症诊疗指南（2017 年）》推荐抗骨质疏松症药物治疗的适应证见表 11-4。

表 11-4　抗骨质疏松症药物治疗适应证

抗骨质疏松症药物治疗适应证
• 发生椎体脆性骨折（临床或无症状）或髋部脆性骨折者
• DXA 骨密度（腰椎、股骨颈全髋部或桡骨远端 1/3）T-值 ≤ −2.5，无论是否有过骨折
• 骨量低下者（骨密度：−2.5<T-值<−1.0），具备以下情况之一： ——发生过某些部位的脆性骨折（肱骨上段、前臂远端或骨盆） ——FRAX 工具计算出未来10年髋部骨折概率≥3%或任何主要骨质疏松性骨折发生概率≥20%

注：DXA—双能 X 线吸收检测法；FRAX—骨折风险评估工具。

（3）康复治疗。针对骨质疏松症的康复治疗主要包括运动疗法、物理因子治疗、作业疗法等。

运动疗法简单实用，不仅可增强肌力与肌耐力，改善平衡、协调性与步行能力，还可改善骨密度、维持骨结构，降低跌倒与脆性骨折风险等，发挥综合防治作用。但运动疗法需遵循个体化、循序渐进、长期坚持的原则。同时运动锻炼要注意少做躯干屈曲、旋转动作。不同强度和形式的运动产生的运动负荷不同，对 BMD 的影响也不一样。因此，运动项目应依个体年龄、性别、健康状况、体能等特点及运动史选择适当的方式、时间、强度等（见表 11-5）。

根据患者的具体情况制定运动方案，运动量以身体能适应为原则，由小渐大，以轻度疲劳为限。一般来说，年轻人宜选择运动强度大的体育运动，老年人宜选择逐渐加量的力量训练，强调每天户外运动至少 1 小时。处在生长发育期的青少年，运动强度也不能过大，否则容易导致骨骺提前闭合，影响身高等形态指标的正常发育。

老年人运动强度要求适宜，运动时的适宜心率为最大心率的 60%～80%（"最大心率 = 220 − 年龄"这类计算方法可供参考，但仍需专业评估）；或运动中出现身体发热出汗、轻度疲劳、肌肉有酸痛感，但休息后次日能恢复，且精神愉快、精力充沛、食欲和睡眠正常，表明运动量适宜。

递增负荷功率自行车运动对于治疗老年人骨质疏松症有明显疗效，能有效提高患者的 BMD，促进骨形成，对缓解骨质疏松症患者的症状和预防骨折具有良好的作用。对有骨质疏松症或骨质疏松性脊柱骨折的老人，还有专家共识认为除了抗阻力与平衡训练，其他形式的身体活动都应谨慎甚至避免。

对于骨质疏松症患者，制定个性化运动处方时应充分考虑病情、年龄、身体素质、目前身体活动水平等因素。但无论如何，终身进行身体活动锻炼对于改善和维持骨骼健康都是有益的。

表 11-5　防治骨质疏松症运动处方建议

基本作用	增强骨密度、预防骨折发生
运动方式	有氧运动（如网球、登楼梯、步行和游泳），包含跳跃的活动（排球、篮球）、抗阻训练（举重）、平衡能力和灵敏性训练
运动强度	在有氧运动中根据心肺功能确定中等运动强度（如 50%～60% VO₂max）；根据骨骼的承受力，抗阻运动中等（50%～70% RM、8～12 次重复的抗阻训练）逐渐增加到大强度（70%～80% RM、5～6 次重复的抗阻训练）
运动时间	每天 30～60 分钟结合承重有氧运动和抗阻训练，平衡能力和灵敏性训练
运动频率	每周 3～5 天的承重有氧运动和每周 2～3 天的抗阻训练，每周 2～3 次的神经肌肉、平衡能力和灵敏性综合训练
特别考虑	进行锻炼肌力运动时避免憋气动作；若静止时收缩压>200 mmHg 或舒张压>110 mmHg，则不应进行运动，避免血压剧烈波动；避免有跌倒危险的活动；应用缓慢、能控制住的活动以腿部和背部的训练为主要目标；避免含有脊柱弯曲的牵伸活动

注：VO₂max 为最大摄氧量；RM 为一次重复最大力量。

脉冲电磁场、体外冲击波、全身振动、紫外线等物理因子治疗可增加骨量；超短波、微波、经皮神经电刺激、中频脉冲等治疗可减轻疼痛；对骨质疏松骨折或者骨折延迟愈合可选择低强度脉冲超声波、体外冲击波等治疗以促进骨折愈合。神经肌肉电刺激、针灸等治疗可增强肌力、促进神经修复，改善肢体功能。联合治疗方式与治疗剂量需依据患者病情与自身耐受程度选择。

作业疗法以针对骨质疏松症患者的康复宣教为主，包括指导患者正确的姿势，改变不良生活习惯，提高安全性。作业疗法还可分散患者注意力，减少其对疼痛的关注，缓解由骨质疏松症引起的焦虑、抑郁等不利情绪。

扩展案例 11-2

行动不便者可选用拐杖、助行架等辅助器具，以提高行动能力，减少跌倒发生。骨质疏松性骨折患者可佩戴矫形器，以缓解疼痛，矫正姿势，预防再次骨折等。

第三节　颈椎病

颈椎病是颈椎退行性改变引起的一组综合征，可出现颈、肩、臂及躯体和下肢不同的疼痛伴感觉障碍等症状。颈椎病好发于颈椎出现退变的中年以上成人，人群发病率为 3%～5%，但在长期屈颈劳作或易屈颈旋转活动损伤的人群发病率可达 10% 以上，男性发病率高于女性。其发病与长期持续屈颈操作电脑、伏案工作、学习时间过长、坐姿不正确等有关。

一、颈椎病的定义和流行情况

由颈椎间盘、小关节退变或（和）颈椎椎管内外软组织病变引起的各种病症，称之为颈椎病。随着信息社会的发展和生活方式的改变，中国人口的整体颈椎病发病率不断增长，并且发病年龄出现了年轻化趋势。2003 年至 2011 年，脊柱病变患者的比例增长了近 7%，其中近 55% 至 75% 的病例涉及颈椎。根据 2011 年人口普查，仅北京就有 275 万颈椎病患者，占 2000 多万人口的 13.75%。其中城市、郊区和农村人群的患病率分别为 13.07%、15.97% 和 12.25%，且女性高于男性（16.51% 比 10.49%）。

颈椎病的发病率逐年增加，并呈低龄化趋势，已成为严重影响国民健康的常见疾病之一。青少年的颈椎健康状况不容乐观，随着学生学业紧张，过早地长时间伏案读书写字、绘画、使用电脑等，加上姿势不正确，日积月累，导致颈肩肌肉劳损、颈椎变形，使青少年颈椎病发病率呈上升趋势，29.1% 的中小学生存在颈椎异常，15.1%～58.7% 中小学生存在颈椎相关症状，已有颈椎病发生在 14 岁以下儿童的报道。

科学防治颈椎病需要进一步研究颈椎病的发病机制，还有待大规模的流行病学调查，本章基于现有的文献资料，介绍颈椎病的发病、诊疗、预防和健康管理。

二、颈椎病的发病机制

颈椎骨骼小，在生理状态下，借助颈椎坚强的骨骼和软组织得以保持平衡。颈椎介于频繁活动和重量较大的头颅与缺少活动而比较稳定的胸椎之间，其活动度很大，负重也多，在解剖上又相对比较薄弱，四周缺乏其他骨性保护，同时颈椎骨具有伸屈、旋转及侧屈等较大幅度的运动范围，因而在力学上形成了不稳定的骨骼结构，易致椎间盘突出，下颈椎及其周围软组织容易发生劳损性病变。

到成年期，由于体力劳动强度增加及头颈部过度运动和不良姿势等原因，致使颈肩背部肌肉和韧带等组织劳损或挫伤，而引起颈椎及其周围软组织损伤。随着年龄的增大，颈椎的椎间盘，关节囊以及韧带等相继发生退行性病理改变。

颈椎后方椎间盘结构较前方薄弱，极易导致劳损、破裂，引起病理性炎症反应继而出现纤维、软骨、骨组织的混合性增生。根据增生物增生方向、大小及压迫神经、血管的不同而出现颈椎病不同类型的综合征。

多数颈椎病病例病变为多节段病变，但发病有先后。人体颈椎活动度较大，应力负荷最强的中、下段椎体的应力最大，即颈椎 4～5、5～6、6～7 节，因此这些椎体的椎间盘及椎间小关节发病率亦最高。

（一）颈椎生理曲度变直

颈椎正常的生理曲度是向前呈弧状凸起，但在某些情况下可见颈椎僵硬，X 线颈椎侧位片可见颈椎曲度变直。其原因有：

（1）急性颈部肌肉扭伤。由于肌肉的疼痛痉挛，肌肉牵拉骨骼，致使颈部生理曲度变直。

（2）颈肩部肌纤维组织炎。由于长期坐姿不良、着凉等原因可引起颈肩部肌纤维组织炎，使肌肉由于疼痛而痉挛。关节囊、韧带及小关节的炎症引起的疼痛，也可反射性地使有关颈部肌肉痉挛，以保护受累关节，故颈部肌肉的痉挛可致颈椎生理曲度变直。

（3）根型颈椎病。在急性期，由于受累的小关节急性炎症，关节骨膜及关节囊肿胀，邻近的神经根受激惹，患者多有颈肩部紧张，活动明显受限，可引起颈椎生理曲疾病度变直。

（4）颈椎的病变。如颈椎的肿瘤、结核、化脓性感染等均可引起颈部疼痛、肌肉痉挛、颈椎活动受限及生理曲度变直。

（5）强直性脊椎炎。晚期可引起颈椎僵硬、强直。

（二）颈椎间盘的退行性变

颈椎间盘退行性变是颈椎病的最初病理变化，随着年龄的增高而出现，主要表现为髓核的含水量减少；纤维环纤维增粗，玻璃样变性，甚至出现断裂，失去弹性，使椎间盘厚度减少。继而颈椎间盘受到压迫、变性，纤维环向四周膨出，使附于椎体缘的骨膜及韧带掀起、出血、机化，逐渐形成椎体缘骨刺而造成一系列症状。

三、颈椎病的临床表现、诊断和治疗

颈椎病的症状十分复杂，曾有专家称之为千姿百态颈椎病，轻者表现为颈部痛；重者可导致二便功能障碍，甚至瘫痪。不同类型颈椎病症状不同，颈椎病有多种分型：神经根型（30%），脊髓型（8%～10%）、椎动脉型（8%～10%）、软组织型（又称颈型，约占40%）、交感型（8%）、混合型、其他型（4%）。临床常见两型以上混合存在，这时要按主要病变来分型。

（一）颈椎病的主要临床表现

1. 颈型颈椎病

颈型颈椎病在临床上极为常见，是最早期的颈椎病，也是其他各型颈椎病共同的早期表现。以颈部症状为主，故又称局部型。

颈型颈椎病，又称韧带关节囊型颈椎病，急性发作时常被俗称"落枕"。该型颈椎病多因睡眠时枕头高度不合适或睡姿不当，颈椎转动超过自身的可动限度，或由于颈椎较长时间弯曲，一部分椎间盘组织逐渐移向伸侧，刺激神经根，而引起疼痛。"落枕"也不排除非颈椎因素，如颈部肌肉受寒出现风湿性肌炎、项背肌劳损或颈部突然扭转等，亦可导致"落枕"样症状。

本病源于颈椎退变的开始，由于髓核与纤维环的脱水、变性与张力降低，进而引起椎间隙的松动与不稳。椎节的失稳不仅引起颈椎局部的内外平衡失调及颈肌痉挛，且直接刺激分布于后纵韧带及两侧根袖处的窦椎神经末梢，并出现颈部症状。

临床上以青壮年发病居多，少数人可在45岁以后才首次发病。主要表现为局部疼痛，颈部不适感及活动受限等。患者常诉说不知把头部放在什么位置为好，症状常于晨起、劳累、姿势不正确及寒冷刺激后突然加剧。早期可有头颈、肩背部疼痛，有时疼痛剧烈，不敢触碰颈肩部，触压则痛，约有半数患者头颈部不敢转动或歪向一侧，转动时往往和躯干一同转动。颈项部肌肉可有痉挛，有明显的压痛。急性期过后常常感到颈肩部和上背部酸痛。患者常自诉颈部易于疲劳。不能持久看书、看电视等；有时可感头痛，后枕部疼痛，或晨起后"脖子发紧""发僵"，活动不灵或活动时颈部出现响声，少数患者可出现短暂的反射性上肢和手部疼痛、胀麻。

2. 椎动脉型颈椎病

椎动脉型颈椎病的生理病理常见的有骨刺、血管的变异、血管的病变等。常见的临床表现如下。

（1）眩晕。眩晕是椎动脉型颈椎病患者的常见症状。患者因为颈部的伸展或旋转而改变体位诱发眩晕症状。前庭神经核缺血性病变引起的眩晕，一般持续时间较短，数秒至数分钟即消失，发病时患者可有轻度失神及运动失调，表现为行走不稳或斜向一方；迷路缺血性病变引起的眩晕不伴意识障碍。前庭神经病变引起的眩晕属中枢性眩晕；迷路缺血性病变属周围性眩晕。部分患者有恶心感，急性发病时患者不能抬头，少数人有复视、眼颤、耳鸣及耳聋等症状。

（2）头痛。椎动脉型颈椎病的患者在发病时，头痛和眩晕症状一般同时存在。其

中枢大神经病变是引起头痛的主要原因。因为椎动脉分支枕动脉供给枕大神经，临床上椎动脉痉挛引起枕大神经缺血而出现枕大神经支配区头痛症状，为间歇性跳痛，从一侧后颈部向枕部及半侧头部放射，并有灼热感，少数患者有痛觉过敏，摸及颈部即感疼痛明显。

另外，副神经周围支配的斜方肌，其根性的病变或该肌外伤后可引起斜方肌痉挛，而从斜方肌穿出的枕大神经支受到挤压诱发临床症状，寰椎或枢椎发生移位时可刺激从中穿出的枕大神经而引发头痛。

3. 交感型颈椎病

因为颈椎病的患者椎间盘发生了变性，局部稳定性减少，加上椎间孔变小，小关节重叠，关节囊应力增加及骨质增生因素，而引起局部出现创伤性反应，激惹了神经根及关节囊和项韧带上交感神经末梢以及椎管内脑膜反支，产生一系列病理性反射症状。常见的临床表现如下。

（1）交感神经兴奋症状。头部症状：头痛或偏头痛、头晕、枕部痛或颈后痛；但头部活动时这些症状并不加重；面部症状：眼裂增大、视物模糊、瞳孔散大、眼窝胀痛、眼目干涩、眼冒金星等症状；心脏病症状：心跳加快、心率乱、心前区疼痛和血压升高；周围血管症状：因为血管痉挛，肢体发凉怕冷，局部温度偏低，或肢体遇冷时有刺痒感，或出现红肿、疼痛加重现象。还可见颈部、颜面部和肢体麻木症状，但痛觉减退并非按神经节段分布；出汗障碍：表现为多汗，这种现象可局限于一侧肢体、头部、颈部、双手、双足、四肢远端或半侧身体。

（2）交感神经抑制症状。交感神经抑制也是迷走神经或副交感神经兴奋。症状是头晕眼花、眼睑下垂、流泪鼻塞、心动过缓；血压偏低、胃肠蠕动增加等。

4. 神经根型颈椎病

颈椎有退行性病理变化，在病程较长时，患者的颈椎容易引起颈椎骨质增生，而转变为神经根病变的因素之一。如果颈椎间盘、关节突关节、关节囊及其周围的韧带等软组织劳损，也可促使一部分颈椎失去其稳定性。颈、肩部肌肉组织损伤，导致双侧软组织肌力失去平衡，而引起颈椎发生移位，临床上常见患椎向一侧呈旋转移位，使椎间孔横径变小，因而刺激和压迫神经根而产生症状。神经根动脉供血不足、颈部前斜角肌痉挛等也是神经根型颈椎病的发病原因之一。常见的临床表现如下。

（1）颈肩部疼痛和手指麻木感。疼痛为根性病变的主要症状。急性期患者活动头颈部可以引起颈、肩、臂部痛，或呈上肢放射痛，常伴手指麻木感，晚间疼痛重，影响休息。少数患者为防止触碰颈部加重症状，用手保护患部。

（2）肌力减弱。上肢肌力减弱为运动神经受损引起的症状，表现为患者持物时费力，部分患者持物时易脱落。肢体骨骼肌由 2 根以上的神经共同支配，单独神经受损表现为轻度肌力减弱，主要的神经根受累可出现明显的运动功能障碍。

（3）颈部肌肉紧张。颈椎病患者常有颈部僵硬的症状。颈神经根受到刺激，可反射地引起所支配的颈、肩部肌肉张力增高或痉挛。在急性期，检查多可见患者后颈部一侧或双侧肌肉紧张，局部有压痛。

5. 脊髓型颈椎病

常见脊髓单侧受压和脊髓双侧受压两种情况。脊髓单侧受压时，可以出现典型或非典型的 Brown Sepuard 综合征。脊髓双侧受压早期症状以感觉障碍为主或以运动障碍为主，晚期表现为不同程度的上运动神经元或神经束损害的痉挛性瘫痪，如活动不利，步行不稳，卧床不起，呼吸困难。CT 和 MRI 扫描或加脊髓碘油造影，可以明确诊断或鉴别诊断脊髓受压迫引起的颈椎病，并可以确定其脊髓压迫后具体节数和位置。

6. 混合型颈椎病

临床上凡有同时存在上述两型或两型以上的症状体征者，即可诊断为混合型颈椎病。

7. 其他型

椎体前缘骨赘压迫食道引起吞咽困难，脑干下端和高颈髓受损出现呛咳、构音障碍及交叉性麻痹，膈神经受累出现呼吸障碍，喉返神经受累引起声嘶等症状。

（二）颈椎病的检查和诊断

颈椎病是中、老年人的常见病、多发病之一，常用的检查方法需要了解。

1. 颈椎的物理检查

颈椎的物理检查，不需借助仪器。常用的方法包括：前屈旋颈试验、椎间孔挤压试验（压顶试验）、臂丛牵拉试验、上肢后伸试验。

2. 颈椎影像学检查

常用的有颈椎正侧位 X 线检查、CT 检查和核磁共振（MRI）检查。

（1）颈椎正位 X 线检查。能够看到椎体、椎间隙、双侧钩突、棘突等结构异常，主要可以看到钩椎关节变尖，椎体融合、半椎体畸形，颈肋，棘突不居中等。

（2）颈椎侧位 X 线检查。可以看到颈椎曲线改变、椎间隙改变、骨赘、项韧带钙化及后纵韧带钙化等。

（3）颈椎 CT 检查适应证。椎管狭窄症、颈椎间盘突出、颈椎的肿瘤、脊柱损伤及先天性异常等。

（4）颈椎 MRI 检查适应证。颈椎间盘突出、颈椎病/颈椎后纵韧带钙化症、颈椎管狭窄症、颈动脉畸形、颈椎外伤等。

3. 颈椎病的诊断

诊断颈椎病主要从临床表现与颈部 X 线片影像学检查两方面综合分析，一般原则有以下四点：① 临床表现与 X 线片影像学检查所见均符合颈椎病者，可以确诊。② 具有典型颈椎病的临床表现，而颈部 X 线片影像学检查尚未出现明显异常者，应在除开其他疾病的前提下，方可诊断为颈椎病。③ 对临床上无明显症状，而在颈部 X 线片影像学检查上出现异常者，不应诊断为颈椎病。但可对颈部 X 线片影像学检查上所见的阳性征在病历上加以描述。④ 对颈椎病的诊断一定要注明属于哪一类型。

四、颈椎病的治疗

颈椎病诊断后，要尽早介入健康管理和治疗，防治进一步加重。

1. 药物疗法

目前尚无颈椎病的特效药物，一般在急性发作期会使用消炎镇痛类药物、活血扩张血管药、改善脑组织代谢药、激素类药物、麻醉类药物等缓解症状。临床上会根据病情使用封闭疗法，通过用药消炎镇痛、阻断交感神经的传导，使局部的血管扩张，改善局部血液循环。

2. 物理疗法

在颈椎病的治疗中，物理疗法可起到多种作用，也是较为有效和常用的治疗方法。常用的物理疗法有颈托固定、牵引、按摩、针刺等。颈托或围领主要限制颈部过度活动。颈牵引适用于脊髓型颈椎病以外的各型颈椎病，牵引后无不适者，可持续牵引，一般2周为1个疗程。推拿按摩除脊髓型以外的早期颈椎病可减轻肌痉挛，改善局部血循环，手法应注意轻柔，否则会增加损伤。针刺疗法是通过针刺深部组织的提、插、捻、转，刺激很多感受器、神经末梢和神经干，加强粗神经纤维活动，减弱细神经纤维活动，刺激中枢神经递质和体液因素在镇痛中的作用。

也可以利用康复仪器（如超短波、微波、中频等）完成颈椎的物理治疗，可起到加速炎性水肿消退和松弛肌肉的作用。

物理疗法治疗的可能机制：① 消除神经根及周围软组织为炎症水肿；② 改善脊髓、神经根及颈部的血液供应和营养状态；③ 缓解颈部肌肉痉挛，增强颈椎牵引效果，并改善颈部软组织血液循环；④ 延缓或减轻椎间关节、关节囊、韧带的钙化和骨化过程；⑤ 增强肌肉张力，改善小关节功能；⑥ 改善全身钙磷代谢及自主神经系统功能。

物理疗法治疗的适应证：① 颈椎间盘突出症；② 神经根型，交感神经型和椎动脉型颈椎病；③ 早期脊髓型颈椎病；④ 年老体弱或心、肝、肾功能不全，不能耐受手术者；⑤ 有严重神经功能症，或精神失常兼有颈椎病者；⑥ 颈椎病的诊断尚不能完全肯定，需要在治疗中观察者；⑦ 手术后恢复期的患者。

3. 手术疗法

颈椎病发病机制复杂，手术治疗的主要目的是终止颈椎病相关病理变化对神经组织造成的持续性和进行性损害。凡已确诊的脊髓型颈椎病患者，如无手术禁忌证，原则上应手术治疗。凡诊断明确的颈椎病，经非手术干预治疗无效或脊髓压迫症状渐进性加重，影响工作和生活者，应积极采取手术干预治疗，以利于机体康复和提高生活质量。

4. 其他疗法

其他疗法有：高压氧疗法、体外反搏疗法、气功疗法、医疗体操、药枕等。

五、颈椎病的健康管理方案

1. 建立良好的生活工作方式

尼古丁对颈椎有损害作用，建议戒烟。

规律性锻炼身体，定点、定时参加锻炼，包括各种颈椎操，或者全身运动，具体方法要因人而异，必要时在专业的运动管理师或康复治疗师指导下进行。

颈椎病与人们的生活工作方式有直接关系，如长时间看电视、打麻将、长时间工作在电脑前、长时间伏案工作等，使颈椎长时间处在非正常状态下就容易发病或使病情加重。工作紧张、工作压力增大、坐多动少，这样会导致颈肩肌过度疲劳。伏案时姿势欠妥可导致颈椎间盘和颈椎的异常受力，容易引起椎间盘病变，甚至压迫神经。

在日常工作和生活中应注意对颈部保护，避免长期处于一种姿势或频繁转动颈部，从而导致颈部慢性损伤、患颈椎病。

注意头颈部的正确姿势，每天坚持做前倾、后仰、左右旋转 1~2 次，坚持 10 分钟。保持良好的睡眠姿势，枕头的高度应以 10 cm 左右为宜，维持颈椎棘突向前的生理弧度。从事办公室工作的人员，由于低头工作，颈部长期处于一种姿势，易导致颈部劳损，患颈椎病。平时工作的体位，要用既不抬头又不低头的舒适姿势。看电脑时屏幕最好与眼睛保持同一水平。长时间工作时每 1 小时要活动一下头颈部，做一下颈部保健操，解除颈部的疲劳，使颈韧带肌肉得到适当休息。

避免颈部受外伤，如乘车时应系好安全带，以免急刹车时因颈部肌肉松弛而损伤颈椎。

2. 注意生活环境与季节变化

季节和环境对颈椎病有一定的影响。如在炎热、潮湿的工作和生活环境采取的许多降温措施，如空调、电扇、洗浴、降暑药物和冷饮等。过低的温度将会引起颈部肌肉痉挛和神经水肿，从而导致症状加重，这就是平常所说的"着凉、受风"。在睡眠状态下，人体运动系统抵抗力下降，特别是在空调环境下睡觉，温度过低容易诱导颈椎病发作。即使是使用电扇，也不要用电扇直接对着人体吹。

3. 颈椎保健宜早不宜晚

预防颈椎病应从年轻时就引起足够重视，保持良好的生活习惯，选择合适的工作和学习姿势，特别是年轻白领、有车族和长期从事文案工作的人员。青少年的颈椎问题也要引起重视。颈椎保健要持之以恒，坚持不懈，才能收到最好的效果。

扩展案例 11-3

第四节　　腰椎病

腰椎病是一种脊椎退行性病变，是当前临床上尚未解决的难题之一，其所包含的病种繁杂，涉及多个学科，诊断和治疗措施差异较大，因此有"患者腰痛，医生头痛"之说。

一、腰椎病的定义和流行情况

腰椎病指因脊柱急慢性损伤及椎间盘退变、骨质增生等原因所引起的脊椎退行性病变，又叫作腰椎间盘髓核突出症，它也是椎体之间的纤维环破裂后髓核突出压迫脊神经根导致腿痛的一种常见病，好发于 20～45 岁的青壮年，男性多于女性。多数病人有不同程度的外伤史，造成腰椎间盘纤维环破裂，髓核向后或后外侧突出压迫脊神经根引起腰腿痛，在临床上表现为以腰腿痛和腰部活动受限为主要症状的疾病。

常见腰椎病的种类按病因分类可分为腰椎外伤，椎间盘脱出，强直性脊椎炎，腰椎肥大性脊椎炎，腰椎骶化，隐性脊柱裂，以及椎体的肿瘤、结核等。由于椎体的病变，使相应的神经根受压或受损而出现一系列功能障碍。

随着中国老龄化人口比例不断增加，腰椎疾病发病率正逐年增长。相关数据统计表明，我国约有 2 亿腰椎病人群；约 80% 的人一生中有过腰痛的症状，其发病率仅次于普通感冒，在造成患者求医的原因中位居第二位。腰椎病近年来在人群中的发病呈现出低龄化趋势，这与长期学习、工作中的不良坐姿有关。学生、长期从事电脑工作者、司机等是腰椎病的多发人群。

二、腰椎病的发病机制

腰椎病的发病机制复杂，根据病因不同，常见的有以下机制。

（一）腰椎间盘突出

腰椎间盘突出症指腰椎间盘退变后纤维环破裂，突出（或脱垂）的髓核组织压迫周围神经组织引起的一系列症状，常发病于 20～50 岁，男性发病率高于女性，腰 4/腰 5 及腰 5/骶 1 间隙发病率最高。

最基本的病因是腰椎间盘的退行性改变。正常椎间盘富有弹性和韧性，具有强大抗压能力，可承担 450 kg 的压力而无损伤。但在 20 岁以后椎间盘开始逐渐退变，髓核含水量逐渐减少，椎间盘的弹性和抗负荷能力也随之减退，在这种情况下，因各种负荷的作用，椎间盘易在受力最大处，即纤维环的后部，由里向外产生裂隙，在此基础上，某些因素可诱发纤维环的破裂，导致髓核组织突出或脱出。

腰椎间盘突出常见的诱发因素有：① 腹压增高，如剧烈咳嗽、便秘时用力排便等。② 腰姿不当，当腰部处于屈曲位时，如突然加以旋转则易诱发髓核突出。③ 突然负重，在未有充分准备时，突然使腰部负荷增加，易引起髓核突出。④ 腰部外伤，急性外伤时可波及纤维环、软骨板等结构，而促使已退变的髓核突出。⑤ 职业因素，如汽车驾驶员长期处于坐位和颠簸状态，易诱发椎间盘突出。

（二）腰椎管狭窄

腰椎管狭窄指腰椎管、神经根管、侧隐窝或椎间孔因先天性椎管发育不全。此外，骨纤维组织增生、腰椎移位等，可导致管腔内径相对狭窄，引起神经及血管受压出现临床症状。该疾病常发病于 50～60 岁的中老年人，女性发病率高于男性。

腰椎管狭窄分为原发性和继发性两大类。其中，以退变性腰椎管狭窄（属于继发性）最为常见。退变性腰椎管狭窄常始于侧方通道狭窄，黄韧带肥厚和小关节增生、内聚导致侧隐窝狭窄、神经根管狭窄和椎间孔狭窄，椎间盘退变继续加重腰椎管狭窄。

（三）腰椎滑脱

腰椎滑脱是指先天性发育不良、创伤、劳损等原因造成相邻椎体骨性连接异常而发生的上、下位椎体部分或全部滑移。依据发生腰椎滑脱的原因常分为椎弓发育不良性、椎弓峡部裂性、退变性、创伤性和病理性，其中以椎弓峡部裂性和退变性滑脱多见。

椎弓峡部裂可因椎弓化骨核分离、遗传性发育不良和疲劳性骨折所致，其中以腰 5 多见。椎弓峡部裂性滑脱初次就诊常见于青少年，男性发病率高于女性。

退变性滑脱病因不清，多与腰椎过度前凸、椎旁肌弱、腰 5 骶化、肥胖、骨质疏松等有关，多发生于 50 岁以上的中老年人，女性患者多于男性。腰椎滑脱可导致椎管矢状径减小，进而出现神经压迫的表现。

（四）腰椎侧凸

腰椎侧凸指的是先天性脊柱发育异常及后天性退变导致腰椎的一个或数个节段在冠状面上偏离身体中线向侧方弯曲，形成一个带有弧度的腰椎畸形。根据其发生原因可分为退变性腰椎侧凸及特发性腰椎侧凸。

退变性腰椎侧凸可能由椎间盘退变、小关节退变、骨质疏松等综合因素造成，常常伴有椎间盘突出、椎间隙狭窄、关节突肥大等，引起腰椎管狭窄症、神经根受压的相应症。老年人发生比率高于学龄儿童及青少年，60 岁以上人群腰椎侧凸发生比率高达 15%。

特发性腰椎侧凸一般是特发性脊柱侧凸的腰椎表现，可能与遗传因素、激素水平、结缔组织发育异常等因素密切相关。常发生于 7～14 岁青少年患者，女性患者发病率远高于男性，青少年人均发病率为 1%～2%。

（五）腰肌劳损

腰肌劳损指的是腰部肌肉及其附着点的慢性积劳性损伤，常伴有局部无菌性炎症。70%以上的成年人都曾发过腰肌劳损导致的腰部疼痛，常发生于 30～50 岁中青年人，和长期维持腰椎不良姿势关系密切。

引起腰部软组织疼痛因素很多，除本身病变外，还与年龄、性别、发育和工作等有密切关系。通常劳损性腰痛由腰部软组织外伤造成，此外机体解剖学的缺陷导致结构不稳造成软组织疲劳损伤。退行性变以及体位姿势不良也是导致劳损性腰痛的常见原因。

（六）椎间盘源性腰痛

椎间盘源性腰痛指的是椎间盘内紊乱如退变、纤维环内裂症、椎间盘炎等刺激椎间盘内疼痛感受器引起的慢性腰痛。该种疾病常发生于 40 岁左右患者，发病无明显性别差异。

病因多来源于椎间盘本身病变，主要有两个方面：一是由于退变导致髓核和纤维环撕裂、松弛，使得椎间盘出现"异常活动"，进而对痛觉神经末梢产生机械性刺激而引起疼痛；另一方面，椎间盘破坏过程中释放了大量细胞因子，对神经末梢产生化学性刺激而引起疼痛。其他例如椎间盘内神经分布异常也会导致椎间盘源性腰痛的发生。

（七）其　他

除退变和外伤因素外，腰椎疾病还与年龄、性别、发育和工作等有密切关系。职业因素比如驾驶员长期处于坐位和颠簸状态，和妊娠期间韧带松弛等都会导致腰椎间盘突出等。另外，腰椎疾病可能与遗传因素、激素水平、结缔组织发育异常等因素密切相关。

三、腰椎病的临床表现、诊断和治疗

脊柱是人体的支柱，与中枢神经、周围神经、自主神经有密切的关系，尤其与脊髓和神经根唇齿相依。约13%的腰椎病患者伴有自主神经功能紊乱和相应的内脏疾病，当脊柱病治疗好转后，这些相应脏器疾病也好转和痊愈。因此，腰椎病除了有众所周知的腰腿痛症状外，还可导致肠痉挛、肠麻痹、习惯性便秘、肠功能紊乱、二便障碍及痛经等。

（一）腰椎病的主要临床表现

腰椎病的临床表现以疼痛和功能障碍为主，严重的也会出现发热和二便障碍，具体表现如下。

1. 疼　痛

（1）单纯腰痛。单纯腰部疼痛病变多局限于腰背部，患者常伴有腰部疼痛数年，一侧或者双侧下肢在站立或行走时疼痛加重，患者维持弯腰动作时疼痛减轻系与增大的椎管密切相关。

（2）腰腿疼痛。腰痛伴有下肢不适者多为腰部病变影响神经根或马尾神经所致，而最常见的就是椎间盘退化、变性压迫神经，因各种因素造成椎管管径狭小或（和）神经根管管径狭小进而压迫神经的腰椎椎管狭窄症,两者可见相似的腰腿疼痛等症状。

（3）单纯下肢痛。腰椎病中单纯下肢疼痛不适的情况虽较少见，但仍可在一些慢性退行性腰椎病中成为最先出现的症状，一部分患者可能因为单纯下肢的麻木、酸胀或僵硬前来就诊，如果仅仅在下肢寻找病因，往往不得其果，易造成误诊、漏诊。

（4）坐骨神经痛。典型的坐骨神经痛是从腰骶部向臀部、大腿后外侧、小腿外侧或后侧至足部，呈放射性疼痛。患者在改变体位或者增加腹压时疼痛加重。对于高位腰椎间盘突出症的患者来说，常表现为股神经损害症状，患者出现大腿前方疼痛、麻木。

2. 功能障碍

腰椎病患者因局部疼痛而影响腰部活动极为常见，部分患者出现神经所支配肌肉麻痹，肌力减退。常见功能障碍主要包括：前屈障碍、后伸障碍、旋转障碍、行走障碍，以及仅能卧床不能站立或仅能站立活动不能平卧等，由于疼痛的存在，往往各种功能障碍并存。

（1）前屈功能障碍。多见于神经、脊髓前方有突出物阻挡，当躯干前屈时，将脊髓、神经向前牵拉，造成压迫加重，因疼痛加重而不能进一步进行前屈。多见于腰椎间盘突出症、腰椎椎体后缘重度增生、后纵韧带钙化，以及椎体后方的肿瘤、结核等占位性病变。

（2）后伸功能障碍。多见于黄韧带的肥厚或先天椎管狭窄，当躯干后伸时，将脊髓、神经向后方牵伸，同时其后方黄韧带产生皱褶，造成脊髓、神经受压，产生疼痛，阻止躯体的进一步后伸。多见于原发性、继发性腰椎管狭窄症、椎弓（根）部的占位性病变等。

（3）旋转功能障碍。多见于急性腰部扭伤及腰椎小关节滑膜嵌顿，多与前屈、后伸障碍并存，常有突然发作、转腰受限，静卧则疼痛明显减轻。

（4）行走功能障碍。行走功能障碍中若见步态不稳或步履蹒跚者，应当设法排除颅脑及脊髓病变的存在。而间歇性跛行者，则应当考虑腰椎椎管狭窄症的存在，但也应除外栓塞性脉管炎的可能。若有行走时足下垂不能背伸者，应考虑腓总神经的损伤可能。

（5）仅能卧床不能站立。此类症状多见于重度腰椎滑脱、骨质疏松症、重度腰肌劳损及部分肿瘤疾病等，其产生原因可能因为病变椎体受到重力挤压或是站立加重椎体间的滑移而产生韧带肌肉的过度牵拉，进而产生疼痛。

（6）仅能站立活动不能平卧。此类患者极少见，患者虽然腰部及下肢疼痛，但极少卧床休息，入夜不寐，站立步行来来往往，一旦平卧则疼痛严重加剧。此种现象可于脊髓内神经肿瘤患者中见到。

3. 发　热

腰椎病患者可以出现发热的症状，发热的类型多可提示其病因所在，如咽喉部炎症后伴有腰痛者，多系因溶血性链球菌感染后变态反应所致的风湿性疾病。长期低热或潮热伴腰痛及活动障碍者，应考虑脊柱结核。手术后三天至一周时间之内，突见发热，或是低热伴有少许震动即引发剧烈疼痛者，则应考虑手术后椎体椎间隙感染的可能。若有长期反复低热伴晨僵、皮下结节等则需要考虑类风湿性关节炎可能。

4. 大小便障碍

在腰椎病中，部分患者可见大小便失禁或秘结，小便潴留，多见于脊髓损伤及脊髓内病变导致脊髓功能减退及丧失。

不同类型的腰椎病临床表现有一定差异，具体见表 11-6。

表 11-6　不同类型的腰椎病的临床表现

分型	临床表现
腰椎间盘突出	腰部疼痛、下肢放射性疼痛、麻木、肌肉力量减弱或瘫痪
腰椎管狭窄	腰腿痛、下肢麻木无力、间歇性跛行
腰椎骨质增生	骨刺压迫、刺激中枢神经引起局部酸胀感、一侧或双下肢麻木、疼痛
腰肌劳损	腰部长期反复疼痛，阴雨天、寒冷潮湿的天气或劳累后病情加重

（二）腰椎病的检查和诊断

腰椎病诊断首先要靠临床症状和医生详细的体格检查，常见疾病临床诊断的准确率有时要比 CT、MRI 准确得多，普通 X 线摄片应做常规检查，是其他影像检查的基础。通过症状、体位、线片，仍不能明确诊断的某些疾病，则采取 CT 检查，要进一步了解腰部软组织、韧带、椎间盘及内容物的情况，必要时可考虑做 MRI 检查。

1. 病史和体格检查

腰部受过外伤，外伤后出现腰部疼痛或单侧下肢疼痛。

腰痛部位多位于下腰部偏一侧，腿痛多为一侧由臀部向远端的放射性疼，可伴有麻木感。在卧床休息后多可缓解，下床活动一段时间后又出现疼痛。行走时疼痛加重，不能完全站直行走，多数患者需用手扶腰部疼痛一侧，咳嗽、打喷嚏或提重物时疼痛突然加重。

单侧鞍区（骑自行车与车座接触的部位）或一侧（双侧）小腿外侧，足背外侧或内侧疼痛或麻木，或疼痛和麻木同时存在。

腰部向一侧弯曲，腰椎的生理曲度减小（俗称"板腰"），腰部多有明显的压痛点或叩痛点（可伴同一侧下肢放射痛）。腰部活动受限，多以前屈受限为主，直腿抬高试验 70°以内为阳性，加强试验阳性等。

2. 辅助检查

X 线检查：X 线是颈、腰椎病诊断的重要手段，也是最基本最常用的检查技术，X 线平片能够明确疾病的性质、范围，对于判断损伤的严重程度，治疗方法的选择提供影像基础。往往需拍腰骶椎的正、侧位片，必要时加照左右斜位片。

CT 检查：CT 逐层扫描，具有较高的分辨率，能够清晰显示各断层的骨性和软组织结构，观察骨折块的移位情况，尤其是椎体后缘及椎板骨折片的移位较 X 线有绝对优越性。

核磁共振（MRI）：核磁共振对脊髓病变具有较高的检测灵敏度，且无电离辐射及其他不良反应；虽然价格较高，但也是常用的检查手段。

其他检查：对怀疑有骨质增生、心脏病等疾病患者，需配合骨密度检查、心电图检查等予以排除。

（三）腰椎病的治疗

腰椎病的发生、发展是个慢性的过程，在发病初期，腰椎病患者可通过保守治疗有效控制症状、减少复发，提高患者生活质量，主要通过纠正患者不良姿势、加强腰背部肌肉的方式维持脊柱结构的稳定性，进而可在一定程度上延缓腰椎的退变进程；也可以通过药物改善患者局部症状，进而提高患者的生活质量。

部分伴有先天性腰椎结构发育异常，神经根、脊髓严重压迫或通过保守治疗症状无法得到有效改善的患者需行手术治疗，可以通过局部解除神经压迫、重建脊柱结构的方式对患者进行有效的治疗。

但是当患者有以下症状时，一定要及时就医：① 反复出现腰背部疼痛，应及时到医院完善相关检查；② 当持续出现持续下肢疼痛、麻木时，应尽早就医；③ 当出现间歇性跛行症状时，应尽早就医；④ 当出现鞍区疼痛、麻木或伴有大小便异常时，应立即就医。

1. 药物治疗

由于个体差异大，用药不存在绝对的最好、最快、最有效，除常用非处方药外，应在医生指导下充分结合个人情况选择最合适的药物。此外，治疗用药包括缓解症状、根除病因两种目的，如有不明病因的症状时，建议及时向专业人员求助，以免贻误病情。

中医膏药治疗也是常用的方法。古有"外治之理即内治之理，外治之药即内治之药，所异者，法耳""膏药能治病，无殊汤药，用之得法，其响立应"等说法。由于膏药具有较高的稠度，故而其具备有效成分含量高、析出速度缓慢、作用长期持久、局部疗效切实等优点。

适当的药物治疗可以有效改善腰椎病的症状，对于急性期患者可采用非甾体抗炎药、肌松药物缓解症状，必要时给予脱水、激素等治疗。对于慢性腰椎病患者，可采用非甾体抗炎药、神经营养药等治疗。有时可以将药物注射于痛点和神经根周围，起到消炎止痛、改善血液循环的作用，称为封闭疗法。

甾体抗炎药：常用的药物有布洛芬及 COX2 抑制药物（塞来昔布及依托考昔），对缓解患者腰痛效果确切，可分别口服及外用。该类药物可导致胃黏膜出血及胃部不适症状，有胃出血及胃十二指肠溃疡病史的患者应尽量避免应用此类药物。

肌松药物：可有效地缓解因肌肉痉挛所致的下腰痛，服用此类药物时常伴血压下降、心动过缓及心率紊乱等不良症状。

营养神经药物：临床上常用的有甲钴胺、神经妥乐平等药物，可减缓压迫所致神经损伤的目的。常见的不良反应包括过敏食欲不振、恶心呕吐、腹泻等。

2. 物理治疗

物理治疗包括按摩推拿、针灸、电疗、拔罐、激光、超声波、石蜡疗法等，此类疗法也主要以消炎止痛、活血化瘀为主，有很好的治疗效果。由于腰椎病的病人多数伴随慢性腰肌劳损，梨状肌肉紧张，腰椎病物压迫的神经随神经走过的部位肌肉痉挛造成腰腿痛，一般会用理疗、推拿、针灸等治疗手段来缓解肌肉的紧张和痉挛。

早期腰椎病，症状轻微，不需要做特殊的治疗，更多的是注意平时的站姿、坐姿、劳动的姿势以及睡姿的合理性，纠正不良姿势和习惯。腰椎间盘突出患者早期需卧硬床休息，有的患者症状会自行缓解。积极锻炼腰部肌肉力量，增加腰椎前韧带、后韧带及侧韧带的力量，避免椎间盘受压迫突破人体正常韧带和肌肉的保护。加强腰部肌肉的锻炼可以预防和延缓腰椎病的发生和发展并治疗早期腰椎病。

腰椎病急性发作期可用超短波疗法、红外线照射等治疗。慢性期可用短波疗法直流电碘离子导入。

3. 手术治疗

绝大多数腰椎病患者可以通过保守治疗获得满意的疗效。但是当患者出现以下情况时，可考虑通过手术治疗：① 自述症状重，影响生活和工作，保守治疗3~6个月效果不佳。② 神经压迫症状明显，保守治疗未见好转，且进行性加重。③ 有马尾综合征的患者，出现会阴部麻木，大小便功能障碍。④ 伴有严重间歇性跛行，多同时有椎管狭窄者；合并腰椎峡部不连及脊椎滑脱者。

手术前应注意以下几方面：① 了解病情和手术方案及可能发生的后果，做好必要的思想准备。② 做深呼吸运动训练，禁止吸烟。③ 注意个人卫生和口腔卫生，防止出现皮肤疖肿。若出现疖肿，要及时进行治疗。④ 大部分患者在术后短期内不能下床，故要在术前学会在床上排便，以免术后由于不习惯在床上排便而发生便秘、尿潴留。⑤ 患者应在手术前做俯卧训练，一次坚持俯卧3~4 h，以适应手术体位的需要。⑥ 加强营养，坚持腰腿部及四肢部功能锻炼以增强体质。

四、腰椎病的健康管理方案

腰椎病占整个脊柱病中很大的比例，发病年龄从青少年、青壮年到老年，几乎涵盖所有年龄段，轻者给工作、生活带来不便，重者导致瘫痪，给社会、家庭、个人造成严重危害。

腰椎病种类繁多，原因复杂。有些病因尚未完全清楚，但腰椎和椎间盘本身退变加外伤无疑在发病中占有重要的地位。因此减缓腰椎和椎间盘退变，避免外伤是预防腰椎病的关键。预防工作应从学校、家庭、工作和职业前训练开始，了解正常脊柱的生理，保持正确的姿势，注意保护。

1. 定期进行健康检查

定期进行健康检查，尤其是青少年应注意检查有无先天性或特发性畸形，如特发性脊柱侧弯或椎弓崩裂。如有此类情况在以后易发生腰椎退变而过早出现腰背痛。对于已从事剧烈腰部活动的人，应注意有无发生椎弓根骨折等，如有这种结构上的缺陷，应该加强背部保护，防止反复损伤。

2. 改善姿势，劳逸结合

注意自我调节，避免长期做反复固定动作，注意脊柱最大负荷量，避免脊柱过载，以免促使和加速退变。某些需要长时间弯腰或长期伏案工的人，腰椎间盘承受的压力较一般站立时增大一倍以上，腰背痛及腰椎间盘突出症的发病率会相应增高。可以通过不断调整座椅和桌面的高度来改变坐姿，坚持工间操，使疲劳的肌肉得以恢复。

对于已诊断腰椎病的患者，要耐心细致地解释病情，使患者对自己的疾病有所了解，解除不必要的顾虑，树立战胜疾病的信心，配合治疗。同时要注意在搬抬重物时不要用力过猛，也不可抬过重的东西。如果处于急性期应卧床休息，避免体力劳动，注意局部保暖。恢复期应加强背伸肌锻炼。

3. 加强脊柱锻炼

生命在于运动，健康在于运动。在日常生活中应加强体育锻炼，尤其应加强腰肌的锻炼。现代医学证明，运动可以增强心、肺及神经系统的功能，使体魄健壮，精力充沛，延年益寿。运动同样对骨骼肌肉系统也有良好的作用，如肌肉附着处的骨突增大，骨密度增高，肌肉力量增强。运动改善了骨、关节、韧带的血液循环，增加了代谢过程，使骨骼的有机成分增加，无机成分减少，使骨的强度、韧性增加，延缓骨质的退行性变。强有力的背部肌肉，可防止腰背部软组织损伤，腹肌和肋间肌锻炼，可增加腹内压和胸内压，有助于减轻腰椎负荷。

也可以在医生的指导下做医疗体操练习。通过腰部各方向的放松性运动，活跃腰理椎区域，使血液循环，消除淤血水肿，同时牵伸腰部韧带，从而减轻症状。此外，运动还能增强腰部肌肉，增强其对疲劳的耐受能力，改善腰椎的稳定性，从而巩固治疗效果，防止反复发作。

对于腰椎间盘突出症的患者来说，是否能进行体育运动，要视患者的病情才能够决定。一般来说，在腰椎间盘突出症急性发作期，一定要卧硬板床休息，并适当采取治疗，绝对禁止进行体育运动。在腰椎间盘突出症的急性发作缓解期或已经缓解仅有轻微症状的患者，可适当参加体育运动，但要缓慢地进行运动并适当控制活动量，循序渐进。切忌突然地、剧烈地运动，且要对运动项目进行选择，初期应选择腰部活动和负荷相对少一些的运动项目，并在运动时采取佩戴宽腰带或腰围等保护措施。

在众多的体育运动项目中，游泳运动较为适合腰椎间盘突出症患者。但应注意运用正确的游泳姿势及游泳池水温不宜过低，并在游泳前要进行充分的准备活动，游泳的时间不宜过长，运动中有一定的时间间歇，以避免腰部过度疲劳。

扩展案例 11-4

但如果腰椎间盘突出症的症状加重，就必须休息，待症状好转后方可再进行体育运动，切不可盲目坚持活动。

【思考题】

1. 请简述阿尔茨海默病健康管理的一级预防要点。
2. 请简述适合骨质疏松者的合理膳食。
3. 请简述颈椎病和腰椎病的常见临床症状和常用检查手段。

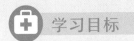

健康管理学

第十二章

常见恶性肿瘤的健康管理

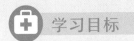 学习目标

掌握 常见恶性肿瘤早期筛查和风险评估方法，针对不同人群的健康管理方案。

熟悉 常见恶性肿瘤的主要危险因素，临床表现和诊断。

了解 常见恶性肿瘤的流行病学现状。

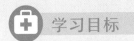 课程思政目标

增强人与自然环境和谐共生意识，明确人类共同发展进步的历史担当，培养求真务实、科学探索、勇于创新的精神。

第一节　恶性肿瘤概述

　　恶性肿瘤是指在外来和内在有害因素的长期作用下，正常细胞逃脱了机体的正常监控与清除机制后，异常过度增殖而形成的新生物。这种异常生长能力除表现为肿瘤本身的持续生长之外，还会侵犯邻近正常组织及经血管、淋巴管和体腔，转移到身体其他部分，危及生命。目前，恶性肿瘤已成为危害全世界人群生命和健康的重大问题之一。世界卫生组织国际癌症研究机构（IARC）发布的 GLOBOCAN 2018 报告显示，全球恶性肿瘤的标化发病率和死亡率为 197.9/10 万和 101.1/10 万，其中中国人群的发病率和死亡率为 201.7/10 万和 130.1/10 万，分别位居全球第 68 位和第 12 位。随着我国工业化和城市化进程的加快，人口老龄化加剧，不良的生活方式和行为习惯、慢性感染、环境污染等危险因素累积叠加，恶性肿瘤的发病率和死亡率逐年增长，危害日益严重。

　　根据最新中国肿瘤登记数据，2015 年中国新发恶性肿瘤的病例数约 393 万，肺癌、胃癌、结直肠癌、肝癌、女性乳腺癌是 2015 年我国发病前五位的恶性肿瘤。男性的恶性肿瘤发病率（305/10 万）高于女性（265/10 万），男女发病谱构成存在差异。男性发病率最高的是肺癌，每年新发病例数约 50.2 万人，其次分别是胃癌、肝癌、结直肠癌和食管癌。女性发病率最高的是乳腺癌，每年发病率约为 30.4 万，其次是肺癌、结直肠癌、甲状腺癌和胃癌。恶性肿瘤的发病率随着年龄增加而逐渐上升，40 岁以后人群发病率显著增加，主要集中在 60 岁以上人群，到 80 岁达最高峰。不同恶性肿瘤的年龄分布存在差异。城乡居民的恶性肿瘤发病率差异趋于缩小，但肿瘤负担仍差异明显。具体表现为城市地区结直肠癌和乳腺癌高发，农村地区以胃癌、肝癌和食管癌等预后较差的恶性肿瘤为主，从而造成农村地区的发病率虽然低于城市，但死亡率却高于城市。

　　恶性肿瘤发生的危险因素具有多样性和不明确性，大多是环境因素和遗传因素共同作用的结果。个体的遗传特性在肿瘤的发生和发展过程中起着重要作用。因遗传所致的基因突变，可能是癌变通路上的关键基因，或使携带者对环境因素作用的敏感性增高，从而使个体发生肿瘤的风险增高或发病更早。肿瘤发生的危险因素主要包括物理化学因素、感染性因素以及不良的生活行为方式。

　　（1）物理化学因素。电离辐射是最主要的物理性致癌因素，可导致白血病、恶性淋巴瘤、甲状腺癌等。此外，紫外线辐射、慢性灼伤、机械性刺激等与某些肿瘤的发生有关。化学致癌物包括进入机体后不需要代谢活化就能导致正常细胞癌变的直接致癌物，和需要经过代谢活化才具有致癌作用的间接致癌物。常见的化学致癌物包括苯、氯乙烯、亚硝胺化合物、芳香胺类和多环芳烃类化合物等，可以导致肝癌、皮肤癌、膀胱癌、白血病等多种恶性肿瘤。

（2）感染性因素。慢性感染是肿瘤发生的主要因素之一，约 1/4 的恶性肿瘤与感染有关。幽门螺杆菌感染与胃癌的发生密切相关，前瞻性研究发现 HP 感染后可使胃癌的发生风险增加6倍。感染后主要通过干扰细胞增殖和凋亡、引起炎症反应导致 DNA 和蛋白质损伤，以及诱发基因突变等增加致癌风险。乙型肝炎病毒（Hepatitis B Virus，HBV）感染导致的慢性肝炎是原发性肝癌的重要病因。病毒感染后主要也是通过炎症反应使肝细胞和病毒 DNA 受损，染色体异常和基因突变，最终导致细胞增殖失控，发展为肝癌。此外，丙型肝炎病毒（Hepatitis C Virus，HCV）感染也和慢性肝炎和肝癌的发生密切相关，其感染后发生肝癌的相对风险是正常人的 20 倍。生殖道人乳头瘤病毒（Human Papilloma Virus，HPV）感染是女性宫颈癌的主要危险因素。研究证实宫颈增生的细胞中存在乳头瘤病毒颗粒，在子宫上皮内瘤变组织中存在乳头瘤特异性衣壳抗原及 HPV 的 DNA。目前，预防性 HPV 疫苗对暴露于 HPV 感染的高危人群非常有益，可通过预防感染来有效降低宫颈癌的发生率。EB 病毒（Epstein-Barr Virus，EBV）属于疱疹病毒家族，其感染引起的肿瘤包括鼻咽癌、口咽鳞状细胞瘤、非霍奇金淋巴瘤等。

（3）不良生活行为方式。吸烟、饮酒、不合理的膳食结构和饮食习惯、缺乏体育锻炼等均属于不良生活方式。首先，其中吸烟的危害最大，20%～30%的肿瘤与吸烟有关，最常见的是肺癌。其次，吸烟还是食管癌、喉癌、口腔癌等多种癌症的重要危险因素。长期饮酒可导致肝硬化，从而增加肝癌的发生。不合理的膳食结构和饮食习惯，例如长期大量摄入高脂、高糖和高蛋白食物而缺乏蔬菜水果类的食物，容易增加大肠癌的风险。此外，心理因素也会对肿瘤的发生发展造成影响。研究发现抑郁的女性较乐观的女性更易发生乳腺癌。不良情绪也会影响患者肿瘤的治疗和康复，促进肿瘤的复发、恶化和转移。

中国国家癌症中心 2019 年统计数据显示，恶性肿瘤死亡占中国居民全部死因的23.91%，位居死因首位。每年我国因恶性肿瘤所致的医疗花费超过 2200 亿元，造成巨大的经济和医疗负担。当前我国癌症的 5 年相对生存率约为 40.5%，和 10 年前相比生存率总体提高了约 10%，但和发达国家相比，还有很大差距。

我国现阶段全面推进健康中国战略，国务院发布的《健康中国行动（2019—2030年）》中设立了 15 个专项行动，其中就包括癌症防治专项行动。该行动指南强调我国癌症防治工作应坚持预防为主、防治结合。首先，通过推行有效的预防措施，控制肿瘤主要危险因素，如改善有害环境的侵犯，改变不良生活方式等来实现对病因的健康管理和预防，降低恶性肿瘤的发生率。其次，通过健康体检、定期筛查和定期随访等健康管理模式，实现对肿瘤的早期发现、早期诊断和早期治疗，有效降低恶性肿瘤的死亡率，提高治愈率和生存率。对于已患病人群，开展多学科的综合诊治和包括心理、营养、运动等多种干预管理措施，有利于肿瘤的康复和治疗，降低复发率。可见，开展针对恶性肿瘤三个阶段的健康干预和管理是一项具有重要意义的防控工作。

第二节 肺 癌

一、肺癌的流行病学

肺癌给人类健康带来了极大的危害，根据世界卫生组织（WHO）2008 年报告显示，肺癌的年发病人数约为 160 万，年死亡人数约为 140 万，均位居全球癌症首位。根据 2014 年中国国家癌症中心发表的中国恶性肿瘤流行情况报告，我国新发肺癌病例约为 78.1 万例，死亡病例约 62.6 万，仍然位居我国恶性肿瘤发病率和死亡率的首位。据统计，2000—2011 年，中国男性和女性的肺癌发病与死亡总数均呈持续增高趋势，其防治是我国恶性肿瘤目前面临的重大挑战之一。

二、肺癌的危险因素

肺癌的病因尚不完全明确，研究认为与吸烟、职业因素、环境污染、遗传因素、既往慢性肺部疾病史（如肺结核、慢性肺阻塞性疾病、肺纤维化）、饮食与运动习惯等有关。

吸烟与多种恶性肿瘤的发生密切相关，是肺癌最重要的致癌因素。国际癌症研究署发布的《2020 全球癌症报告》中列举了 11 类人类常见的、危害严重的肿瘤危险因素，明确指出吸烟位居首位。开始吸烟的时间越早，吸烟的量越大，持续暴露时间越长，罹患肺癌的相对危险度越大。被动吸烟也会导致肺癌的发生增加。

环境中的污染物，如各种工业废气和汽车尾气等，以及室内燃煤产生的煤烟、烹饪高温产生的油烟等，也是肺癌发生的重要危险因素。某些职业长期密切接触铀、镭等放射性物质，或者石棉、砷、多环芳香烃类等致癌物，这些职业人群的肺癌患病风险显著增高。

患有慢性肺部疾病如肺结核、慢性阻塞性肺疾病和矽肺等患者的肺癌发病率较正常人高。长期慢性炎症和肺纤维瘢痕病变在愈合过程中所形成的上皮化生、增生，有一定癌变可能。

三、肺癌的临床表现和诊断

肺癌的临床表现与其分类、肿瘤大小和部位、是否侵犯或压迫邻近器官以及是否转移等有关。常见的症状包括咳嗽、咳痰、痰中带血或咯血、胸痛、胸闷气紧等。还可表现为消瘦、乏力、发热，吞咽困难和恶病质等。早期肺癌，尤其是周围型肺癌常无任何症状。

肺癌的诊断方法有胸部 X 线和 CT 等影像学检查、痰细胞学检查、纤维支气管镜检查、经胸壁肺穿刺活组织检查，以及病灶活组织检查等。血清学检查如肿瘤标志物等可用于辅助诊断和监测。

四、肺癌的健康管理方案

（一）肺癌的早期筛查

肺癌是我国发病率和死亡率位居首位的恶性肿瘤，提高肺癌生存率最有效的方法是早发现、早诊断和早治疗。在高危人群中采用低剂量螺旋 CT 进行肺癌筛查，有利于早期发现肺癌患者，对有效降低肺癌死亡率，改善患者预后有重要价值。

1. 筛查目标人群

《中华医学会肺癌临床诊疗指南（2019 年版）》提出，根据危险因素情况，推荐人群行低剂量螺旋 CT 的筛查。危险因素包括吸烟史，职业致癌物质暴露，个人肿瘤及直系亲属肺癌家族史，肺部疾病史，被动吸烟史，环境油烟吸入史，年龄在 55～74 岁以及吸烟量≥30 包/年（若已戒烟，戒烟时间<15 年）。年龄在 45～70 岁且有一项及以上肺癌的高危因素的个体，均推荐行低剂量螺旋 CT 检查。中华医学会《低剂量螺旋 CT 肺癌筛查专家共识》则建议将高危因素进一步限定，建议年龄为 50～75 岁，吸烟≥20 包/年，或者曾吸烟，但戒烟时间<15 年的人做肺癌早期筛查。

2. 肺癌早期筛查的规范及流程

《中华医学会肺癌临床诊疗指南（2019 年版）》推荐肺癌高危人群应行低剂量螺旋 CT 筛查，筛查频率建议为每间隔一年查一次。结果正常者建议每 1～2 年继续筛查，直径大于 5 mm 的肺结节应做进一步检查。若筛查出阳性肺结节，需启动肺结节的健康管理流程。阳性结节的定义为：① 直径大于等于 5 mm 的非钙化肺结节或肿块；② 发现气管、支气管可疑病变；③ 年度筛查中发现新的非钙化结节、肿块或可疑病变。

《肺结节诊治中国专家共识（2018 年版）》及中华医学会《低剂量螺旋 CT 肺癌筛查专家共识》对肺结节的分类和定义做了进一步阐述。根据直径大小，分为微小结节（5～10 mm）和小结节（<5 mm）。根据密度，分为：① 实性肺结节，即肺内圆形或者类圆形密度增高影，病变密度足以掩盖血管和支气管影；② 亚实性肺结节，包括纯磨玻璃结节和部分实性结节。根据结节性质，分为：① 良性结节或钙化性结节。边界清楚，密度高，可见弥漫性钙化、中心钙化、层状钙化或爆米花样钙化；② 性质不确定结节。通常指非钙化结节。

《中华医学会肺癌临床诊疗指南（2019 年版）》将肺结节管理流程分为基线筛查的结节管理和年度筛查的结节管理。

（1）基线筛查的结节管理。这是指由低剂量螺旋 CT 筛查出肺结节后，对肺结节患者进行健康管理和临床管理，具体流程为：① 若为阴性结节，非实性结节<8 mm，实性结节或部分实性结节<5 mm，建议下年度行低剂量螺旋 CT 检查；② 若为实性结节或部分实性结节≥5 mm，非实性结节≥8 mm，建议 3 个月后行低剂量螺旋 CT 检查，若缩小或者完全吸收则建议下年度再行相应检查，无变化或者增大应警惕并行多学科

会诊，看是否采取下一步措施；③ 无法排除非肿瘤结节的，抗炎治疗或者随访一个月后复查 CT，部分吸收 3 个月后行低剂量螺旋 CT 检查，未吸收可请多学科会诊，完全吸收每年行低剂量螺旋 CT 复查即可；④ 气道病变可先进行临床干预，经纤维支气管镜检查后若为阳性，则请会诊讨论下一步方案，纤维支气管镜为阴性的，下年度行低剂量螺旋 CT 检查即可。⑤ 影像学高度疑似肺癌的，建议行临床治疗。具体流程见图 12-1。

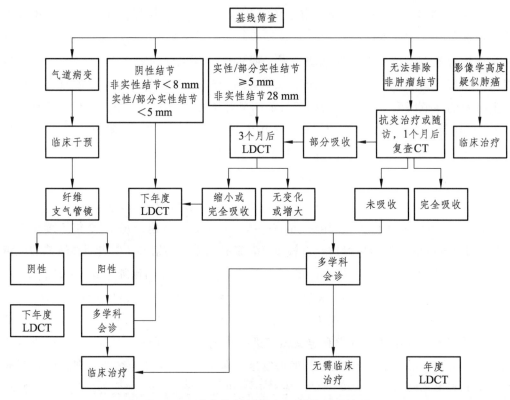

图 12-1　肺癌的基线筛查及结节管理流程

（2）年度筛查的结节管理。这是指基线筛查后每年度应行的结节管理流程，具体包括：① 新发气道病变，建议进行临床干预，并行纤维支气管镜检查，流程同基线筛查的结节管理；② 阴性或上年度结节无变化的，下年度再行低剂量螺旋 CT 检查；③ 上年度结节增大或实性成分增多的需行临床诊断；④ 新出现非钙化结节<5 mm，应在 6 个月后行低剂量螺旋 CT 检查；如未增大，下年度行低剂量螺旋 CT 检查即可，如增大需请多学科会诊判断后续诊疗方案；⑤ 新出现非钙化结节，≥5 mm，应在 3 个月后行低剂量螺旋 CT 检查，部分吸收 6 个月后行低剂量螺旋 CT 检查，增大应警惕并行多学科会诊看是否采取下一步措施，完全吸收下年度再行低剂量螺旋 CT 复查即可。具体流程见图 12-2。

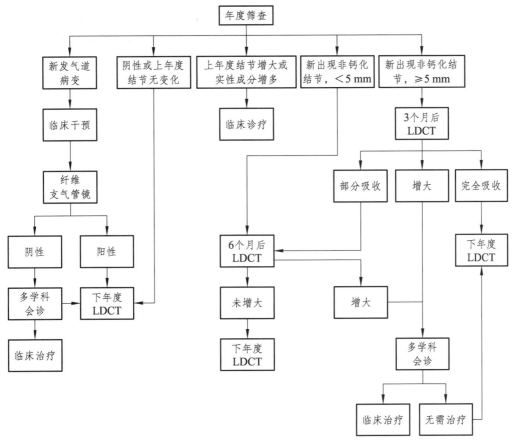

图 12-2 肺癌的年度筛查及结节管理流程

其他筛查方式包括血清学肿瘤标志物检查、胸部 X 线摄片、纤维支气管镜等。血清学检查较为经济，但敏感度、特异度不高，作用有限。常见的与肺癌相关的血清学肿瘤标志物有神经性特异性烯醇化酶（NSE）、鳞癌细胞抗原（SCC）、癌胚抗原（CEA）、糖类抗原 125（CA125）等。胸部 X 线摄片筛查结节存在一定限制性，不能清晰反映出直径<1 cm 的结节。纤维支气管镜属于有创检查，可直接进入成人的支气管内进行活检、刷检和灌洗等，便于病理活检确诊，但应用范围受限。

（二）肺癌的风险评估

风险评估需要利用专业知识和现有研究证据来确定疾病相关的危险因素，再利用数理统计等方法构建风险评估模型，最后对疾病发生的可能性进行评估。

国内外已有一些通过病例对照研究或前瞻性队列研究建立的肺癌风险预测模型，用于高危人群的风险评估。例如美国德克萨斯大学安德森癌症研究中心基于一项大型肺癌病例对照研究，采用 Logistic 回归分析法构建了肺癌风险评估模型，主要纳入了吸烟状况、癌症家族史、灰尘暴露、环境烟草暴露、既往呼吸系统疾病等危险因素。国内一项研究采用 Rothman-Keller 法建立的肺癌预测模型，除上述因素外，还考虑了个体所在城市的 PM 2.5 污染水平作为风险评估的危险因素。一项总结了 27 项国内外已发表的肺癌预测模型研究指出，大部分模型（如 Bach、PLCO$_{M2012}$、Liverpool Lung Project 模型）纳入了年龄、性别、种族、受教育程度、体育锻炼、体重指数、吸烟、饮酒、恶性肿瘤与肺癌家族史、呼吸系统疾病史等传统危险因素，有的（如 Korean men、Cosmos 模型）纳入了血糖、肺功能、痰分析等临床或实验室检查指标，还有的模型考虑了肺癌易感基因等遗传因素。

（三）肺癌的健康管理

开展肺癌的健康管理对肺癌的病因预防、早期发现和早期诊治、提高肺癌患者及术后患者的生活质量和预后均有积极作用。

1. 高危人群的健康管理

对于肺癌的高危人群，主要是对其高危因素开展针对性的健康管理和干预。

（1）控制吸烟与二手烟。根据《城市癌症早诊早治项目技术方案（2014 年版）》和《城市癌症早诊早治项目技术方案（2016 年版）》，吸烟指吸烟≥1 支/天，且连续或累计≥6 个月。二手烟暴露指长期居住和（或）工作的室内环境中有人经常吸烟。肺癌的发生与吸烟密切相关，因此针对肺癌高危人群，重点是进行戒烟的健康教育，干预吸烟时长、吸烟量、烟龄长短、被动吸烟等因素，对预防高危人群肺癌的发生有重要意义。

（2）减少职业因素接触与环境污染。有研究表明，长期接触放射性物质等有致癌效应的职业，如与石矿、石棉化纤、玻璃纤维、纺织工业、重金属、烟尘、橡胶、煤焦油产业相关的职业，肺癌发生的风险增加。对长期接触致癌原的职业应定期开展以群体为单位的健康教育活动，并加强对个人职业防护的健康教育。建议从事高危职业的工种应由其单位定期安排健康体检，对工作时间、工作环境和环境内致癌原的定量检测等提出要求。烹饪高油温、室外各种废气等，也是肺癌的危险因素。随环境污染加重，更应在健康教育中强调自身的防护，包括使用口罩、烹饪避免高油温等。

（3）治疗和控制慢性肺部疾病。肺结核、肺脓肿等慢性肺部疾病会引起肺部组织长期慢性炎症浸润，形成的纤维瘢痕病变有可能癌变，会增加肺癌发病风险并影响预后。对既往发生慢性肺部疾病的高危人群，应强调积极治疗原发慢性肺部疾病，并在治愈后定期体检，完善肺癌的初步筛查。此外，可利用大数据智能平台等手段针对肺结节患者建立相应的追踪随访和健康干预。

（4）提倡锻炼运动。肺癌高危人群，应结合自身情况进行适度运动或锻炼，提高机体自身免疫力，降低患癌风险。

2. 肺癌患者的健康管理

（1）控制吸烟与职业暴露。戒烟可改善呼吸道上皮黏膜的修复，从而改善患者预后，特别是术后病人。戒烟可以明显促进术后呼吸功能的恢复。高危职业暴露的肺癌患者更易并发肺外病变和其他呼吸系统疾病，对后续治疗有不良影响，故对高危职业的患者更应强调戒烟和职业暴露的危害，并督促企业对员工的定期体检和工作环境的定期检测，建立完善工伤制度。

（2）营养支持。营养支持在肿瘤患者的支持治疗中占有举足轻重的地位。恶性肿瘤患者一经明确诊断，即应进行营养风险筛查。目前广泛应用的恶性肿瘤营养风险筛查工具为患者主观整体评估量表（Patient-Generated Subjective Global Assessment，PG-SGA）、总体主观量表（Subjective Global Assessment，SGA）、营养风险筛查量表-2002（nutritional risk screening-2002，NRS-2002）。NRS 评分<3 分者没有营养风险，但应在其住院期间每周筛查 1 次。NRS 评分≥3 分者有营养风险，需要根据情况，为患者制订个体化的营养计划。通过病史采集、查体及实验室检查了解恶性肿瘤患者营养不良发生的原因及严重程度，以对患者进行综合营养评定。营养风险筛查及综合营养评定应与其他疗效评价方法同时进行，全面评估抗肿瘤治疗的受益。肺癌患者常合并营养不良，化疗药物的不良反应可能导致患者营养状况进一步恶化而降低肿瘤治疗疗效和患者的生活质量。随着癌症姑息治疗的发展以及患者对生存质量的更高要求，营养支持治疗将成为在化疗过程中维持患者良好的营养状态以及增强自身免疫力的重要辅助治疗手段，提高肺癌患者化疗耐受性，改善预后。评估肺癌患者营养状况的指标很多，包括体重、皮褶厚度、骨骼肌质量等，生化指标有血浆总蛋白、白蛋白和前白蛋白等，在临床上常联合应用上述指标并根据实际情况来判定肺癌患者的营养状况。根据肺癌患者病情和营养需求，制定合理、科学的饮食计划方案，以富含高蛋白、高维生素、低脂肪、易消化类饮食为主，坚持少食多餐，多食新鲜水果蔬菜，忌辛辣、刺激食物，摄入充足的水分，确保机体营养素配比均衡。化疗期肺癌患者应注意清淡饮食，忌油腻、辛辣、刺激的食物，少食多餐，多饮水。如化疗期间出现味觉改变，应根据患者味觉改变情况提供相应建议，并强调保持口腔卫生。

（3）康复运动指导。针对肺癌患者，可依据患者情况进行术后康复训练，尤其是肺功能的康复。术后康复阶段可进行呼吸训练、咳嗽训练、有氧运动、呼吸体操训练等。① 呼吸训练：先进行缩唇呼吸，全身肌肉放松，通过鼻腔吸气后，慢慢用口唇做吹口哨状呼气，并主动收腹，反复进行深吸气、缓慢呼气的过程，每分钟做 7～8 次，每次训练时间为 10 分钟，每天 2 次。接下来做腹式呼吸，让患者肌肉放松后，采取自然姿势用鼻腔缓慢吸气，直至最大肺容量后屏气 3 秒左右。之后缓慢呼气，收腹，每次训练时间为 15 分钟，每天 2 次；② 咳嗽训练：嘱患者做腹式呼吸训练时，双手交叉抱于胸前，大口呼气，在咽喉部聚集痰液，到一定量时，用力咳出。患者无法排出痰液时，可请他人五指并拢，掌心握成杯状，利用手腕的力量叩击患者背部，助其排出痰液；③ 根据患者病情及术后恢复情况，可建议患者进行步行、慢跑、打太极拳等轻中度有氧运动锻炼。运动量结合患者自身情况而定，可由专业的健康管理师或运动医师协助制定；④ 呼吸体操训练：患者在呼吸训练基础上进行适当肢体锻炼，采取坐位或卧位进行下肢屈伸、抬腿运动，每个动作连续进行 10 次，每天可根据患者实际情况进行训练。上肢训练包括在吸气过程上举、前伸、梳头、摸耳朵、双臂扩胸及呼气时进行双臂下垂等，每次约 15 分钟，每天 2 次。

（4）心理干预。开展心理辅导和干预有利于提高肺癌患者的生活质量和自我行为管理。大部分癌症患者由于受特定的肿瘤部位、特殊的肿瘤治疗以及对癌症的恐惧等各种躯体因素和心理因素的影响，可能不同程度地出现心理障碍。可帮助患者寻求专业心理咨询师或心身医学专科医师进行心理疏导、情绪调节，必要时辅以一定的药物治疗。常见的心理干预包括认知疗法（cognitive therapy）、行为疗法（behavior therapy）、支持-表达式治疗（supportive-expressive therapy）、暗示与催眠疗法（suggestion therapy）、音乐疗法（music therapy）、教育性干预（educational intervention）、集体心理治疗（group psychotherapy）等。鼓励患者家属参与肺癌患者的心理干预。健康教育不应只针对患者本人，还应指导家属对患者的关心和支持。肺癌患者家属应对患者的用药做到了然于心，监督其进行康复训练。从多个方面对患者进行心理干预，可帮助患者建立乐观心态，促使患者更加积极配合治疗和后续的康复训练，建立战胜病魔的信心。此外，还可定期在社区开展健康教育活动，加强患者对肺癌的认知程度，改善患者的不良情绪，提高治疗信心。

扩展案例 12-1

第三节　　胃　癌

一、胃癌的流行病学

胃癌是我国主要恶性肿瘤之一，其发病率在所有恶性肿瘤中位居第二位，死亡率位居第三位。根据 2000—2019 年中国胃癌流行病学趋势分析，2019 年中国胃癌发病人数 612 821 例，粗发病率为 43.1/10 万，年龄标化发病率为 30.6/10 万。2019 年中国胃癌死亡人数 421 539 例，粗死亡率为 29.6/10 万，年龄标化死亡率为 21.7/10 万。进展期胃癌的五年生存率较低。但若能开展早期筛查，早期胃癌治疗后五年生存率可超过 90%。

二、胃癌的危险因素

胃癌是多因素作用、多基因参与、多阶段发展的疾病，通常由慢性萎缩性胃炎、肠化生、不典型增生等癌前病变发展为胃癌。研究认为与幽门螺杆菌（Helicobacter Pylori，Hp）感染、饮食因素、环境因素、慢性胃部疾病和遗传因素等有关。

幽门螺杆菌是革兰氏阴性细菌，在胃黏膜生长。WHO 组织把 Hp 感染视为胃体和（或）胃窦癌的 I 类致癌物，与胃癌的发生密切相关。Hp 感染可使胃癌发生的相对危险度增加 1.8 ~ 3.6 倍。Hp 的感染率较高，全球约有 20 亿感染者，但仅不到 0.5% 发生胃癌，还有其他因素参与胃癌的发生。

已有证据表明高盐饮食与胃癌发生关系密切，相对危险度为 1.4 ~ 6.2。高浓度盐破坏胃黏膜屏障，造成黏膜细胞水肿，腺体丢失，引起胃炎并促进致癌原的产生。经常食用新鲜蔬菜和水果被认为是胃癌的保护因素，可使患胃癌的风险降低 30% ~ 70%。含巯基化合物的新鲜蔬菜，如葱蒜、洋葱、韭菜和蒜苗等，也具有降低胃癌风险的作用，与胃癌发生的危险度呈负剂量效应关系。

亚硝基化合物和多环芳烃化合物均属于化学类致癌物，可增加胃癌的发生风险。流行病学调查发现胃癌高发地区的居民食物中含有亚硝基化合物。调查发现冰岛和日本的居民胃癌发生率较高，与他们喜欢吃熏鱼、熏肉和烤鱼类食物有关。此类食物中被含有 3，4-苯并芘在内的多环芳烃化合物污染，经常食用此类食物易诱发胃癌。

胃部的慢性疾病，如慢性萎缩性胃炎、溃疡、胃黏膜肠上皮化生和异型性增生等，也被认为与胃癌的发生有关。

三、胃癌的临床表现和诊断

胃癌患者早期无特异性症状，随病程进展，可表现为消化不良、厌食、消瘦、上腹痛等。发生转移或并发症时可出现黑便，黄疸、右上腹疼痛，并可在上腹偏右胃窦处扪及肿块。若有浸润和转移，可有相应器官部位的特异性表现，如腹腔积液、黄疸、疼痛等。

针对胃癌常采用的检查手段包括胃镜检查、病理活检、粪便隐血检查、肿瘤标志物血清学检查、影像学检查等。消化内镜是胃癌诊断、治疗的重要手段之一，除了能对病变进行定性和定位，还可以取活检组织进行病理诊断。

四、胃癌的健康管理方案

（一）胃癌的早期筛查

我国的大多数胃癌患者在确诊时已为中晚期，早期胃癌检出率较低。因胃癌发病隐匿，大部分患者早期无明显症状，人群对胃癌及其危险因素认知不足，加之内镜医生资源和电子胃镜等设备仪器相对缺乏，导致当前我国早期胃癌检出率较低。

1. 胃癌早期筛查的目标人群

《中国早期胃癌筛查及内镜诊治共识意见（2014 年 4 月·长沙）》中指出，我国胃癌筛查目标人群为年龄≥40 岁，且符合下列任一条件者：① 胃癌高发地区人群；② 幽门螺杆菌感染者；③ 既往患有慢性萎缩性胃炎、胃溃疡、胃息肉、手术后残胃、肥厚性胃炎、恶性贫血等胃癌前疾病；④ 胃癌患者一级亲属；⑤ 存在胃癌其他风险因素（如摄入高盐、腌制饮食、吸烟、重度饮酒等）。

2. 胃癌早期筛查方法

（1）血清学检测指标。主要有血清胃蛋白酶原（Pepsinogen，PG）、血清胃泌素-17（Gastrin-17，G-17）、血清 Hp 抗体、血清肿瘤标记物等。

（2）幽门螺杆菌检测。幽门螺杆菌已于 1994 年被 WHO 的国际癌症研究机构（IACR）列为人类胃癌第 Ⅰ 类致癌原。目前针对幽门螺杆菌的检测手段有血清 Hp 抗体检测、尿素呼气试验（UBT）等。UBT 常见方法包括碳 13、碳 14 尿素呼气试验。

（3）内镜筛查。主要有电子胃镜筛查、高清内镜筛查、磁控胶囊胃镜筛查。胃镜检查是胃癌诊断的"金标准"，但属于侵入性检查，且费用较高，预约周期较长，人群接受度偏低，难以应用于大规模的胃癌普查。

（4）病理活检。常与电子胃镜检查结合，取活组织后进行病理检查以确定病理组织类型和分期等。

3. 胃癌的早期筛查流程

既往将血清 PG 与 Hp 抗体联合法（即"ABC 法"）用于胃癌高风险人群的筛查。但因 PG、G-17 等项目的检测界值多参考国外标准，不完全适用于我国人群。国家消化病临床医学研究中心（上海）基于一项大数据、多中心临床研究，建立了一套新型胃癌筛查评分系统（见表 12-1）。该系统包括年龄、性别、Hp 抗体、PGR 和 G-17 共 5 个指标，分值范围为 0~23 分。根据评分将筛查人群分为高危（17~23 分）、中危（12~16 分）、低危（0~11 分）三类。其中胃癌高危人群强烈推荐胃镜精查，并建议检查频率为每年一次；中危人群推荐胃镜精查，建议每两年检查一次；低危人群则进行定期随访，建议每 3 年胃镜检查一次。若电子胃镜精查后发现进展期胃癌，应行外科手术加放/化疗；若为早期胃癌，建议行内镜黏膜下剥离术（ESD）。所有筛查者都应定期随访，筛查流程见图 12-3。

表 12-1　新型胃癌筛查评分系统

评分指标	分类	分值
年龄	40~49	0
	50~59	5
	60~69	6
	>69	10
性别	女	0
	男	4
Hp 感染	无	0
	有	1
PGR	≥3.89	0
	<3.89	3
G-17（pmol/L）	<1.50	0
	1.50~5.70	3
	>5.70	5

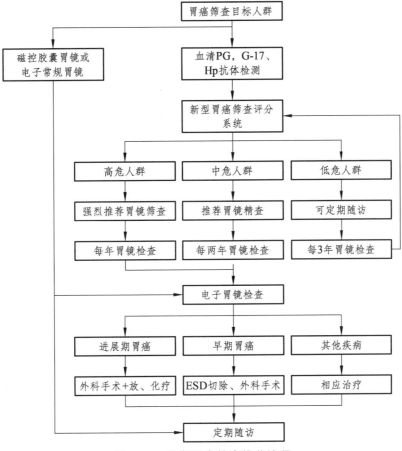

图 12-3　早期胃癌筛查推荐流程

（二）胃癌的风险评估

国家消化病临床医学研究中心牵头的一项多中心横断面研究，根据全国 115 个中心 14 929 例患者建立了胃癌的 Logistic 风险预测模型，纳入了年龄、性别、胃蛋白酶原Ⅰ/Ⅱ比值、胃泌素-17 水平、幽门螺杆菌感染、腌制食品和油炸食品等 7 个变量。模型的灵敏度为 70.8%，特异度为 67.8%。利用该模型进行评分和危险度分级，将筛查对象的患胃癌风险分为高危（17~25 分）、中危（12~16 分）和低危（0~11 分）3个等级。高位和中危人群的胃癌风险分别是低危人群的 10.2 倍、3.6 倍。验证队列显示该模型量表预测胃癌风险的准确度较高，ROC 曲线下面积达 0.757，相比 ABC 法等传统预测方法具有较好的判别性。

（三）胃癌的健康管理

1. 高危人群的健康管理

（1）控制幽门螺杆菌感染。幽门螺杆菌是胃癌的独立危险因素，已经证实其与胃癌的高度相关性。因此预防 Hp 感染以及感染后根治 Hp，是有效的危险因素管理手段。质子泵抑制剂根除幽门螺杆菌的疗效十分确切，目前常使用的有四联/三联抗幽门螺杆菌方案。对高危人群应常规进行幽门螺杆菌感染的筛查。

（2）干预癌前疾病和癌前病变。积极干预癌前疾病和癌前病变，是延缓早期胃癌发展成进展期胃癌的有效手段。癌前疾病包括与胃癌相关的胃良性疾病，如慢性萎缩性胃炎、胃溃疡、胃息肉、肥厚性胃炎等，癌前病变主要指上皮内瘤变（异性增生），常见干预手段包括内镜黏膜下剥离术（Endoscopic Submucosal Dissection，ESD）、内镜下黏膜切除术（Endoscopic Mucosal Resection，EMR）等。

（3）饮食指导。研究指出腌制食物，如泡菜、咸菜、腊肉等含有大量的硝酸盐和亚硝酸盐，在胃中转化成 N-亚硝基化合物后有较强的致癌作用。烧烤等烹饪方式容易产生杂环胺等致癌物。因此，改变不良的饮食习惯和烹饪方式，可一定程度上减少胃癌的发生。建议减少食用生冷、辛辣、过热或过硬的食物，吃多种蔬菜和水果，每天可食用 400 ~ 800 g 不同品种的蔬菜和水果，多吃富含全谷物的食物。此外，建议使用冷藏设备进行食品保鲜和储藏，不食用霉变食品。

2. 胃癌患者的健康管理

（1）提倡健康行为。《胃癌诊疗规范（2018 版）》中提出对胃癌患者的健康行为建议如下：① 终生保持健康的体重，特别是在胃癌术后，应定期监测体重，鼓励少食多餐，必要时向营养师寻求指导，积极评估和应对因体重减轻的医疗和（或）心理社会等问题；② 重视饮食习惯，根据治疗后遗症（如倾倒综合征、肠功能障碍等）按需调整；③ 采取健康的生活方式，适当参与体力活动，建议每日进行至少 30 分钟的中等强度的活动；④ 限制饮酒；⑤ 建议戒烟。

（2）营养支持。胃癌患者中营养不良的比例占 87%，恶液质的发病率为 65% ~ 85%，营养不良及恶液质发病率均占所有肿瘤的第一位，是所有肿瘤中对营养影响最为严重的肿瘤。诊断后应行营养风险筛查，并根据结果进行相应营养干预。摄入高能量与高蛋白质饮食是维持和改善营养状态的首选方式，如无特殊禁忌，首选口服营养补充（Oral nutriTional Supplements，ONS）。对胃癌手术患者，特别推荐术中常规实施穿刺导管空肠造瘘（Needle Catheter Jejunostomy，NCJ），对术后实施早期肠内营养、防治术后并发症、节省费用、缩短住院时间等非常重要，对后期放、化疗也有益处。特殊情况的营养教育及膳食指导如下：① 对胰岛素抵抗患者，提高其脂肪供能比并同时减少碳水化合物供能比。② 便秘患者应多摄入植物油类、纤维素类食物；腹泻患者改善肠道环境、增加益生菌摄入。③ 患者出现厌食时，应使用富含营养的膳食和饮品，尽量按患者意愿安排进食时间。④ 吞咽困难时应少量进食，调整食物的稠度及坐姿。⑤ 存在黏膜炎症时，应在室温下缓慢进食；提供切碎软滑食物或与汤汁混合；避免刺激性食物，如辣、酸或油炸食物；预防黏膜炎引起的疼痛，减轻口腔干燥。

（3）心理干预。精神心理因素对胃癌的发生有一定影响，多种负性情绪如焦虑、恐惧、绝望、抑郁、愤怒以及丧失信心等也会影响治疗疗效和患者的生存质量。因此重视胃癌患者的心理健康，开展心理干预是胃癌患者健康干预中的重要一环。癌症患者常用的心理干预方法有教育性干预和治疗性干预。教育性干预包括提供肿瘤相关的诊断、治疗及副作用、预后等信息，向病人解释疾病可能引起的强烈负性情绪，并介绍不同的应对方式、不同的社会支持利用情况。帮助病人建立正确的认知方法，改变患病后治疗和康复期间的不良认知和不良行为，接受正确的思想，以消除不适应行为和不良情绪反应。治疗性干预则是通过使用抗焦虑和抑郁药物等减轻因肿瘤治疗后继发的严重焦虑、抑郁、适应障碍等问题。此外，还可以建立以家庭为中心的社会支持，通过家属的正向反馈帮助患者改善负性情绪。

扩展案例 12-2

第四节　肝　癌

一、肝癌的流行病学

原发性肝癌是危害人类健康的常见恶性肿瘤之一。2018 年肝癌成为全球第六大常见癌症，也是全球癌症死亡的第四大原因。世界卫生组织国际癌症研究机构的 GLOBOCAN2020 资料显示，2020 年全球肝癌发病数和死亡数分别超过 90 万例和 83 万例，占全球发病率和死亡顺位的第 6 位和第 3 位，且主要发生在亚洲地区。我国肿瘤登记数据显示，2015 年肝癌标化发病率和死亡率分别为 17.64/10 万和 15.33/10 万。我国肝癌的发病率和死亡率具有显著的城乡和地区差别，农村高于城市，西部地区高于中部和东部地区。肝癌患者中以晚期患者居多，治疗效果差，复发率较高，2015 年肝癌患者的五年生存率仅为 12.1%。

二、肝癌的危险因素

（1）肝硬化。肝硬化是肝细胞癌的主要危险因素，大多数肝癌患者有明确的肝硬化病史。多种慢性肝病如酒精性肝病（Alcoholic Fatty Liver Disease，ALD）、非酒精性脂肪肝病（Nonalcoholic Fatty Liver Disease，NAFLD）、病毒性肝炎等容易导致肝硬化。乙型肝炎病毒（Hepatitis B Virus，HBV）感染相关肝硬化是我国肝细胞癌的首要病因。据统计，不同病因肝硬化的肝细胞癌发生率分别是丙型肝炎病毒（Hepatitis C Virus，HCV）感染 30%，HBV 感染 15%～17%，酒精性肝硬化 8%，原发性胆汁淤积性肝硬化 4%。肝硬化进展为肝细胞癌的风险受年龄、性别、病因、肝癌家族史和糖尿病等相关因素影响。

（2）生物因素。主要是 HBV 和 HCV 感染。HBV 感染者发生肝细胞癌风险为正常人的 15～20 倍。HCV 致肝细胞纤维化后，肝细胞癌发生风险随其纤维化分级增肌而递增。

（3）酒精性肝病和非酒精性脂肪肝病。我国 ALD 的患病率大约为 4.5%。大量饮酒者发生肝癌的风险是非饮酒者的 2.07 倍。针对酒精性肝病，戒酒可使肝细胞癌发生风险每年降低 6%～7%，乙醇摄入含量超过 80 克/天的糖尿病患者和病毒性肝炎患者，发生肝癌的风险比不饮酒者超出 10 倍及更多。NAFLD 是全球患病率最高的慢性肝病，因其与超重/肥胖、糖脂代谢紊乱等密切相关，2020 年全球 30 多位脂肪肝病专家发布了将 NAFLD 更名为代谢相关脂肪肝病的国际共识声明。同样，NAFLD 合并肥胖、2型糖尿病、高血压病、血脂异常等代谢相关问题时，肝细胞癌的发生风险增加 8.1 倍。

（4）致癌物暴露。如黄曲霉毒素和马兜铃酸等致癌物，可显著增加病毒感染人群的肝癌发病风险。饮食中黄曲霉毒素 B1（Aflatoxin B1，AFB1）暴露是造成中国部分农村地区肝细胞癌高发的重要原因。国际癌症研究署在 1987 年将其列为 I 类致癌物。

三、肝癌的临床表现和诊断

肝癌早期表现隐匿，发现临床症状时往往已进展至中晚期。肝癌一般表现为肝硬化或转移灶的临床特征，如右上腹持续性钝痛、胀痛，黄疸、肝脏增大，腹腔积液，门脉高压致胃底静脉出血，副癌综合征等。肝癌并发症预后较差，如肝性脑病，严重的还有上消化道出血、肝癌结节破裂等。

甲胎蛋白（Alpha Fetoprotein，AFP）是肝细胞癌的特异性肿瘤标志物，在肝癌的筛查、复查和监测中广泛应用。腹部超声是肝癌筛查的首选影像学检查手段，但增强 CT、磁共振技术的敏感性更高。目前在超声、CT 引导下的肝穿刺活体组织是肝癌诊断的"金标准"。国际统一的肝癌诊断标准为：① 具有两种典型的肝癌影像学（超声、增强 CT、MRI 或选择性肝动脉造影）表现，病灶>2 cm。② 一项典型的肝癌影像学表现，病灶>2 cm，AFP>400 ng/mL。③ 肝脏活检阳性。肝癌还需要与继发性肝癌、肝硬化、肝脓肿等疾病进行鉴别。

四、肝癌的健康管理方案

（一）肝癌的早期筛查

肝癌发病隐匿，其发病率、死亡率和复发率均位居主要恶性肿瘤前列。近年来随着医疗技术的发展和乙型肝炎病毒疫苗的接种，我国肝癌的年龄调整发病率呈逐年下降趋势，但标化后的患者五年生存率仍无显著提高，肝癌的疾病负担仍呈上升趋势。因此，科学地确定肝癌高危人群，开展肝癌的早期筛查以期早期发现就显得至关重要。

1. 肝癌早期筛查的目标人群

根据《原发性肝癌诊疗规范（2019 年版）》，建议对以下几类肝癌高危人群进行筛查：① HBV 或/（和）HCV 感染者；② 过度饮酒者、非酒精脂肪性肝炎患者；③ 长期食用被黄曲霉素污染的食物者；④ 各种原因引起的肝硬化者以及有肝癌家族史者。

2. 肝癌早期筛查的规范及流程

（1）肝癌早期筛查方法

早期筛查与诊断主要是根据血清标志物水平和影像学检查综合进行评估，必要时行肝穿刺活组织学检查，以确定性质和分化程度等。

肝癌的血清标志物检查主要包括甲胎蛋白（Alpha-fetoprotein，AFP）、异常凝血酶原（Protein Induced by Vitamin K Absence or Antagonist II，PIVKA-II）、血清甲胎蛋白异质体（Lens Culinaris Agglutinin-Reactive Fraction of AFP，AFP-L3）、糖类抗原 199（CA-199）、癌胚抗原（CEA）等。AFP 仍为筛查早期肝细胞癌的首选血清学指标，与异常凝血酶原及血清甲胎蛋白异质体联合检测，可提高早期肝癌的诊断率。

影像学检查是肝癌筛查和诊断的重要手段。常用的影像学检查方法包括腹部超声检查、超声造影、CT、MRI、数字减影血管造影（Digital Subtraction Angiography，DSA）、正电子发射计算机断层显像（Positron Emission Tomography/CT，PET/CT）等。腹部超声检查操作简便、无创，易于开展，是最常用的肝细胞癌筛查和检测手段。对直径 2 cm 以上的肝脏占位性病变灵敏度较高，其灵敏度随肿瘤体积增大而增加。

肝穿刺活组织学检查适用于缺乏典型影像学特征的肝内结节，可帮助明确病灶性质，鉴别局灶增生性结节等良性增生性病变与早期肝细胞癌，指导治疗和判断预后。

此外，肝脏储备功能及肝脏硬度的评估对预测慢性肝病的肝细胞癌发生风险有一定参考价值。

（2）肝癌早期筛查流程

中华医学会肝病学分会《原发性肝癌二级预防共识（2021 年版）》按照肝细胞癌发生的风险等级，将危险人群分为了低危、中危、高危和极高危四类人群，具体分类标准参见"肝癌的风险评估"部分。根据慢性肝病患者发生肝细胞癌的危险分层，建议常规筛查采用腹部超声及血清 AFP 检查，低危人群每年 1 次，中危人群每 6 个月 1 次；高危人群常规筛查每 3～6 个月 1 次，多模式 MRI 或 CT 加强筛查每 6～12 个月 1 次；极高危人群常规筛查每 3 个月 1 次，加强筛查每 6 个月 1 次。腹部超声发现肝内 ≤1 cm 结节，每 3 个月复查 1 次，结节增长>1 cm 或伴 AFP>20 ng/mL，应启动肝癌加强筛查流程，优选增强 MRI。影像学检查若难以确定结节性质，则建议考虑诊断性肝穿刺活组织学检查。慢性肝病肝癌危险分层及监测流程图见图 12-4。

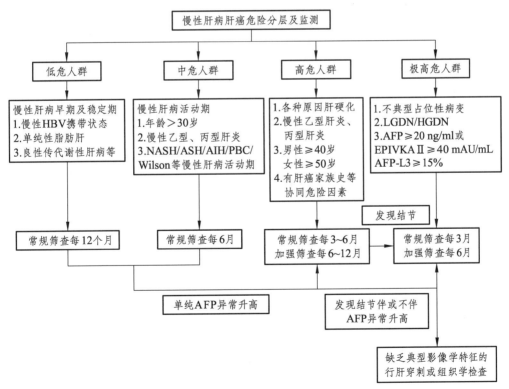

图 12-4　慢性肝病肝癌危险分层及监测

（二）肝癌的风险评估

开展肝癌风险评估是早期发现和预测肝癌发生发展的重要方法。2020 年一项全球大规模临床研究提出了新的肝癌风险预测模型。该风险预测模型使用了多因素 Cox 回归分析筛选肝细胞癌相关危险因素并构建预测模型，最终纳入患者年龄、性别、白蛋白、胆红素、血小板等指标，可以准确、可靠地预测不同肝病人群肝细胞癌的发生风险。

中华医学会肝病学分会《原发性肝癌二级预防共识（2021 年版）》结合我国肝癌发病原因、流行病学特征及循证医学证据，按肝癌发生的风险等级，对危险人群进行了分层，具体如下。

（1）低危人群。这是指 30 岁以下，各种原因所致慢性肝病的早期及稳定期，无明显肝脏炎症和纤维化，包括慢性非活动性 HBsAg 携带者、乙型肝炎免疫控制期、单纯性脂肪肝，及 Gilbert 综合征、Dubin-Johnson 综合征、良性复发性肝内胆汁淤积等良性遗传代谢性肝病患者。

（2）中危人群。这是指大于 30 岁的慢性乙型肝炎患者（无肝癌家族史，无长期酗酒、吸烟、明确接触致癌毒物史、无合并糖尿病或肥胖者），慢性丙型肝炎（CHC）、酒精性肝病（ALD）、非酒精脂肪性肝炎（NASH）、自身免疫性肝病或 Wilson 病等慢性肝病活动期的患者。

（3）高危人群。这是指具有下列任何一项：① 各种原因所致的肝硬化，包括 HBV、HCV、ALD、NAFLD、药物性肝损伤、自身免疫性肝病、Wilson 病等疾病导致的肝硬化患者；② 年龄≥30 岁的慢性乙型肝炎患者有肝癌家族史，或长期酗酒、吸烟、明确接触致癌毒物史、合并糖尿病或肥胖。

（4）极高危人群。极高危人群伴有下列一项或多项：① 超声等影像学检查发现肝内疑似癌前病变或非典型占位性病变；② 血清 AFP≥20 ng/mL，伴或不伴异常凝血酶原 DCP≥40 mAU/mL 及/或 AFP-L3≥15%。③ 影像学或肝组织病理学证实的肝脏异型增生结节。

（三）肝癌的健康管理

1. 高危人群的健康管理

针对肝癌的危险人群，应定期体检，积极干预原发肝病及癌前病变，强调病因治疗的重要性。

（1）预防和治疗肝硬化。各种原因导致的肝硬化是肝细胞癌发生的主要危险因素。病毒性肝炎、慢性酒精性肝病、代谢性脂肪肝病、遗传和代谢性疾病、药物或毒物、免疫紊乱等均是肝硬化的主要病因。因此，根据不同病因的特点，针对上述疾病开展相应的抗炎、抗纤维化治疗，选择恰当的抗炎保肝药物、改善不良生活方式，对防止肝硬化发生和进展有重要作用。

（2）预防和治疗病毒性肝炎。我国是乙型肝炎高感染率的国家，乙肝病毒携带者约 9000 万人，其中约 2800 万人为慢性乙肝患者，丙肝病毒感染者约 760 万人。1992 年以来，我国对新生儿乙肝疫苗实施了计划免疫管理，并加强了对大众开展乙肝疫苗接种的健康教育和宣传工作，近年来乙肝感染率明显下降。因此，疫苗接种是预防病毒性肝炎、肝硬化及肝癌的重要措施。尤其是在婴幼儿阶段实施疫苗接种，以及对高危行业人群（如医疗、交通运输、食品行业等）实施定期体检并及时补种乙肝疫苗。

对已经感染了肝炎病毒的患者，需要针对 HBV/HCV 感染的抗病毒治疗。核苷（酸）类似物和聚乙二醇干扰素α是慢性 HBV 感染抗病毒治疗的两大类药物。经干扰素α治疗后肝细胞癌的发生风险降低，尤其是在肝硬化患者中效果更为显著。具体的抗病毒治疗可参照中华医学会肝病学分会及感染病学分会《慢性乙型肝炎防治指南（2019 年版）》和《丙型肝炎防治指南（2019 年版）》。

（3）预防及控制酒精性和非酒精性脂肪肝病。慢性酒精中毒是肝硬化最常见的原因之一。戒酒可减轻肝组织学损伤、延缓纤维化进程、提高 ALD 患者的生存率。因此，开展戒酒的健康教育和指导，是针对 ALD 人群最重要的管理措施。对于 NAFLD 患者，建议通过改变不良生活方式、增加有氧运动等措施控制体重，缩小腰围，纠正脂、糖代谢紊乱，减轻肝脏的炎症及纤维化，也可有效地降低肝癌的发生风险。对于慢性肝病合并 2 型糖尿病的患者，应采取个体化生活方式干预及降糖治疗，严格控制血糖水平。研究表明，二甲双胍可显著降低慢性肝病合并糖尿病患者肝细胞癌的发生风险。

（4）饮食指导。良好的饮食习惯在肝癌防治中发挥着重要作用。保证饮食的多样化、饮食结构均衡对降低肝癌的发生风险有一定帮助。尤其值得关注的是饮食污染问题，特别是黄曲霉毒素的污染。由于黄曲霉毒素 B1（AFB1）主要污染玉米和花生等作物，因此防止粮食霉变、减少污染食物及其制品（例如花生酱）的摄入量以及改变不良习惯都能够有效地降低 AFB1 暴露水平，另外改善饮水条件也有助于减少接触 AFB1 的机会。

2. 肝癌患者的健康管理

（1）健康教育。首先个体化评估患者的生活习惯、身心状况、家庭和社会经济情况以及对疾病的了解情况，确定健康教育的方法和内容。除了宣传肝癌的病因、预防治疗、康复等知识，还应开展膳食营养的健康教育。指导患者膳食结构均衡合理，以清淡易消化为主，不吃霉变过期、熏烤腌制和油炸的食物。对于合并并发症的患者，医师和健康管理师应做充分沟通，告知其饮食和生活禁忌，有食管静脉曲张患者忌食硬、热、粗糙食物；肝性脑病患者应根据情况判定是否禁高蛋白饮食；腹水患者应低盐饮食，控制进水量，减少肝脏负担。

（2）营养支持。肝癌患者发生营养不良的概率较高，其营养状态的影响因素包括肝损害程度、荷瘤状态、肝切除手术、放疗、化疗、靶向治疗等。肝癌的医学营养治疗的规范流程为筛查、评定和干预。可通过营养风险筛查筛出需进行营养干预的患者，通过患者主观整体评估（PG-SGA）等方法诊断营养不良，并通过实验室检查、Child-Pugh 分级评定肝脏功能后，根据患者个体代谢能力和需求的不同确定营养物质的供给目标，可按国内外多个学会推荐的能量供给范围 25～30 kcal/（kg·d）作为肝癌患者的目标量。供给方式首选口服补充，不能满足 60%能量供给或不能接受肠内营养的适当给予肠外营养，并适时适量补充微营养素。肝癌患者营养物质需求有：① 合并肝硬化的肝癌患者对碳水化合物的利用能力仅为正常人的 35%，15%～30%的患者发生肝源性糖尿病，葡萄糖供给量应小于 150～180 g/d；② 肝硬化时，脂代谢紊乱较为严重，此时脂肪的供给量应控制在 1 g/（kg·d）。可选用鱼油、橄榄油等优质脂肪；③ 肝功能障碍时，蛋白质摄取、合成均不足，因此氨基酸或蛋白质供给对无营养不良的代偿性肝硬化患者为 1.2 g/（kg·d），有严重营养不良的失代偿肝硬化患者为 1.5 g/（kg·d）；④ 轻度肝性脑病患者可用标准氨基酸制剂，重度肝性脑病患者应使用含较多支链氨基酸和较少芳香族氨基酸、甲硫氨酸、色氨酸的制剂。

（3）生活方式干预。改变不良的生活方式，戒烟限酒。避免感冒等其他疾病的发生，避免并发症风险。合理安排工作生活，劳逸结合，避免过劳、熬夜；遵医嘱治疗，定期监测肝肾功、定期复查。

（4）心理干预。健康管理师或医师应对患者及家属进行心理指导，减少患者的紧张、焦虑等负性情绪，关心、理解、支持患者，提高患者就医信心与医从性，帮助患者建立信心，保持对工作、生活的乐观情绪等，具体干预方法可参考肺癌、胃癌患者的心理干预部分。

扩展案例 12-3

第五节　结直肠癌

一、结直肠癌的流行病学

我国结直肠癌的发病率和死亡率均呈上升趋势。2018 年中国癌症统计报告显示，我国结直肠癌发病率和死亡率在全部恶性肿瘤中分别位居第 3 位和第 5 位，新发病例 37.6 万例，死亡病例 19.1 万例。结直肠癌的发病率和死亡率在 45 岁之前处于较低水平，45 岁以后明显升高，在 80 岁以上年龄组达到高峰。发病特点是男性高于女性，东部地区高于西部地区，城市高于农村。

二、结直肠癌的危险因素

结直肠癌的危险因素主要包括生活行为因素、遗传因素、癌前病变及慢性炎症等。

（1）生活行为因素。过多摄入高脂肪或摄入红肉膳食纤维不足等是结直肠癌发生的重要因素。近年发现肠道微生态紊乱参与结直肠癌的发生发展。长期吸烟、过度摄入酒精、肥胖、少动等都与结直肠癌的发生有一定相关性。

（2）遗传因素。结直肠癌包括遗传性结直肠癌和非遗传性结直肠癌。前者包括家族性腺瘤性息肉病和遗传性非息肉病结直肠癌，后者主要由环境因素引起基因突变。但即使是散发性结直肠癌，遗传因素在其发生发展中亦起重要作用。

（3）癌前病变。炎症性肠病，尤其是溃疡性结肠与结直肠腺瘤均为结直肠癌的癌前疾病，是结直肠癌重要的危险因素。

（4）其他高危因素。年龄>50 岁、大便隐血阳性、癌症史、盆腔放疗史、长期慢性腹泻或便秘、慢性阑尾炎或阑尾切除史、慢性胆囊炎或胆囊切除史、长期精神压抑等，均是结直肠癌的危险因素。

三、结直肠癌的临床表现和诊断

早期直肠癌可无明显症状，随病情发展可出现排便习惯改变、大便性状改变（如变细、血便、黏液便等）、腹痛、便秘、腹泻、直肠及腹部肿块以及贫血、低热、乏力等临床表现。晚期可出现排便梗阻、消瘦甚至恶病质。

目前针对结直肠癌主要的检查方法有粪便隐血试验、结肠镜检查、X 线钡剂灌肠以及 CT 结肠成像等，确诊依据为黏膜活检病理检查。

四、结直肠癌的健康管理方案

（一）结直肠癌的早期筛查

筛检不仅能发现早期结直肠癌，也能发现大肠癌的癌前病变，即腺瘤性息肉，可及时治疗以防止癌变的发生。因此，早期筛查不仅是结直肠癌二级预防的核心，也是一级预防的重要手段。结直肠癌具有明确的癌前疾病，其发展到中晚期癌有较长一段时间，这为有效预防提供了机会。普及结直肠癌的筛查和推广内镜下早诊早治是提高我国早期结直肠癌及其癌前病变诊断率、降低结直肠癌发病率和死亡率的有效途径。

1. 结直肠癌早期筛查的目标人群

根据《中国早期结直肠癌筛查流程专家共识意见（2019，上海）》，符合以下任何1 项或 1 项以上者，视为结直肠癌的高风险人群：

（1）一级亲属有结直肠癌史；

（2）本人有癌症史（任何恶性肿瘤病史）；

（3）本人有肠道息肉史；

（4）同时具有以下 2 项及 2 项以上者：① 慢性便秘（近 2 年来便秘每年在 2 个月以上）；② 慢性腹泻（近 2 年来腹泻累计持续超过 3 个月，每次发作持续时间在 1 周以上）；③ 黏液血便；④ 不良生活事件史（发生在近 20 年内，并在事件发生后对调查对象造成较大精神创伤或痛苦）；⑤ 慢性阑尾炎或阑尾切除史；⑥ 慢性胆道疾病史或胆囊切除史。

2. 结直肠癌筛查方法

结直肠癌的筛查方法主要包括结肠镜、免疫化学法粪便隐血试验（Fecal Immunochemical Test，FIT）、乙状结肠镜、结肠 CT 成像技术、多靶点粪便 FIT-DNA 检测等，这里主要介绍常用的三种筛查方法。

（1）结肠镜。结肠镜是目前结直肠癌筛查普遍应用的"金标准"。内镜医师对在检查过程中发现的可疑病变可以取组织活检进一步明确病理诊断。但由于检查具有侵入性且需要充分的肠道准备，目前我国人群结肠镜筛查的参与率不够高。中国结直肠癌筛查与早诊早治指南推荐每 5 ~ 10 年进行一次结肠镜检查。

（2）FIT。FIT 主要是通过特异性的抗体检测粪便标本中的血红蛋白，进而提示可能的肠道病变。FIT 有多种检测方法，主要包括胶体金法、乳胶凝集比浊法以及酶联免疫法等，其中以定性的胶体金试纸在我国结直肠癌筛查中的应用最为广泛。FIT 与传统的愈创木脂粪便潜血试验法相比，特异度、敏感度及阳性预测值显著提升，检查结果不受食物或药物的影响，更适用于人群筛查。目前 FIT 已成为主要的粪便潜血检测技术，推荐每年进行一次检测。FIT 的主要不足是进展期腺瘤检出敏感度偏低，一般仅 20% ~ 30%。

（3）多靶点粪便 FIT-DNA 检测。多靶点粪便 FIT-DNA 是通过实验室技术检测粪便脱落细胞中的 DNA 突变并联合 FIT，形成个体综合风险评分，将综合评分超过预设阈值的受检者定义为高风险人群，并建议其行结肠镜检查。多靶点 FIT-DNA 的检测成本较高，且需要中心实验室检测，在大规模人群结直肠癌筛查中应用尚不成熟，目前仅推荐用于倾向于非侵入性筛检技术且有检测条件的受检者使用。推荐每 3 年进行一次多靶点粪便 FIT-DNA 检测。

3. 结直肠癌早期筛查的规范及流程

《中国早期结直肠癌筛查流程专家共识意见（2019，上海）》中指出大多数开展结直肠癌筛查的国家或地区使用两步法筛查，我国也推荐采用该方法。建议先通过结直肠癌筛查评分、问卷和（或）常用初筛试验筛选出高危人群，进一步接受高质量结肠镜检查。非高危人群建议采用多轮非侵入性筛查和定期随访策略。

既往专家共识提出推荐亚太结直肠癌风险评分、结直肠癌筛查高危因素量化问卷以及伺机筛查风险问卷等用于结直肠癌的风险评估，可以优化资源配置，提高筛查效率。评分和问卷评定为高风险或 FIT、粪便 DNA 检测阳性者视为高危人群，其结直肠癌及癌前病变的发生风险明显升高，需接受结肠镜检查。无任一项者为非高危人群（包括部分评分系统的低风险和中等风险人群），风险相对较低，建议采取多轮非侵入筛查和定期随访策略，如每 1 年 FIT 检测或每 1 ~ 3 年粪便 DNA 检测。参考国内外的结直肠癌筛查策略，结合最新的高质量临床研究证据，建议我国早期结直肠癌人群筛查流程见图 12-5。

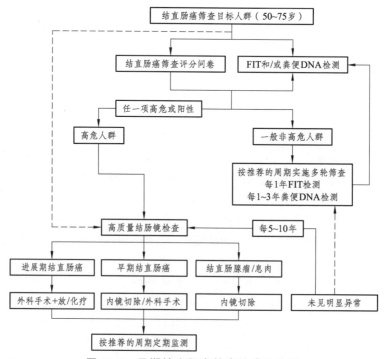

图 12-5　早期结直肠癌筛查的建议流程

此外，对于典型的有结直肠癌遗传家族史的人群癌变发生风险很高，其诊治和管理流程依照《遗传性结直肠癌临床诊治和家系管理中国专家共识（2018 年）》进行。炎症性肠病相关肿瘤的筛查和监测不同于一般人群，参照《炎症性肠病诊断与治疗的共识意见（2018 年，北京）》推荐执行。结直肠癌治疗后或结直肠腺瘤切除后的个体，建议分别按照《中国结直肠癌诊疗规范（2020 年版）》与《中国早期结直肠癌筛查及内镜诊治指南（2014 年，北京）》定期监测与筛查，尽力完成高质量结肠镜检查。若对结肠镜检查质量不满意，可适当缩短监测间隔，并逐步纳入规范的肿瘤监测管理。

对于各类人群的筛查时间，根据《中国结直肠癌筛查与早诊早治指南（2020，北京）》，推荐一般人群 40 岁起接受结直肠癌风险评估，推荐评估为中低风险的人群在 50～75 岁接受结直肠癌筛查，推荐评估结果为高风险的人群在 40～75 岁起接受结直肠癌筛查。

对于特殊人群，如有 1 个及以上一级亲属罹患结直肠癌，推荐接受结直肠癌筛查的起始年龄为 40 岁或比一级亲属中年轻患者的发病率年龄提前 10 岁。MLH1/MSH2 突变引起的林奇综合征的高危人群接受结肠镜筛查的起始年龄为 20～25 岁或比家族中最年轻患者发病年龄提前 2～5 年。MSH6/PMS2 突变引起的林奇综合征的高危人群接受结肠镜筛查的起始年龄为 30～35 岁或比家族中最年轻患者发病年龄提前 2～5 年。家族性结直肠癌 X 型林奇样综合征的高危人群接受结肠镜筛查的起始年龄比家族中最年轻患者发病年龄提前 5～10 岁。典型 FAP 家系中的高危人群从 10～11 岁开始接受结肠镜筛查，每 1～2 年做 1 次结肠镜，并且持续终生。轻型 FAP 家系的高危人群应从 18～20 岁开始，每 2 年做 1 次结肠镜，并且持续终生。MUTYH 基因相关息肉病的高危人群接受结肠镜筛查的起始年龄为 40 岁或比一级亲属患结直肠癌的诊断年龄提前 10 岁。遗传性色素沉着消化道息肉病综合征（Peutz-Jeghers 综合征）的高危人群从 18～20 岁开始接受结肠镜筛查。幼年性息肉综合征的高危人群从 15 岁开始接受结肠镜筛查。锯齿状息肉病综合征的高危人群接受结肠镜筛查的起始年龄为 40 岁或比一级亲属患结直肠癌的诊断年龄提前 10 岁。

（二）结直肠癌的风险评估

根据《中国早期结直肠癌筛查流程专家共识意见（2019，上海）》，推荐选用结直肠癌筛查高危因素量化问卷以及伺机筛查风险问卷、亚太结直肠癌风险评分等进行结直肠癌风险评估，提高筛查参与率，浓缩高危风险人群，指导筛查方法选择，见表 12-2、表 12-3 和表 12-4。

通过对危险因素进行风险分层可简便、快速筛选出高危受检者，具有重要的临床意义。国内的结直肠癌筛查高危因素量化问卷适合于筛选出有症状、有家族史和高危病史的人群，在我国使用范围广，顺应性良好，是社区筛查的常用风险分层系统。伺机筛查风险问卷适用于到医院就诊个体的早诊筛查，通常由专业医务人员使用。亚太结直肠筛查评分及其修订版（年龄、男性、吸烟、肥胖、结直肠癌家族史）作为筛选结直肠癌和进展期腺瘤高风险人群的工具，有简洁、简易的优点，适用于我国无症状人群，已得到较为广泛的验证。基于我国无症状人群年龄、性别、吸烟、结直肠癌家族史、体重指数（BMI）和自诉糖尿病的评分系统可预测结直肠腺瘤、进展期腺瘤和结直肠癌的总体风险，有助于后续筛查方案的选择。

表 12-2　结直肠癌筛查高危因素量化问卷

符合以下任何 1 项或 1 项以上者，列为高风险人群
1. 一级亲属有结直肠癌史
2. 本人有癌症史（任何恶性肿瘤病史）
3. 本人有肠道息肉史
4. 同时具有以下 2 项及 2 项以上者
（1）慢性便秘（近 2 年来便秘每年在 2 个月以上）
（2）慢性腹泻（近 2 年来腹泻累计持续超过 3 个月，每次发作持续时间在 1 周以上）
（3）黏液血便
（4）不良生活事件史（发生在近 20 年内，并在事件发生后对调查对象造成较大精神创伤或痛苦）
（5）慢性阑尾炎或阑尾切除史
（6）慢性胆道疾病史或胆囊切除史

表 12-3　伺机筛查风险问卷

以下 6 种情况，可作为高危个体
1. 有消化道症状，如便血、黏液便及腹痛者；不明原因贫血或体重下降
2. 曾有结直肠癌病史者
3. 曾有结直肠癌癌前疾病者（如结直肠腺瘤、溃疡性结肠炎、克罗恩病、血吸虫病等）
4. 结直肠癌家族史的直系亲属
5. 有结直肠息肉家族史的直系亲属
6. 有盆腔放疗史者

表 12-4　亚太结直肠筛查评分及其修订版

风险因素	APCS 评分		APCS 评分-修订版		结直肠肿瘤预测评分	
	标准	分值	标准	分值	标准	分值
年龄	<50 岁	0	40～49 岁	0	50～55 岁	0
	50～69 岁	2	50～59 岁	1	56～70 岁	1
	≥70 岁	3	≥60 岁	2		
性别	女	0	女	0	女	0
	男	1	男	1	男	1
家族史	无	0	无	0	无	0
	一级亲属患 CRC	2	一级亲属患 CRC	1	一级亲属患 CRC	1

风险因素	APCS 评分		APCS 评分-修订版		结直肠肿瘤预测评分	
	标准	分值	标准	分值	标准	分值
吸烟	不吸烟	0	不吸烟	0	不吸烟	0
	当前或过去吸烟	1	当前或过去吸烟	1	当前或过去吸烟	1
体重指数	/	/	<23 kg/m²	0	<25 kg/m²	0
			>23 kg/m²	1	≥25 kg/m²	1
自诉糖尿病	/	/	/	/	无自诉糖尿病	0
					自诉糖尿病	1
风险分层	低风险	0~1	低风险 [a]	0	低风险 [a]	0~2
	中等风险	2~3	中等风险	1~3	高风险	3~6
	高风险	4~7	高风险	4~6		
风险预测	结直肠癌和进展期腺瘤风险		结直肠癌和进展期腺瘤风险		结直肠腺瘤、进展期腺瘤和结直肠癌的总体风险	

注：APCS 为亚太结直肠筛查评分；CRC 为结直肠癌；"/"代表该评分中无此项目；[a]：原文中表述为"average risk"，此处译为低风险。

（三）结直肠癌的健康管理

1. 高危人群健康管理

结直肠癌的病因尚不明确，但大量的研究证据表明结直肠癌的发生发展是遗传、环境和生活方式等多方面因素共同作用的结果。结直肠癌的风险因素主要包括饮食因素、疾病史、癌前病变等。

（1）饮食指导。《中国癌症预防与控制规划纲要（2004—2010）》中指出，饮食不合理是仅次于吸烟的另一个重要的肿瘤危险因素，且与结直肠癌的发生密切相关。提倡科学合理的饮食习惯，例如控制每日热量总摄入量；限制高脂肪、高蛋白类动物性肉食品尤其是红肉的摄入；限制煎、炸、熏、烤类食品和腌制品的摄入；增加新鲜蔬菜、水果和谷物的摄入量和品种；少食精制纤维素食品，多食粗纤维食品，保证每日摄入 20~30 g 膳食纤维；避免饮用被致癌物污染过的水源等。

（2）积极治疗肠道疾病。若出现慢性腹泻、黏液血便、长期便秘、不明原因便血、腹胀、下腹部肿块与隐痛等肠道相关症状时，应及时就医，排除罹患肠癌的可能。存在慢性阑尾炎、阑尾切除史、慢性胆道疾病史、胆囊切除史者应定期体检，根据专家共识中针对中高危人群的筛查流程及时到医院进行早期筛查。

（3）积极干预癌前病变。对患有溃疡性结肠炎、克隆氏病等炎症性肠疾病和结直肠腺瘤的人群，应及时行结肠镜检查，积极治疗，防止癌变。

（4）行为指导。不良生活行为方式是各类慢性病的主要诱因之一。防治结直肠癌，应倡导健康的生活方式，例如控制体重，戒烟禁酒，作息时间规律化，保持愉悦心情，根据个体情况进行相应强度的运动锻炼。

（5）健康教育。可通过电台、电视、报刊、互联网等公众传媒开展结直肠癌的健康教育，普及结直肠癌防治知识，使公众正确认识癌症，树立癌症可防可治的正确观念，建立健康的生活方式。

2. 结直肠癌患者的健康管理

（1）营养治疗。营养治疗在结直肠癌患者整个治疗过程中发挥着重要的作用。合理充足的营养治疗有利于减少并发症、加速康复时间，提高生活质量。实施规范化营养治疗前，首先要筛查营养风险，准确评估者营养状况后及时给予治疗。推荐采用营养风险筛查 2002（NRS 2002）评分工具开展风险筛查，评分≥3 分者为具有营养风险，评分为无营养风险者，建议住院期间每周筛查 1 次。结直肠癌患者营养治疗的适应证包括：① NRS2002 营养风险评分≥3 分，或存在营养不良；② 依据临床实际食物摄入情况，如 1 周未进食，或 1~2 周内的能量摄入<60%总需求量。对于上述情况患者均应立即启动营养治疗。推荐按照间接测热法实际测量机体静息能量消耗值提供病人的能量目标需要量，无条件测定时可按照 25~30 kcal/（kg·d）提供。结直肠癌患者蛋白质目标需要量为 1.0~1.5 g/（kg·d）。提高患者膳食和营养治疗配方中脂肪供能的比例，增加膳食能量密度。补充生理需要量的维生素及微量元素。

（2）康复指导。结直肠癌患者若术后长时间卧床，不利于消化系统功能的恢复，还可能增加坠积性肺炎及压疮等并发症的发生。因此，应向患者说明早期开展下床活动的必要性。康复指导主要包括术后鼓励患者及早在床上行自主活动，如坐起、伸髋、屈膝等。若患者活动能力不佳，可借助梯度压力治疗仪行腿部按摩处理，预防下肢深静脉血栓。

（3）心理指导。了解患者不良心理状态产生的原因，由专业医师对其进行针对性的心理疏导。必要时可用抗精神病药物干预，以最大程度地减轻患者紧张、焦虑等不良情况。日常对患者进行积极的情绪引导和鼓励，指导不良心理状态的自我管理，保持乐观的态度和愉悦的心情。

（4）健康教育。通过在医院或社区设立健康宣传栏，发放健康宣传手册者及制作科普视频，开设健康讲座等，加深患者对结直肠癌治疗和康复等相关知识的认识与了解，帮助患者早期康复。

第六节 乳腺癌

一、乳腺癌的流行病学

乳腺癌发病率位居我国城乡女性首位，是危害女性生命健康的最主要的恶性肿瘤之一，发病率在近十几年总体呈现上升趋势。2011 年全国新发女性乳腺癌病例约 24.9 万，位居女性发病首位。乳腺癌发病率随年龄的增加而增加，尤其在 30 岁以后快速增加，到55岁年龄组达到高峰，并持续处于较高发病水平。我国乳腺癌发病率特征是城市高于农村。

二、乳腺癌的危险因素

雌二醇及雌酮、月经初潮年龄早、绝经年龄晚、不孕及初次足月产的年龄晚与乳腺癌发病均有关。一级亲属中有乳腺癌病史者，其发病风险是普通人群的2~3倍。此外，营养过剩、肥胖、高脂饮食，可加强或延长雌激素对乳腺上皮细胞的刺激，会增加发病机会。不良环境因素及生活方式与乳腺癌的发病也有一定关系。

三、乳腺癌的临床表现和诊断

早期乳腺癌的症状多不明显，常以乳房肿块、乳房皮肤异常、乳头溢液、乳头异常、乳晕异常与腋窝淋巴结肿大等症状为主。由于表现不明显，很容易被忽视。乳腺癌患者中、晚期可出现恶病质的表现，伴有厌食、消瘦、乏力、贫血、发热及食欲不振等症状。部分患者可因转移出现转移灶的症状，以肺、骨、肝、脑、胸膜为主。

病史询问、体格检查以及乳腺超声、钼靶检查、MRI检查是乳腺癌临床诊断的重要依据。对于疑似乳腺癌患者，影像学又不能明确诊断的，可通过组织病理学检查确诊。此外，血清癌抗原15-3（CA15-3）、血清癌胚抗原（CEA）、血清癌抗原125（CA125）等乳腺癌肿瘤标志物检查也可作为确诊乳腺癌的补充依据。

四、乳腺癌的健康管理方案

（一）乳腺癌的早期筛查

乳腺癌筛查是通过有效、简便、经济的乳腺检查措施，对无症状妇女开展筛查，以实现早期发现、早期诊断及早期治疗，有效降低乳腺癌死亡率。近半个世纪以来，世界各国的多项研究已证实，乳腺癌筛查是提高早期诊断率、生存率及生存质量的最有效方法。世界卫生组织（WHO）已明确将早期乳腺癌列为可治愈性疾病，早诊早治是提高乳腺癌治愈率的最佳途径。

1. 乳腺癌筛查的目标人群

根据《中国抗癌协会乳腺癌诊治指南与规范（2019年版）》，乳腺癌高危风险女性定义为至少符合下述1个条件的女性：

（1）至少2位一级或二级女性亲属曾患乳腺癌；

（2）至少1位一级亲属携带有已知BRCA1/2基因致病性遗传突变；

（3）至少1位符合下述1个条件的乳腺癌一级亲属：① 发病年龄≤45岁；② 发病年龄在45~50岁，同时至少1个一级亲属患有任何年龄的卵巢上皮癌、输卵管癌或原发性腹膜癌；③ 患有2个原发性乳腺癌，同时首次发病年龄≤50岁；④ 发病年龄不限，同时至少2个一级亲属患有任何年龄的卵巢上皮癌、输卵管癌或原发性腹膜癌；⑤ 男性乳腺癌。

（4）自身携带有乳腺癌致病性遗传突变；

（5）一级亲属中有遗传性肿瘤综合征（如遗传性乳腺及卵巢综合征、Cowden 综合征、Li-Fraumeni 综合征、Peutz-Jeghers 综合征和林奇综合征等）；

（6）曾患乳腺导管、小叶中重度不典型增生或小叶原位癌；

（7）曾接受胸部放疗。

2. 乳腺癌筛查方法

目前有效的筛查方法包括乳腺自检、X 线钼靶、乳腺超声、乳腺 MRI、细胞学和活组织检查等。乳腺 X 线钼靶检查与超声检查是乳腺癌最常用并有效的筛查手段。

（1）乳腺 X 线检查。乳腺 X 线检查对降低 40 岁以上女性乳腺癌死亡率已得到国内外大多数学者的认可。乳腺 X 线筛查对 50 岁以上亚洲妇女准确性高，但对 40 岁以下及致密乳腺诊断准确性欠佳。因此，不建议对 40 岁以下无明确乳腺癌高危因素或临床体检未发现异常的女性进行乳腺 X 线检查。常规乳腺 X 线检查的射线剂量低，不会危害女性健康，但正常女性无须短期内反复进行乳腺 X 线检查。

（2）乳腺超声检查。已经有较多的证据提示在乳腺 X 线检查基础上联合乳腺超声检查，较之单独应用乳腺 X 线检查有更高的筛查敏感度，尤其是针对乳腺 X 线筛查提示为致密型乳腺者。因此乳腺超声检查可推荐作为乳腺 X 线筛查的有效补充。但在人群筛查中，增加超声检查显然会增加筛查的成本，其成本效益也相应减弱。

（3）乳腺自我检查。乳腺自我检查不能提高乳腺癌早期诊断检出率和降低死亡率。但因其提高女性的防癌意识，故仍鼓励基层医务工作者向女性传授每月 1 次乳腺自我检查的方法，建议绝经前妇女选择月经来潮后 7～14 天进行。

（4）乳腺 MRI 检查。MRI 检查可作为乳腺 X 线检查、乳腺超声检查发现的疑似病例的补充检查措施。可与乳腺 X 线联合用于 BRCA1/2 基因突变携带者的乳腺癌筛查。

3. 乳腺癌早期筛查的规范及流程

根据《中国女性乳腺癌筛查指南（2019 年版）》，对于 40～44 岁的一般风险女性，推荐进行机会性筛查。45～69 岁的一般风险女性，推荐进行规律性筛查。>69 岁的一般风险女性，身体健康且预期寿命>10 年，如有意愿，推荐进行机会性筛查。存在早发乳腺癌家族史且自身携带有乳腺癌致病性遗传突变的高危风险女性，筛查起始年龄可提前至 35 岁。其他乳腺癌高危风险女性，筛查起始年龄可提前至 40 岁。

对于筛查间隔时间，一般风险女性，推荐每 2 年 1 次乳腺 X 线筛查。对有早发乳腺癌家族史且自身携带有乳腺癌致病性遗传突变的乳腺癌高危风险女性，推荐每年进行 1 次乳腺 MRI 检查。对 40～44 岁无早发乳腺癌家族史或不携带有乳腺癌致病性遗传突变的其他乳腺癌高危风险女性，推荐每年进行 1 次乳腺超声筛查。当乳腺超声筛查为阴性时，建议补充乳腺磁共振检查。45 岁以上其他乳腺癌高危风险女性，推荐每年进行 1 次乳腺 X 线联合乳腺超声筛查。当乳腺 X 线及乳腺超声筛查均为阴性时，建议补充乳腺磁共振检查，见表 12-5。

表 12-5 不同风险程度女性的乳腺癌筛查建议

筛查建议
（1）一般个体乳腺癌筛查
20～39 岁，不推荐对该年龄段人群进行乳腺筛查
40～44 岁，机会性筛查。每 1～2 年 1 次乳腺 X 线检查
45～69 岁，机会性筛查和群体筛查。每 1～2 年 1 次乳腺 X 线检查
>69 岁，机会性筛查。每 2 年 1 次乳腺 X 线检查
（2）高危个体乳腺癌筛查
25～40 岁，每年 1 次乳腺 X 线检查、临床乳腺体检、超声检查、MRI 等

（二）乳腺癌的风险评估

国内外针对不同人群外已建立了多个乳腺癌风险评估模型，包括 Gail 模型、Claus 模型、BRCAPRO 模型、Tyrer-Cuzick 模型和 Myriad 模型等。

（1）Gail 模型。这是应用最广泛、精确和权威较高的一类预测模型，其预测乳腺癌的敏感性高达 94%。Gail 模型纳入了年龄、种族、初潮年龄、初产年龄、个人乳腺疾病史、乳腺癌家族史以及乳腺活检次数在内的 7 个风险评估因子。但由于地域、种族和纳入参数的局限，Gail 模型的外推应用存在一定的缺陷或地域限制。

（2）Claus 模型。这一类型适用于有乳腺癌家族史的健康女性的风险评估，纳入了年龄、乳腺癌家族史等参数。该模型比较注重评价具有乳腺癌家族史的女性患病风险。Claus 的扩展模型进一步纳入了卵巢癌、双侧乳腺癌和是否有 2 个以上亲属患乳腺癌等因素，在临床实践中能更好地评估乳腺癌发生风险。

（3）Tyrer-Cuzick 模型。该模型以国际乳腺癌干预研究的数据为基础，纳入了 BRCA 基因、体重指数、绝经年龄、乳房良性疾病、小叶原位癌、亲属卵巢癌和双侧乳腺癌患病人数等危险因素。此模型在欧洲应用广泛。

（三）乳腺癌的健康管理

1. 高危人群健康管理

通过控制危险因素，采取有效的预防措施，是降低乳腺癌发病率的有效途径。

（1）生殖因素。雌二醇及雌酮、月经初潮年龄早、绝经年龄晚、不孕及初次足月产的年龄晚与乳腺癌发病均有关。初潮年龄越小，乳腺癌患病风险越大。未产妇或首次生育年龄大于 30 岁者，乳腺癌患病风险增加。对于有上述情况的女性建议定期开展乳腺筛查。

（2）积极治疗相关疾病。曾患有乳腺导管、小叶中重度不典型增生、小叶原位癌或曾接受胸部放疗者，患乳腺癌的风险增加。建议有相关疾病患者应每年进行 1 次乳腺 X 线检查、临床乳腺查体、超声检查或乳腺 MRI 等。

（3）其他因素。年龄是乳腺癌重要的危险因素，乳腺癌发病率随年龄增长而增加。绝经后妇女乳腺癌患病风险增加约 50%。一级亲属中有乳腺癌病史者，发病风险是普通人群的 2~3 倍。因此，乳腺癌家族史以及年龄较大者均应定期进行乳腺癌筛查，实现早发现、早诊断、早预防。

（4）健康教育。通过开展健康专题讲座、发放科普宣传资料等方法，帮助女性更好地了解乳腺癌的病因和预防措施，提高对乳腺癌的认知。

2. 乳腺癌患者的健康管理

（1）心理干预。对乳腺癌患者进行心理干预，可提高其对疾病的了解程度，帮助其减轻精神压力，控制自身情绪，保持乐观心态，增强与疾病斗争的信心和治疗的依从性。对患者家属的心理干预可帮助患者克服消极情绪。双向的心理干预不仅可以提高患者及其家属的生活质量，还可以促进患者康复，提高其生存率。此外，亲戚、朋友等所给予的社会支持，对乳腺癌患者恢复健康和谐的心理状态也会起到积极作用。

（2）功能锻炼。指导患者术后早期进行相应功能性锻炼，有助于排出患者患侧肢体的引流液以及静脉回流，具有明显的消除肿胀的作用。早期功能锻炼还具有降低伤口瘢痕的作用，有助于患者自理能力、肢体功能的重建与恢复。提醒患者注意负重活动时的负荷，避免患者的肢体恢复受到影响。可适当运动，选择适宜乳腺癌患者康复的有氧运动如康复操、太极拳等。

（3）饮食指导。保证乳腺癌患者的营养均衡和饮食规律，多进食易消化、高维生素、高蛋白食物，避免大量红肉、高脂肪食物的摄入，注意相关微量元素以及维生素的摄取，促进伤口愈合。对于化疗病人，应保证食物的营养平衡、热量和蛋白质摄入量，增强患者食欲，有效减少化疗期间不良反应的发生。对于免疫力低下的乳腺癌患者，应补充富含蛋白质食物，如豆类、鸡肉、鱼肉等。若化疗期间患者出现贫血时，应适当补充含铁的食物。对于恶心、呕吐的乳腺癌患者，应适当补充水分，鼓励患者每天饮用 3000 mL 以上水，避免刺激性食物，指导患者喝流质食物，如小米汤或稀面条等。

第七节　宫颈癌

一、宫颈癌的流行病学

宫颈癌（Cervical Cancer）是影响全球女性健康的第四大恶性肿瘤，也是我国女性的第二大恶性肿瘤。2012 年 WHO 估计全球子宫颈癌新发病例数为 52.8 万，死亡人数为 26.6 万，其中 85% 的病例发生在中低收入国家。国家癌症中心的数据显示，2015 年我国宫颈癌新发及死亡病例数分别为 9.89 万例及 3.05 万例。近 20 年来，我国宫颈癌的发病率和死亡率呈逐年升高趋势。宫颈癌高发年龄为 50~55 岁，呈逐年年轻化趋势，农村高于城市，山区高于平原，西部地区宫颈癌死亡率较高。

二、宫颈癌的危险因素

危险因素主要包括宫颈癌与人乳头瘤病毒（Human Paillona Virus，HPV）感染、性伴侣过多、首次性交年龄早、吸烟、经济状况低下、口服避孕药和机体免疫等。

（1）HPV感染。HPV感染是宫颈癌的主要危险因素。大规模人群为基础的流行病学调查及实验室研究资料均证实HPV感染是宫颈癌发生的首要因素且为始动因素，尤其是HPV的持续感染。

（2）生殖及性行为相关因素。人工流产次数过多、首次性交年龄早、性伴侣过多、配偶包皮过长、早婚、结婚次数过多、多产及初产年龄过早等，均可增加宫颈癌发病的危险。

（3）机体免疫功能。在年轻妇女中，HPV感染多可自然转阴，仅少数发展为持续感染而引起宫颈癌变。这表明大多数HPV感染患者有足够的免疫防御机制对抗病毒。机体免疫功能的状态与HPV持续性和重复性感染密切相关。

（4）其他。宫颈癌与吸烟、口服避孕药、沙眼衣原体等病原体感染等也有一定相关性。

三、宫颈癌的临床表现和诊断

早期子宫颈癌常无明显症状和体征。随着病情进展，可出现以下症状：① 阴道流血。早期多表现为接触性出血，即性生活或妇科检查后阴道流血，中晚期为不规则阴道流血。根据病灶大小、侵及间质内血管情况，出血量也不同。② 阴道排液。多数患者有阴道排液，液体呈白色或血性、稀薄如水样或米泔状，或腥臭味。晚期患者排液呈大量米汤样或脓性恶臭白带。③ 继发症状。晚期症状根据癌灶累及范围不同，有尿频、尿急、便秘、下肢肿痛等继发性症状。晚期还可出现贫血、恶病质等全身衰竭症状。

早期病例的诊断应结合病史和症状，并采用子宫颈细胞学检查和（或）HPV检测、阴道镜检查以及子宫颈活组织检查等。其确诊依据为子宫颈组织病理活检。

四、宫颈癌的健康管理方案

（一）宫颈癌的早期筛查

2019年国务院颁布的《健康中国行动（2019—2030年）》方案中明确提出宫颈癌筛查覆盖率在2030年需达到80%以上，表明了宫颈癌筛查的重要性。

大多数女性一生中都会感染HPV，但并非所有感染HPV的女性都会发展为癌前病变或宫颈癌。90%以上的HPV感染者能够借助自身的免疫系统将HPV清除，仅有少数女性不能清除而持续感染，最终发展为宫颈上皮内瘤变（Cervical Intraepithelial Neoplasias，CIN）或宫颈癌。从感染HPV开始至发展为宫颈癌一般会经过10～20年。由此可见，宫颈癌的发展是一个长期的过程，若能在病变早期进行筛查，就能阻止癌变的发生和发展。

宫颈癌筛查的重要意义在于"早发现、早干预、早治疗"。最佳的筛查策略是识别可能进展为浸润癌的癌前病变，避免对一过性 HPV 感染不必要的治疗。宫颈癌筛查的重点是在无自觉症状时期，发现癌前病变，及早进行临床诊治，预防和阻止癌变的发生。

1. 宫颈癌早期筛查的目标人群

美国推荐对 21 岁以上有性生活史的女性开始进行筛查，WHO 建议在 30 岁或以上的女性中筛查。鉴于我国目前子宫颈癌发病年龄特点，推荐筛查起始年龄在 25～30 岁。宫颈癌高危人群定义为：① 40～65 岁女性；② 既往 HPV 感染或其他性病感染史者；③ 性伴侣过多、多产及初产年龄过早者；④ 长期吸烟者；⑤ 长期口服避孕药者；⑥ 有宫颈肿瘤家族史者；⑦ 长期存在慢性宫颈炎、宫颈糜烂、白斑、宫颈撕裂或癌前病变者。

2. 宫颈癌早期筛查方法

目前宫颈癌筛查方法有多种，由于受筛查方法本身、技术人员操作水平、操作环境等因素影响，没有任何一种筛查方法可以完全避免假阳性或假阴性。所以应选择尽量准确且适宜本地卫生技术条件和经济水平的筛查技术。目前常用的宫颈癌筛查方法包括细胞学检查方法、HPV 检测、生物标志物检测等。根据《宫颈癌筛查技术发展及最新筛查指南》，以下两种为最常用的宫颈癌早期筛查方法。

（1）细胞学检查方法。包括巴氏涂片法和液基细胞学检查法两种。

① 巴氏涂片法：是最早用于宫颈癌筛查的检测方法，大量研究证实其有效降低宫颈癌的发病率和死亡率。巴氏涂片法操作简便，但受到取材和涂片方法等因素的影响，敏感性和特异性较低，会造成漏诊或误诊。目前巴氏涂片法逐渐被各种新的筛查方法所取代，仅在少数发展中国家和经济欠发达地区使用。

② 液基细胞学检查方法：是巴氏涂片法的改良法。其特有的取材和制作方法避免了因采样造成的漏诊及因细胞重叠造成的误诊，解决了常规脱落细胞制片假阴性率高、丢失细胞率高和涂片质量差等问题。液基细胞学检查方法是目前最为常用的细胞学检查方法。

（2）HPV 检测法。目前，HPV 检测主要基于分子生物学技术，包括核酸杂交、聚合酶链反应、杂交捕获和基因芯片等方法。与细胞学检查方法相比，HPV 检测初筛具有更高的敏感性和阴性预测值。1 次检测阴性后的再筛查时间可延长至 3～5 年，筛查的成本效益提高。

3. 宫颈癌早期筛查的规范及流程

根据 2017 年《子宫颈癌综合防控指南》，目前我们国家推荐对 25 岁以上女性开展宫颈癌筛查，25～29 岁女性可每 3 年进行一次宫颈细胞学筛查。30～64 岁女性的筛查方法如下：① 首选宫颈细胞学联合 HPV 检测的方法进行筛查，如果两项结果均正常，则可每 5 年复查一次；② 采用细胞学筛查的方法，筛查间隔时间为 3 年；③ 采用 HPV 初筛的方法，每 3～5 年复查。大于等于 65 岁的女性如果既往 10 年有两次联合筛查结果均正常或 3 次细胞学筛查正常，可以停止筛查。

表 12-6　各年龄段宫颈癌筛查方案

年龄	推荐筛查方案	筛查管理
<25 岁	不筛查	
25～29 岁	细胞学检查	每 3 年重复筛查
30～64 岁	细胞学检查，HPV 检测，HPV 和细胞学联合筛查	细胞学阴性，每 3 年重复筛查；HPV 阴性，每 3～5 年重复筛查；联合筛查阴性，每 5 年重复筛查
≥65 岁	若既往 10 年内每 3 年 1 次连续 3 次细胞学检查无异常或每 5 年 1 次连续 2 次 HPV 检测阴性，无 CIN2 及以上病史，则不需要继续筛查	既往有 CIN2、CIN3、原位腺癌的患者，推荐治疗后继续筛查 20 年
子宫切除术后女性	无需继续筛查	针对没有宫颈且既往 20 年无 CIN2、CIN3、原位腺癌或宫颈癌的女性
接受 HPV 疫苗女性	遵循相应年龄的筛查策略（和未接种者一样筛查）	

　　《中国子宫颈癌综合防控指南（2018 版）》对特殊人群的筛查提出了如下建议：对 HPV 疫苗接种者，应该与非接种者一样，定期接受子宫颈癌筛查；对有妊娠意愿的女性应在孕前检查时，询问近一年内是否进行过子宫颈癌筛查，如没有，应建议进行子宫颈癌筛查，或在第一次产检时进行；对存在高危险因素的妇女，如艾滋病感染者、有免疫抑制者、有宫内己烯雌酚暴露者，既往因宫颈癌前病变接受过治疗者应缩短子宫颈癌筛查间隔。对于因良性病变子宫切除术后女性，不进行筛查。

　　经宫颈癌筛查结果阳性或异常者，需接受阴道镜检查或组织病理学诊断，以确定是否存在子宫颈癌前病变或子宫颈浸润癌。

（二）宫颈癌的风险评估

1. 宫颈癌的风险评估

　　基于 HPV 的检测是风险评估的基础。美国阴道镜和宫颈病理学会（ASCCP）颁布的宫颈癌筛查异常后处理共识指南中指出，基于 HPV 的检测是指 HPV 初筛或 HPV 检测与宫颈细胞学的联合筛查。宫颈细胞学检查可以评估宫颈上皮内瘤变（CIN）等级。CIN 主要分为 3 级，分别是轻度非典型增生（CIN 1）、中度非典型增生（CIN 2）以及重度非典型增生及原位癌（CIN 3）。HPV 感染的特征包括 HPV 类型和感染持续时间，共同决定了 CIN 3 +（Cervical Intraepithelial Neoplasias Grade 3 or Worse，CIN3 +）的罹患风险。对于宫颈上皮内瘤变分级为 CIN 2、CIN 3 及以上的，应予以高度重视，及时就医，并按照宫颈癌高危人群筛查流程进行早期筛查。美国 Kaiser 医学中心针对女性宫颈高级别上皮内瘤变及以上病变的 5 年累计风险评估，提出了"风险量化管理"理念。

　　HPV 分为高危型和低危型两种型别。低危型 HPV 主要包括 HPV 6、11、42、43、44 等亚型，主要与 CIN1 及尖锐湿疣密切相关。高危型 HPV 主要包括 HPV 16、18、

31、33、35、39、45、51、52、56、58、59、66、68 等亚型。研究证实，高危型 HPV 持续感染与宫颈癌的发生密切相关。多项研究指出，我国优势 HPV 型别分别为 16、18、31、52 和 58 等，尤其以 HPV16、18 的致癌性最强，可引起84.5%以上的宫颈癌。HPV16、18 分型对 HPV 初筛风险分层的管理意义重大，比 HPV 负荷更为重要。高危型 HPV 的持续感染，尤其是同一型别的感染具有较高的致瘤风险。因此，对高危型 HPV 感染导致宫颈癌的风险评估更具价值。

（三）宫颈癌的健康管理

宫颈癌的健康干预主要采取三级预防策略。其中一级预防包括预防宫颈癌的健康宣教、推广 HPV 预防性疫苗接种，通过阻断 HPV 感染预防宫颈癌的发生。二级预防指普及和规范宫颈癌筛查，早期发现子宫颈鳞状上皮内瘤变。三级预防是通过对宫颈癌患者心理、营养、康复和护理等指导，提高患者生活质量和预后。

1. 高危人群健康管理

（1）预防性 HPV 疫苗接种。HPV 预防性疫苗的出现和推广，使得子宫颈癌的综合防控策略已逐渐从对适龄妇女定期筛查的二级预防，提前至对女性开展 HPV 疫苗接种的一级预防。通过减少 HPV 感染，早发现、早诊断、早治疗子宫颈癌前病变，及时治疗子宫颈浸润癌等有效降低子宫颈癌的疾病负担。目前在世界范围内，仅有三种预防性 HPV 疫苗研发成功，目前在世界范围内，仅有三种预防性 HPV 疫苗研发成功，包括针对 16、18 型的二价疫苗，针对 HPV6、11、16、18 的四价疫苗和针对 6、11、16、18、31、33、45、52、58 的九价疫苗。二价 HPV 疫苗和四价 HPV 疫苗分别于 2016 年 7 月和 2017 年 5 月获得我国国家食品药品监督管理总局（CFDA）批准，在我国内地成功上市。其中二价 HPV 疫苗的接种对象为 9~25 岁的女性，四价 HPV 疫苗的接种对象为 20~45 岁的女性。WHO 报告指出三种已经上市的二价、四价和九价 HPV 疫苗均具有良好的安全性和有效性，可根据不同的年龄选择不同类型的 HPV 疫苗。

（2）养成良好的生殖及性行为方式。流行病学研究证实过早性生活、性伴侣过多、初产年龄过早、多孕多产、长期口服避孕药等因素使患宫颈癌的危险性增高。应在学校、医院、社区定期开展宫颈癌相关知识宣教，提倡正确的性行为方式，强调避孕套的使用优势，有利于阻断 HPV 感染。

（3）积极治疗相关疾病。大量研究表明，长期存在慢性宫颈炎、宫颈糜烂、白斑、宫颈撕裂或癌前病变，或既往存在 HPV、HIV 或其他性病感染史都与宫颈癌的发生发展有一定相关性。有以上疾病史的患者应及时就医，根据指南进行宫颈癌筛查。

（4）健康教育。在宫颈癌综合防控过程中，健康教育必不可少。宫颈癌健康教育的目标人群主要针对包括青少年女孩、适龄妇女等。可通过定期在医院、社区、工厂等地方开展宫颈癌防治知识讲座，普及宫颈癌防治知识，包括正确认识预防性 HPV 疫苗接种、子宫颈癌定期筛查的重要性、癌前病变治疗的目的意义等。同时，应提供健康的性生活与日常生活方式的指导，包括避免过早开始性生活、推迟首产时间、做好性生活的保护，以及提高免疫力等。

2. 宫颈癌患者的健康管理

（1）饮食指导。将宫颈癌营养风险筛查和营养状况评估纳入患者病情评估与治疗前计划，作为常规诊疗项目。营养风险筛查推荐采用欧洲临床营养与代谢学会推荐用于成年住院患者营养风险筛查的营养风险筛查 2002 量表（NRS 2002）。营养状况评估推荐使用中国抗癌协会神经肿瘤专业委员会对肿瘤患者推荐使用的患者主观整体评估（Patient-generated Subjective Global As-sessment，PG-SGA）量表，并进行营养风险筛查和营养状况动态评估。对放疗期间发生急性肠道毒性的患者，给予肠内联合肠外营养，提供谷氨酰胺、鱼油等免疫营养制剂。宫颈癌患者在治疗期间，如果发生营养不良反应，应在营养师指导下进行以五阶梯治疗原则为主的营养治疗，包括营养教育、口服营养补充、全肠内营养、部分肠外营养、全肠外营养。手术治疗的宫颈癌患者可参照术后加速康复外科（Enhanced Recovery After Surgery，ERAS）原则和流程实施围术期的营养治疗。对术前已有营养不良的患者，应考虑术前纠正营养不良，以减少术后的相关并发症。营养治疗可减轻宫颈癌放疗患者放射性肠炎的发生率。放疗导致急、慢性放射性肠炎的宫颈癌患者不建议过度限制饮食，以免导致营养不良，也不需要特别限制膳食纤维的摄入，如有需要，可给予药物治疗和口服营养补充。

（2）运动康复。常见的运动康复有凯格尔盆底肌康复锻炼法。患者平卧，双腿弯曲，收缩臀部的肌肉向上提肛，紧闭尿道、阴道及肛门，保持盆底肌肉收缩 5 秒钟，然后慢慢放松，5～10 秒后重复收缩，每次 15 分钟，每日 3～5 次。需要注意事项有运动前排空膀胱，全过程要保持身体其他部位放松。除了凯格尔法盆底肌肉训练法，还可进行简易瑜伽法、太极、慢跑、爬山等多种方式的适度锻炼。

（3）生活习惯指导。指导宫颈癌患者养成良好的生活习惯，嘱咐戒烟酒，规律作息，早睡早起，适当进行户外运动，增强自身抵抗力。从医学的角度为患者进行性生活指导与讲解，避免产生心理负担。

（4）心理干预。了解患者负面情绪根源，帮助患者及时疏通负性情绪，指导其通过多种方式转移注意力以恢复心理平衡。医务人员可实施关怀护理、认真聆听、及时与患者沟通，为宫颈癌患者提供沟通交流的平台，鼓励其参与居家健康管理，共同增进患者健康行为。可建立宫颈癌健康交流群，便于患者及家属随时了解宫颈癌的最新知识，及时沟通和解决疾病康复过程中的问题。

【思考题】

1. 肺结节的健康管理流程是什么？

2. 胃癌患者的健康管理干预手段有哪些？

3.《原发性肝癌二级预防共识（2021 年版）》中对危险人群如何进行风险分层？

4. 哪些人属于结直肠癌的高风险人群？

5. 不同风险程度女性的乳腺癌筛查建议是什么？

6. 宫颈癌高危人群健康管理主要包括哪几个方面？

附　录

附表1　个人基本信息表

姓名：　　　　　　　　　　　　　　　　　　　编号□□-□□□□□

性别	0 未知的性别　1 男　2 女　9 未说明的性别　□	出生日期	□□□□ 年 □□ 月 □□
身份证号		工作单位	
本人电话		联系人姓名	联系人电话
常住类型	1 户籍　2 非户籍　□	民族	1 汉族　2 少数民族_____　□
血型	1A 型　2B 型　3O 型　4AB 型　5 不详/RH 阴性：1 否　2 是　3 不详 □/□		
文化程度	1 文盲及半文盲　2 小学　3 初中　4 高中/技校/中专　5 大学专科及以上　6 不详 □		
职业	1 国家机关、党群组织、企业、事业单位负责人　2 专业技术人员　3 办事人员和有关人员　4 商业、服务业人员　5 农、林、渔、牧、水利业生产人员　6 生产、运输设备操作人员及有关人员　7 军人　8 不便分类的其他从业人员 □		
婚姻状况	1 未婚　2 已婚　3 丧偶　4 离婚　5 未说明的婚姻状况　　　　　　　　　□		
医疗费用支付方式	1 城镇职工基本医疗保险　2 城镇居民基本医疗保险　3 新型农村合作医疗　4 贫困救助　5 商业医疗保险　6 全公费　7 全自费　8 其他_____ □/□/□		
药物过敏史	1 无　　有：2 青霉素　3 磺胺　4 链霉素　5 其他_____ □/□/□		

既往史	疾病	1 无　2 高血压　3 糖尿病　4 冠心病　5 慢性阻塞性肺疾病　6 恶性肿瘤_____　7 脑卒中　8 重性精神疾病　9 结核病　10 肝炎　11 其他法定传染病　12 其他 □确诊时间　　年　月/□确诊时间　　年　月/ □确诊时间　　年　月/□确诊时间　　年　月/ □确诊时间　　年　月/□确诊时间　　年　月
	手术	1 无　2 有：名称1_____时间_____/名称2_____时间_____
	外伤	1 无　2 有：名称1_____时间_____/名称2_____时间_____
	输血	1 无　2 有：原因1_____时间_____/原因2_____时间_____

家族史	父亲	□/□/□/□/□/□/□___	母亲	□/□/□/□/□/□/□___
	兄弟姐妹	□/□/□/□/□/□___	子女	□/□/□/□/□/□___
	1 无　　2 高血压　　3 糖尿病　　4 冠心病　　5 慢性阻塞性肺疾病　　6 恶性肿瘤 7 脑卒中　　8 重性精神疾病　　9 结核病　　10 肝炎　　11 先天畸形　　12 其他			

遗传病史	1 无　2 有：疾病名称_____　　　　　　　　　□	
残疾情况	1 无残疾　2 视力残疾　3 听力残疾　4 言语残疾　5 肢体残疾　6 智力残疾　7 精神残疾　8 其他残疾	□/□/□/□/□/□/

附表 2　个人生活行为习惯表

姓名：　　　　　　　　　　　　　　　　　　　　编号□□-□□□□□

记录日期		___年___月___日	责任医生	
生活行为习惯				
吸烟史	是否吸烟	1 从不吸烟　2 过去吸，已戒烟　3 吸烟 □		
	开始吸烟时间	_____岁	戒烟时间	_____岁
	吸烟量	平均每日吸烟____支	以往平均每日吸烟 ____支	
饮酒史	是否饮酒	1 从不　2 偶尔　3 经常　4 每天　　　□		
	常饮酒类	1 白酒　2 啤酒　3 黄酒　4 红酒　　　□		
	饮酒量	每次_____两		
	是否戒酒	1 未戒酒　2 已戒酒，戒酒时____岁 □		
	以往饮酒	每月___次，每次_____两		
	以往常饮酒类	1 白酒　2 啤酒　3 黄酒　4 红酒　　　□		
饮食习惯		1 荤素均衡　2 荤食为主　3 素食为主　4 嗜盐　5 嗜油　6 嗜糖 □/□		
口腔卫生	是否刷牙	每日刷牙频率：1 不刷牙　2 1 次　3 2 次　4 2 次以上 □		
体育锻炼	锻炼频率	1 偶尔　2 不锻炼　3 每周<3 次　4 每周 3 次以上 □		
	锻炼方式	1 快步走　2 登山　3 跑步　4 其他_____		
	每次锻炼时间	1<20 分钟　2 40 分钟　3 1 小时以上/天		
主要负性生活事件		1 丧偶（两年之内）　2 目前独居　3 一年之内住院治病　4 子女分家生活　5 失去亲人　6 其他_____ □/□/□		

附表 3 高血压患者随访服务记录

姓名：　　　　　　　　编号□□-□□□□□

随访日期	__年_月_日	__年_月_日	__年_月_日	__年_月_日
随访方式	1 门诊　2 家庭　3 电话	1 门诊　2 家庭　3 电话	1 门诊　2 家庭　3 电话	1 门诊　2 家庭　3 电话
症状　0 没有症状 1 头痛头晕 2 恶心呕吐 3 眼花耳鸣 4 心悸胸闷 5 呼吸困难 6 四肢发麻 7 下肢水肿 8 鼻出血不止	□/□/□/□/□/□/□ 其他：	□/□/□/□/□/□/□ 其他：	□/□/□/□/□/□/□ 其他：	□/□/□/□/□/□/□ 其他：
体征　体重 kg				
体质指数				
血压 mmHg				
心率				
其他				
生活方式指导　日饮酒量（两）				
日吸烟量（支）				
运动	次/周 分钟/次 次/周 分钟/次	次/周 分钟/次 次/周 分钟/次	次/周 分钟/次 次/周 分钟/次	次/周 分钟/次 次/周 分钟/次
摄盐情况(克/天)				
心理调整	1 良好 2 一般 3 差	1 良好 2 一般 3 差	1 良好 2 一般 3 差	1 良好 2 一般 3 差
遵医行为	1 良好 2 一般 3 差	1 良好 2 一般 3 差	1 良好 2 一般 3 差	1 良好 2 一般 3 差

辅助检查								
服药依从性		1 规律　2 间断 3 不服药　□		1 规律　2 间断 3 不服药　□		1 规律　2 间断 3 不服药　□		1 规律　2 间断 3 不服药　□
药物不良反应		1 无　2 有___		1 无　2 有___		1 无　2 有___		1 无　2 有___
此次随访分类		1 控制满意 2 控制不满意 3 不良反应 4 并发症　□		1 控制满意 2 控制不满意 3 不良反应 4 并发症　□		1 控制满意 2 控制不满意 3 不良反应 4 并发症　□		1 控制满意 2 控制不满意 3 不良反应 4 并发症　□
用药情况	药物名称 1							
	用法 1	每日_次	每次 mg	每日_次	每次 mg	每日_次	每次 mg	每日_次 / 每次 mg
	药物名称 2							
	用法 2	每日_次	每次 mg	每日_次	每次 mg	每日_次	每次 mg	每日_次 / 每次 mg
	药物名称 3							
	用法 3	每日_次	每次 mg	每日_次	每次 mg	每日_次	每次 mg	每日_次 / 每次 mg
	其他药物							
	用法 4	每日_次	每次 mg	每日_次	每次 mg	每日_次	每次 mg	每日_次 / 每次 mg
转诊	原因							
	机构及科别							
下次随访日期								
随访医生签名								

附表 4　会诊记录表

姓名：　　　　　　　　　　　　　　　　　　　　　　编号 □□-□□□□□

会诊原因：			
会诊意见：			
会诊医生及其所在医疗机构： 医疗机构名称		会诊医生签字	
＿＿＿＿＿＿	＿＿＿＿＿	＿＿＿＿＿＿	＿＿＿＿＿＿
＿＿＿＿＿＿	＿＿＿＿＿	＿＿＿＿＿＿	＿＿＿＿＿＿
＿＿＿＿＿＿	＿＿＿＿＿	＿＿＿＿＿＿	＿＿＿＿＿＿
＿＿＿＿＿＿	＿＿＿＿＿	＿＿＿＿＿＿	＿＿＿＿＿＿
		责任医生	＿＿＿＿＿＿
		会诊日期：＿＿＿年＿＿＿月＿＿日	

附表 5　双向转诊单

存根
患者姓名_____　性别_____　年龄_____　档案编号_____
家庭住址_____　联系电话_____
于_____年_____月_____日因病情需要，转入_____单位
_____科室_____接诊医生。
转诊医生（签字）：
年　　　　月

附表 6　双向转诊（转出）单

_____（机构名称）：
现有患者_____性别_____年龄_____因病情需要，需转入贵单位，请予以接诊。
初步印象：
主要现病史（转出原因）：
主要既往史：
治疗经过：
转诊医生（签字）：
联系电话：
_____（机构名称）
年　　月　　日

附表7 健康体检表

姓名：   编号 □□-□□□□□

体检日期	年　　月　　日		责任医生		
内容	检查项目				
症状	1 无症状　2 头痛　3 头晕　4 心悸　5 胸闷　6 胸痛　7 慢性咳嗽　8 咳痰 9 呼吸困难　10 多饮　11 多尿　12 体重下降　13 乏力　14 关节肿痛 15 视力模糊　16 手脚麻木　17 尿急　18 尿痛　19 便秘　20 腹泻 21 恶心呕吐　22 眼花　23 耳鸣　24 乳房胀痛　25 其他 □/□/□/□/□/□/□/□				
一般状况	体温	℃	脉率	次/分钟	
	呼吸频率	次/分钟	血压	左侧	/mmHg
				右侧	/mmHg
	身高	cm	体重	kg	
	腰围	cm	体质指数		
	臀围	cm	腰臀围比值		
	老年人认知功能	1 粗筛阴性　　　　　　　　　　　　　　□			
		2 粗筛阳性，简易智力状态检查，总分___			
	老年人情感状态	1 粗筛阴性　　　　　　　　　　　　　　□			
		2 粗筛阳性，老年人抑郁评分检查，总分___			
生活方式	体育锻炼	锻炼频率	1 每天　2 每周 1 次以上　3 偶尔　4 不锻炼 □		
		每次锻炼时间	分钟	坚持锻炼时间	年
		锻炼方式			
	饮食习惯	1 荤素均衡　2 荤食为主　3 素食为主　4 嗜盐　5 嗜油 6 嗜糖　　　　　　　　　　　　　　　　　　□/□/□			
	吸烟情况	吸烟状况	1 从不吸烟　2 已戒烟　3 吸烟　　□		
		日吸烟量	平均　　　　　支		
		开始吸烟年龄	岁	戒烟年龄	岁
	饮酒情况	饮酒频率	1 从不　2 偶尔　3 经常　4 每天 □		
		日饮酒量	平均　　　　　两		
		是否戒酒	1 未戒酒　2 已戒酒，戒酒年龄：_____岁　□		
		开始饮酒年龄	岁	近一年内是否曾醉酒 1 是　2 否 □	
		饮酒种类	1 白酒　2 啤酒　3 红酒　4 黄酒　5 其他___ □/□		

	职业暴露情况	1无　2有（具体职业__从业时间__年）　　□		
		毒物种类	化学品	___防护措施1无　2有____　□
			毒物	___防护措施1无　2有____　□
			射线	___防护措施1无　2有____　□
脏器功能	口腔	口唇	1红润　2苍白　3发干　4皲裂　5疱疹　□	
		咽部	1无充血　2充血　3淋巴滤泡增生　□	
		齿列	1正常　2缺齿__|__　3龋齿__|__　4义齿（假牙）__|__　□	
	听力	1听见　2听不清或无法听见　　　　　□		
	视力	左眼___右眼___（矫正视力：左眼__右眼__）		
	运动功能	1可顺利完成　2无法独立完成其中任何一个动作　□		
查体	皮肤	1正常　2潮红　3苍白　4发绀　5黄染　6色素沉着　7其他_____		
	淋巴结	1未触及　2锁骨上　3腋窝　4其他___　　□		
	巩膜	1正常　2黄染　3充血　4其他____　　　□		
	肺	桶状胸：1否　2是　　　　　　　　　　□		
		呼吸音：1正常　2异常_____　　　□		
		啰音：1无　2干啰音　3湿啰音　4其他____　□		
	心脏	心率____次/分钟	心律：1齐　2不齐　3绝对不齐　□	
		杂音：1无　2有_____　　　　　　□		
	腹部	包块：1无　2有_____　　　　　　□		
		压痛：1无　2有_____　　　　　　□		
		脾大：1无　2有_____　　　　　　□		
		肝大：1无　2有_____　　　　　　□		
		移动性浊音：1无　2有____		
	肛门指诊	1未及异常　2触痛　3包块　4前列腺异常　5其他____　□		
	足背动脉搏动	1未触及　2触及双侧对称　3触及左侧弱或消失　4触及右侧弱或消失　　　　□		
	下肢水肿	1无　2单侧　3双侧不对称　4双侧对称　□		
	乳腺	1未见异常　2乳房切除　3异常泌乳　4乳腺包块　5其他_____　□/□/□/□		

妇科	外阴	1 未见异常　2 异常＿＿＿＿	☐
	阴道	1 未见异常　2 异常＿＿＿＿	☐
	宫颈	1 未见异常　2 异常＿＿＿＿	☐
	宫体	1 未见异常　2 异常＿＿＿＿	☐
	附件	1 未见异常　2 异常＿＿＿＿	☐
其他			
辅助检查	空腹血糖	＿＿＿＿＿＿mmol/L 或 ＿＿＿＿＿mg/dL	
	血常规	白细胞＿＿＿＿/L 血红蛋白＿＿＿＿g/L 血小板＿＿＿＿/L　其他＿＿＿＿＿＿	
	尿常规	尿糖＿＿＿尿蛋白＿＿＿尿潜血＿＿＿ 尿酮体＿＿＿＿其他＿＿＿＿＿＿＿＿	
	尿微量蛋白	＿＿＿＿＿＿＿＿＿mg/dl	
	大便潜血	1 阴性　2 阳性　　　　　　　☐	
	肝功能	血清谷草转氨酶＿＿U/L ／ 血清谷丙转氨酶＿＿U/L 胆红素＿＿＿＿μmol/L ／ 白蛋白＿＿＿＿g/L 总 结合胆红素＿＿＿＿＿μmol/L	
	肾功能	血尿素氮＿＿＿＿μmol/L ／ 血清肌酐＿＿＿＿μmol/L 血钠浓度＿＿＿＿μmol/L ／ 血钾浓度＿＿＿＿μmol/L	
	血脂	甘油三酯＿＿＿mmol/L ／ 总胆固醇＿＿＿μmol/L 血清高密度脂蛋白胆固醇＿＿＿＿＿mmol/L 血清低密度脂蛋白胆固醇＿＿＿＿＿mmol/L	
	糖化血红蛋白	＿＿＿＿＿＿＿%	
	乙型肝炎表面抗原	1 阴性　2 阳性　　　　　　　☐	
	心电图	1 正常　2 异常＿＿＿＿＿　　☐	
	B 超	1 正常　2 异常＿＿＿＿＿　　☐	
	胸部 X 线片	1 正常　2 异常＿＿＿＿＿　　☐	
	眼底	1 正常　2 异常＿＿＿＿＿　　☐	
	宫颈涂片	1 正常　2 异常＿＿＿＿＿　　☐	
	其他		
中医体质辨识	平和质	1 是　2 基本是　　　　　　　☐	
	阳虚质	1 是　2 倾向是　　　　　　　☐	
	气虚质	1 是　2 倾向是　　　　　　　☐	
	湿热质	1 是　2 倾向是　　　　　　　☐	
	痰湿质	1 是　2 倾向是　　　　　　　☐	
	阴虚质	1 是　2 倾向是　　　　　　　☐	
	气郁质	1 是　2 倾向是　　　　　　　☐	
	血瘀质	1 是　2 倾向是　　　　　　　☐	
	特禀质	1 是　2 倾向是　　　　　　　☐	

现存主要健康问题	脑血管疾病	1 未发现　2 缺血性脑卒中　3 脑出血　4 蛛网膜下腔出血 5 短暂性脑缺血发作　6 其他_____　□/□/□/□/□
	心脏疾病	1 未发现　2 心肌梗死　3 心绞痛　4 冠状动脉血运重建 5 充血性心力衰竭　6 心前区疼痛　7 其他_____　□/□/□/□/□
	血管疾病	1 未发现　2 夹层动脉瘤　3 动脉闭塞性疾病　4 其他_____ □/□/□
	肾脏疾病	1 未发现　2 糖尿病肾病　3 肾衰竭　4 急性肾炎 5 慢性肾炎　6 其他_____　□/□/□/□/□
	眼部疾病	1 未发现　2 视网膜出血或渗出　3 视乳头水肿　4 白内障 5 其他_____　□/□/□
	神经系统疾病	1 未发现　2 有_____　□
	其他系统疾病	1 未发现　2 有_____　□

		入/出院日期	原因	医疗机构名称	病案号
住院治疗情况	住院史				
		建/撤床日期	原因	医疗机构名称	病案号
	家庭病床史				

	药物名称	用法	用量	用药时间	服药依从性 1 规律　2 间断 3 不服药
主要用药情况	1				
	2				
	3				
	4				

	名称	接种日期	接种机构
非免疫规划预防接种史	1		
	2		

健康评价	1 体检无异常　　　　　　　　　　　　　　　　　　　　　□ 2 有异常 异常 1_____ 异常 2_____

健康指导	1 定期随访 2 纳入慢性病患者健康管理 3 建议复查 4 建议转诊 　　　　　　□/□/□/□	危险因素控制：□/□/□/□/□ 1 戒烟　2 健康饮酒　3 饮食　4 锻炼 5 减体重（目标_____） 6 建议接种疫苗_____ 7 其他_____

附表 8　预防接种卡

姓名：_____　　　　　　　　　　　　编号□□-□□□□□

| 性别：_____出生日期：_____年_____月_____日 |
| 监护人姓名：_____与儿童关系：_____联系电话：_____ |
| 家庭现住址：_____县（区）_____乡镇（街道） |
| 户籍地址：1 同家庭地址　2___省___市___县（区）___乡镇（街道） |
| 迁入时间：___年___月___日　迁出时间：___年___月___日
迁出原因：_____ |
| 疫苗异常反应史：_____ |
| 接种禁忌：_____ |
| 传染病史：_____ |
| 建卡日期：___年___月___日　　　　　　　建卡人：_____ |

疫苗与剂次		接种日期	接种部位	疫苗批号	有效日期	生产企业	接种医生	备注
乙肝疫苗	1							
	2							
	3							
卡介苗								
脊髓灰质炎疫苗	1							
	2							
	3							
	4							
百白破疫苗	1							
	2							
	3							
	4							
白破疫苗								
麻风疫苗								

麻腮风疫苗	1						
	2						
麻腮疫苗							
麻疹疫苗	1						
	2						
A 群流脑疫苗	1						
	2						
A＋C 群流脑疫苗	1						
	2						
乙脑（减毒）疫苗	1						
	2						
乙脑灭活疫苗	1						
	2						
	3						
	4						
甲肝减毒活疫苗							
甲肝灭活疫苗	1						
	2						
二类疫苗							

附表 9　家庭基本资料

户　主：　　　　　　　　　　　　　　　　　　　　家庭编号：

户主姓名：＿＿＿＿＿＿＿＿	居住地址：　　市　　区　　街道　　号楼　　门
邮政编码：＿＿＿＿＿＿＿	联系电话：＿＿＿＿＿＿＿＿＿＿
首次接触本诊所日期：	填写此表格日期：　　年　　月　　日
建档医生：＿＿＿＿＿＿＿	建档护士：＿＿＿＿＿＿＿＿＿

附表 10　家庭成员基本资料

姓名	性别	出生日期	与患者关系	婚姻状况	教育程度	职业	工作单位	联系电话

附表 11　家庭社会经济状况情况表

户属性		
居住面积	1居住总面积：＿＿平方米；2人均居住面积：＿＿＿＿平方米	
房屋类型	1土屋　2茅屋　3木屋　4砖瓦平房　5砖瓦楼房　6其他＿＿＿＿　□	
厨房	使用方式	1独用　2合用　3无　　　　　　　　　　　　　　□
	排风设施	1无　2油烟机　3换气扇　4烟囱　　　　　　　　□
饮水	1自来水　2经净化过滤的水　3井水　4河湖水　5塘水　6纯水或桶装水　7其他＿＿＿＿＿＿　　　　　　　　　□	
燃料	1液化气　2煤　3天然气　4沼气　5柴火　6其他＿＿＿＿　□	

参考文献

[1]　郭清. 健康管理学概论[M]. 北京：人民卫生出版社，2012.

[2]　秦怀金，陈博文. 国家基本公共卫生服务技术规范[M]. 北京：人民卫生出版社，
2012.

[3]　郭清. 健康管理学[M]. 北京：人民卫生出版社，2015.

[4]　刘树琪. 健康服务与管理[M]. 北京：人民卫生出版社，2015.

[5]　武留信，曾强，中华健康管理学[M]. 北京：人民卫生出版社，2018.

[6]　郭清. 健康服务与管理导论[M]. 北京：人民卫生出版社，2020.

[7]　郭姣，健康管理学[M]. 北京：人民卫生出版社，2020.

[8]　王陇德. 健康管理师基础知识[M]. 北京：人民卫生出版社，2012.

[9]　金新政. 卫生信息系统管理[M]. 北京：人民卫生出版社，2009.

[10]　傅征，梁铭会. 数字医学概论[M]. 北京：人民卫生出版社，2009.

[11]　李康，贺佳. 医学统计学（第 7 版）[M]. 北京：人民卫生出版社，2018.

[12]　崔树起，杨文秀. 社区卫生服务管理[M]. 北京：人民卫生出版社，2006.

[13]　许亮文，关向东. 健康服务与管理技能[M]. 人民卫生出版社，2020.

[14]　孙宏伟，黄雪薇. 健康心理学[M]. 人民卫生出版社，2020.

[15]　李灿东. 中医健康管理学[M]. 北京：中国中医药出版社，2019.

[16]　李灿东. 中医状态学[M]. 北京：中国中医药出版社，2016.

[17]　张志超. 中医健康管理学[M]. 北京：中国医药科技出版社，2020.

[18]　高静，葛莉. 中医健康管理[M]. 北京：中国中医药出版社，2020.

[19]　胡广芹，张晓庆. 中医健康管理[M]. 北京：中国中医药出版社，2019.

[20]　郑洪新. 中医基础理论[M]. 北京：中国中医药出版社，2019.

[21]　王健，王秋，储全根，等. 中医药学概论[M]. 北京：人民卫生出版社，2019.

[22]　陈涤平. 中医治未病学概论[M]. 北京：中国中医药出版社，2017.

[23]　吴夏秋，孔丽娅. 中医预防医学[M]. 北京：中国中医药出版社，2020.

[24]　黄山，何玲，张容超. 临床中医适宜技术[M]. 北京：中国中医药出版社，2020.

[25]　陈以国. 社区中医适宜技术[M]. 北京：中国中医药出版社，2020.

[26]　郭姣，王培玉，金浪，等. 健康管理学[M]. 北京：人民卫生出版社，2020.

[27]　曾渝，王中男，李伟，等. 社区健康服务与管理[M]. 北京：人民卫生出版社，
2020.

[28] 田惠光，张建宁．健康管理与慢病防控[M]．北京：人民卫生出版社，2017．

[29] 郭永胜．中医健康管理理论体系构建研究[M]．济南：山东中医药大学，2015．

[30] 程羽，孙增坤，袁萌，等．基于治未病思想探索中医健康管理新模式[J]．中华中医药杂志，2015，30（11）：3993-3995．

[31] 陈霄．中医健康管理系统的构建与应用[M]．广州：广州中医药大学，2010．

[32] 董施秋．中医药特色健康管理模式的研究[M]．黑龙江：黑龙江中医药大学，2011．

[33] 李灿东，夏淑洁，雷黄伟．中医健康管理与整体观念[J]．中华中医药杂志，2019，34（10）：4683-4686．

[34] 葛均波，徐永健，王辰．内科学[M]．北京：人民卫生出版社，2018．

[35] 中华医学会肝病学分会脂肪肝和酒精性肝病学组，中国医师协会脂肪性肝病专家委员会．非酒精性脂肪性肝病防治指南（2018 年更新版）[J]．中华肝脏病杂志，2018，26（3）：195-203．

[36] 中华医学会，中华医学会杂志社，中华医学会全科医学分会，中华医学会《中华全科医师杂志》编辑委员会，内分泌系统疾病基层诊疗指南编写专家组．肥胖症基层诊疗指南（2019 年）[J]．中华全科医师杂志，2020，19（2）：95-101．

[37] 中华医学会糖尿病学分会．中国 2 型糖尿病防治指南（2017 年版）[J]．中华糖尿病杂志，2018，10（1）：4-67．

[38] 中华医学会内分泌学分会．中国高尿酸血症与痛风诊疗指南（2019）[J]．中华内分泌代谢杂志，2020，36（1）：1-13．

[39] 施仲伟．心血管病危险控制的内容与方法．中华心血管病杂志[J]．2001，29（7）：441-442．

[40] 中国心血管病风险评估和管理指南编写联合委员会．中国心血管病风险评估和管理指南[J]．中国循环杂志．2019，34（1）：4-19．

[41] 张毓辉，柴培培，翟铁民．2017 年我国心脑血管疾病治疗费用核算与分析[J]．中国循环杂志，2020，35（9）：859-869．

[42] 中国高血压防治指南（2018 年修订版）[J]，中华心血管病杂志，2019，24（1）：24-54．

[43] 国家卫生健康委员会疾病预防控制局，国家心血管病中心，中国疾病预防控制中心等．中国高血压健康管理规范（2019）[J]．中华心血管病杂志．2020，48（1）：1-32．

[44] 北京高血压防治协会，北京糖尿病防治协会，高血压联盟（中国）等．基层心血管病综合管理实践指南[J]．中国医学前沿杂志（电子版），2020，12（8）：1-68．

[45] 付士辉，李玉龙，骆雷鸣，等．高血压基础研究现状与进展[J]．心血管病学进展．2019，40（9）：1202-1204．

[46] 国家卫生计生委合理用药专家委员会，中国药师协会. 冠心病合理用药指南（第 2 版）[J]. 中国医学前沿杂志（电子版），2018，10（6）：1-130.

[47] 石衍梅，李洁，蔚若川，等. 冠心病发病机制研究进展[J]. 中国冶金工业医学杂志. 2016，33（2）：137-138.

[48] 冠心病康复与二级预防中国专家共识[J]. 中华全科医学杂志. 2014，13（5）：340-347.

[49] 中华医学会心血管病学分会预防学组，中国康复医学会心血管病专业委员会，冠心病患者运动治疗中国专家共识[J]. 中华心血管病学杂志. 2015，43（7）：575-586.

[50] 邢坤，李文波. 冠心病诊疗进展[J]. 心血管康复医学志. 2017，26（3）：346-348.

[51] 童丽. 冠心病健康管理模式的实践[J]. World Latest Medicne Information（Electronic Version），2018，18（49）：215.

[52] 《中华健康管理学杂志》编辑委员会，中华医学会健康管理学分会，全国脑血管病防治研究办公室，脑血管健康管理与脑卒中早期预防专家共识[J]. 中华健康管理学杂志，2017，11（5）：397-404.

[53] 国家卫生计生委脑卒中筛查与防治工程委员会. 脑卒中筛查与防治技术规范[J]. 中国医学前沿杂志（电子版），2013，5（9）：44-50.

[54] 中华医学会神经病学分会，中华医学会神经病学分会脑血管病学组. 中国脑血管病一级预防指南 2019[J]. 中华神经科杂志，2019，52（9）：684-700.

[55] 王文志. 遵循指南，规范脑血管病高危人群管理[J]. 中华健康管理学杂志. 14（1）：3-7.

[56] 王文志，盖思齐. 脑血管病的一级预防[J]. 中华神经科杂志. 2020，53（8）：614-618.

[57] 陈晓春，张杰文，贾建平，等. 2018 中国痴呆与认知障碍诊治指南（一）：痴呆及其分类诊断标准[J]. 中华医学杂志，2018，98（13）：965-970.

[58] 唐毅，吕佩源. 2018 中国痴呆与认知障碍诊治指南（七）：阿尔茨海默病的危险因素及其干预[J]. 中华医学杂志，2018，98（19）：1461-1466.

[59] 郭起浩，周爱红. 2018 中国痴呆与认知障碍诊治指南（三）：痴呆的认知和功能评估[J]. 中华医学杂志，2018，98（15）：1125-1129.

[60] 胡亦新，郭艺芳，王磊. 老年高血压合并认知障碍诊疗中国专家共识（2021 版）[J]. 中华老年多器官疾病杂志，2021，20（04）：241-253.

[61] 原发性骨质疏松症基层诊疗指南（2019 年）[J]. 中华全科医师杂志，2020（04）：304-315.

[62] 原发性骨质疏松症诊疗指南（2017）[J]. 中国实用内科杂志，2018，38（02）：127-150.

[63] 章薇，李金香，娄必丹，等. 中医康复临床实践指南·项痹（颈椎病）[J]. 康复学报，2020，30（05）：337-342.

[64] 孙建峰，丁晓虹，段俊峰，龙层花. 颈椎病的分型与诊断[J]. 颈腰痛杂志，2014，35（02）：108-111.

[65] 李雷.《颈椎病诊治与康复指南》解读[J]. 中国实用乡村医生杂志，2007（12）：45-47.

[66] 腰椎间盘突出症诊疗指南[J]. 中华骨科杂志，2020（08）：477-487.

[67] 2020 年全球癌症统计报告[J]. 中华预防医学杂志，2021，55（03）：398-398.

[68] 中华医学会，中华医学会肿瘤学分会，中华医学会杂志社. 中华医学会肺癌临床诊疗指南（2019 版）[J]. 中华肿瘤杂志，2020，42（4）：257-287.

[69] 中华医学会放射学分会心胸学组. 低剂量螺旋 CT 肺癌筛查专家共识[J]. 中华放射学杂志，2015（5）：328-335.

[70] 中华医学会呼吸病学分会肺癌学组，中国肺癌防治联盟专家组. 肺结节诊治中国专家共识（2018 年版）[J]. 中华结核和呼吸杂志，2018，41（10）：763-771.

[71] 赫捷，李霓，陈万青，等. 中国肺癌筛查与早诊早治指南（2021，北京）[J]. 中华肿瘤杂志，2021，43（3）：243-268.

[72] 中华医学会消化内镜学分会；中国抗癌协会肿瘤内镜学专业委员会. 中国早期胃癌筛查及内镜诊治共识意见（2014 年 4 月·长沙）[J]. 胃肠病学，2014（7）：408-427.

[73] 杜奕奇，蔡全才，廖专，等. 中国早期胃癌筛查流程专家共识意见（草案 2017 年，上海）[J]. 中华消化内镜杂志，2018，35（02）：77-83.

[74] 国家卫生健康委员会. 胃癌诊疗规范（2018 年版）[J]. 中华消化病与影像杂志（电子版），2019，9（3）：118-144.

[75] 中华人民共和国国家卫生健康委员会医政医管局. 原发性肝癌诊疗规范（2019 年版）[J]. 中华消化外科杂志，2020，19（1）：1-20.

[76] 中华医学会肝病学分会. 原发性肝癌二级预防共识（2021 年版）[J]. 中华肝脏病杂志，2021，29（3）：216-226.

[77] 房静远，时永全，陈萦晅，等. 中国结直肠癌预防共识意见（2016 年，上海）[J]. 胃肠病学，2016，21（11）：668-686.

[78]　中国结直肠癌诊疗规范（2020年版）[J]. 中国实用外科杂志，2020，40（06）：601-625.

[79]　国家癌症中心中国结直肠癌筛查与早诊早治指南制定专家组. 中国结直肠癌筛查与早诊早治指南（2020，北京）[J]. 中华肿瘤杂志，2021，43（1）：16-38.

[80]　赫捷，陈万青，李霓，等. 中国女性乳腺癌筛查与早诊早治指南（2021，北京）[J]. 中华肿瘤杂志，2021，43（4）：357-382.

[81]　中国抗癌协会乳腺癌专业委员会. 中国抗癌协会乳腺癌诊治指南与规范（2019年版）[J]. 中国癌症杂志，2019，29（8）：609-679.

[82]　中国抗癌协会，国家肿瘤临床医学研究中心（天津医科大学肿瘤医院）. 中国女性乳腺癌筛查指南[J]. 中国肿瘤临床，2019，46（9）：430-432.

[83]　国家肿瘤质控中心乳腺癌专家委员会，中国抗癌协会乳腺癌专业委员会，中国抗癌协会肿瘤药物临床研究专业委员会. 中国晚期乳腺癌规范诊疗指南（2020版）[J]. 中华肿瘤杂志，2020，42（10）：781-797.

[84]　宫颈癌诊疗规范（2018年版）[J]. 肿瘤综合治疗电子杂志，2020，6（03）：33-43.

[85]　王临虹，赵更力. 中国子宫颈癌综合防控指南[J]. 中国妇幼健康研究，2018，29（01）：1-3.

[86]　Neerja B，Daisuke A，Daya NS，et al. Cancer of the cervix uteri[J]. Int J Gynecol Obstet，2018，143（Suppl2）：22-36.